# 中国医学科技发展报告2023

## The 2023 Annual Report of Medical Science and Technology Development in China

中国医学科学院 编著

科学出版社

北京

## 内 容 简 介

《中国医学科技发展报告 2023》是该系列报告的第十四本。延续往年内容，在报告中对我国 2023 年医学科技发展政策环境、医学科技创新基地建设情况进行了系统阐述，邀请专业领域内的院士、教授级专家对 2023 年我国在肿瘤领域、心血管疾病领域、呼吸系统疾病领域、妇产科领域、血液病领域、口腔领域、中医药领域、免疫学领域、药学领域、疫苗技术、公共卫生等所取得的研究进展及主要成果进行了总结与分析，同时对由中国医学科学院组织专家与情报研究团队共同评选出的 43 项"中国 2023 年度重要医学进展"进行了解读。

本书具有权威性、全面性和客观性，可供所有想要了解中国医学科技发展情况的读者，特别是各级行政人员、政策和管理研究人员、科技工作者参考。

**图书在版编目(CIP)数据**

中国医学科技发展报告. 2023 / 中国医学科学院编著. --北京：科学出版社，2025. 3. -- ISBN 978-7-03-079901-2

Ⅰ. R-12

中国国家版本馆 CIP 数据核字第 2024WL8112 号

责任编辑：李 悦 孙 青 / 责任校对：郝甜甜
责任印制：吴兆东 / 封面设计：刘新新

科 学 出 版 社 出版
北京东黄城根北街 16 号
邮政编码：100717
http://www.sciencep.com

北京厚诚则铭印刷科技有限公司印刷
科学出版社发行 各地新华书店经销

\*

2025 年 3 月第 一 版 开本：787×1092 1/16
2025 年 3 月第一次印刷 印张：16 1/2
字数：390 000
**定价：198.00 元**
（如有印装质量问题，我社负责调换）

# 目　　录

# 第一章　中国医学科技发展环境

## 一、医学科技发展政策环境

孙晓北

中国医学科学院医学信息研究所

### （一）规范科技伦理审查工作，强化科技伦理风险防控，促进负责任创新

　　新一轮科技革命和产业变革加速演进，新兴技术突破和应用给经济社会发展带来的影响日益深刻，伴随产生的伦理问题成为全世界面临的共同挑战。为规范科学研究、技术开发等科技活动的科技伦理审查工作，强化科技伦理风险防控，促进负责任创新，依据《中华人民共和国科学技术进步法》《关于加强科技伦理治理的意见》等法律法规和相关规定，科技部、教育部、工业和信息化部、农业农村部、国家卫生健康委等十部门联合印发《科技伦理审查办法（试行）》（以下简称《审查办法》）[1]。

　　《审查办法》覆盖各领域科技伦理审查的综合性、通用性规定，对科技伦理审查的基本程序、标准、条件等提出统一要求，为各地方和相关行业主管部门、创新主体等组织开展科技伦理审查提供了制度依据。《审查办法》明确了应依照本办法进行科技伦理审查的科技活动范围、审查主体、审查程序、监督管理的主体责任等内容，从健全体系、规范程序、严格标准、加强监管等方面提出了一系列措施、作出了相关规定[2]。一是划定了科技伦理审查的主要范围，提出要坚持促进创新与防范风险相统一，客观评估、审慎对待不确定性和技术应用风险，科技伦理审查要重点针对可能影响人的合法权益和动物福利以及对生命健康、生态环境、公共秩序、可持续发展等带来伦理风险的科技活动；二是明确了科技伦理审查的责任主体、科技伦理（审查）委员会的设立标准和组织运行机制，并对委员会的制度建设、监督管理等提出具体要求；三是明确了科技伦理审查的基本程序，确定了伦理审查内容和审查标准，明确了需要开展伦理审查复核的科技活动清单内容及调整更新机制；四是明确了各相关部门、地方和各类创新主体的监督管理职责，建立了科技伦理（审查）委员会和科技伦理高风险科技活动登记制度，对科技伦理违规行为及调查处理分工等作出规定。同时，为有效应对生命科学、人工智能等新技术加速突破和应用所带来的伦理风险与挑战，《审查办法》在附件中，制定了"需要开展伦理审查复核的科技活动清单"，涉及"对人类生命健康、价值理念、生态环境等具有重大影响的新物种合成研究"等7大类研究，纳入清单管理的科技活动主要考虑3个方面的因素：一是科学技术自身的伦理风险，包括科学知识和安全信息的充分程度，技术的成熟度、操作难易程度、安全性、有效性和可控性；二是科技活动伦理风险发生的可能性、风险种类、严重程度、影响范围等；三是科技活动的必要合理性、目标人群或目

标应用场景等。在后续工作中清单会根据需要进行动态调整。

为更好地贯彻落实《审查办法》，相关行业主管部门和地方按照职责权限和隶属关系建立本系统、本地方科技伦理审查的监督管理机制，制定和修订本系统本地方的科技伦理审查办法、细则等制度规范，建立健全对纳入清单管理的科技活动的专家复核机制；各类创新主体要切实履行科技伦理管理主体责任，健全本单位科技伦理审查监管机制，加强科技伦理（审查）委员会制度建设和能力建设，加强对本单位科技伦理委员会委员和科技人员的教育培训，开展负责任的研究与创新；科技人员要自觉遵守科技伦理规范，学习科技伦理知识，提高科技伦理意识，按要求申请伦理审查，关注科技活动中伦理风险变化，遇到问题及时报告。

**（二）尊重、保护研究参与者的合法权益，促进生命科学和医学研究健康发展**

为保护人的生命和健康，维护人格尊严，尊重和保护研究参与者的合法权益，促进生命科学和医学研究健康发展，规范涉及人的生命科学和医学研究伦理审查工作，根据《中华人民共和国民法典》《中华人民共和国基本医疗卫生与健康促进法》《中华人民共和国科学技术进步法》《中华人民共和国生物安全法》《中华人民共和国人类遗传资源管理条例》等，国家卫生健康委员会联合教育部、科技部、国家中医药管理局，2023 年 2 月发布了《涉及人的生命科学和医学研究伦理审查办法》（以下简称《医学伦理审查办法》）[3]。

《医学伦理审查办法》中涉及人的生命科学和医学研究是指以人为受试者或者使用人（统称研究参与者）的生物样本、信息数据开展的 4 大类研究活动[4]。考虑到机构设立伦理审查委员会，既是对机构研究管理能力的认定，也是机构应当履行的政策义务，为了有效保护研究参与者权益，充分体现涉及人的生命科学和医学研究伦理审查的专业性要求，《医学伦理审查办法》规定，开展涉及人的生命科学和医学研究的二级以上医疗机构、设区的市级以上卫生机构（包括疾病预防控制机构、妇幼保健、采供血机构等）、高等学校、科研院所等应当设立伦理审查委员会。对于未设立伦理审查委员会或者伦理审查委员会无法胜任审查需要的机构，拟开展涉及人的生命科学和医学研究可委托有能力的机构伦理审查委员会或者区域伦理审查委员会开展伦理审查，并要求受委托的伦理审查委员会应当对审查的研究开展跟踪审查。特定人群是伦理审查关注的重点。为强化保障特定研究参与者的权益，《医学伦理审查办法》在伦理审查的基本要求中明确提出了"特殊保护"的要求，规定对涉及儿童、孕产妇、老年人、智力障碍者、精神障碍者等特定群体的研究参与者，应当予以特殊保护，对涉及受精卵、胚胎、胎儿或者可能受辅助生殖技术影响的，应当予以特别关注。

为加强医疗卫生机构涉及人的生物医学研究伦理审查工作的法制化建设，明确法律责任，原国家卫生计生委对 2007 年原卫生部发布的规范性文件《涉及人的生物医学研究伦理审查办法（试行）》进行了修订，并以部门规章形式于 2016 年发布了《涉及人的生物医学研究伦理审查办法》（原卫生计生委令 11 号，简称"11 号令"）。此次发布的《医学伦理审查办法》与之前"11 号令"的主要制度框架、伦理审查方式、知情同意等总体上是一致的，是在"11 号令"基础上结合国家新出台的法律法规要求，以及高等学校、科研院所的实际对部分规定进行了细化和完善。在一定期限内，机构的具体伦理审查实践，可以《医学伦理审查办法》作为指导；对医疗卫生机构伦理审查的违规行为，各级卫生行政部门可以"11 号令"为依据进行处理。

对比此前发布的《涉及人的生物医学研究伦理审查办法（试行）》，此次发布的《医学伦理审查办法》坚持了前者的基本原则和制度框架，同时结合实际情况，进行了优化完善，包括：扩大伦理审查适用范围，按照行政隶属关系明确部门监管职责；建立委托审查机制，允许委托有能力的伦理审查委员会开展伦理审查；优化伦理审查规范，细化知情同意程序。

为提高审查效率，减少科研人员不必要负担，新《医学伦理审查办法》规定了"在使用人的信息数据或者生物样本、不对人体造成伤害、不涉及敏感个人信息或者商业利益的前提下"，部分情形（4 大类研究活动）所涉及人的生命科学和医学研究可以免除伦理审查。

### （三）落实《中华人民共和国人类遗传资源管理条例》，提高我国人类遗传资源管理规范化水平

为有效保护和合理利用我国人类遗传资源，维护公众健康、国家安全和社会公共利益，根据《中华人民共和国生物安全法》《中华人民共和国人类遗传资源管理条例》有关法律、行政法规，科技部 2023 年 5 月，公布了《科学技术部令第 21 号 人类遗传资源管理条例实施细则》（以下简称《实施细则》），并于 2023 年 7 月 1 日起施行[5]。《实施细则》明确采集、保藏、利用、对外提供我国人类遗传资源，应当遵守本实施细则，科技部负责全国人类遗传资源调查、行政许可、监督检查、行政处罚等管理工作[6]。《实施细则》本着贯彻落实《中华人民共和国生物安全法》《中华人民共和国人类遗传资源管理条例》等法律法规依法行政、履职尽责，科学、严谨、高效地开展人类遗传资源管理的总方针。明确了中央和地方在人类遗传资源管理方面的职责，推动建立一体化的监督管理机制；明晰管理界限，深化"放管服"改革，强化关键环节管控，在坚决维护国家生物安全的前提下，该管的坚决管住、该放的切实放开；实现制度实施的可及性，在行政许可、备案、安全审查各个环节完善程序性规定，强化监督检查和行政处罚的具体措施，依法依规保障人类遗传资源管理工作的高效运作。

《实施细则》做了多项优化措施，深化"放管服"改革，优化人类遗传资源活动行政许可与备案要求及流程。一是优化行政许可和备案范围，优化了人类遗传资源采集、保藏、国际科学研究合作行政许可，以及国际合作临床试验备案、信息对外提供或者开放使用事先报告的范围；二是强化制度可操作性，规范行政审批和备案的申请、变更、延续、撤销等程序，细化国际合作审批的重大变更和非重大变更情形，简化国际多中心临床研究变更手续；三是落实人类遗传资源管理登记和报告制度，明确全国人类遗传资源调查每五年开展一次，必要时可以根据实际需要开展。强化重要遗传资源登记和主动申报制度，探索建立重要遗传资源的目录管理，发现重要遗传家系和特定地区人类遗传资源，应及时通过申报登记管理信息服务平台进行主动申报。建立保藏年度报告和检查制度，明确每年 1 月 31 日前向科技部提交上年度保藏情况，科技部组织各省级科技行

政部门每年对本区域人类遗传资源保藏单位的保藏活动进行抽查。取得国际科学研究合作行政许可或者完成国际合作临床试验备案的合作双方，应当在行政许可或者备案有效期限届满后 6 个月内，共同向科技部提交合作研究情况报告。对于外界关注的外方单位的定义范围，《实施细则》明确了境外组织、个人设立或者实际控制的机构的情形。在快速审批机制方面，针对重大公共卫生事件等突发事件，科技部建立快速审批机制，对突发事件应急处置中涉及的人类遗传资源行政许可申请，明确应当加快办理。对实施快速审批的人类遗传资源行政许可申请，科技部按照统一指挥、高效快速、科学审批的原则，加快组织开展行政许可申请的受理、评审、审查等工作。快速审批的情形、程序、时限、要求等事项由科技部另行规定。

此次《实施细则》的出台，为我国加强人类遗传资源管理，促进人类遗传资源有效保护和合理利用，提供了重要的政策支撑。

### （四）明确重点任务，持续深化医药卫生体制改革

经国务院同意，国家卫生健康委、国家发展改革委、财政部、人力资源社会保障部、国家医保局、国家药监局六部门近日联合印发《深化医药卫生体制改革 2023 年下半年重点工作任务》[7]，明确了下一阶段深化医改的 6 方面重点工作任务，包括：促进优质医疗资源扩容和区域均衡布局，深化以公益性为导向的公立医院改革，促进多层次医疗保障有序衔接，推进医药领域改革和创新发展，健全公共卫生体系，发展壮大医疗卫生队伍。通过持续深化医药卫生体制改革，促进医保、医疗、医药协同发展和治理，推进医药卫生事业高质量发展，以健康中国建设的新成效增强人民群众获得感、幸福感、安全感。

### （五）加快我国宫颈癌消除进程，保护和增进广大妇女健康

宫颈癌是严重威胁妇女健康的恶性肿瘤。我国政府高度重视宫颈癌防控工作，2009 年，我国将农村妇女宫颈癌、乳腺癌（"两癌"）检查列入重大公共卫生服务项目。2019 年起，"两癌"检查纳入国家基本公共卫生服务项目，逐步建立了分工协作、上下联动的"两癌"防治体系。《中国妇女发展纲要（2021-2030 年）》提出提高妇女宫颈癌人群筛查率，推进适龄妇女人乳头瘤病毒（HPV）疫苗接种等重要目标。2021 年，国家卫生健康委启动了以消除宫颈癌为切入点的健康中国行动创新模式试点工作，取得积极进展。为贯彻落实《"健康中国 2030"规划纲要》和《中国妇女发展纲要（2021-2030 年）》，积极响应世界卫生组织提出的"加速消除宫颈癌全球战略"，加快我国宫颈癌消除进程，保护和增进广大妇女健康。在总结多年工作基础上，国家卫生健康委等十部门，2023 年 1 月联合印发《加速消除宫颈癌行动计划（2023-2030 年）》[8]的通知（以下简称《行动计划》）。

《行动计划》主要包括 4 个原则和 2 个阶段性工作目标。明确到 2025 年，试点推广适龄女孩 HPV 疫苗接种服务；适龄妇女宫颈癌筛查率达到 50%；宫颈癌及癌前病变患者治疗率达到 90%。到 2030 年，持续推进适龄女孩 HPV 疫苗接种试点工作；适龄妇女宫颈癌筛查率达到 70%；宫颈癌及癌前病变患者治疗率达到 90%。《行动计划》

分别针对一、二、三级预防措施进行了具体部署，强调多部门协作和社会参与，明确了各项工作的责任部门，通过普及宫颈癌防治知识，降低患病风险，加强宫颈癌筛查服务，促进早诊早治，规范宫颈癌治疗，加大医疗救治保障力度，合力推动落实宫颈癌综合防治。

《行动计划》总结地方经验，提出促进 HPV 疫苗接种，国家层面对于符合要求的国产 HPV 疫苗要加快审评审批；地方层面鼓励有条件的地区开展 HPV 疫苗接种试点，探索多种渠道支持资源不足地区适龄女孩接种。同时《行动计划》提出通过效果评估推动加速消除宫颈癌，各地要加强对目标任务落实情况的督促指导，国家卫生健康委也将定期对各地行动计划落实情况开展评估。通过评估，确定一批加速消除宫颈癌试点省份和城市，起到典型带动、示范引领作用，助力加速消除宫颈癌目标实现。

## 参 考 文 献

[1] 科技部, 教育部, 工业和信息化部, 农业农村部, 国家卫生健康委, 中国科学院, 中国社科院, 中国工程院, 中国科协, 中央军委科技委.关于印发《科技伦理审查办法(试行)》的通知. (2023-09-07)[2024-11-01].https://www.most.gov.cn/xxgk/xinxifenlei/fdzdgknr/fgzc/gfxwj/gfxwj2023/202310/t20231008_188309.html.

[2] 科技部.推动科技向善 把好伦理"方向盘"—科技部有关负责人解读《科技伦理审查办法(试行)》.(2023-10-09)[2024-11-01]. https://www.most.gov.cn/xxgk/xinxifenlei/fdzdgknr/fgzc/zcjd/202310/t20231010_188399.html.

[3] 卫健委科技教育司.关于印发涉及人的生命科学和医学研究伦理审查办法的通知.(2023-02-27)[2024-11-01]. http:// www.nhc.gov.cn/qjjys/s7946/202302/c3374c180dc5489d85f95df5b46afaf5.shtml.

[4] 卫健委科技教育司.《涉及人的生命科学和医学研究伦理审查办法》文件解读.(2023-02-27)[2024-11-01]. http://www.nhc.gov.cn/qjjys/s3582/202302/23de06e70e8b4c9e86695f6877f3c248.shtml.

[5] 科技部.科学技术部令第 21 号 人类遗传资源管理条例实施细则(以下简称《实施细则》). (2023-05-26 [2024-11-01]. https://www.most.gov.cn/xxgk/xinxifenlei/fdzdgknr/fgzc/bmgz/202306/t20230601_186416.html.

[6] 科技部.《人类遗传资源管理条例实施细则》政策解读.(2023-06-01)[2024-11-01]. https://www.most.gov.cn/xxgk/ xinxifenlei/fdzdgknr/fgzc/zcjd/202306/t20230601_186417.html.

[7] 国家卫生健康委, 国家发展改革委, 财政部, 人力资源社会保障部, 国家医保局, 国家药监局. 深化医药卫生体制改革 2023 年下半年重点工作任务.(2023-07-21)[2024-11-01]. https://www.gov.cn/zhengce/zhengceku/ 202307/content_6894073.htm.

[8] 卫健委妇幼健康司.加速消除宫颈癌行动计划(2023-2030 年).(2023-01-20)[2024-11-01]. http://www.nhc.gov.cn/fys/ s3581/202301/42c2c95b6db84f9cb356cfdf1edbbac7.shtml.

# 二、医药卫生领域科技创新基地

殷 环

中国医学科学院医学信息研究所

2023 年 9 月，习近平在黑龙江主持召开新时代推动东北全面振兴座谈会时提出"积极培育新能源、新材料、先进制造、电子信息等战略性新兴产业，积极培育未来产业，加快形成新质生产力,增强发展新动能"。新华社述评:"加快发展新质生产力,必须坚持科技创新引领,实现人才强、科技强进而促进产业强、经济强,要加快实现高水平科技自立自强,支撑引领高质量发展,为全面建设社会主义现代化国家开辟广阔空间。"这是"新质生产力"首次被提出。

加快发展新质生产力共有 3 个方面措施:一,推动产业链供应链优化升级;二,积极培育新兴产业和未来产业;三,深入推进数字经济创新发展。其中,"积极培育新兴产业和未来产业"涉及医药产业,包括:加快创新药产业发展、积极打造生物制造等新增长引擎、开辟生命科学等新赛道;"深入推进数字经济创新发展"中提到深化大数据、人工智能等研发应用,开展"人工智能+"行动,而医药卫生领域是"人工智能+"的重要的应用方向。

国家科技创新基地是围绕国家目标,根据科学前沿发展、国家战略需求及产业创新发展需要,开展基础研究、行业产业共性关键技术研发、科技成果转化及产业化、科技资源共享服务等科技创新活动的重要载体。国家科技创新基地作为国家创新体系的重要组成部分,受到政府部门高度关注,同时得到大力发展。作为国家科技创新基地的补充,各部委也十分重视科技创新基地的布局和建设。

本系列报告自 2017 年起,已连续 6 年对医药卫生领域国家级科技基础设施平台布局进行梳理,以下介绍 2023 年度更新情况。

## (一)国家级科技基础设施建设情况

2019 年 9 月,科技部印发《关于促进新型研发机构发展的指导意见》,旨在深入实施创新驱动发展战略,推动新型研发机构健康有序发展,提升国家创新体系整体效能。新型研发机构是聚焦科技创新需求,主要从事科学研究、技术创新和研发服务,投资主体多元化、管理制度现代化、运行机制市场化、用人机制灵活的独立法人机构,可依法注册为科技类民办非企业单位(社会服务机构)、事业单位和企业。通过发展新型研发机构能够进一步优化科研力量布局,强化产业技术供给,促进科技成果转移转化,推动科技创新和经济社会发展深度融合。近几年,新型研发机构在全国各地大量涌现,为科技创新做出了很多积极的贡献。北京"昌平实验室"和上海"临港实验室"就是其中的典型代表。

在 2021 年 12 月的中央经济工作会议上,国家明确了对全国重点实验室进行重组的决策,2022 年 1 月 1 日实施的《中华人民共和国科学技术进步法》正式确立了以国家实验室为引领、全国重点实验室为支撑的实验室体系。

近年来,我国科技创新体系建设稳步推进,全国重点实验室的重组和新建工作成为关注的焦点。各大学、科研机构和企事业单位依照中央政策文件开展实验室的筹建和重组。与 2022 年统计相比,2023 年医药卫生领域新增 2 个省部共建国家重点实验室,1个国家技术创新中心,详见表1。

1. 省部共建国家重点实验室

科技部自 2003 年启动省部共建国家重点实验室项目,在全国重点高校、科研机构

表 1　医药卫生领域国家级科技创新基地设施平台分布（更新至 2023 年底）

| 基地类型 | 整合后基地名称 | 主管部门 | 2022 年数量/家 | 2023 年数量/家 | 增加数量/家 |
|---|---|---|---|---|---|
| 科学与工程研究类 | 国家实验室 | | – | – | |
| | 国家重点实验室 | | – | – | |
| | -国家研究中心 | 科技部 | 3 | 3 | 0 |
| | -学科国家重点实验室 | | 45 | 45 | 0 |
| | -企业国家重点实验室 | | 18 | 18 | 0 |
| | -省部共建国家重点实验室 | 科技部 | 12 | 14 | 2 |
| | -军民共建国家重点实验室 | | 1 | 1 | 0 |
| | -国家重点实验室港澳伙伴实验室 | | 8 | 8 | 0 |
| 小计 | | | 87 | 89 | 2 |
| 技术创新与成果转化类 | 国家工程研究中心（含原国家工程实验室） | 国家发改委 | 20 | 20 | 0 |
| | 国家技术创新中心（含原国家工程技术研究中心） | 科技部 | 37 | 38 | 1 |
| | 国家临床医学研究中心 | 科技部 | 50 | 50 | 0 |
| | 转化医学国家重大科技基础设施* | | 3 | 3 | 0 |
| 小计 | | | 110 | 111 | 1 |
| 基础支撑与条件保障类 | 国家科技资源共享服务平台 | | 14 | 14 | 0 |
| | 国家野外科学观测研究站 | | 0 | 0 | 0 |
| 小计 | | | 14 | 14 | 14 |
| 总计 | | | 211 | 214 | 3 |

*转化医学国家重大科技基础设施未被整合到技术创新与成果转化类，但综合考虑该基地的功能和级别，本书将其归入此类统计。–表示无数据

或高科技企业组建的高水平实验室中遴选了 300 多个作为培育基地，根据省部共建国家重点实验室建设年度计划，结合实地考察，成熟一个，启动一个。2013 年科技部批准首批省部共建国家重点实验室。截至 2023 年底，共统计获得教育部批准建设的省部共建国家重点实验室 64 家，较 2022 年统计增加了 10 家，其中医药卫生领域增加了 2 家，共 14 家（表 2）。

表 2　医药卫生领域省部共建国家重点实验室名单（截至 2023 年底）

| 序号 | 批准时间 | 实验室名称 | 依托单位 | 主管部门 |
|---|---|---|---|---|
| 1 | 2013 年 11 月 | 省部共建器官衰竭防治国家重点实验室 | 南方医科大学 | 广东省科学技术厅 |
| 2 | 2013 年 12 月 | 省部共建分子疫苗学和分子诊断学国家重点实验室 | 厦门大学 | 福建省科学技术厅 |
| 3 | 2016 年 3 月 | 省部共建药用资源化学与药物分子工程国家重点实验室 | 广西师范大学 | 广西壮族自治区科学技术厅 |
| 4 | 2017 年 1 月 | 省部共建药用植物功效与利用国家重点实验室 | 贵州医科大学 | 贵州省科学技术厅 |
| 5 | 2017 年 3 月 | 省部共建眼视光学和视觉科学国家重点实验室 | 温州医科大学 | 浙江省科学技术厅 |
| 6 | 2017 年 7 月 | 省部共建中亚高发病成因与防治国家重点实验室 | 新疆医科大学 | 新疆维吾尔自治区科学技术厅 |
| 7 | 2018 年 1 月 | 省部共建肿瘤化学基因组学国家重点实验室 | 北京大学深圳研究生院、清华大学深圳研究生院 | 广东省科学技术厅、深圳市科技创新委员会 |
| 8 | 2018 年 9 月 | 省部共建放射医学与辐射防护国家重点实验室 | 苏州大学 | 江苏省科学技术厅 |
| 9 | 2019 年 10 月 | 省部共建食管癌防治国家重点实验室 | 郑州大学 | 河南省科学技术厅 |

续表

| 序号 | 批准时间 | 实验室名称 | 依托单位 | 主管部门 |
|---|---|---|---|---|
| 10 | 2020 年 2 月 | 省部共建组分中药国家重点实验室 | 天津中医药大学 | 天津市科学技术局 |
| 11 | 2020 年 3 月 | 省部共建超声医学工程国家重点实验室 | 重庆医科大学 | 重庆市科学技术局 |
| 12 | 2021 年 1 月 | 省部共建非人灵长类生物医学国家重点实验室 | 昆明理工大学 | 云南省科学技术厅 |
| 13 | 2021 年 3 月 | 省部共建中医湿证国家重点实验室 | 广州中医药大学 | 广东省科学技术厅 |
| 14 | 2021 年 7 月 | 省部共建西南特色中药资源国家重点实验室 | 成都中医药大学 | 四川省科学技术厅 |

### 2. 国家工程研究中心

国家工程研究中心是指国家发展改革委根据建设现代化经济体系的重大战略需求，以服务国家重大战略任务和重点工程实施为目标，组织具有较强研究开发和综合实力的企业、科研单位、高等院校等建设的研究开发实体。2019 年经过整合后共有 191 家国家工程研究中心获准纳入新序列，2023 年底增加至 207 家[1]，详细名单不详，因此无法更新医药卫生领域详细数据，本次沿用去年的统计结果。详见表 3。

**表 3　医药卫生领域国家工程研究中心名单（更新至 2022 年底）**

| 序号 | 基地名称 | 依托单位 | 批准时间 |
|---|---|---|---|
| 1 | 蛋白质技术国家工程研究中心 | 北京林业大学 | 2021 年整合 |
| 2 | 口腔生物材料和数字诊疗装备国家工程研究中心 | 北京大学 | 2021 年整合 |
| 3 | 神经调控技术国家工程研究中心* | 清华大学 | 2021 年整合 |
| 4 | 中药标准化技术国家工程研究中心* | 中国科学院上海药物研究所 | 2021 年整合 |
| 5 | 中药临床疗效和安全性评价国家工程实验室* | 中国中医科学院西苑医院 | 2021 年整合 |
| 6 | 医疗大数据应用技术国家工程研究中心 | 中国人民解放军总医院 | 2021 年整合 |
| 7 | 生物芯片北京国家工程研究中心 | 北京博奥生物有限公司 | 2021 年整合 |
| 8 | 新型疫苗国家工程研究中心 | 国药中生生物技术研究院有限公司 | 2021 年整合 |
| 9 | 互联网医疗诊治技术国家工程研究中心 | 首都医科大学宣武医院 | 2021 年整合 |
| 10 | 微生物药物国家工程研究中心 | 华北制药集团新药研究开发有限责任公司 | 2021 年整合 |
| 11 | 医药先进制造国家工程研究中心 | 上海现代药物制剂工程研究中心有限公司 | 2021 年整合 |
| 12 | 中药固体制剂制造技术国家工程研究中心 | 江西中医药大学、江西本草天工科技有限责任公司 | 2021 年整合 |
| 13 | 医用植介入器械及材料国家工程研究中心* | 威高集团有限公司 | 2021 年整合 |
| 14 | 人类干细胞国家工程研究中心 | 湖南光琇高新生命科技有限公司 | 2021 年整合 |
| 15 | 中药制药过程技术与新药创制国家工程研究中心 | 广州白云山汉方现代药业有限公司 | 2021 年整合 |
| 16 | 基因工程药物国家工程研究中心 | 广东暨大基因药物工程研究中心有限责任公司 | 2021 年整合 |
| 17 | 西南濒危药材资源开发国家工程研究中心* | 广西壮族自治区药用植物园 | 2021 年整合 |
| 18 | 细胞生长因子药物和蛋白制剂国家工程研究中心 | 温州医科大学药学院 | 2022 年 |
| 19 | 新发突发重大传染病检测国家工程研究中心 | 河南郑州安图生物工程股份有限公司 | 2022 年 |
| 20 | 细胞产业关键共性技术国家工程研究中心 | 深圳科诺医学检验实验室 | 2022 年 |

*国家工程研究中心整合前为国家工程实验室

### 3. 国家技术创新中心

2017 年 11 月，科技部印发《国家技术创新中心建设工作指引》，"十三五"期间，布局建设 20 家左右国家技术创新中心。国家技术创新中心面向世界科技前沿、面向经济主战场、面向国家重大需求，其布局范围是：①世界科技前沿领域，大数据、量子通信、人工智能、现代农业、合成生物学、微生物组、精准医学等；②经济主战场领域，高速列车、移动通信、智能电网、集成电路、智能制造、新材料、煤炭清洁高效利用、油气勘探与开发、生物种业、生物医药、医疗器械、环境综合治理等；③国家重大需求领域，航空发动机及燃气轮机、大型飞机、核心电子器件、核电、深海装备等。

2020 年 4 月 8 日，科技部、财政部印发《关于推进国家技术创新中心建设的总体方案（暂行）》，提出围绕国家创新体系建设总体布局，形成国家技术创新中心、国家产业创新中心、国家制造业创新中心等分工明确，与国家实验室、国家重点实验室有机衔接、相互支撑的总体布局。

2021 年 2 月 23 日，科技部、财政部联合发布《国家技术创新中心建设运行管理办法（暂行）》（以下简称《管理办法》），进一步规范国家技术创新中心建设和运行。《管理办法》提出创新中心分为综合类和领域类。截至 2023 年底，我国医药卫生领域共有 3 个综合类技术创新中心，分别为京津冀国家技术创新中心、长三角国家技术创新中心、粤港澳大湾区国家技术创新中心；2 个领域类技术创新中心，分别为国家合成生物技术创新中心和国家生物药技术创新中心（新增），详见表 4。

（1）国家合成生物技术创新中心

2019 年 11 月正式获得科技部批复，是科技部推动建设的第三家国家技术创新中心，该中心由中国科学院与天津市共建，中国科学院天津工业生物技术研究所牵头。该中心核心研发基地规划占地 130 亩[①]，总建筑规模约 18 万 $m^2$，总投资约 20 亿元，2022 年投入使用。该基地包括研发试验、创新孵化、综合管理和生活服务 4 个区域，重点建设科技基础设施平台、产业前沿关键技术研发平台、孵化转化与服务平台、创新创业中心、国际联合中心、知识产权运营管理中心、科教融合中心，集科技研发、国际交流、科教融合、创新孵化和生活服务等功能于一体。

（2）国家生物药技术创新中心

国家生物药技术创新中心于 2021 年 3 月份获得科技部批复，是以苏州市生物医药产业创新中心为主体建设的全国首家生物医药领域的国家技术创新中心。该中心聚焦从科学到技术转化的关键环节，坚持以突破关键核心技术、实现重大基础研究成果产业化为核心使命，为生物药产业发展提供重大源头技术供给，为科技型中小微企业孵化、培育和发展提供创新服务；按照国家科技战略导向部署重点任务，紧紧围绕"四个面向"战略目标，强化需求导向和问题导向，瞄准事关国家经济社会发展全局的创新需求，积极承担国家重大战略任务；围绕产业链部署创新链，梳理产业链薄弱环节，加大力度攻克一批核心技术难题，增强产业的主导力、控制力；围绕创新链布局产业

---

① 1 亩≈666.7m²

链，推动一批引领性、带动性、渗透性强的重大科技成果落地转化，孵化一批具有核心竞争力的中小微企业，提升我国生物药产业全球竞争力，形成新的经济增长点。目前聚焦治疗性抗体、新型疫苗、核酸药物、细胞和基因治疗等生物药重点领域和关键环节，以关键技术攻关、公共平台体系建设、产业生态环节营造、机制体制政策创新作为四大重点建设任务。

**表 4　医药卫生领域国家技术创新中心名单（更新至 2023 年底）**

| 序号 | 名称 | 依托单位 | 所在城市/区域 |
| --- | --- | --- | --- |
| 1 | 国家生化工程技术研究中心 | 中国科学院过程工程研究所、华东理工大学、南京工业大学、深圳大学 | 北京、上海、南京、深圳 |
| 2 | 国家数字化医学影像设备工程技术研究中心 | 东软集团股份有限公司 | 沈阳 |
| 3 | 国家医疗保健器具工程技术研究中心 | 广东省医疗器械研究所 | 广州 |
| 4 | 国家人体组织功能重建工程技术研究中心 | 华南理工大学 | 广州 |
| 5 | 国家生物防护装备工程技术研究中心 | 中国人民解放军军事医学科学院 | 北京 |
| 6 | 国家心脏病植介入诊疗器械及设备工程技术研究中心 | 乐普（北京）医疗器械股份有限公司 | 北京 |
| 7 | 国家辅助生殖与优生工程技术研究中心 | 山东大学 | 济南 |
| 8 | 国家医用诊断仪器工程技术研究中心 | 深圳迈瑞生物医疗电子股份有限公司 | 深圳 |
| 9 | 国家眼科诊断与治疗设备工程技术研究中心 | 首都医科大学附属北京同仁医院 | 北京 |
| 10 | 国家生物医学材料工程技术研究中心 | 四川大学 | 成都 |
| 11 | 国家大容量注射剂工程技术研究中心 | 四川科伦药业股份有限公司 | 成都 |
| 12 | 国家干细胞工程技术研究中心 | 中国医学科学院血液学研究所 | 天津 |
| 13 | 国家卫生信息共享技术及应用工程技术研究中心 | 万达信息股份有限公司、上海申康医院发展中心 | 上海 |
| 14 | 国家眼视光工程技术研究中心 | 温州医科大学 | 温州 |
| ☆15 | 国家苗药工程技术研究中心 | 贵州益佰制药股份有限公司 | 贵阳 |
| 16 | 国家药用辅料工程技术研究中心 | 湖南尔康制药股份有限公司 | 长沙 |
| 17 | 国家纳米药物工程技术研究中心 | 华中科技大学 | 武汉 |
| ☆18 | 国家靶向药物工程技术研究中心 | 江苏恒瑞医药股份有限公司 | 连云港 |
| 19 | 国家应急防控药物工程技术研究中心 | 中国人民解放军军事医学科学院 | 北京 |
| 20 | 国家中成药工程技术研究中心 | 辽宁华润本溪三药有限公司 | 本溪 |
| 21 | 国家手性制药工程技术研究中心 | 鲁南制药集团股份有限公司 | 济南 |
| 22 | 国家传染病诊断试剂与疫苗工程技术研究中心 | 厦门大学、养生堂药业有限公司 | 厦门 |
| ☆23 | 国家胶类中药工程技术研究中心 | 山东东阿阿胶股份有限公司 | 东阿 |
| ☆24 | 国家抗艾滋病病毒药物工程技术研究中心 | 上海迪赛诺药业有限公司 | 上海 |
| 25 | 国家中药制药工程技术研究中心 | 上海中药制药技术有限公司 | 上海 |
| 26 | 国家联合疫苗工程技术研究中心 | 武汉生物制品研究所有限责任公司 | 武汉 |
| 27 | 国家化学原料药合成工程技术研究中心 | 浙江工业大学 | 杭州 |
| 28 | 国家海洋药物工程技术研究中心 | 中国海洋大学 | 青岛 |
| 29 | 国家天然药物工程技术研究中心 | 中国科学院成都生物研究所、成都地奥制药集团有限公司 | 成都 |
| 30 | 国家免疫生物制品工程技术研究中心 | 中国人民解放军陆军军医大学 | 重庆 |
| 31 | 国家新药开发工程技术研究中心 | 中国医学科学院药物研究所 | 北京 |
| 32 | 国家中药现代化工程技术研究中心 | 珠海丽珠医药集团股份有限公司、广州中医药大学 | 广州、珠海 |
| 33 | 国家微检测系统工程技术研究中心 | 西北大学、陕西北美基因股份有限公司 | 西安 |

续表

| 序号 | 名称 | 依托单位 | 所在城市/区域 |
|---|---|---|---|
| 34 | 国家合成生物技术创新中心 | 中国科学院天津工业生物技术研究所 | 天津 |
| 35 | 国家生物药技术创新中心 | 苏州市生物医药产业创新中心 | 苏州 |
| 36 | 京津冀国家技术创新中心 | – | 京津冀 |
| 37 | 长三角国家技术创新中心 | – | 长三角 |
| 38 | 粤港澳大湾区国家技术创新中心 | – | 粤港澳 |

注：☆表示建设中

**4. 国家制造业创新中心**

为贯彻落实《中国制造 2025》，加快推进制造业创新体系建设，工业和信息化部自 2016 年起批准建立国家制造业创新中心。2017 年 7 月，工业和信息化部办公厅印发《关于印发省级制造业创新中心升级为国家制造业创新中心条件的通知》，对拟升级为国家制造业创新中心的省级制造业创新中心制定了条件。截至 2023 年底，全国布局建设了 27 家国家制造业创新中心、2 家国家地方共建制造业创新中心、260 家省级制造业创新中心，网络化制造业创新生态基本形成[2]。其中国家高性能医疗器械创新中心、国家现代中药创新中心属于医药卫生领域（表 5）。

（1）国家高性能医疗器械创新中心

由中国科学院深圳先进技术研究院、深圳迈瑞生物医疗电子股份有限公司、上海联影医疗科技股份有限公司、先健科技（深圳）有限公司和哈尔滨工业大学等单位牵头组建，于 2020 年 4 月获工业和信息化部批复建设，是深圳首个国家级制造业创新中心，也是国家在医疗器械领域设立的唯一的创新中心。该中心围绕与医疗健康密切相关的预防、诊断、治疗、康复领域的高端医疗设备的重大需求，聚焦高端医学影像、体外诊断和生命体征监测、先进治疗、植介入器械、康复与健康信息等重点方向，致力突破行业发展的共性关键核心技术，完成技术开发、转移扩散到首次商业化应用各个环节，打造贯穿创新链、产业链和资金链的高性能医疗器械产业创新生态系统。

（2）国家现代中药创新中心

国家现代中药创新中心由天津现代创新中药科技有限公司组建，2021 年 5 月获批，是"十四五"开局之年首个国家制造业创新中心。作为工业和信息化部在现代中药领域布局建设的唯一一家国家制造业创新中心，该中心定位解决现代中药及大健康产业关键共性问题，打造资源研发平台，推动中药经典名方开发；TCMS 智能中药分选机等中药制造智能设备自主研发，以提升中药质量与品质；启动抗疫新药研发项目，成功研制"宣肺败毒颗粒"。

**5. 国家产业创新中心**

2018 年 1 月，国家发展改革委印发《国家产业创新中心建设工作指引（试行）》的通知，要求在战略性领域组建产业创新中心，服务关键共性技术、前沿引领技术、现代工程技术、颠覆性技术创新，促进科技成果转化，育成新产业、培育新动能。截至 2023 年底，国家发展改革委在全国范围内共批复了 10 余家国家产业创新中心，其中 2022 年批复组建的国家精准医学产业创新中心和国家生物制造产业创新中心属于医药卫生领域（表 5）。

（1）国家精准医学产业创新中心

由四川大学华西医院作为牵头建设单位，聚焦精准医学发展面临的技术创新和体制机制问题，通过打造"用户提需求—平台组织解题—企业转化应用—用户检验成果"新机制，构建"政医产学研资用"协同创新体系，加强多主体协同联动，强化创新创业企业孵化，形成产业可持续发展链条，为构建以企业为主体的创新体系作出示范。国家精准医学产业创新中心围绕精准诊断、精准治疗、精准评价等领域，积极开展分子诊断、靶向药物等关键技术研发，建立药效安全性评价、真实世界数据临床评价标准体系，促进相关技术和产品在肿瘤、感染性疾病等防诊治中的临床应用，助力提高卫生健康供给质量和服务水平，支撑"健康中国"建设。

（2）国家生物制造产业创新中心

由中国科学院深圳先进技术研究院牵头组建，2023 年得到国家发展改革委的批复同意，目前还在建设当中。国家生物制造产业创新中心将建设自动化生物制造平台、跨尺度生物多模态验证平台、生产工艺高通量开发平台、中试放大及生产质量管理规范 GMP 平台、大规模载体制备与质控平台、生物信息计算支撑平台 6 个技术平台，为加速突破产业前沿技术瓶颈提供硬件支撑，并围绕绿色低碳、生物农业、医疗健康领域，推动一批示范性成果转化，打造关键技术领先、产业链条完善、竞争优势突出的生物制造产业集群。

表 5 医药卫生领域国家级创新中心名单（更新至 2023 年底）

| 序号 | 类型 | 基地名称 | 依托单位 | 批准时间 |
|---|---|---|---|---|
| 1 | 国家制造业创新中心 | 国家高性能医疗器械创新中心 | 中国科学院深圳先进技术研究院、深圳迈瑞生物医疗电子股份有限公司、上海联影医疗科技股份有限公司、先健科技（深圳）有限公司和哈尔滨工业大学 | 2020 年 |
| 2 | 国家制造业创新中心 | 国家现代中药创新中心 | 天津现代创新中药科技有限公司 | 2023 年 |
| 3 | 国家产业创新中心 | 国家精准医学产业创新中心 | 四川大学华西医院 | 2022 年 |
| 4 | 国家产业创新中心 | 国家生物制造产业创新中心 | 中国科学院深圳先进技术研究院 | 2023 年 |

## （二）部委级科技基础设施建设情况

部委筹建的科技创新基地中，涉及医药卫生领域的主要包括国家卫生健康委员会重点科研基地、国家医学中心和国家区域医疗中心、高级别生物安全实验室、国家药品监督管理局重点实验室、国家中医药管理局重点研究室、国家中医药管理局中医药防治传染病重点研究室、教育部重点实验室、教育部前沿科学中心、工业和信息化部重点实验室等。

与 2022 年统计相比，2023 年医药卫生领域部委级科技基础设施新增 33 家，其中国家卫生健康委员会重点科研基地新增 5 家、国家医学中心新增 1 家、国家区域医疗中心输出医院新增 4 家，国家中医药管理局重点研究室新增 6 家，教育部重点实验室新增 17 家（表 6）。

表6 医药卫生领域部委级科技基础设施平台建设情况（更新至2023年底）

| 序号 | 名称 | 组建部委 | 2022年数量/家 | 2023年数量/家 | 增加/家 |
|---|---|---|---|---|---|
| 1 | 国家卫生健康委员会重点科研基地 | 国家卫生健康委员会 | 97 | 102 | 5 |
| 2 | 国家医学中心 | 国家卫生健康委员会 | 13 | 14 | 1 |
| 3 | 国家区域医疗中心输出医院 | 国家卫生健康委员会 | 89 | 93 | 4 |
| 4 | 高级别生物安全实验室 | 科技部等 | 128 | 128 | 0 |
| 5 | 国家药品监督管理局重点实验室 | 国家药品监督管理局 | 117 | 117 | 0 |
| 6 | 国家中医药管理局重点研究室 | 国家中医药管理局 | 144 | 150 | 6 |
| 7 | 国家中医药管理局中医药防治传染病重点研究室 | 国家中医药管理局 | 41 | 41 | 0 |
| 8 | 教育部重点实验室 | 教育部 | 91 | 108 | 17 |
| 9 | 教育部前沿科学中心 | 教育部 | 8 | 8 | 0 |
| 10 | 工业和信息化部重点实验室 | 工业和信息化部 | 7 | 7 | 0 |
| | 总计 | | 735 | 768 | 33 |

### 1. 国家卫生健康委员会重点科研基地

国家卫生健康委员会重点科研基地（以下简称"委重点科研基地"）作为我国卫生健康科技创新体系的重要组成部分，认真贯彻实施创新驱动发展战略，以人民健康为中心，聚焦行业重大需求，在转化医学与临床医学研究、药物与器械研发、疾病防治技术与策略、卫生政策与管理等方面积极开展创新研究，取得一系列成果并应用于实践，为解决行业关键科学和技术问题、促进科技进步、支持健康中国建设发挥了重要作用。作为国家级科研基地的培育平台，委重点科研基地成功孵育了生殖医学国家重点实验室、眼科学国家重点实验室、传染病诊治国家重点实验室和国家眼视光工程技术研究中心等国家级科研基地，进一步壮大和发展了卫生健康科技创新的国家队、排头兵。

截至2024年底共有委重点科研基地102个（含委省共建重点实验室22个），已实现31个省（自治区、直辖市）和新疆生产建设兵团的地域分布内的全覆盖。

2024年初，国家卫生健康委员会办公厅通报了11个委省共建国家卫生健康委重点实验室建设验收结果，见表7。此外还有10家实验室处在建设期。

表7 2023年通过国家卫生健康委员会验收的重点实验室名单

| 序号 | 基地名称 | 依托单位 |
|---|---|---|
| 1 | 国家卫生健康委骨科智能器材重点实验室（共建） | 河北医科大学第三医院 |
| 2 | 国家卫生健康委慢阻肺诊治重点实验室（共建） | 内蒙古自治区人民医院 |
| 3 | 国家卫生健康委分子探针与靶向诊疗重点实验室（共建） | 哈尔滨医科大学 |
| 4 | 国家卫生健康委生殖健康与优生技术重点实验室 | 中国医科大学 |
| 5 | 国家卫生健康委配子及生殖道异常研究重点实验室 | 安徽医科大学 |
| 6 | 国家卫生健康委功能性脑疾病诊治重点实验室（共建） | 重庆医科大学附属第一医院 |
| 7 | 国家卫生健康委肺脏免疫性疾病诊治重点实验室（共建） | 贵州大学人民医院 |
| 8 | 国家卫生健康委胃肠肿瘤诊治重点实验室（共建） | 甘肃省人民医院 |
| 9 | 国家卫生健康委鼠疫防治研究重点实验室（共建） | 青海省地方病预防控制所 |
| 10 | 国家卫生健康委代谢性心血管疾病研究重点实验室（共建） | 宁夏医科大学 |
| 11 | 国家卫生健康委高血压诊疗研究重点实验室（共建） | 新疆维吾尔自治区人民医院 |

### 2. 国家医学中心和国家区域医疗中心

2022 年，国家卫生健康委制定了《国家医学中心管理办法（试行）》和《国家区域医疗中心管理办法（试行）》，进一步加强对国家医学中心和国家区域医疗中心（以下简称"双中心"）的管理，推动双中心发挥积极作用。

截至 2023 年底统计，国家卫生健康委共依托 25 家医院建设 13 个专业类别国家医学中心和 1 个综合类国家医学中心（见表 7）。近几年，虽然无新的国家医学中心设立，但是国家卫生健康委办公厅陆续发布了《国家内分泌代谢病医学中心设置标准》《国家重症医学中心设置标准》《国家检验医学中心设置标准》《国家罕见病医学中心设置标准》《国家血液病医学中心设置标准》《国家高原病医学中心设置标准》，预计未来将陆续设置这些国家医学中心。

**表 7　国家医学中心名单（更新至 2023 年底）**

| 序号 | 国家医学中心名称 | 依托单位 | 批准时间 |
|---|---|---|---|
| 1 | 国家心血管病中心 | 中国医学科学院阜外医院 | 2009 年 |
| 2 | 国家癌症中心 | 中国医学科学院肿瘤医院 | 2011 年 |
| 3 | 国家老年医学中心 | 北京医院 | 2015 年 |
| 4 | 国家儿童医学中心 | 首都医科大学附属北京儿童医院、上海交通大学医学院附属上海儿童医学中心、复旦大学附属儿科医院 | 2017 年 |
| 5 | 国家创伤医学中心 | 北京大学人民医院 | 2019 年 |
| 6 | 国家重大公共卫生事件医学中心 | 华中科技大学同济医学院附属同济医院 | 2020 年 |
| 7 | 国家呼吸医学中心 | 中日友好医院、广州医科大学附属第一医院 | 2020 年 |
| 8 | 国家口腔医学中心 | 北京大学口腔医院、四川大学华西口腔医院、上海交通大学医学院附属第九人民医院 | 2021 年 |
| 9 | 国家神经疾病医学中心 | 复旦大学附属华山医院、首都医科大学宣武医院、首都医科大学附属北京天坛医院 | 2021 年 |
| 10 | 国家传染病医学中心 | 复旦大学附属华山医院、首都医科大学附属北京地坛医院、浙江大学医学院附属第一医院 | 2021 年 |
| 11 | 国家精神疾病医学中心 | 北京大学第六医院、中南大学湘雅二医院、首都医科大学附属北京安定医院、上海市精神卫生中心 | 2022 年 |
| 12 | 国家中西医结合医学中心 | 中日友好医院 | 2022 年 |
| 13 | 国家骨科医学中心 | 北京积水潭医院、上海市第六人民医院 | 2022 年 |
| 14 | 综合类国家医学中心 | 复旦大学附属中山医院 | 2022 年 |

国家区域医疗中心自 2019 年 10 月起由中央推出，旨在提高地方医院的重症诊断、科技创新及区域影响力。国家在医疗资源富集地区遴选顶尖医疗机构作为输出医院，在患者流出多、医疗资源相对薄弱地区，通过与省级政府合作，建设区域医疗中心项目医院。推动输出医院品牌、技术、管理平移，实现优质医疗资源扩容下沉，打造区域内高水平临床诊疗中心、高层次人才培养基地、高水准科研创新与转化平台，减少重点疾病跨省外转，更好满足群众医疗服务需求。

2023 年 7 月，国家发展改革委办公厅、国家卫生健康委办公厅、国家中医药管理局综合司印发《第五批国家区域医疗中心项目名单》，49 家医院获批。既往 4 次获批医院数量依次为 10 家、16 家、24 家、26 家，可见近年来建设速度明显加快。截至 2023

底，共有 125 个国家区域医疗中心建设项目获批（其中 3 家重复批准），涉及 69 家输出医院（见表 9），另有 24 家输出医院尚无依托医院建设项目，包括：北京医院、北京协和医院、复旦大学附属眼耳鼻喉科医院、中山大学肿瘤防治中心、中山大学中山眼科中心、中山大学附属口腔医院、四川大学华西第二医院、四川大学华西口腔医院、首都医科大学附属北京同仁医院、中国医科大学附属第一医院、中国医科大学附属盛京医院、上海交通大学医学院附属新华医院、上海交通大学医学院附属第九人民医院、上海市精神卫生中心、南京鼓楼医院、浙江大学医学院附属儿童医院、郑州大学第一附属医院、中国中医科学院眼科医院、天津中医药大学第一附属医院、上海中医药大学附属岳阳中西医结合医院、浙江省中医院、长春中医药大学附属医院（吉林省中医院）、陕西省中医医院、山东中医药大学附属医院（山东省中医院）。

**表 9 国家区域医疗中心医院名单**

| 序号 | 输出医院名称 | 建设项目医院名称 | 地区 |
| --- | --- | --- | --- |
| 1 | 北京大学第六医院 | 北京大学第六医院河南医院 | 河南 |
| 2 | 北京大学第三医院 | 北京大学第三医院崇礼院区 | 河北 |
| | | 北京大学第三医院秦皇岛医院 | 河北 |
| 3 | 北京大学第一医院 | 北京大学第一医院宁夏妇女儿童医院 | 宁夏 |
| | | 北京大学第一医院太原医院 | 山西 |
| 4 | 北京大学口腔医院 | 北京大学口腔医院三亚分院 | 海南 |
| 5 | 北京大学人民医院 | 北京大学人民医院青岛医院 | 山东 |
| | | 北京大学人民医院石家庄医院 | 河北 |
| 6 | 北京大学肿瘤医院 | 北京大学肿瘤医院云南医院 | 云南 |
| | | 北京大学肿瘤医院内蒙古医院 | 内蒙古 |
| 7 | 北京儿童医院 | 北京儿童医院新疆医院 | 新疆 |
| 8 | 北京中医药大学东方医院 | 北京中医药大学东方医院秦皇岛医院 | 河北 |
| | | 北京中医药大学东方医院枣庄医院 | 山东 |
| 9 | 北京中医药大学东直门医院 | 北京中医药大学东直门医院洛阳医院 | 河南 |
| | | 北京中医药大学东直门医院厦门医院 | 福建 |
| 10 | 成都中医药大学附属医院 | 成都中医药大学附属医院德阳医院 | 四川 |
| 11 | 复旦大学附属儿科医院 | 复旦大学附属儿科医院安徽医院 | 安徽 |
| | | 复旦大学附属儿科医院厦门医院 | 福建 |
| 12 | 复旦大学附属妇产科医院 | 复旦大学附属妇产科医院河南医院 | 河南 |
| 13 | 复旦大学附属华山医院 | 复旦大学附属华山医院福建医院 | 福建 |
| 14 | 复旦大学附属中山医院 | 复旦大学附属中山厦门医院 | 福建 |
| 15 | 复旦大学附属肿瘤医院 | 复旦大学附属肿瘤医院福建医院 | 福建 |
| 16 | 广东省人民医院 | 广东省人民医院赣州医院 | 江西 |
| 17 | 广东省中医院 | 广东省中医院贵州医院 | 贵州 |
| | | 广东省中医院海南医院 | 海南 |
| | | 广东省中医院珠海医院 | 广东 |
| 18 | 广州市妇女儿童医疗中心 | 广州市妇女儿童医疗中心柳州医院 | 广西 |
| 19 | 广州医科大学附属第一医院 | 广州医科大学附属第一医院娄底医院 | 湖南 |
| | | 广州医科大学附属第一医院横琴医院 | 广东 |
| 20 | 广州中医药大学第一附属医院 | 广州中医药大学第一附属医院重庆医院 | 重庆 |
| 21 | 河南中医药大学第一附属医院 | 河南中医药大学第一附属医院商丘医院 | 河南 |
| 22 | 华中科技大学同济医学院附属同济医院 | 华中科技大学附属同济医院山西医院 | 山西 |

续表

| 序号 | 输出医院名称 | 建设项目医院名称 | 地区 |
|---|---|---|---|
| 22 | 华中科技大学同济医学院附属同济医院 | 华中科技大学同济医学院附属同济医院咸宁医院 | 湖北 |
| | | 华中科技大学同济医学院附属同济医院襄阳医院 | 湖北 |
| 23 | 华中科技大学同济医学院附属协和医院 | 华中科技大学同济医学院附属协和医院重庆医院 | 重庆 |
| | | 华中科技大学同济医学院附属协和医院宜昌医院 | 湖北 |
| 24 | 吉林大学第一医院 | 吉林大学第一医院梅河医院 | 吉林 |
| 25 | 江苏省人民医院 | 江苏省人民医院重庆医院 | 重庆 |
| | | 江苏省人民医院宿迁医院 | 江苏 |
| 26 | 江苏省中医院 | 江苏省中医院重庆医院 | 重庆 |
| | | 江苏省中医院连云港医院 | 江苏 |
| 27 | 南方医科大学南方医院 | 南方医科大学南方医院赣州医院 | 江西 |
| 28 | 山东大学齐鲁医院 | 山东大学齐鲁医院德州医院 | 山东 |
| | | 山东大学齐鲁医院遵义医院 | 贵州 |
| 29 | 山东省立医院 | 山东省立医院菏泽医院 | 山东 |
| | | 山东省立医院泸州医院 | 四川 |
| 30 | 上海交通大学医学院附属仁济医院 | 上海交通大学医学院附属仁济医院安徽医院 | 安徽 |
| 31 | 上海交通大学医学院附属瑞金医院 | 上海交通大学医学院附属瑞金医院海南医院 | 海南 |
| 32 | 上海交通大学医学院附属上海儿童医学中心 | 上海交通大学医学院附属上海儿童医学中心福建医院 | 福建 |
| | | 上海交通大学医学院附属上海儿童医学中心海南医院 | 海南 |
| | | 上海交通大学医学院附属上海儿童医学中心贵州医院 | 贵州 |
| | | 上海交通大学医学院附属上海儿童医学中心临沂医院 | 山东 |
| 33 | 上海市第六人民医院 | 上海市第六人民医院安徽医院 | 安徽 |
| | | 上海市第六人民医院福建医院 | 福建 |
| 34 | 上海市第一人民医院 | 上海市第一人民医院蚌埠医院 | 安徽 |
| | | 上海市第一人民医院酒泉医院 | 甘肃 |
| 35 | 上海中医药大学附属龙华医院 | 上海中医药大学附属龙华医院河南医院 | 河南 |
| | | 上海中医药大学附属龙华医院江西医院 | 江西 |
| | | 上海中医药大学附属龙华医院甘肃医院 | 甘肃 |
| 36 | 上海中医药大学附属曙光医院 | 上海中医药大学附属曙光医院安徽医院 | 安徽 |
| 37 | 首都医科大学附属北京安定医院 | 首都医科大学附属北京安定医院芜湖医院 | 安徽 |
| 38 | 首都医科大学附属北京安贞医院 | 首都医科大学附属北京安贞医院安徽医院 | 安徽 |
| | | 首都医科大学附属北京安贞医院吉林医院 | 吉林 |
| | | 首都医科大学附属北京安贞医院南充医院 | 四川 |
| 39 | 首都医科大学附属北京地坛医院 | 首都医科大学附属北京地坛医院徐州医院 | 江苏 |
| 40 | 首都医科大学附属北京儿童医院 | 首都医科大学附属北京儿童医院郑州医院 | 河南 |
| | | 首都医科大学附属北京儿童医院保定医院 | 河北 |
| | | 首都医科大学附属北京儿童医院黑龙江医院 | 黑龙江 |
| 41 | 首都医科大学附属北京积水潭医院 | 首都医科大学附属北京积水潭医院贵州医院 | 贵州 |
| | | 首都医科大学附属北京积水潭医院聊城医院 | 山东 |
| | | 首都医科大学附属北京积水潭医院郑州医院 | 河南 |
| 42 | 首都医科大学附属北京天坛医院 | 首都医科大学附属北京天坛医院河南医院 | 河南 |
| | | 首都医科大学附属北京天坛医院安徽医院 | 安徽 |
| 43 | 首都医科大学附属北京友谊医院 | 首都医科大学附属北京友谊医院内蒙古医院 | 内蒙古 |
| 44 | 首都医科大学附属北京中医医院 | 首都医科大学附属北京中医医院内蒙古医院 | 内蒙古 |
| 45 | 首都医科大学宣武医院 | 首都医科大学宣武医院河北医院 | 河北 |
| | | 首都医科大学宣武医院内蒙古医院 | 内蒙古 |
| | | 首都医科大学宣武医院济南医院 | 山东 |

续表

| 序号 | 输出医院名称 | 建设项目医院名称 | 地区 |
|------|------------|----------------|------|
| 46 | 四川大学华西医院 | 四川大学华西医院厦门医院 | 福建 |
| 47 | 天津市肿瘤医院 | 天津市肿瘤医院秦皇岛医院 | 河北 |
| 48 | 西安交通大学第二附属医院 | 西安交通大学第二附属医院洛阳医院 | 河南 |
|  |  | 西安交通大学第二附属医院新疆医院 | 新疆 |
| 49 | 西安交通大学第一附属医院 | 西安交通大学第一附属医院青海医院 | 青海 |
|  |  | 西安交通大学第一附属医院榆林医院 | 陕西 |
| 50 | 长春中医药大学附属医院 | 长春中医药大学附属医院白山医院 | 吉林 |
|  |  | 长春中医药大学附属医院定西医院 | 甘肃 |
| 51 | 浙江大学医学院附属第二医院 | 浙江大学医学院附属第二医院安徽医院 | 安徽 |
|  |  | 浙江大学医学院附属第二医院嘉兴医院 | 浙江 |
| 52 | 浙江大学医学院附属第一医院 | 浙江大学医学院附属第一医院江西医院 | 江西 |
|  |  | 浙江大学医学院附属第一医院台州医院 | 浙江 |
| 53 | 浙江大学医学院附属妇产科医院 | 浙江大学医学院附属妇产科医院吉林医院 | 吉林 |
| 54 | 浙江大学医学院附属邵逸夫医院 | 浙江大学医学院附属邵逸夫医院新疆兵团阿拉尔医院 | 新疆 |
| 55 | 浙江省人民医院 | 浙江省人民医院毕节医院 | 贵州 |
|  |  | 浙江省人民医院绍兴医院 | 浙江 |
| 56 | 中国医托医院肿瘤医院 | 中国医托医院肿瘤医院辽宁医院 | 辽宁 |
| 57 | 中国医学科学院阜外医院 | 中国医学科学院阜外医院华中医院 | 河南 |
|  |  | 中国医学科学院阜外医院云南医院 | 云南 |
|  |  | 中国医学科学院阜外医院深圳医院 | 广东 |
| 58 | 中国医学科学院肿瘤医院 | 中国医学科学院肿瘤医院山西医院 | 山西 |
|  |  | 中国医学科学院肿瘤医院河南医院 | 河南 |
|  |  | 中国医学科学院肿瘤医院深圳医院 | 广东 |
| 59 | 中国中医科学院广安门医院 | 中国中医科学院广安门医院保定医院 | 河北 |
|  |  | 中国中医科学院广安门医院济南医院 | 山东 |
|  |  | 中国中医科学院广安门医院黑龙江医院 | 黑龙江 |
| 60 | 中国中医科学院望京医院 | 中国中医科学院望京医院南阳医院 | 河南 |
| 61 | 中国中医科学院西苑医院 | 中国中医科学院西苑医院山西医院 | 山西 |
|  |  | 中国中医科学院西苑医院苏州医院 | 江苏 |
|  |  | 中国中医科学院西苑医院济宁医院 | 山东 |
| 62 | 中南大学湘雅二医院 | 中南大学湘雅二医院桂林医院 | 广西 |
| 63 | 中南大学湘雅医院 | 中南大学湘雅医院江西医院 | 江西 |
| 64 | 中日友好医院 | 中日友好医院云南医院 | 云南 |
|  |  | 中日友好医院黑龙江医院 | 黑龙江 |
|  |  | 中日友好医院江西医院 | 江西 |
| 65 | 中山大学附属第三医院 | 中山大学附属喀什医院 | 新疆 |
|  |  | 中山大学附属第三医院肇庆医院 | 广东 |
|  |  | 中山大学附属第三医院粤东医院 | 广东 |
| 66 | 中山大学附属第一医院 | 中山大学附属第一医院贵州医院 | 贵州 |
|  |  | 中山大学附属第一医院广西医院 | 广西 |
| 67 | 中山大学附属肿瘤医院 | 中山大学附属肿瘤医院甘肃医院 | 甘肃 |
| 68 | 中山大学孙逸仙纪念医院 | 中山大学孙逸仙纪念医院深汕中心医院 | 广东 |
| 69 | 重庆医科大学附属儿童医院 | 重庆医科大学附属儿童医院江西医院 | 江西 |
|  |  | 重庆医科大学附属儿童医院宜宾医院 | 四川 |

### 3. 国家中医药管理局重点研究室

2022 年 3 月，国务院办公厅首次印发中医药行业五年规划《"十四五"中医药发展规划》[3]提出要建设高水平中医药传承保护与科技创新体系，并从加强中医药传承保护、加强重点领域攻关、建设高层次科技平台、促进科技成果转化 4 个方面入手提出了具体措施，服务于中医药科技发展体系建设。

2022 年 9 月 23 日，国家卫生健康委举行的新闻发布会信息显示，党的十八大以来，党中央、国务院对中医药科技创新的支持力度稳步增长，传统医学与现代科技结合日益紧密，中医药传承创新发展迎来新机遇。

目前，中医药局已布局建设 175 个国家中医药管理局重点研究室[4]。

2023 年 12 月，国家中医药管理局发布《关于下达重点研究室建设项目计划的通知》，新增 6 家国家中医药管理局重点研究室建设项目（见表 10）。

**表 10   2023 年新增国家中医药管理局重点研究室建设项目名单**

| 序号 | 研究室名称 | 建设单位 | 主管单位 |
| --- | --- | --- | --- |
| 1 | 海洋中药传承重点研究室 | 山东中医药大学 | 山东省中医药管理局 |
| 2 | 张仲景经方传承挖掘应用及转化重点研究室 | 南阳市中医院 | 河南省中医药管理局 |
| 3 | 中医药装备重点研究室 | 广东省新黄埔中医药联合创新研究院 | 广东省中医药管理局 |
| 4 | 出土医学文献与文物重点研究室 | 成都中医药大学 | 四川省中医药管理局 |
| 5 | 中医药传统知识保护与挖掘利用重点研究室 | 中国中医科学院中国医史文献研究所 | 中国中医科学院 |
| 6 | 眼体同调同治重点研究室 | 中国中医科学院眼科医院 | 中国中医科学院 |

### 4. 教育部重点实验室

教育部重点实验室是国家科技创新体系的重要组成部分，是高等学校创新型人才的培养基地，在高校学科建设、科技创新、人才培养和培育国家级科研基地中发挥着越来越重要的作用。

2023 年上半年，教育部公布了"十四五"第一批教育部重点实验室建设立项结果，经统计截至 2023 年底，教育部医药领域重点实验室共有 108 家，涉及 63 家高校，较上一年统计结果新增 17 家，详见表 11。

**表 11   教育部医药领域重点实验室名单统计（截至 2023 年底）**

| 序号 | 依托单位 | 数量/个 | 实验室/研究领域名称 |
| --- | --- | --- | --- |
| 1 | 华中科技大学 | 8 | 器官移植、生物医学光子学、环境与健康、神经系统重大疾病、肿瘤侵袭转移、生物靶向治疗、麻醉复苏、血管衰老 |
| 2 | 北京大学 | 7 | 恶性肿瘤发病机制及转化研究、分子心血管学、慢性肾脏病防治、神经科学、创伤救治与神经再生、辅助生殖、重大疾病流行病学 |
| 3 | 复旦大学 | 5 | 代谢分子医学、公共卫生安全、医学分子病毒学、智能化递药、癌变与侵袭原理* |
| 4 | 首都医科大学 | 4 | 神经变性病、心血管重塑相关疾病、儿科重大疾病研究、耳鼻咽喉头颈科学 |
| 5 | 上海交通大学 | 4 | 细胞分化与凋亡、遗传发育与精神神经疾病、系统生物医学、麻醉医学 |
| 6 | 重庆医科大学 | 3 | 儿童发育疾病研究、感染性疾病分子生物学、临床检验诊断学 |

续表

| 序号 | 依托单位 | 数量/个 | 实验室/研究领域名称 |
|---|---|---|---|
| 7 | 中山大学 | 3 | 热带病防治研究、基因工程、人体微生态与老年慢性疾病 |
| 8 | 西安交通大学 | 3 | 环境与疾病相关基因、生物医学信息工程、外科重症与生命支持 |
| 9 | 海南医学院 | 2 | 急救与创伤研究教育部重点实验室、热带转化医学教育部重点实验室 |
| 10 | 安徽医科大学 | 3 | 抗炎免疫药物、皮肤病学、出生人口健康 |
| 11 | 中南大学 | 2 | 癌变与侵袭原理*、老年骨关节疾病防治 |
| 12 | 中国医科大学 | 2 | 医学细胞生物学、环境应激与慢病防控 |
| 13 | 浙江大学 | 2 | 恶性肿瘤预警与干预、生物医学工程 |
| 14 | 温州医科大学 | 2 | 检验医学、小儿麻醉学 |
| 15 | 同济大学 | 2 | 心律失常、病原体与宿主相互作用 |
| 16 | 天津医科大学 | 2 | 免疫微环境与疾病、乳腺癌防治 |
| 17 | 四川大学 | 2 | 靶向药物与释药系统、出生缺陷与相关妇儿疾病 |
| 18 | 上海中医药大学 | 2 | 中药标准化、肝肾疾病病证 |
| 19 | 山西医科大学 | 2 | 细胞生理学、煤炭环境致病与防治 |
| 20 | 山东大学 | 2 | 实验畸形学、心血管重构与功能研究 |
| 21 | 南方医科大学 | 2 | 器官衰竭防治、现代毒理学 |
| 22 | 吉林大学 | 2 | 病理生物学、人兽共患病研究 |
| 23 | 哈尔滨医科大学 | 2 | 心血管药物研究、心肌缺血 |
| 24 | 东南大学 | 2 | 发育与疾病相关基因、环境医学工程 |
| 25 | 成都中医药大学 | 2 | 中药材标准化、针灸防治老年疾病 |
| 26 | 宁夏医科大学 | 1 | 生育力保持 |
| 27 | 中国药科大学 | 1 | 药物质量与安全预警 |
| 28 | 中国海洋大学 | 1 | 海洋药物 |
| 29 | 长春大学 | 1 | 残障人士智能康复及无障碍教育部重点实验室 |
| 30 | 云南民族大学 | 1 | 民族药资源化学 |
| 31 | 新疆医科大学 | 1 | 新疆维吾尔族高发疾病研究 |
| 32 | 武汉大学 | 1 | 口腔生物医学 |
| 33 | 天津中医药大学 | 1 | 方剂学 |
| 34 | 石河子大学 | 1 | 新疆地方与民族高发病 |
| 35 | 沈阳药科大学 | 1 | 基于靶点的药物设计与研究 |
| 36 | 上海理工大学 | 1 | 医用光学仪器与设备实验室教育部重点实验室 |
| 37 | 陕西师范大学 | 1 | 药用资源与天然药物化学 |
| 38 | 山东中医药大学 | 1 | 中医药经典理论 |
| 39 | 清华大学 | 1 | 数智肝胆病学 |
| 40 | 青海大学 | 1 | 高原医学 |
| 41 | 内蒙古民族大学 | 1 | 蒙医药研发工程 |
| 42 | 南开大学 | 1 | 分子微生物学与技术 |
| 43 | 南华大学 | 1 | 儿科罕见病 |

| 序号 | 依托单位 | 数量/个 | 实验室/研究领域名称 |
|---|---|---|---|
| 44 | 华东师范大学 | 1 | 脑功能基因组学 |
| 45 | 湖北中医学院 | 1 | 中药资源与中药复方 |
| 46 | 黑龙江中医药大学 | 1 | 北药基础与应用研究 |
| 47 | 河北医科大学 | 1 | 神经与血管生物学 |
| 48 | 海南师范大学 | 1 | 热带药用植物化学 |
| 49 | 哈尔滨工业大学 | 1 | 生物大数据教育部重点实验室 |
| 50 | 广州中医药大学 | 1 | 岭南中药资源 |
| 51 | 广州医学院 | 1 | 神经致病基因和离子通道病 |
| 52 | 广西医科大学 | 1 | 区域性高发肿瘤早期防治研究 |
| 53 | 赣南医学院 | 1 | 心脑血管疾病防治教育部重点实验室 |
| 54 | 东北大学 | 1 | 医学影像智能计算教育部重点实验室 |
| 55 | 电子科技大学 | 1 | 神经信息 |
| 56 | 第四军医大学 | 1 | 航空航天医学 |
| 57 | 第三军医大学 | 1 | 电磁辐射医学防护 |
| 58 | 第二军医大学 | 1 | 分子神经生物学 |
| 59 | 北京中医药大学 | 1 | 中医内科学 |
| 60 | 北京协和医学院 | 1 | 中草药物质基础与资源利用 |
| 61 | 空军军医大学 | 1 | 麻醉学 |
| 62 | 暨南大学 | 1 | 再生医学[#] |
| 63 | 香港中文大学 | 1 | 再生医学[#] |

*癌变与侵袭原理教育部重点实验室由复旦大学和中南大学共同组建；#再生医学教育部重点实验室由暨南大学和香港中文大学共同组建

2023 年，教育部科学技术与信息化司发布《关于教育部重点实验室培育建设项目的通知》，全国共 15 家单位获批组建培育，其中 7 家属于医药卫生领域，见表12。

表12　2023 年新增教育部重点实验室培育建设项目名单

| 序号 | 实验室/研究领域名称 | 依托单位 | 获批情况 |
|---|---|---|---|
| 1 | 生殖健康及相关疾病研究与转化 | 海南医学院 | 2023 年获批培育建设项目 |
| 2 | 老年营养与健康 | 北京工商大学 | 2023 年获批培育建设项目 |
| 3 | 运动康复科学 | 北京体育大学 | 2023 年获批培育建设项目 |
| 4 | 六盘山区域药用资源保护与开发利用 | 宁夏医科大学 | 2023 年获批培育建设项目 |
| 5 | 重大脑疾病与衰老 | 重庆医科大学 | 2023 年获批培育建设项目 |
| 6 | 麻醉与器官保护 | 遵义医科大学 | 2023 年获批培育建设项目 |
| 7 | 精准护理 | 四川大学 | 2023 年获批培育建设项目 |

# 参 考 文 献

[1] 国家统计局. 中华人民共和国 2023 年国民经济和社会发展统计公报. (2024-02-29) [2024-06-07]. https://www.stats.gov.cn/sj/zxfb/202402/t20240228_1947915.html.

[2] 中华人民共和国工业和信息化部. 构建以先进制造业为骨干的现代化产业体系. (2024-01-10) [2024-06-07]. https://www.miit.gov.cn/gzcy/zbft/art/2024/art_26fb240c6c7f46faa2ae7d7fa0213968.html.

[3] 国务院办公厅. 国务院办公厅关于印发"十四五"中医药发展规划的通知. (2022-03-03) [2024-06-07]. https://www.gov.cn/gongbao/content/2022/content_5686029.html.

[4] 金振娅. 国家卫健委: 十年来我国中医药事业稳步发展. 光明日报, (2022-09-24) [2024-06-07]. https://www.gov.cn/xinwen/2022-09-24/content_5711651.html.

# 第二章　中国医学科技产出

## 一、医学文献分析

宫小翠　李　勇

中国医学科学院医学信息研究所

近年来，我国持续加大医学科技创新投入，陆续发布科技创新领域专项规划，加快推动科技创新发展步伐，努力把科技创新放在卫生与健康事业的核心位置。全国医疗机构积极响应中央号召，加大科技攻关力度，进一步推动医学科技创新发展，由此，我国医学科技产出总量呈上升趋势，质量不断提升，在一些前沿热点领域逐渐崭露头角，形成中国特色。在引领国际医学科技发展、进一步提升我国医学研究的国际前瞻性、增强科技创新对提高公众健康水平和促进健康产业发展等方面发挥支撑引领作用。本文基于文献计量法，对 2014~2023 年我国医学科技论文的产出数量与质量[1][2]和主要研究布局等进行分析，展现我国医学科技水平在国际上的地位、优势与差距，为合理布局医学科技发展提供借鉴与参考。

### （一）医学科技论文数量与质量分析

本文将医学领域划分为临床医学、生物学与生物化学、分子生物学与遗传学、神经科学与行为学、免疫学、精神病与心理学、微生物学及药理学与毒理学共 8 个学科领域[3]，并对这些领域内的科技论文数量与质量从总体与分学科领域进行统计分析与比较。

1. 中国医学科技论文数量与质量分析

2014~2023 年，中国共发表医学相关科技论文 122.68 万篇，占中国科技论文总量（473.79 万篇）的 25.89%，且医学科技论文总量总体呈逐年上升态势。中国医学科技论文共被引用 1989.83 万次，占科技论文总被引频次的 23.26%，历年数据如表 1 所示。

表 2 列出了中国医学科技领域主要学科论文产出及引用情况，其中，临床医学领域论文占中国医学科技论文总量的 42.78%。临床医学和生物学与生物化学领域的论文数量在 8 个学科中位列前两位。分子生物学与遗传学领域论文篇均被引频次为 22.63 次，在 8 个学科中最高。在中国各学科领域论文占世界各领域医学科技论文总量比例中，分子生物学与遗传学比例最高，为 29.12%，精神病与心理学所占比例较低，仅为 7.91%。

---

① 数据来源于 InCites 数据库，检索日期：2024-08-28，检索时间范围：2014~2023 年。
② 由于 InCites 数据库中一篇文献可能同时归属不同学科或不同国家，因此，存在文献被重复统计的情况，数据仅具有一定的参考意义，余同。
③ 领域划分依据参考 ESI 数据库的 22 个学科分类。

**表1 2014～2023年中国科技论文及医学科技论文总体情况**

| 项目 | 2014～2023年 | 2014年 | 2015年 | 2016年 | 2017年 | 2018年 | 2019年 | 2020年 | 2021年 | 2022年 | 2023年 |
|---|---|---|---|---|---|---|---|---|---|---|---|
| 科技论文总数/篇 | 4 737 865 | 249 014 | 280 130 | 309 383 | 345 547 | 398 347 | 490 003 | 551 071 | 641 869 | 743 794 | 728 707 |
| 科技论文总被引频次/次 | 85 548 873 | 7 656 721 | 8 458 861 | 8 875 649 | 9 846 196 | 10 769 698 | 11 564 137 | 11 299 118 | 9 206 894 | 5 801 374 | 2 070 225 |
| 医学科技论文总数/篇 | 1 226 782 | 65 988 | 77 632 | 85 628 | 93 380 | 101 511 | 123 675 | 148 862 | 167 520 | 188 567 | 174 019 |
| 医学科技论文占科技论文总量比例/% | 25.89 | 26.50 | 27.71 | 27.68 | 27.02 | 25.48 | 25.24 | 27.01 | 26.10 | 25.35 | 23.88 |
| 医学科技论文总被引频次/次 | 19 898 290 | 1 920 094 | 2 109 757 | 2 177 524 | 2 355 356 | 2 466 948 | 2 589 979 | 2 934 118 | 1 877 958 | 1 117 614 | 348 942 |
| 医学科技论文总被引频次占科技论文总被引频次比例/% | 23.26 | 25.08 | 24.94 | 24.53 | 23.92 | 22.91 | 22.40 | 25.97 | 20.40 | 19.26 | 16.86 |

**表2 2014～2023年中国医学科技领域主要学科论文情况**

| 学科 | 论文数/篇 | 占中国医学科技论文总量比例/% | 被引频次/次 | 篇均被引频次/次 | 中国各领域医学论文占世界各领域医学论文总量比例/% |
|---|---|---|---|---|---|
| 临床医学 | 524 776 | 42.78 | 7 340 177 | 13.99 | 15.68 |
| 生物学与生物化学 | 196 522 | 16.02 | 3 528 222 | 17.95 | 23.56 |
| 分子生物学与遗传学 | 151 748 | 12.37 | 3 433 653 | 22.63 | 29.12 |
| 药理学与毒理学 | 128 674 | 10.49 | 1 968 912 | 15.30 | 25.50 |
| 神经科学与行为学 | 79 872 | 6.51 | 1 334 232 | 16.70 | 14.16 |
| 微生物学 | 52 865 | 4.31 | 879 269 | 16.63 | 20.50 |
| 免疫学 | 50 351 | 4.10 | 929 321 | 18.46 | 16.61 |
| 精神病与心理学 | 41 974 | 3.42 | 484 504 | 11.54 | 7.91 |

### 2. 国际医学科技论文数量与质量分析

2014～2023年,世界范围内发表相关医学科技论文686.14万篇,占世界科技论文总量的36.16%,中国医学科技论文占世界医学科技论文总量的比例逐年增加,从2014年的11.55%提升到2023年的23.86%,中国医学科技论文被引占世界医学科技论文被引总量的比例总体呈现逐年增加的趋势,从2014年的10.02%提升到2023年的24.82%,总体情况如表3所示。

2014～2023年世界医学科技领域主要学科论文情况如表4所示。其中,临床医学领域的论文数量、总被引频次均最高,论文总量占世界医学领域论文总量的48.76%,分子生物学与遗传学领域论文篇均被引频次最高,达28.99次。

**表 3　2014～2023 年世界科技论文及医学科技论文总体情况**

| 项目 | 2014～2023 年 | 2014 年 | 2015 年 | 2016 年 | 2017 年 | 2018 年 | 2019 年 | 2020 年 | 2021 年 | 2022 年 | 2023 年 |
|---|---|---|---|---|---|---|---|---|---|---|---|
| 科技论文总量/篇 | 18 972 952 | 1 483 348 | 1 540 603 | 1 599 656 | 1 659 206 | 1 746 410 | 1 960 232 | 2 145 015 | 2 349 748 | 2 308 271 | 2 180 463 |
| 科技论文总被引频次/次 | 329 165 895 | 44 684 099 | 43 956 219 | 41 969 812 | 41 214 039 | 39 378 810 | 37 790 496 | 34 860 515 | 26 334 578 | 14 152 755 | 4 824 572 |
| 医学科技论文总数/篇 | 6 861 378 | 571 441 | 589 126 | 605 627 | 619 171 | 635 426 | 699 284 | 777 079 | 837 757 | 797 011 | 729456 |
| 中国医学科技论文占医学科技论文总量比例/% | 17.88 | 11.55 | 13.18 | 14.14 | 15.08 | 15.98 | 17.69 | 19.16 | 20.00 | 23.66 | 23.86 |
| 医学科技论文总被引频次/次 | 128 291 801 | 19 170 498 | 18 361 193 | 17 219 488 | 16 494 445 | 15 118 246 | 13 940 958 | 13 084 074 | 9 018 567 | 4 478 576 | 1 405 756 |
| 中国医学科技论文被引占医学科技论文被引总量比例/% | 15.51 | 10.02 | 11.49 | 12.65 | 14.28 | 16.32 | 18.58 | 22.43 | 20.82 | 24.95 | 24.82 |

**表 4　2014～2023 年世界医学科技领域主要学科论文情况**

| 学科 | 论文数/篇 | 占世界医学科技论文总量比例/% | 被引频次/次 | 篇均被引频次/次 |
|---|---|---|---|---|
| 临床医学 | 3 345 769 | 48.76 | 54 228 926 | 16.21 |
| 生物学与生物化学 | 834 151 | 12.16 | 18 113 912 | 21.72 |
| 神经科学与行为学 | 564 043 | 8.22 | 12 053 367 | 21.37 |
| 分子生物学与遗传学 | 521 060 | 7.59 | 15 106 147 | 28.99 |
| 精神病与心理学 | 530 727 | 7.73 | 8 335 139 | 15.71 |
| 药理学与毒理学 | 504 626 | 7.35 | 8 354 829 | 16.56 |
| 免疫学 | 303 184 | 4.42 | 6 933 852 | 22.87 |
| 微生物学 | 257 818 | 3.76 | 5 165 629 | 20.04 |

### 3. 中国与全球主要国家医学科技论文比较分析

（1）医学科技论文数量与质量比较分析

2014～2023 年中国和全球主要国家医学科技论文的数量与质量情况如表 5 所示，近十年全球共发表医学科技论文 686.14 万篇，其中美国、中国、英国、德国和日本医学科技论文数排在前五位，占世界医学科技论文的 69.54%[①]。美国、中国、英国、德国和加拿大总被引频次居世界前五位。

中国医学科技论文数量 122.68 万篇，占世界医学科技论文的 17.88%。从被引频次上看，中国医学科技论文总被引频次排在世界第 2 位，相对较高，篇均被引频次 16.22 次，相对较低。

表5  2014～2023 年世界部分国家医学科技论文比较

| 国家 | 论文数量/篇 | 所占比例/% | 论文数量排名 | 总被引频次/次 | 总被引频次排名 | 篇均被引频次/次 |
|---|---|---|---|---|---|---|
| 美国 | 2 094 314 | 30.52 | 1 | 54 876 114 | 1 | 26.20 |
| 中国 | 1 226 782 | 17.88 | 2 | 19 898 290 | 2 | 16.22 |
| 英国 | 572 962 | 8.35 | 3 | 17 451 234 | 3 | 30.46 |
| 德国 | 499 345 | 7.28 | 4 | 13 276 504 | 4 | 26.59 |
| 日本 | 377 933 | 5.51 | 5 | 6 723 620 | 10 | 17.79 |
| 意大利 | 360 398 | 5.25 | 6 | 9 201 319 | 6 | 25.53 |
| 加拿大 | 339 383 | 4.95 | 7 | 9 511 759 | 5 | 28.03 |
| 法国 | 298 964 | 4.36 | 8 | 8 603 754 | 7 | 28.78 |
| 澳大利亚 | 297 287 | 4.33 | 9 | 8 344 275 | 8 | 28.07 |
| 西班牙 | 242 616 | 3.54 | 10 | 6 277 847 | 11 | 25.88 |
| 荷兰 | 236 961 | 3.45 | 11 | 7 561 669 | 9 | 31.91 |
| 韩国 | 232 382 | 3.39 | 12 | 4 254 905 | 14 | 18.31 |
| 印度 | 203 377 | 2.96 | 13 | 3 397 540 | 18 | 16.71 |
| 巴西 | 191 667 | 2.79 | 14 | 3 446 528 | 17 | 17.98 |
| 俄罗斯 | 65 647 | 0.96 | 24 | 1 321 028 | 30 | 20.12 |

（2）医学科技重点领域比较

**临床医学**：中国论文数量居世界第 2 位，总被引频次居第 3 位。

2014～2023 年，临床医学科技论文数量排名前五位的分别为美国、中国、英国、德国和日本，5 个国家临床医学科技论文占世界同领域的 67.13%[②]，中国临床医学科技论文数量占世界的 15.68%，如表 6 所示。总被引频次排名前五位的分别为美国、英国、中国、德国和意大利，中国临床医学科技论文质量较发达国家落后，虽然总被引频次居第 3 位，但是篇均被引频次仅为 13.99 次。

**生物学与生物化学**：中国论文数量居世界第 2 位，总被引频次居第 2 位。

2014～2023 年，生物学与生物化学科技论文数量排名前三位的分别为美国、中国和德国。中国生物学与生物化学科技论文数量为 19.65 万篇，如表 7 所示，占世界同领域科技论文的 23.56%，篇均被引频次为 17.95 次，仅略高于日本、印度和俄罗斯。

① 此处所占比例为 5 个国家所占比例加和，非论文加和后计算，由于 InCites 数据库中一篇文献可能同时归属不同国家，因此，存在文献被重复统计的情况。
② 同上。

表 6　2014～2023 年主要国家临床医学科技论文情况

| 国家 | 论文数量/篇 | 论文数量排名 | 所占比例/% | 总被引频次/次 | 总被引频次排名 | 篇均被引频次/次 |
|---|---|---|---|---|---|---|
| 美国 | 1 012 793 | 1 | 30.27 | 23 642 806 | 1 | 23.34 |
| 中国 | 524 776 | 2 | 15.68 | 7 340 177 | 3 | 13.99 |
| 英国 | 277 398 | 3 | 8.29 | 8 172 339 | 2 | 29.46 |
| 德国 | 228 572 | 4 | 6.83 | 5 623 481 | 4 | 24.60 |
| 日本 | 202 894 | 5 | 6.06 | 3 349 599 | 10 | 16.51 |
| 意大利 | 192 923 | 6 | 5.77 | 4 995 819 | 5 | 25.90 |
| 加拿大 | 166 887 | 7 | 4.99 | 4 855 266 | 6 | 29.09 |
| 澳大利亚 | 153 393 | 8 | 4.58 | 4 187 330 | 8 | 27.30 |
| 法国 | 143 607 | 9 | 4.29 | 4 313 301 | 7 | 30.04 |
| 韩国 | 126 470 | 10 | 3.78 | 2 122 544 | 13 | 16.78 |
| 荷兰 | 122 297 | 11 | 3.66 | 3 898 801 | 9 | 31.88 |
| 西班牙 | 117 082 | 12 | 3.50 | 3 161 953 | 11 | 27.01 |
| 巴西 | 92 176 | 14 | 2.76 | 1 677 058 | 17 | 18.19 |
| 印度 | 72 846 | 16 | 2.18 | 1 192 310 | 18 | 16.37 |
| 俄罗斯 | 20 489 | 34 | 0.61 | 561 665 | 32 | 27.41 |

表 7　2014～2023 年主要国家生物学与生物化学科技论文情况

| 国家 | 论文数量/篇 | 论文数量排名 | 所占比例/% | 总被引频次/次 | 总被引频次排名 | 篇均被引频次/次 |
|---|---|---|---|---|---|---|
| 美国 | 214 769 | 1 | 25.75 | 6 648 228 | 1 | 30.96 |
| 中国 | 196 522 | 2 | 23.56 | 3 528 222 | 2 | 17.95 |
| 德国 | 61 288 | 3 | 7.35 | 1 864 679 | 4 | 30.42 |
| 英国 | 57 558 | 4 | 6.90 | 1 961 966 | 3 | 34.09 |
| 日本 | 50 920 | 5 | 6.10 | 895 712 | 7 | 17.59 |
| 印度 | 47 179 | 6 | 5.66 | 831 006 | 9 | 17.61 |
| 意大利 | 36 819 | 7 | 4.41 | 846 786 | 8 | 23.00 |
| 法国 | 34 467 | 8 | 4.13 | 931 996 | 6 | 27.04 |
| 加拿大 | 32 883 | 9 | 3.94 | 949 760 | 5 | 28.88 |
| 韩国 | 30 155 | 10 | 3.62 | 670 512 | 11 | 22.24 |
| 西班牙 | 26 220 | 11 | 3.14 | 643 263 | 12 | 24.53 |
| 澳大利亚 | 24 778 | 12 | 2.97 | 802 563 | 10 | 32.39 |
| 巴西 | 23 960 | 13 | 2.87 | 431 090 | 17 | 17.99 |
| 荷兰 | 17 751 | 14 | 2.13 | 582 743 | 14 | 32.83 |
| 俄罗斯 | 16 531 | 15 | 1.98 | 234 804 | 23 | 14.20 |

**神经科学与行为学**：中国论文数量居世界第 2 位，总被引频次居第 4 位。

2014～2023 年，神经科学与行为学科技论文数量排名前五位的分别为美国、中国、德国、英国和加拿大，5 个国家神经科学与行为学科技论文占世界同领域的 77.26%[①]，如表 8 所示，总被引频次居前五位的分别为美国、英国、德国、中国和加拿大。中国神

① 此处所占比例为 5 个国家所占比例加和，非论文加和后计算，由于 InCites 数据库中一篇文献可能同时归属不同国家，因此，存在文献被重复统计的情况。

经科学与行为学科技论文数量约为 7.99 万篇，占世界同领域科技论文的 14.16%，居世界第 2 位，总被引频次 133.42 万次，居世界第 4 位，篇均被引频次 16.70 次，仅比印度略高。

表 8　2014～2023 年主要国家神经科学与行为学科技论文情况

| 国家 | 论文数量/篇 | 论文数量排名 | 所占比例/% | 总被引频次/次 | 总被引频次排名 | 篇均被引频次/次 |
|---|---|---|---|---|---|---|
| 美国 | 207 778 | 1 | 36.84 | 5 791 628 | 1 | 27.87 |
| 中国 | 79 872 | 2 | 14.16 | 1 334 232 | 4 | 16.70 |
| 德国 | 55 374 | 3 | 9.82 | 1 522 745 | 3 | 27.50 |
| 英国 | 52 871 | 4 | 9.37 | 1 746 249 | 2 | 33.03 |
| 加拿大 | 39 888 | 5 | 7.07 | 1 084 420 | 5 | 27.19 |
| 意大利 | 35 222 | 6 | 6.24 | 911 501 | 6 | 25.88 |
| 日本 | 31 017 | 7 | 5.50 | 584 921 | 10 | 18.86 |
| 法国 | 28 710 | 8 | 5.09 | 805 485 | 7 | 28.06 |
| 澳大利亚 | 26 998 | 9 | 4.79 | 778 484 | 8 | 28.83 |
| 荷兰 | 23 945 | 10 | 4.25 | 776 721 | 9 | 32.44 |
| 西班牙 | 21 623 | 11 | 3.83 | 575 919 | 11 | 26.63 |
| 韩国 | 15 216 | 13 | 2.70 | 304 022 | 15 | 19.98 |
| 巴西 | 14 617 | 14 | 2.59 | 289 064 | 17 | 19.78 |
| 印度 | 10 880 | 16 | 1.93 | 177 790 | 21 | 16.34 |
| 俄罗斯 | 4 667 | 27 | 0.83 | 93 903 | 30 | 20.12 |

**分子生物学与遗传学**：中国论文数量居世界第 2 位，总被引频次居第 2 位。

2014～2023 年，分子生物学与遗传学科技论文数量排名前五位的分别为美国、中国、英国、德国和日本，5 个国家分子生物学与遗传学科技论文占世界同领域科技论文的 83.68%[①]，如表 9 所示。中国分子生物学与遗传学科技论文数量占世界同领域的 29.12%，居世界第 2 位，总被引频次 343.37 万次，居世界第 2 位，篇均被引频次 22.63 次，与美国、英国等发达国家相比差距较大。

**精神病与心理学**：中国论文数量居世界第 4 位，总被引频次居第 7 位。

2014～2023 年，精神病与心理学科技论文数量排名前五位的分别为美国、英国、德国、中国和加拿大，5 个国家精神病与心理学科技论文占世界同领域科技论文的 76.74%[②]，如表 10 所示。中国精神病与心理学科技论文数量为 41 974 篇，仅占世界同领域科技论文的 7.91%，居世界第 4 位，总被引频次 48.45 万次，居世界第 7 位，篇均被引频次 11.54 次。

**药理学与毒理学**：中国论文数量居世界第 1 位，总被引频次居第 2 位。

2014～2023 年，药理学与毒理学科技论文数量排名前五位的分别为中国、美国、印

① 此处所占比例为 5 个国家所占比例加和，非论文加和后计算，由于 InCites 数据库中一篇文献可能同时归属不同国家，因此，存在文献被重复统计的情况。
② 同上。

表9 2014～2023 年主要国家分子生物学与遗传学科技论文情况

| 国家 | 论文数量/篇 | 论文数量排名 | 所占比例/% | 总被引频次/次 | 总被引频次排名 | 篇均被引频次/次 |
|---|---|---|---|---|---|---|
| 美国 | 170 809 | 1 | 32.78 | 7 521 473 | 1 | 44.03 |
| 中国 | 151 748 | 2 | 29.12 | 3 433 653 | 2 | 22.63 |
| 英国 | 42 644 | 3 | 8.18 | 1 990 306 | 3 | 46.67 |
| 德国 | 41 818 | 4 | 8.03 | 1 785 363 | 4 | 42.69 |
| 日本 | 29 007 | 5 | 5.57 | 900 460 | 7 | 31.04 |
| 法国 | 25 324 | 6 | 4.86 | 1 048 792 | 5 | 41.41 |
| 加拿大 | 23 453 | 7 | 4.50 | 940 219 | 6 | 40.09 |
| 意大利 | 21 964 | 8 | 4.22 | 852 682 | 8 | 38.82 |
| 澳大利亚 | 17 867 | 9 | 3.43 | 810 160 | 9 | 45.34 |
| 西班牙 | 16 387 | 10 | 3.14 | 705 356 | 11 | 43.04 |
| 韩国 | 16 310 | 11 | 3.13 | 437 650 | 14 | 26.83 |
| 印度 | 16 115 | 12 | 3.09 | 281 101 | 19 | 17.44 |
| 荷兰 | 15 023 | 13 | 2.88 | 754 429 | 10 | 50.22 |
| 巴西 | 11 733 | 15 | 2.25 | 258 126 | 20 | 22.00 |
| 俄罗斯 | 9 010 | 17 | 1.73 | 216 369 | 24 | 24.01 |

表10 2014～2023 年主要国家精神病与心理学科技论文情况

| 国家 | 论文数量/篇 | 论文数量排名 | 所占比例/% | 总被引频次/次 | 总被引频次排名 | 篇均被引频次/次 |
|---|---|---|---|---|---|---|
| 美国 | 214 260 | 1 | 40.37 | 4 055 130 | 1 | 18.93 |
| 英国 | 65 293 | 2 | 12.30 | 1 408 701 | 2 | 21.58 |
| 德国 | 45 701 | 3 | 8.61 | 766 833 | 3 | 16.78 |
| 中国 | 41 974 | 4 | 7.91 | 484 504 | 7 | 11.54 |
| 加拿大 | 40 052 | 5 | 7.55 | 749 258 | 5 | 18.71 |
| 澳大利亚 | 37 704 | 6 | 7.10 | 761 275 | 4 | 20.19 |
| 荷兰 | 27 714 | 7 | 5.22 | 645 521 | 6 | 23.29 |
| 西班牙 | 22 761 | 8 | 4.29 | 337 390 | 9 | 14.82 |
| 意大利 | 20 888 | 9 | 3.94 | 385 828 | 8 | 18.47 |
| 法国 | 15 796 | 10 | 2.98 | 230 520 | 12 | 14.59 |
| 日本 | 10 355 | 15 | 1.95 | 133 233 | 18 | 12.87 |
| 韩国 | 8 910 | 17 | 1.68 | 116 314 | 19 | 13.05 |
| 巴西 | 8 135 | 19 | 1.53 | 139 784 | 17 | 17.18 |
| 印度 | 5 329 | 26 | 1.00 | 69 638 | 29 | 13.07 |
| 俄罗斯 | 3 181 | 32 | 0.60 | 26 894 | 40 | 8.45 |

度、英国和日本，5 个国家药理学与毒理学科技论文占世界同领域科技论文的 62.58%[①]，如表 11 所示，总被引频次排名前五位的国家分别为美国、中国、英国、意大利和印度。中国药理学与毒理学科技论文数量为 12.87 万篇，占世界同领域科技论文的 25.50%，居世界第 1 位，总被引频次 196.89 万次，居世界第 2 位，论文数量和总被引频次排名相对

---

① 此处所占比例为 5 个国家所占比例加和，非论文加和后计算，由于 InCites 数据库中一篇文献可能同时归属不同国家，因此，存在文献被重复统计的情况。

较高，但篇均被引频次相对略低。

**微生物学：**中国论文数量居世界第 2 位，总被引频次居第 2 位。

2014～2023 年，微生物学科技论文数量排名前五位的分别为美国、中国、德国、英国和法国，5 个国家微生物学科技论文占世界同领域科技论文的 68.06%[①]，如表 12 所

表 11　2014～2023 年主要国家药理学与毒理学科技论文情况

| 国家 | 论文数量/篇 | 论文数量排名 | 所占比例/% | 总被引频次/次 | 总被引频次排名 | 篇均被引频次/次 |
| --- | --- | --- | --- | --- | --- | --- |
| 中国 | 128 674 | 1 | 25.50 | 1 968 912 | 2 | 15.30 |
| 美国 | 101 631 | 2 | 20.14 | 2 147 818 | 1 | 21.13 |
| 印度 | 30 297 | 3 | 6.00 | 488 677 | 5 | 16.13 |
| 英国 | 27 709 | 4 | 5.49 | 633 058 | 3 | 22.85 |
| 日本 | 27 490 | 5 | 5.45 | 319 718 | 8 | 11.63 |
| 意大利 | 27 228 | 6 | 5.40 | 531 360 | 4 | 19.52 |
| 德国 | 24 731 | 7 | 4.90 | 475 092 | 6 | 19.21 |
| 韩国 | 18 301 | 8 | 3.63 | 303 435 | 10 | 16.58 |
| 巴西 | 17 547 | 9 | 3.48 | 234 314 | 15 | 13.35 |
| 法国 | 16 799 | 10 | 3.33 | 329 610 | 7 | 19.62 |
| 西班牙 | 16 192 | 11 | 3.21 | 298 814 | 11 | 18.45 |
| 澳大利亚 | 13 534 | 13 | 2.68 | 304 965 | 9 | 22.53 |
| 加拿大 | 12 997 | 14 | 2.58 | 269 793 | 12 | 20.76 |
| 荷兰 | 10 933 | 17 | 2.17 | 245 538 | 14 | 22.46 |
| 俄罗斯 | 5 629 | 24 | 1.12 | 69 802 | 30 | 12.40 |

表 12　2014～2023 年主要国家微生物学科技论文情况

| 国家 | 论文数量/篇 | 论文数量排名 | 所占比例/% | 总被引频次/次 | 总被引频次排名 | 篇均被引频次/次 |
| --- | --- | --- | --- | --- | --- | --- |
| 美国 | 68 231 | 1 | 26.46 | 1 937 160 | 1 | 28.39 |
| 中国 | 52 865 | 2 | 20.50 | 879 269 | 2 | 16.63 |
| 德国 | 19 808 | 3 | 7.68 | 508 460 | 4 | 25.67 |
| 英国 | 19 209 | 4 | 7.45 | 555 526 | 3 | 28.92 |
| 法国 | 15 398 | 5 | 5.97 | 382 196 | 5 | 24.82 |
| 巴西 | 12 757 | 6 | 4.95 | 194 871 | 12 | 15.28 |
| 日本 | 12 466 | 7 | 4.84 | 204 709 | 11 | 16.42 |
| 印度 | 11 028 | 8 | 4.28 | 192 508 | 13 | 17.46 |
| 西班牙 | 10 117 | 9 | 3.92 | 238 337 | 8 | 23.56 |
| 加拿大 | 10 078 | 10 | 3.91 | 286 762 | 6 | 28.45 |
| 意大利 | 9 946 | 11 | 3.86 | 213 062 | 10 | 21.42 |
| 韩国 | 9 851 | 12 | 3.82 | 153 939 | 15 | 15.63 |
| 澳大利亚 | 9 380 | 13 | 3.64 | 272 669 | 7 | 29.07 |
| 荷兰 | 6 701 | 14 | 2.60 | 231 222 | 9 | 34.51 |
| 俄罗斯 | 4 190 | 19 | 1.63 | 61 333 | 23 | 14.64 |

① 此处所占比例为 5 个国家所占比例加和，非论文加和后计算，由于 InCites 数据库中一篇文献可能同时归属不同国家，因此，存在文献被重复统计的情况。

示，总被引频次排名前五位的分别为美国、中国、英国、德国和法国。中国微生物学科技论文数量为 5.29 万篇，占世界同领域科技论文的 20.50%，居世界第 2 位，总被引频次 87.93 万次，居世界第 2 位，篇均被引频次 16.63 次。

**免疫学：**中国论文数量居世界第 2 位，总被引频次居第 3 位。

2014～2023 年，免疫学科技论文数量排名前五位的国家分别为美国、中国、英国、德国和法国，5 个国家免疫学科技论文占世界同领域科技论文的 74.41%[①]，如表 13 所示。中国免疫学科技论文数量为 50 351 篇，占世界同领域科技论文的 16.61%，居世界第 2 位，总被引频次 92.93 万次，居世界第 3 位，篇均被引频次 18.46 次。

表 13　2014～2023 年主要国家免疫学科技论文情况

| 国家 | 论文数量/篇 | 论文数量排名 | 所占比例/% | 总被引频次/次 | 总被引频次排名 | 篇均被引频次/次 |
| --- | --- | --- | --- | --- | --- | --- |
| 美国 | 104 043 | 1 | 34.32 | 3 131 871 | 1 | 30.10 |
| 中国 | 50 351 | 2 | 16.61 | 929 321 | 3 | 18.46 |
| 英国 | 30 280 | 3 | 9.99 | 983 089 | 2 | 32.47 |
| 德国 | 22 053 | 4 | 7.27 | 729 851 | 4 | 33.10 |
| 法国 | 18 863 | 5 | 6.22 | 561 854 | 5 | 29.79 |
| 意大利 | 15 408 | 6 | 5.08 | 464 281 | 6 | 30.13 |
| 日本 | 13 784 | 7 | 4.55 | 335 268 | 11 | 24.32 |
| 澳大利亚 | 13 633 | 8 | 4.50 | 426 829 | 7 | 31.31 |
| 加拿大 | 13 145 | 9 | 4.34 | 376 281 | 10 | 28.63 |
| 荷兰 | 12 597 | 10 | 4.15 | 426 694 | 8 | 33.87 |
| 西班牙 | 12 234 | 11 | 4.04 | 316 815 | 12 | 25.90 |
| 巴西 | 10 742 | 13 | 3.54 | 222 221 | 15 | 20.69 |
| 印度 | 9 703 | 14 | 3.20 | 164 510 | 16 | 16.95 |
| 韩国 | 7 169 | 16 | 2.36 | 146 489 | 19 | 20.43 |
| 俄罗斯 | 1 950 | 39 | 0.64 | 56 258 | 34 | 28.85 |

在上述 8 个学科中，论文数量方面，中国居世界前三位的领域包括临床医学（第 2 位）、生物学与生物化学（第 2 位）、神经科学与行为学（第 2 位）、分子生物学与遗传学（第 2 位）、药理学与毒理学（第 1 位）、微生物学（第 2 位）及免疫学（第 2 位）；居世界第 4～8 位的有精神病与心理学（第 4 位）。

8 个学科中，在论文引用方面，中国总被引频次位居世界前三位的学科领域为临床医学（第 3 位）、药理学与毒理学（第 2 位）、生物学与生物化学（第 2 位）、微生物学（第 2 位）、分子生物学与遗传学（第 2 位）、免疫学（第 3 位）。居世界排名第 4～8 位的学科有神经科学与行为学（第 4 位）及精神病与心理学（第 7 位）。

---

① 此处所占比例为 5 个国家所占比例加和，非论文加和后计算，由于 InCites 数据库中一篇文献可能同时归属不同国家，因此，存在文献被重复统计的情况。

从总体看，中国医学科技论文数量继续呈上升态势，在世界范围内排位多为上升或持平；与上一年度统计结果相比，中国医学科技论文质量仍有缓慢提高趋势，各学科总被引频次排名有所提升，但篇均被引频次仍落后于世界平均水平。综上所述，中国医学科技论文总体水平与国际领先国家相比较仍存在差距，需继续大力支持医学科技创新，引导产出更多高质量医学科技研究成果。

### （二）医学科技论文研究主题分析

为揭示国际医学科技领域研究现状与趋势，发现重要研究主题，明确中国医学科技发展现状与重点，本章选取临床医学、生物学与生物化学、分子生物学与遗传学、神经科学与行为学、免疫学、精神病与心理学、微生物学以及药理学与毒理学 8 个医学相关学科领域[①]，对中国、美国与国际医学领域 2019～2023 年高被引文献进行研究主题分析，以期通过近五年研究主题分析与对比，进而了解我国医学科技研究重点与国际研究重点的差异与优势。

2019～2023 年医学相关领域全球、中国与美国文献量分别为 38 071 篇、7516 篇、19 854 篇。中国在医学科技领域的高被引文献数量较少，约占国际高被引文献的 19.74%，美国占国际总量的比例达 52.15%。

2019～2023 年中国在医学科技领域重点关注：①衰老及相关疾病研究；② 肿瘤治疗方法研究；③人工智能技术在医学领域的应用研究；④神经系统疾病诊疗研究；⑤新型冠状病毒肺炎的发病机制和临床特征研究；⑥纳米技术在医学领域的应用研究。

通过图 1～图 3 及表 14 类团内的主要关键词可以看出，全球各国在医学科技领域重点关注神经系统疾病诊疗研究、人工智能技术在医学领域的应用研究、肿瘤治疗方法研究，以及衰老相关疾病研究。

表 14　2019～2023 年医学领域主要国家关键词聚类得到的主要研究内容表

| 中国类团名称 | 中国主要关键词 | 美国类团名称 | 美国主要关键词 | 国际类团名称 | 国际主要关键词 |
| --- | --- | --- | --- | --- | --- |
| 1. 衰老及相关疾病研究 | 肠道菌群、死亡率、抑郁、心血管疾病、肥胖、焦虑、胰岛素抵抗、生活质量、预防、糖尿病、预后、心肌梗死、非酒精性脂肪性肝炎、中风、心力衰竭、动脉粥样硬化、心理健康、痴呆、炎症性肠病、高血压、脂肪肝、2 型糖尿病、重度抑郁症 | 1. 心血管疾病诊疗研究 | 心力衰竭、心肌梗死、冠心病、中风、心房颤动、动脉粥样硬化、急性心肌梗死、静脉血栓栓塞、全因死亡率、营养学、生活质量、死亡率等 | 1. 心血管疾病诊疗研究 | 心血管疾病、心力衰竭、心肌梗死、中风、高血压、冠心病、冠状动脉疾病、动脉粥样硬化、房颤、发病率、减肥、急性心肌梗死、死亡率、生活质量、流行病学等 |

---

① 数据来源于 ESI 数据库收录的医学领域高被引论文数据，检索时间范围：2019～2023 年。领域划分依据参考 ESI 数据库的 22 个学科分类，检索时间：2024 年 8 月 26 日。

| 中国类团名称 | 中国主要关键词 | 美国类团名称 | 美国主要关键词 | 国际类团名称 | 国际主要关键词 |
|---|---|---|---|---|---|
| 2. 肿瘤治疗方法研究 | 肝癌、乳腺癌、结直肠癌、前列腺癌、肺癌、胃癌、胰腺癌、肿瘤转移、放射疗法、化学疗法、免疫疗法、靶向治疗、索拉非尼、纳武单抗、临床试验、耐药性、疗效等 | 2. 人工智能技术在医学领域的应用研究 | 人工智能、机器学习、深度学习、可视化、预测、基因表达、蛋白质、突变、模型等 | 2. 肿瘤治疗方法研究 | 乳腺癌、结直肠癌、肝癌、肺癌、前列腺癌、胃癌、胰腺癌、鳞状细胞癌、急性髓系白血病、肿瘤转移、化学疗法、免疫疗法、放射治疗、靶向治疗、外科手术、耐药性、疗效、预后、生物标志物、纳武单抗、多西他赛等 |
| 3. 人工智能技术在医学领域的应用研究 | 蛋白质、基因表达、生物标志物、模型、干细胞、突变、深度学习、基因组等 | 3. 肿瘤治疗方法研究 | 乳腺癌、肝癌、结直肠癌、肺癌、前列腺癌、急性髓系白血病、胰腺癌、黑色素瘤、肿瘤转移、外科手术、放射疗法、免疫疗法、化学疗法、干细胞移植、纳武单抗、多西他赛、易普利姆玛、吉西他滨、阿替利珠单抗等 | 3. 人工智能技术在医学领域的应用研究 | 蛋白质、基因表达、识别、模型、突变、分类、预测、深度学习、人工智能、机器学习、识别、神经元、可视化、算法等 |
| 4. 神经系统疾病诊疗研究 | 细胞凋亡、阿尔茨海默病、信号通路、神经炎症、分子机制、血脑屏障、帕金森病、轻度认知障碍、中枢神经系统等 | 4. 衰老及相关疾病研究 | 阿尔茨海默病、临床试验、新陈代谢、小鼠模型、痴呆、中枢神经系统疾病、细胞凋亡、轻度认知障碍、帕金森病、神经变性、病理学、血脑屏障、神经炎症、衰老、认知障碍、败血症等 | 4. 衰老及相关疾病研究 | 阿尔茨海默病、新陈代谢、细胞凋亡、帕金森病、痴呆、中枢神经系统、神经炎症、轻度认知障碍、血脑屏障、认知障碍、败血症、衰老、线粒体功能障碍、急性肾损伤等 |
| 5. 新型冠状病毒感染的发病机制和临床特征研究 | 新型冠状病毒感染、冠状病毒、感染、肺炎、发病机制、临床特征、疫苗、抗体、血管紧张素转化酶2（ACE2）等 | 5. 新型冠状病毒感染的发病机制和临床特征研究 | 新型冠状病毒感染、感染、冠状病毒、疫苗、免疫、发病机制、临床特征等 | 5. 纳米技术在医学领域的应用研究 | 纳米医学、金纳米粒子、银纳米粒子、药物输送、毒性、光热疗法、药代动力学等 |
| 6. 纳米技术在医学领域的应用研究 | 药物输送、光热疗法、壳聚糖、金纳米粒子、纳米医学等 | 6. 消化病学诊疗研究 | 肠道菌群、炎症性肠病、溃疡性结肠炎、脂肪酸等 | 6. 新型冠状病毒感染的发病机制和临床特征研究 | 新型冠状病毒感染、冠状病毒、感染、抗体、疫苗、肺炎、发病机制、临床特征、免疫、血管紧张素转化酶2（ACE2）、接种疫苗等 |

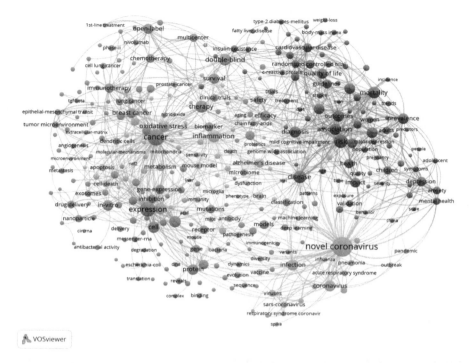

图1　2019～2023 年医学领域国际 ESI 高被引文献关键词共现聚类分析图（彩图请扫封底二维码）

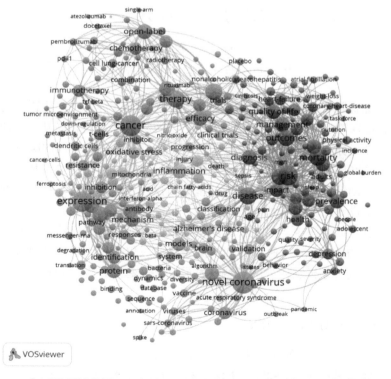

图2　2019～2023 年医学领域美国 ESI 高被引文献关键词共现聚类分析图（彩图请扫封底二维码）

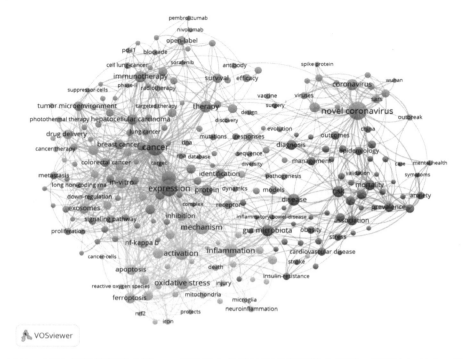

图 3　2019～2023 年医学领域中国 ESI 高被引文献关键词共现聚类分析图（彩图请扫封底二维码）

# 二、医药专利分析

韩慧杰　钟　华
中国医学科学院医学信息研究所

　　医学科技是保障人民生命健康的重要基石，我国始终将人民健康置于优先发展的战略地位，在我国医学科技取得系列重大突破、疾病防控能力显著提升的阶段，更需加强医学科技创新全链条部署，完善科技资源统筹机制，构建自主可控的医学科技创新生态体系。医学科技产出是医学科技活动所产生直接结果的反映，其中专利是衡量国家及地区的研发实力、创新能力和核心竞争力的重要衡量因素。本文从专利产出的角度对中国医药专利创新活动进行系统分析，并与美国、日本、英国、德国、法国及加拿大等主要发达国家，以及巴西、印度等发展中国家进行横向对比，进而揭示中国医药专利方面发展的优势与存在的不足，并对医药专利重点研究领域包括重大疾病药物及医疗器械领域专利进行分析，从而分析国内外医药科技发展动态及趋势，为科研管理人员及医药研发人员提供借鉴和参考。

## （一）中国医药专利创新活动概况

　　2022 年，全球医药专利申请量和授权量分别为 37.55 万件和 17.08 万件，本年度申请量与上年度相比减少了 12.84%；中国专利申请量和授权量分别为 22.19 万件和 5.27 万件，占全球数量比值分别为 59.10% 和 30.86%。2013～2022 年，中国专利申请量虽略有波动，但整体趋势保持稳定，专利授权量呈稳定上升态势（图 1），反映出中国医药领域在技术创新和知识产权保护方面的不断成熟和发展。

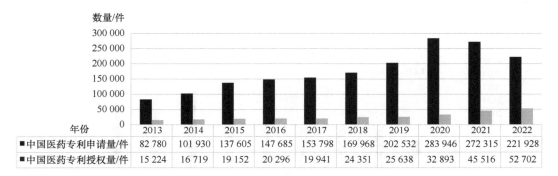

图 1 2013～2022 年中国医药领域专利申请与授权情况

数据来源：Derwent Innovation，检索日期：2024 年 7 月 17 日。按 DWPI 同族归并，不同年份数据集或有重叠。由于专利从申请到公开至少需要 18 个月，此检索结果仅为数据库中收录数据

专利合作条约（Patent Cooperation Treaty，PCT）国际专利申请量是全球公认能够衡量一个国家、地区或企业创新活动活跃程度的指标。PCT 是知识产权领域一个重要国际条约，它统一了各缔约国之间专利申请程序，申请人在提交 PCT 国际专利申请后，就可以同时在多个缔约国中寻求专利保护。数据显示，2013～2022 年，中国 PCT 专利申请量逐年攀升，平均增长速度达 20.62%。2022 年，中国医药 PCT 专利申请量达 5562 件，同比增长 9.81%（图 2）。这表明在日益全球化的社会发展中，我国医药领域对知识产权的使用稳步增长，并随着经济和技术的发展而向全球拓展。我国医药领域正在不断完善和优化其专利国际布局，从而实现长期可持续的发展。这也在一定程度上反映出我国在医药科技创新水平及知识产权整体实力的快速提升。

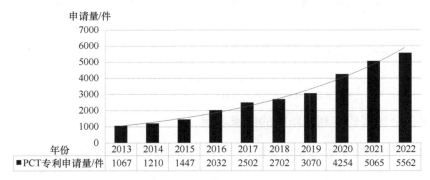

图 2 2013～2022 年中国医药领域 PCT 专利申请量年度趋势

数据来源：Derwent Innovation，检索日期：2024 年 7 月 17 日

专利申请量和授权量能够在一定程度上反映技术研发活动的活跃程度和质量水平。专利申请量表明相关主体在技术研发进行发明创造，并积极通过专利保护其创新成果的活跃程度，专利授权量表明专利能够通过审查并被认可的程度，反映一定时期内的创新活动水平和技术发展状况。中国医药专利申请量和授权量在全球占比分别从 2013 年的

39.97%和 12.25%逐步攀升至 2022 年的 59.10%和 30.86%（图 3 和图 4）。可见，我国医药专利申请持续高度活跃，专利创新水平也有所提升。

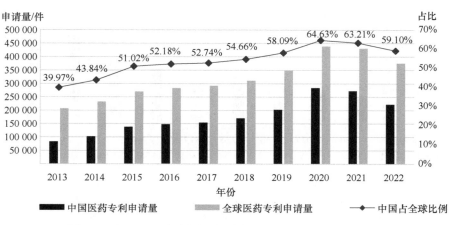

图 3　2013～2022 年中国医药领域专利申请量全球占比情况

数据来源：Derwent Innovation，检索日期：2024 年 7 月 17 日

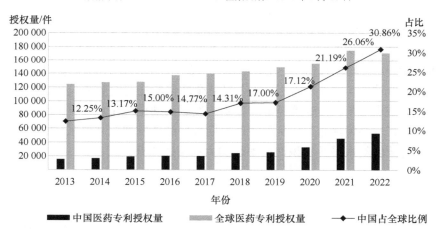

图 4　2013～2022 年中国医药领域专利授权量全球占比情况

数据来源：Derwent Innovation，检索日期：2024 年 7 月 17 日

## （二）中国在全球医药专利创新中的国家表现

对 2013～2022 年主要国家申请医药领域专利进行对比分析（表 1），中国医药专利申请量 177.4 万余件，申请量位列对标国家之首，约为美国医药专利申请量的 4.43 倍，但相比之下专利授权量低于美国，为美国授权专利量的 65.31%。药品事关国计民生，医药产品具备长研发周期、高投资、高风险的特征，因此医药产业对专利保护的依赖性更为显著。中国医药创新在近年来实现了跨越式发展，从单纯的产品和技术引进，到以新质生产力驱动高质量发展。中国已经成为医药产品全球研发重要一环。中国医药产业的上行发展主要得益于国家政策的有力支持、技术创新的快速进步、市场需求的持续扩大，以及全球化战略的深入实施。但是面对日益激烈的国际竞争，中国医药行业需要不

断强化自身的研发实力，以推动医药行业的可持续发展。

表 1　2013～2022 年医药领域专利申请量及授权量国家表现

| 国家 | 国家代码 | 2013～2022 年专利申请量/件 | 2013～2022 年专利授权量/件 | 2018～2022 年专利申请量/件 | 2018～2022 年专利授权量/件 | 2022 年专利申请量/件 | 2022 年专利授权量/件 |
|---|---|---|---|---|---|---|---|
| 美国 | US | 400 973 | 365 476 | 238 308 | 219 029 | 68 877 | 61 562 |
| 中国 | CN | 1 774 487 | 238 696 | 1 150 689 | 157 484 | 221 928 | 52 702 |
| 日本 | JP | 144 778 | 117 381 | 75 570 | 63 878 | 18 069 | 18 884 |
| 英国 | GB | 19 994 | 20 824 | 12 300 | 13 042 | 4 130 | 4 128 |
| 德国 | DE | 34 136 | 26 062 | 17 495 | 13 886 | 4 641 | 3 325 |
| 法国 | FR | 15 866 | 19 338 | 8 662 | 10 376 | 2 880 | 2 701 |
| 加拿大 | CA | 2 843 | 5 630 | 1 715 | 3 340 | 383 | 878 |
| 巴西 | BR | 9 496 | 4 316 | 5 173 | 3 703 | 706 | 1 082 |
| 印度 | IN | 41 795 | 10 806 | 32 407 | 8 122 | 13 531 | 2 767 |
| 澳大利亚 | AU | 27 616 | 25 704 | 19 198 | 19 252 | 6 984 | 9 538 |

数据来源：Derwent Innovation，检索日期：2024 年 7 月 17 日

PCT 国际专利申请量是评估科技创新活动的重要指标。PCT 途径是当前最主要的专利国际申请渠道，能够帮助申请国在多个国家和地区获得专利保护，因此其申请量可以较为客观地反映一个国家的科技创新能力与其在全球范围内的地位。从 PCT 国际专利申请量来看，2022 年中国医药 PCT 专利申请量为 5562 件（表 2），仅次于美国。2013～2022 年中国医药 PCT 专利申请量总计 28 882 件，分别为美国和日本 PCT 申请量的 18.75%和 78.15%。而 2018～2022 年中国 PCT 专利的申请量明显提高，数量超过日本，仅次于美国，增速明显，占近十年中国 PCT 专利申请量的 71.44%，说明中国正逐步使用国际专利体系，不断优化和完善其国际专利布局，推动知识产权价值最大化，也在一定程度上反映出我国医药科技创新水平及知识产权整体实力的快速提升。

表 2　2013～2022 年医药领域 PCT 专利申请量国家表现

| 国家 | 国家代码 | 2013～2022 年 PCT 专利申请量/件 | 2018～2022 年 PCT 专利申请量/件 | 2022 年 PCT 专利申请量/件 |
|---|---|---|---|---|
| 美国 | US | 154 064 | 84 440 | 17 996 |
| 中国 | CN | 28 882 | 20 633 | 5 562 |
| 日本 | JP | 36 958 | 19 167 | 3 377 |
| 英国 | GB | 10 321 | 5 615 | 1 016 |
| 德国 | DE | 8 933 | 4 463 | 803 |
| 法国 | FR | 6 907 | 3 447 | 756 |
| 加拿大 | CA | 291 | 177 | 37 |
| 巴西 | BR | 864 | 430 | 66 |
| 印度 | IN | 5 433 | 2 893 | 605 |
| 澳大利亚 | AU | 3 329 | 1 941 | 429 |

数据来源：Derwent Innovation，检索日期：2024 年 7 月 17 日

## （三）中国医药专利创新活动的主要研发机构及国际对比

本文对中国及全球医药专利创新活动中主要研发机构的整体情况及活跃程度进行了分析，发现高校及研究院所是我国医药专利发明创新的中坚力量（表 3），授权专利排名前 10 位的机构分别为浙江大学、吉林大学、四川大学等国内高校。而全球授权发明专利数量较多的机构为大型制药企业和医疗器械厂商（表 4），药企柯惠医疗等通过层层相连的专利族群编织成专利保护网，另外飞利浦等医疗科技厂商也通过大量专利巩固其研发价值。可见，我国医药技术的研发主体仍然是高校和科研机构，在推动产学研结合的医药科技创新发展模式中占据着主导地位，但国内医药企业在持续创新能力方面仍面临严峻的挑战，整体国际化水平普遍较弱，绝大多数药企仍依赖于集中生产较为成熟、技术要求较低的仿制药品，新药创制能力亟待提升。在我国医药科技创新的进程中，需要持续激发企业、医院、高校及科研机构等创新主体的活力，实现资源优化配置、信息共享和优势互补，形成良性发展的医药创新生态系统。

**表 3　2013～2022 年中国医药领域授权专利排名前 10 位机构**

| 序号 | 机构名称 | 类型 | 授权量/件 |
| --- | --- | --- | --- |
| 1 | 浙江大学 | 高校 | 1501 |
| 2 | 吉林大学 | 高校 | 1147 |
| 3 | 四川大学 | 高校 | 1114 |
| 4 | 青岛大学 | 高校 | 974 |
| 5 | 中国药科大学 | 高校 | 891 |
| 6 | 华南理工大学 | 高校 | 843 |
| 7 | 中山大学 | 高校 | 827 |
| 8 | 山东大学 | 高校 | 810 |
| 9 | 上海交通大学 | 高校 | 764 |
| 10 | 清华大学 | 高校 | 753 |

数据来源：Derwent Innovation，检索日期：2024 年 7 月 17 日

**表 4　2013～2022 年全球医药领域授权专利排名前 10 位机构**

| 序号 | 机构名称 | 类型 | 授权量/件 |
| --- | --- | --- | --- |
| 1 | 柯惠医疗 | 企业 | 5865 |
| 2 | 飞利浦医疗科技 | 企业 | 3476 |
| 3 | 花王株式会社 | 企业 | 3207 |
| 4 | 豪夫迈·罗氏制药公司 | 企业 | 2833 |
| 5 | 波士顿科学医学有限公司 | 企业 | 2785 |
| 6 | 佳能株式会社 | 企业 | 2453 |
| 7 | 爱惜康有限责任公司 | 企业 | 1938 |
| 8 | 心脏起搏器公司 | 企业 | 1801 |
| 9 | 库克医疗科技有限责任公司 | 企业 | 1748 |
| 10 | 富士胶片株式会社 | 企业 | 1647 |

数据来源：Derwent Innovation，检索日期：2024 年 7 月 17 日

### （四）重点医药领域技术布局和发展路径分析

本文选取若干重大疾病药物领域（消化系统疾病药物、代谢疾病药物、血液或细胞外液疾病药物、心血管系统疾病药物、呼吸系统疾病药物、皮肤疾病药物、骨骼疾病药物、神经肌肉系统疾病药物、神经系统疾病药物等）和医疗器械领域进行专利情况分析。

#### 1. 重大疾病药物领域专利

对 2013～2022 年各国专利领域布局情况进行分析（表 5），抗肿瘤药物是全球重大疾病药物领域的技术热点，占重大疾病药物领域专利申请量的 42.11%。此外，非中枢性止痛剂、皮肤疾病药物和神经系统疾病药物受关注程度较高，分别占重大疾病药物领域专利申请量的 25.25%、13.63% 和 12.71%。总体而言，各国在重大疾病药物领域的专利布局结构较为一致。中国在消化系统疾病药物、心血管系统疾病药物、呼吸系统疾病药物、泌尿系统疾病药物、生殖或性疾病药物、皮肤疾病药物、神经系统疾病药物、非中枢性止痛剂和抗肿瘤药物领域的专利申请量超过了美国，药物领域专利申请量普遍高于除美国以外的其他国家和地区，体现了中国的药物领域发展态势积极，医药创新能力显著提高。而在代谢疾病药物、内分泌系统疾病药物、血液或细胞外液疾病药物、骨骼疾病药物、神经肌肉系统疾病药物、感觉疾病药物、抗感染药物、抗寄生虫药、免疫或过敏性疾病药物领域的专利数量则低于美国，说明中国在一些药物研发领域仍存在较为薄弱的环节和成长的空间，今后可有针对性地向这些领域提供更多定向支持，从而有效促进各类创新主体在药物研发领域的探索与实践，推动中国医药产业的整体迭代升级。

**表 5　2013～2022 年各国重大疾病药物领域专利分布情况**　　（单位：件）

| 名称 | 美国 | 中国 | 日本 | 英国 | 德国 | 法国 | 加拿大 | 巴西 | 印度 | 澳大利亚 |
|---|---|---|---|---|---|---|---|---|---|---|
| 消化系统疾病药物 | 5 662 | 15 881 | 1 187 | 439 | 104 | 177 | 34 | 61 | 203 | 1 325 |
| 代谢疾病药物 | 5 396 | 3 763 | 1 147 | 346 | 69 | 158 | 42 | 46 | 169 | 1 128 |
| 内分泌系统疾病药物 | 1 142 | 1 111 | 213 | 92 | 25 | 14 | 7 | 21 | 50 | 348 |
| 血液或细胞外液疾病药物 | 4 017 | 3 164 | 658 | 241 | 58 | 83 | 25 | 28 | 98 | 1 054 |
| 心血管系统疾病药物 | 9 421 | 11 452 | 1 877 | 733 | 176 | 222 | 74 | 86 | 365 | 2 154 |
| 呼吸系统疾病药物 | 8 809 | 19 489 | 1 359 | 810 | 131 | 132 | 68 | 66 | 301 | 1 860 |
| 泌尿系统疾病药物 | 940 | 2 073 | 265 | 66 | 42 | 31 | 6 | 19 | 33 | 240 |
| 生殖或性疾病药物 | 3 631 | 14 789 | 616 | 257 | 77 | 67 | 26 | 47 | 93 | 963 |
| 皮肤疾病药物 | 8 040 | 24 120 | 3 776 | 636 | 281 | 822 | 91 | 153 | 246 | 1 794 |
| 骨骼疾病药物 | 2 564 | 2 279 | 592 | 167 | 69 | 89 | 23 | 39 | 101 | 738 |
| 神经肌肉系统疾病药物 | 5 092 | 3 910 | 1 200 | 340 | 59 | 84 | 51 | 33 | 111 | 1 142 |
| 神经系统疾病药物 | 14 632 | 16 588 | 2 560 | 1 101 | 216 | 270 | 126 | 149 | 457 | 2 940 |
| 感觉疾病药物 | 728 | 153 | 142 | 65 | 7 | 30 | 4 | 11 | 12 | 194 |
| 非中枢性止痛剂 | 14 807 | 50 891 | 3 586 | 1 309 | 292 | 358 | 123 | 399 | 604 | 3 222 |
| 抗感染药物 | 5 612 | 4 713 | 708 | 557 | 154 | 184 | 58 | 130 | 232 | 1 354 |
| 抗寄生虫药 | 1 326 | 1 042 | 272 | 125 | 43 | 63 | 9 | 63 | 71 | 390 |
| 抗肿瘤药物 | 37 285 | 70 553 | 5 402 | 2 664 | 592 | 555 | 207 | 466 | 1 167 | 5 542 |
| 免疫或过敏性疾病药物 | 5 339 | 2 314 | 527 | 476 | 101 | 149 | 44 | 58 | 176 | 1 253 |

数据来源：Derwent Innovation，检索日期：2024 年 7 月 17 日

### 2. 医疗器械领域专利

医疗器械在当今医学和科技发展中普遍受到各国的关注和重视，医疗器械对精密性、安全性、可靠性等方面要求极高，其进步反映了国家前沿技术发展水平和技术集成应用能力的提升。近年来，得益于国家的政策支持和市场需求的急速增长，我国医疗器械行业的发展速度显著加快，行业内为抢占技术制高点、取得国际竞争优势也迅速开展国际专利布局。2013～2022 年，全球医疗器械专利申请量约 88.47 万件，年均增长率为 9.85%，表明全球医疗器械专利增长态势稳定，产业持续健康发展（表 6）。十年间中国共申请医疗器械专利超 54 万件，从 2013 年的 2.1 万件（占当年全球总量的 35.12%）增长到 2022 年的 7.76 万件（占当年全球总量的 57.81%），年均增长率达 17.06%，高于全球水平（表 7）。由 2013～2022 年全球的医疗器械专利申请量布局可见，美国在医疗器械发明专利领域一直处于领先地位，其强大的科研实力、充足的研发资金，以及完善的创新生态系统，使得美国在众多医疗技术领域取得了突破性的成果。日本医疗器械行业在超声图像诊断装置、核磁共振成像机器、CT 诊断机器、柔性内视镜等领域有比较强的国际竞争力，发展重点放在了自身具备优势的诊断类医疗器械领域。中国作为全球医疗器械的重要生产基地，器械发明专利领域发展迅猛。随着慢性疾病患病率上升和人口老龄化发展，医疗器械市场的需求不断增加，国家对医疗健康领域的投入也不断加大，中国在医疗器械的自主研发方面取得了长足进步。

**表 6  2013～2022 年全球及中国医疗器械专利申请量年度趋势**　（单位：件）

| | 2013 年 | 2014 年 | 2015 年 | 2016 年 | 2017 年 | 2018 年 | 2019 年 | 2020 年 | 2021 年 | 2022 年 |
|---|---|---|---|---|---|---|---|---|---|---|
| 全球 | 59 698 | 64 808 | 76 600 | 83 782 | 90 074 | 101 721 | 117 304 | 147 458 | 148 914 | 134 158 |
| 中国 | 20 966 | 24 432 | 36 452 | 42 023 | 46 546 | 55 700 | 67 448 | 93 070 | 91 354 | 77 555 |

数据来源：Derwent Innovation，检索日期：2024 年 7 月 17 日。表中数据是专利家族的方式组织，按 DWPI 同族归并，不同年份数据集或有重叠

**表 7  2013～2022 年医疗器械专利申请量国家表现**　（单位：件）

| 国家 | 国家代码 | 2013～2022 年专利申请量 | 2018～2022 年专利申请量 | 2022 年专利申请量 |
|---|---|---|---|---|
| 美国 | US | 151 470 | 90 411 | 24 068 |
| 中国 | CN | 541 167 | 376 160 | 77 555 |
| 日本 | JP | 52 192 | 27 110 | 6 920 |
| 英国 | GB | 5 347 | 3 268 | 1 129 |
| 德国 | DE | 13 125 | 6 668 | 1 893 |
| 法国 | FR | 3 639 | 2 100 | 762 |
| 加拿大 | CA | 854 | 512 | 110 |
| 巴西 | BR | 2 029 | 1 135 | 162 |
| 印度 | IN | 14 947 | 13 112 | 5 349 |
| 澳大利亚 | AU | 6 239 | 4 467 | 1 378 |

数据来源：Derwent Innovation，检索日期：2024 年 7 月 17 日。表中数据是专利家族的方式组织，按 DWPI 同族归并，不同年份数据集或有重叠

# 三、药品及临床试验分析

倪 萍

中国医学科学院医学信息研究所

药品和临床试验信息是反映医药科技产出与应用的重要表现形式之一，也是医药创新的重要体现。近年来，中国药品注册审评制度逐步与国际接轨，各界对临床试验的关注度也不断提高。本文从项目状态、时间趋势、疾病领域、研发机构等方面对中国药品及临床试验项目进行分析，以期全面了解国内医药研发状况，同时通过国内外对比，知晓我国在全球医药研发中的地位，为国内医药产业发展提供建议。

## （一）药物研发情况

### 1. 国内药物研发概况及国际对比

药物研发是医药创新的重要组成部分，分析、对比国内外药物研发布局，揭示国内药物研发的优势及短板，对推进我国医药产业健康发展具有重要意义。截至 2023 年 12 月 31 日，在中国研发的药物数量为 12 973 项，全球研发药品数量为 92 016 项，国内研发药物数量占全球的 14.10%。图 1 为中国研发药物的主要临床试验阶段分布，其中临床前阶段占比最大，为 38.51%，该阶段主要指药物的安全或毒理性试验以及动物体内临床试验，上市药占比为 11.43%。

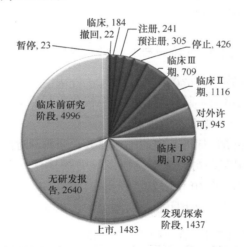

图 1 中国药物研发的主要临床试验阶段分布（单位：项）

数据来源：Cortellis Competitive Intelligence 数据库；检索时间范围限定至 2023 年 12 月 31 日；检索日期：2024 年 7 月 25 日；暂未纳入中国港、澳、台地区数据；由于同一个药物可能同时处于多个阶段，因此各阶段药品数量之和大于药品总数

为更好地了解中国药物研发在国际中的位置，本文选取美国、英国与日本等国家展开对标分析，重点对比了各国在临床、上市、发现/探索及停止等阶段的药物研发情况（图 2）。研究发现，我国处于临床阶段[含临床（未分期）、临床Ⅰ期、临床Ⅱ期、临床Ⅲ期]的药物数量略高于英国和日本，但与美国相比还存在一定的差距；在中国上市的药

物也仅次于美国，高于英国及日本，体现了我国医药创新活力及巨大的市场潜力，近年来我国国家药品监督管理局通过健全研发创新机制、接轨国际审评标准、推进药品审评审批制度改革等，全面激发了我国药物研发活力并推进了我国药物研发上市进程；停止阶段是指药物在申请上市获批前，针对某个适应证的研发被终止，造成终止的原因主要包括药品的有效性、安全性及经济因素，在我国开展的药物试验终止数量均低于其余三个国家。

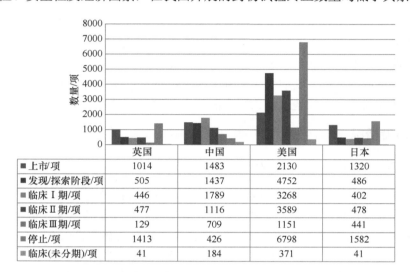

| | 英国 | 中国 | 美国 | 日本 |
|---|---|---|---|---|
| ■ 上市/项 | 1014 | 1483 | 2130 | 1320 |
| ■ 发现/探索阶段/项 | 505 | 1437 | 4752 | 486 |
| ■ 临床 I 期/项 | 446 | 1789 | 3268 | 402 |
| ■ 临床 II 期/项 | 477 | 1116 | 3589 | 478 |
| ■ 临床 III 期/项 | 129 | 709 | 1151 | 441 |
| ■ 停止/项 | 1413 | 426 | 6798 | 1582 |
| ■ 临床(未分期)/项 | 41 | 184 | 371 | 41 |

图 2　中国药物研发的主要临床试验阶段分布及国际对比（彩图请扫封底二维码）

数据来源：Cortellis Competitive Intelligence 数据库；检索时间范围限定至 2023 年 12 月 31 日；检索日期：2024 年 7 月 25 日；暂未纳入中国港、澳、台地区数据；由于同一个药物可能同时处于多个临床研究阶段，因此各阶段药品数量之和大于药品总数

**2. 2014～2023 年中国各阶段药物研发情况及国际对比**

为进一步了解我国药物研发情况，本文对比了各国 2014～2023 年处于临床前、临床及上市阶段的药物研发情况，具体包括研发机构与疾病领域分布两部分。

1）中国临床前药物研发情况及国际对比

临床前研究阶段指在动物体内开展的临床试验，分析、对比该阶段的主要研发机构及疾病领域，对了解我国医药市场及医药研发能力等具有一定参考价值。2014～2023 年在中国开展临床前研究的前 10 位研发机构均来自我国本土，其中中国科学院居首位，为 122 项，其次为正大天晴药业集团股份有限公司，为 47 项（表 1）。

表 1　2014～2023 年在中国开展药物临床前研究的主要机构及分布（前 10 位）

| 序号 | 机构名称 | 类型 | 国家 | 数量/项 |
|---|---|---|---|---|
| 1 | 中国科学院 | 科研院所 | 中国 | 122 |
| 2 | 正大天晴药业集团股份有限公司 | 企业 | 中国 | 47 |
| 3 | 中国医学科学院 | 科研院所 | 中国 | 46 |
| 4 | 中国药科大学 | 高等院校 | 中国 | 43 |
| 5 | 无锡药明康德新药开发有限公司 | 企业 | 中国 | 41 |
| 6 | 先声药业集团 | 企业 | 中国 | 39 |

续表

| 序号 | 机构名称 | 类型 | 国家 | 数量/项 |
|---|---|---|---|---|
| 7 | 四川大学 | 高等院校 | 中国 | 36 |
| 8 | 齐鲁制药有限公司 | 企业 | 中国 | 29 |
| 9 | 原启生物科技有限责任公司 | 企业 | 中国 | 28 |
| 10 | 复旦大学 | 高等院校 | 中国 | 27 |

注：高等院校或科研院所不含其附属医院数据

对比各国开展临床前研究的主要研发机构发现，在中国开展临床前研究的前 10 位机构包含企业、高等院校、科研院所等不同类型，其中企业占比最大，为 50%，在日本、英国、美国开展临床前研究的也主要为企业（图 3）。

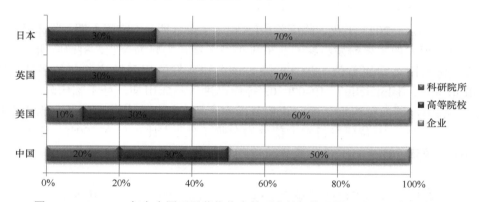

图 3　2014～2023 年在中国开展药物临床前研究的机构及国际对比（前 10 位）

表 2 为 2014～2023 年各国临床前药物研发的主要疾病领域分布，其中肿瘤疾病、感染性疾病、神经/精神系统疾病、免疫系统疾病是各国在该研发阶段共同重点关注的疾病领域，相关疾病也是导致人类死亡的主要疾病，2024 年 5 月世界卫生组织发布的报告 *World Health Statistics 2024* 中就指出，2021 年度全球死亡率前 10 位疾病中就包括肺癌、下呼吸道感染、阿尔茨海默病等。

**表 2　2014～2023 年中国临床前药物研发的主要疾病领域分布及国际对比**

| 疾病领域 | 中国/项 | 日本/项 | 美国/项 | 英国/项 |
|---|---|---|---|---|
| 肿瘤疾病 | 2520 | 253 | 3903 | 334 |
| 感染性疾病 | 548 | 86 | 1454 | 159 |
| 神经/精神系统疾病 | 461 | 158 | 1627 | 127 |
| 免疫系统疾病 | 366 | 63 | 766 | 55 |
| 内分泌与代谢系统疾病 | 328 | 79 | 696 | 47 |
| 消化系统疾病 | 294 | 53 | 616 | 52 |
| 皮肤疾病 | 236 | 35 | 348 | 24 |
| 心血管系统疾病 | 218 | 56 | 481 | 34 |
| 炎性疾病 | 216 | 47 | 482 | 46 |

续表

| 疾病领域 | 中国/项 | 日本/项 | 美国/项 | 英国/项 |
|---|---|---|---|---|
| 呼吸系统疾病 | 215 | 32 | 481 | 48 |
| 血液疾病 | 194 | 28 | 304 | 23 |
| 泌尿生殖与性疾病 | 186 | 40 | 365 | 26 |
| 眼科疾病 | 179 | 41 | 447 | 40 |
| 肌肉骨骼疾病 | 113 | 44 | 321 | 22 |
| 其他疾病 | 106 | 30 | 314 | 26 |
| 未知疾病 | 102 | 13 | 91 | 7 |
| 中毒性疾病 | 20 | 7 | 200 | 8 |

2）中国临床阶段药物研发情况及国际对比

表3为2014～2023年我国临床阶段[含临床（未分期）、临床Ⅰ期、临床Ⅱ期、临床Ⅲ期]药物研发的主要研发机构。从机构类型上看，主要为企业、科研院所，江苏恒瑞医药股份有限公司居首位，为68项，该公司研发的用于肿瘤治疗的多项药物如retlirafusp alfa、dalpiciclib、HR-070803等均已进入临床Ⅲ期。处于临床阶段的前10位研发机构中，国内机构为7家，说明我国本土研发机构在药物研发及创新中发挥了重要作用。各国前10位研发机构大部分为企业（企业占比：日本100%、美国80%、中国80%、英国70%），企业为临床阶段药物研发主力。

表3 2014～2023年中国临床阶段药物研发的主要机构及分布（前10位）

| 序号 | 机构名称 | 类型 | 国家 | 数量/项 |
|---|---|---|---|---|
| 1 | 江苏恒瑞医药股份有限公司 | 企业 | 中国 | 68 |
| 2 | 正大天晴药业集团股份有限公司 | 企业 | 中国 | 62 |
| 3 | 中国科学院 | 科研院所 | 中国 | 43 |
| 4 | 阿斯利康制药有限公司 | 企业 | 英国 | 38 |
| 5 | 信达生物制药（苏州）有限公司 | 企业 | 中国 | 30 |
| 6 | 辉瑞制药有限公司 | 企业 | 美国 | 30 |
| 7 | 深圳免疫基因治疗研究院 | 科研院所 | 中国 | 30 |
| 8 | 先声药业集团 | 企业 | 中国 | 28 |
| 9 | 诺华制药有限公司 | 企业 | 瑞士 | 27 |
| 10 | 上海君实生物医药科技股份有限公司 | 企业 | 中国 | 25 |

注：高等院校或科研院所不含其附属医院数据

对比各国临床阶段的主要疾病领域分布发现，肿瘤疾病、感染性疾病、神经/精神系统疾病、免疫系统疾病是各国共同重点关注的疾病领域，与临床前阶段疾病领域分布一致，但各国在重点领域的布局上存在一定差异，如中国的前5位疾病中，还重点关注了内分泌与代谢系统疾病，英国则重点关注了呼吸系统疾病，日本和美国则重点关注了消化系统疾病（表4）。

表4　2014～2023年中国临床阶段药物研发的主要疾病领域分布及国际对比

| 疾病领域 | 中国/项 | 日本/项 | 美国/项 | 英国/项 |
|---|---|---|---|---|
| 肿瘤疾病 | 1812 | 508 | 2962 | 330 |
| 感染性疾病 | 466 | 153 | 1179 | 222 |
| 神经/精神系统疾病 | 299 | 219 | 1192 | 194 |
| 免疫系统疾病 | 287 | 166 | 749 | 124 |
| 内分泌与代谢系统疾病 | 237 | 119 | 553 | 99 |
| 消化系统疾病 | 204 | 138 | 597 | 94 |
| 皮肤疾病 | 200 | 116 | 483 | 62 |
| 血液疾病 | 186 | 105 | 376 | 66 |
| 心血管系统疾病 | 173 | 123 | 479 | 74 |
| 呼吸系统疾病 | 160 | 87 | 500 | 116 |
| 泌尿生殖与性疾病 | 151 | 103 | 414 | 60 |
| 炎性疾病 | 134 | 94 | 430 | 86 |
| 眼科疾病 | 130 | 86 | 393 | 38 |
| 肌肉骨骼疾病 | 97 | 74 | 314 | 48 |
| 其他疾病 | 78 | 50 | 289 | 48 |
| 中毒性疾病 | 15 | 10 | 145 | 28 |
| 未知疾病 | 5 | 8 | 21 | 7 |

3）中国上市药物分布及国际对比

上市指药物已经进入市场销售，是研究向应用的转换，能在一定程度上体现研究的社会价值及商业价值。表5为2014～2023年在中国上市药物的前10位研发机构，排名前3位的分别为默克公司、辉瑞制药有限公司、诺华制药有限公司，美国、英国、日本上市阶段前10位机构也均为企业。

表5　2014～2023年中国上市药物的主要机构及分布（前10位）

| 序号 | 名称 | 数量/项 | 国家 |
|---|---|---|---|
| 1 | 默克公司 | 44 | 美国 |
| 2 | 辉瑞制药有限公司 | 41 | 美国 |
| 3 | 诺华制药有限公司 | 39 | 瑞士 |
| 4 | 葛兰素史克公司 | 30 | 英国 |
| 4 | 阿斯利康制药有限公司 | 30 | 英国 |
| 6 | 安斯泰来制药有限公司 | 25 | 日本 |
| 7 | 武田药品工业株式会社 | 24 | 日本 |
| 8 | 罗氏集团 | 22 | 瑞士 |
| 8 | 晖致医药有限公司 | 22 | 美国 |
| 10 | 艾伯维公司 | 21 | 美国 |
| 10 | 日本中外制药株式会社 | 21 | 日本 |
| 10 | 欧加隆医药科技有限公司 | 21 | 荷兰 |

为满足临床诊疗的迫切需求，我国在优化药品审评审批流程方面采取了一系列措

施，如 2018 年出台的《临床急需境外新药审评审批工作程序》及 2020 年的《突破性治疗药物审评工作程序（试行）》《药品上市许可优先审评审批工作程序（试行）》等政策，为临床急需的中国原创新药、中国改剂型药物和境外已上市药品进入中国提供了加速上市流程，鼓励药物研发及创新。国内机构在临床前及临床阶段药物研发中均发挥了重要作用，但在我国上市的前 10 位研发机构均来自其他国家，我国的创新药物研发及转化能力仍有待提升。

分析上市阶段疾病领域的分布发现，各国上市药物重点分布在肿瘤疾病、感染性疾病、神经/精神系统疾病、内分泌与代谢系统疾病、免疫系统疾病等领域，与临床前及临床阶段药物疾病分布一致（表6）。

表 6 2014～2023 年中国上市药物的主要疾病领域分布及国际对比

| 疾病领域 | 中国/项 | 日本/项 | 美国/项 | 英国/项 |
| --- | --- | --- | --- | --- |
| 肿瘤疾病 | 170 | 206 | 312 | 130 |
| 感染性疾病 | 147 | 150 | 260 | 104 |
| 神经/精神系统疾病 | 114 | 156 | 332 | 115 |
| 内分泌与代谢系统疾病 | 91 | 128 | 181 | 91 |
| 免疫系统疾病 | 87 | 137 | 189 | 84 |
| 心血管系统疾病 | 86 | 128 | 200 | 71 |
| 泌尿生殖与性疾病 | 83 | 99 | 160 | 74 |
| 消化系统疾病 | 74 | 101 | 152 | 65 |
| 皮肤疾病 | 58 | 110 | 136 | 62 |
| 血液疾病 | 57 | 103 | 156 | 64 |
| 眼科疾病 | 55 | 62 | 110 | 38 |
| 肌肉骨骼疾病 | 54 | 86 | 128 | 57 |
| 呼吸系统疾病 | 49 | 82 | 122 | 53 |
| 炎性疾病 | 44 | 75 | 106 | 48 |
| 其他疾病 | 25 | 39 | 71 | 27 |
| 中毒性疾病 | 9 | 24 | 52 | 19 |

## （二）临床试验注册情况

为了解我国临床试验开展情况，对 ClinicalTrials 数据库收录的在我国开展的临床试验项目进行分析，并选取美国、英国、日本三个国家的相关数据展开对标分析。2014～2023 年中国临床试验项目呈显著增长趋势，由 2014 年的 1164 项增长至 2023 年的 5212 项，增加了 3.48 倍，增幅大于美国、日本、英国。我国围绕医药研发的相关改革与激励措施是推动临床试验项目增长的重要因素，如国务院发布的《关于改革药品医疗器械审评审批制度的意见》《药物临床试验机构管理规定》等政策，通过优化药物申请与审批流程、规范临床试验项目的申请与管理等，极大地推动了我国临床试验的开展。美国的临床试验项目数呈波动变化趋势，2014 年为 9236 项，到 2020 年达到高峰，为 10 579 项，在新冠疫情期间，美国的整体临床试验活动仍然十分活跃，2021 年开始呈缓慢下降趋势。英国及日本临床试验项目的增长不明显，整体变化较为平稳（图 4）。

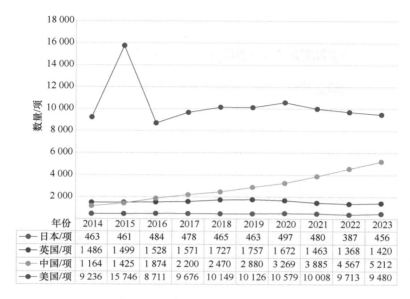

| 年份 | 2014 | 2015 | 2016 | 2017 | 2018 | 2019 | 2020 | 2021 | 2022 | 2023 |
|---|---|---|---|---|---|---|---|---|---|---|
| 日本/项 | 463 | 461 | 484 | 478 | 465 | 463 | 497 | 480 | 387 | 456 |
| 英国/项 | 1 486 | 1 499 | 1 528 | 1 571 | 1 727 | 1 757 | 1 672 | 1 463 | 1 368 | 1 420 |
| 中国/项 | 1 164 | 1 425 | 1 874 | 2 200 | 2 470 | 2 880 | 3 269 | 3 885 | 4 567 | 5 212 |
| 美国/项 | 9 236 | 15 746 | 8 711 | 9 676 | 10 149 | 10 126 | 10 579 | 10 008 | 9 713 | 9 480 |

图 4  2014～2023 年各国临床试验项目数量变化趋势（彩图请扫封底二维码）
中国数据暂未纳入港、澳、台地区数据

表 7 为我国临床试验的主要研发机构，医院、高等院校是我国开展临床试验的主力，中山大学、中国医学科学院北京协和医院开展临床试验项目数最多，分别为 1217 项、862 项，中山大学题为"Different Initial Insulin Dose Regimens on Time to Achieve Glycemic Targets and Treatment Safety in SIIT"的临床试验主要围绕糖尿病展开，该试验目前已进入Ⅳ期临床，开启上市后研究。图 5 对比了中国、美国、英国、日本前 10 位开展临床试验研发机构的主要类型，区别于英国和日本，我国前 10 位研发机构以医院为主，所占比重达到 70%，英国、美国则主要为高等院校，所占比重分别为 50%、40%，日本前 10 位研发机构均为企业。

表 7  2014～2023 年在中国开展临床试验主要机构的分布（前 10 位）

| 序号 | 机构名称 | 国别 | 机构类型 | 数量/项 |
|---|---|---|---|---|
| 1 | 中山大学 | 中国 | 高等院校 | 1217 |
| 2 | 中国医学科学院北京协和医院 | 中国 | 医院 | 862 |
| 3 | 复旦大学 | 中国 | 高等院校 | 778 |
| 4 | 浙江大学医学院附属第二医院 | 中国 | 医院 | 696 |
| 5 | 北京大学第三医院 | 中国 | 医院 | 537 |
| 6 | 中国人民解放军总医院 | 中国 | 医院 | 518 |
| 7 | 江苏恒瑞医药股份有限公司 | 中国 | 企业 | 498 |
| 8 | 上海交通大学医学院附属仁济医院 | 中国 | 医院 | 445 |
| 9 | 上海交通大学医学院附属瑞金医院 | 中国 | 医院 | 444 |
| 10 | 复旦大学附属中山医院 | 中国 | 医院 | 428 |

注：仅统计 Sponsor 或 Collaborators 机构；高等院校或科研院所不含其附属医院数据

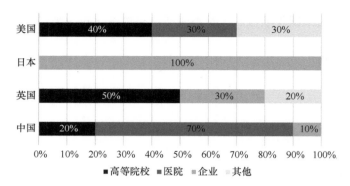

图 5　2014～2023 年各国前 10 位开展临床试验研发机构的类型分布及对比

注：仅统计 Sponsor 或 Collaborators 机构

分析国内外临床试验疾病领域分布，对于了解中国医药研发布局、调整医药研发结构等具有一定的参考价值。表 8 为在中国开展临床试验主要疾病领域分布及国际对比情况，在中国开展的临床试验主要针对乳腺癌、非小细胞肺癌、肝癌等疾病，乳腺癌也是日本、美国、英国共同重点布局的疾病领域，此外，我国还重点布局了肝癌、胃癌、中风等领域。

表 8　2014～2023 年在中国开展临床试验的主要疾病领域分布及国际对比（前 10 位）

| 疾病领域 | 中国/项 | 日本/项 | 美国/项 | 英国/项 |
| --- | --- | --- | --- | --- |
| 乳腺癌 | 1215 | 151 | 4029 | 410 |
| 非小细胞肺癌 | 1183 | 251 | 1448 | — |
| 肝癌 | 883 | — | — | — |
| 结直肠癌 | 836 | — | 1525 | 241 |
| 白血病 | 799 | — | 2663 | — |
| 胃癌 | 697 | 78 | — | — |
| 中风 | 624 | — | — | 254 |
| 2 型糖尿病 | 420 | 146 | — | 236 |
| COVID-19 | 417 | — | — | 267 |
| 胰腺癌 | 384 | — | 1110 | — |
| HIV | — | — | 1185 | — |
| 多发性骨髓瘤 | — | 95 | — | — |
| 肥胖 | — | — | 1885 | 258 |
| 黑色素瘤 | — | — | 1151 | — |
| 溃疡性结肠炎 | — | 73 | — | — |
| 卵巢癌 | — | 80 | — | — |
| 慢性阻塞性肺疾病 | — | — | — | 234 |
| 前列腺癌 | — | — | 1795 | 252 |
| 特应性皮炎 | — | 83 | — | — |
| 哮喘 | — | — | — | 282 |
| 心力衰竭 | — | 78 | — | 265 |
| 抑郁 | — | — | 1178 | — |
| 银屑病 | — | 71 | — | — |

注："—"为非前 10 位疾病领域，未展示数据

# 第三章　中国重点医学领域研究进展

## 一、肿瘤领域研究进展

赫　捷　高禹舜　毕　楠　王志杰　杜　君

中国医学科学院肿瘤医院

　　癌症是威胁我国居民生命健康最严重的公共卫生问题之一。随着人口老龄化趋势加剧、工业化和城镇化进程加快、不健康生活方式流行等因素持续累积，我国肿瘤疾病负担持续上升。党中央、国务院高度重视癌症防治研究工作，在《"健康中国 2030"规划纲要》中明确要求，到 2030 年总体癌症 5 年生存率提高 15%。2023 年，国家卫生健康委会同 10 余个部门联合印发《健康中国行动—癌症防治行动实施方案（2023—2030 年）》，要求加快重大科技攻关，推广创新成果转化，进一步推动癌症防治工作高质量发展。

　　目前，我国癌症防控网络体系已经基本建立，通过不断健全肿瘤登记制度、强化癌症早筛长效机制、加强规范化诊疗、实施重大科技攻关行动和加快创新成果转化等具体措施，取得了阶段性成果。目前公认的治疗实体瘤最常用的方法为：外科治疗、内科治疗和放射治疗（简称"放疗"），本文将从这三个方面，对 2023 年度我国实体肿瘤治疗方法的研究进展进行综述，从而对中国癌症防控领域科技发展的趋势和前景加以展望。

### （一）肿瘤外科治疗

#### 1. 肿瘤外科相关研究新进展

　　2023 年 3 月，国家癌症中心发布了 2016 年中国癌症统计报告[1]。报告中指出，中国最常见的恶性肿瘤包括肺癌、结直肠癌、胃癌、肝癌和女性乳腺癌。最常见的癌症死亡包括肺癌、肝癌、胃癌、结直肠癌和食管癌。癌症负担在中国呈现持续增加的趋势，癌症防治形势依然严峻。

　　肺癌仍是我国发病率和死亡率最高的癌种。近年来，随着早期诊断的进步，越来越多的多原发肺癌患者被发现。然而，多原发肺癌的进展涉及细胞组成和代谢功能的复杂变化，这在很大程度上仍然存在争议。国家癌症中心/中国医学科学院肿瘤医院高树庚教授团队对 6 名多原发肺癌患者的 23 个样本进行了单细胞测序分析，并结合整体全外显子组进行了测序。该研究显示了多原发肺癌不同细胞的综合情况，这可能为多原发肺癌的早期诊断和外科治疗提供新的见解[2]。同时，国家癌症中心/中国医学科学院肿瘤医院赫捷院士团队和高树庚教授团队从定义、病因和流行病学、临床管理和基因组更新等方面综述了多原发肺癌的最新进展，并为多原发肺癌的管理提供新的见解[3]。虽然 TNM

分期对于肿瘤的外科治疗具有重要的指导作用，然而由于缺乏证据，美国国立综合癌症网络（National Comprehensive Cancer Network）每年发布的各种恶性肿瘤临床实践指南（NCCN 指南）不建议对 T3-4N0M0/T1-4N1-2M0 小细胞肺癌患者进行手术。南昌大学第二附属医院张鹏教授团队对此进行了尝试，通过研究证实，肺叶切除术改善了 T3-4N0M0/T1-4N1-2M0 小细胞肺癌患者的总生存，而全肺切除术也显示出改善总生存的趋势，但无统计学意义[4]。

癌症诊断和手术之间的时间间隔是患者和临床医生关注的问题，但其对生存的影响尚不清楚。上海交通大学医学院附属瑞金医院陈小松教授团队从上海交通大学乳腺癌数据库（SJTU-BCDB）中确定了 2009 年至 2017 年间接受手术的 5130 名乳腺癌患者，通过研究发现，乳腺癌诊断后手术时间延长（超过 2 周）与疾病结果不佳有关，这表明需在诊断后尽早开始治疗，以提高生存率[5]。尽管采用了现代手术和放射技术，但在接受乳腺癌保守治疗的女性中，同侧乳腺肿瘤复发占所有癌症复发的 5%～15%。但大多数的分类方法主要依赖于临床和病理标准，限制了分类的准确性并可能导致错误分类。复旦大学附属肿瘤医院邵志敏教授团队讨论了目前同侧乳腺肿瘤复发患者手术降级的趋势，重点关注了最近的同侧乳腺肿瘤复发相关的创新研究，总结强调了临床实践和术后监测策略的分子综合分类及多模式分期方法[6]。

在新辅助化疗之后，手术切除是局部晚期胃癌患者的首选治疗方案之一。然而，化疗和手术之间的最佳时间间隔尚不清楚。四川大学华西医院胡建昆教授团队通过研究旨在确定晚期胃癌新辅助化疗和手术之间的最佳时间间隔。结果显示，根据目前的临床证据，局部晚期胃癌患者在最佳时间间隔为 4～6 周时获益更好[7]。IV 期胃癌患者免疫抑制剂治疗和化疗后行手术治疗的临床获益尚不确定。南方医科大学南方医院赵丽瑛教授团队阐明了此类患者免疫治疗后接受手术治疗的临床效果。结果显示，在免疫抑制剂治疗和化疗取得良好临床反应的 IV 期胃癌患者中，继续行手术治疗具有显著生存益处的潜力[8]。

术后加速康复在胃肠外科、泌尿外科、骨科均有显著疗效，但其在肝癌肝切除患者中的应用报道较少。武汉大学余立平教授等通过研究旨在确定术后加速康复在肝癌肝切除术患者中的有效性和安全性。研究结果显示，术后加速康复在肝癌切除术中的应用是安全有效的，可加速术后胃肠功能恢复，缩短住院时间，减少术后疼痛及并发症[9]。

2. 肿瘤外科相关临床试验与研究

肿瘤外科领域的临床试验和研究不断推进癌症治疗的发展。这些研究评估新型手术技术，探讨术前术后治疗方案，以及研究患者生活质量的改善方法。通过对手术方法和治疗效果的系统性评价，旨在确定最优的综合治疗策略，从而提升患者的生存率。

手术是治疗肺癌的重要手段之一，但围手术期药物的管理对手术患者的疗效具有重要的影响。辅助和新辅助免疫疗法改善了早期非小细胞肺癌患者的临床结果。然而，检查点抑制剂与化疗的最佳组合仍然未知。上海市胸科医院陆舜教授等开展的一项多中心临床试验（NCT04158440）结果表明，在围手术期化疗中加入托里帕利单抗显著提高了可切除的 III 期非小细胞肺癌患者的无事件生存率，这种治疗策略具有可控的安全性[10]。

尽管采用了优化的术后快速康复方案，但术后肠梗阻严重损害了结直肠癌切除术后的恢复，并增加了医疗保健系统的负担。北京友谊医院杨盈赤教授等开展的一项临床试验结果表明，与假电针组患者相比，采用术后快速康复方案接受腹腔镜结直肠癌手术的患者，电针组患者缩短了术后肠梗阻持续时间，降低了术后肠梗阻延长的风险。电针组患者可作为术后快速康复方案的辅助手段，促进胃肠功能恢复，防止术后肠梗阻延长[11]。静脉血栓栓塞是结直肠癌术后常见且严重的并发症。在中国，鲜有大样本研究报道结直肠癌术后静脉血栓栓塞的发病率和治疗状况。北京友谊医院张忠涛教授等探讨了中国结直肠癌术后静脉血栓栓塞的发生率及预防情况，他们通过识别发生静脉血栓栓塞的危险因素，构建新的评分体系，为临床决策和护理规划提供依据，并提出了一个实用的结直肠癌术后静脉血栓栓塞风险预测模型[12]。

　　胃癌是最常见的恶性肿瘤之一。切除后的主要问题之一是腹膜扩散和肿瘤复发。一些游离癌细胞在切除后可能仍然存在。此外，手术本身也可能导致肿瘤细胞的扩散。因此，有必要清除残留的肿瘤细胞。最近有研究发现，术中广泛腹腔灌洗加腹腔内化疗可改善患者预后，根除胃癌患者腹膜游离癌。然而，鲜有研究探讨治疗性胃切除术后广泛腹腔灌洗的安全性和长期结果。安徽医科大学第一附属医院徐阿曼教授团队研究发现，广泛腹腔灌洗可以减少围手术期并发症的可能性，包括肠梗阻和腹部脓肿。此外，广泛腹腔灌洗组的总生存曲线较好[13]。

　　结直肠癌和同步肝转移病灶的同时开放手术切除在临床上被广泛应用，并且对符合条件的患者具有潜在的治愈潜力。然而，机器人手术同时切除转移性直肠癌的原发性和继发性肝脏病变的可行性尚存在争议。复旦大学附属中山医院许剑民教授团队通过随机临床试验研究证实，机器人同时切除直肠癌和肝转移病灶的患者，手术并发症少，恢复速度快于开放手术，且两组间肿瘤预后无显著差异[14]。

　　3. 跨学科合作在肿瘤外科中的新进展

　　人类癌症的综合分子分析已经产生了用于癌症患者精确管理的分子分类，并对肿瘤的外科治疗产生了重大影响。国家癌症中心/中国医学科学院肿瘤医院刘芝华教授团队分析了 155 例食管鳞状细胞癌的全基因组、表观基因组、转录组和蛋白质组数据，将食管鳞状细胞癌分为 4 种亚型，并进一步开发了一种具有 28 个特征的分类器来识别其中的免疫调节亚型，该分类器以 85.7% 的灵敏度和 90% 的特异性预测了食管鳞状细胞癌抗 PD-1 治疗的反应，该研究进一步提高了对食管鳞状细胞癌治疗的理解和认识[15]。

　　外科治疗目前仍然是肺癌治疗的重要方式之一，而筛查在及早发现癌症方面发挥着重要的作用。上海市胸科医院韩宝惠教授团队评估了新技术在改善癌症筛查实施方面的性能，并验证了低剂量 CT 在降低高危中国人群肺癌特异性死亡率方面的有效性。结果证实在中国高危人群中，低剂量 CT 筛查可以检测出高比例的早期癌症患者，利用新技术将有助于改进肺癌筛查的实施[16]。

　　对于早期女性癌症患者，乳房保乳术和乳房切除术是两种最常用的手术方法。为了评估治疗的相对有效性，随机临床试验仍然是黄金标准，但可能会受到成本高、样本量有限、无法完全反映现实世界，以及可行性问题的挑战。中国科学院大学研究人员展示了一种利用大型电子病历数据模拟临床试验的大数据方法。该方法为了克服回归分析的局限性，开发了一种基于深度学习的分析管道，所提出的分析策略和技术具有潜在的广泛应用前景，为乳腺肿块切除术和乳房保乳术的相对有效性提供了令人信服的证据[17]。

肿瘤微环境在疾病进展中起着关键作用，是癌症患者治疗反应的关键决定因素。南方医科大学南方医院李国新教授团队提出了一种结合影像组学和深度学习分析的无创方法来预测胃癌放射图像中的肿瘤微环境状态。研究结果显示，在胃癌接受检查点阻断免疫治疗的患者中，该方法可以预测患者的临床治疗反应，并在与现有生物标志物联合使用时进一步提高预测准确性。这为胰胃外科的进一步发展做出了贡献[18]。

## （二）肿瘤内科治疗

### 1. 免疫治疗

相比于靶向治疗，国内免疫治疗研究起步相对较晚。由国家癌症中心/中国医学科学院肿瘤医院王洁教授牵头的 CHOICE-01 研究，是国内首个同时纳入晚期鳞癌和非鳞癌两种组织学类型的随机、双盲、安慰剂平行对照、全国多中心Ⅲ期临床研究，旨在探索特瑞普利单抗联合化疗用于晚期非小细胞肺癌（non small-cell lung cancer，NSCLC）一线治疗的可行性。465 名 *EGFR/ALK* 驱动基因阴性晚期肺癌患者 2∶1 随机接受特瑞普利单抗或安慰剂联合化疗 4～6 个周期，之后特瑞普利单抗或安慰剂维持治疗，直至疾病进展、不可耐受的毒性或特瑞普利单抗治疗达 2 年。结果显示，特瑞普利单抗组中位 PFS（8.4 个月 vs 5.6 个月）[19]及中位 OS（23.8 个月 vs 17.0 个月）[20]获益均明显优于安慰剂组，死亡风险降低 27%，其中，非鳞 NSCLC 患者生存获益更大。安全性方面无明显差别。基于该研究，国家药品监督管理局批准了国产特瑞普利单抗联合化疗作为晚期驱动基因阴性非鳞 NSCLC 一线治疗适应证。

由于大部分临床研究入组条件限制，免疫治疗对于 NSCLC 脑转移患者颅内肿瘤疗效尚不确定。中山大学肿瘤防治中心陈丽昆教授团队开展的 CAP-BRAIN 研究是首个 PD-1 抑制剂联合化疗一线治疗 *EGFR/ALK* 阴性非鳞 NSCLC 脑转移患者的前瞻性多中心临床研究[21]，采用 mRECIST 1.1 标准进行疗效评估，允许 5mm 以上的最多 5 个颅内靶病灶进行评估。该研究入组 45 例患者，颅内客观缓解率（objective response rate，ORR）为 52.5%，颅内疾病控制率（disease control rate，DCR）为 87.5%。结果展示出良好的颅内疗效与安全性，在 PD-L1 阴性人群同样展示出一定疗效，且可一定程度改善了患者生活质量和认知功能。该研究允许入组基线有脑转移症状的患者继续进行脱水治疗，而这部分患者与无症状患者的颅内疗效相似，进一步证实了推迟脑放疗的可行性。此研究为脑转移免疫治疗决策提供了有力证据。

我国食管癌患者占全球病例数的一半以上，且与西方食管癌特征存在明显差异。食管鳞状细胞癌（esophageal squamous cell carcinoma，ESCC）是食管癌的主要组织学亚型，高达 40% 的 ESCC 存在 PD-L1 过表达。国家癌症中心/中国医学科学院肿瘤医院黄镜教授团队牵头开展的随机、双盲、安慰剂对照、多中心Ⅲ期临床试验 ASTRUM-007 研究[22]，共计纳入 551 例局部晚期/转移性、PD-L1 阳性（CPS≥1）ESCC 患者。意向治疗（intention-to-treat，ITT）人群中，斯鲁利单抗利联合顺铂+5-FU 双周给药密集化疗方案较对照组可显著延长中位 PFS（5.8 个月 vs 5.3 个月）及中位 OS（15.3 个月 vs 11.8 个月），CPS≥10 人群较全组人群获益更大。ASTRUM-007 研究提示斯鲁利单抗展现出高效、持久的抑瘤效果，整体安全性可控。这对临床实践用药具有重要的指导意义，也为基于 CPS 评分筛选食管癌免疫治疗受益人群提供了依据。

晚期胃癌/胃食管交界处癌（G/GEJ）预后差，其治疗手段存在巨大的未满足的临床需求，既往 KEYNOTE-062 研究结果表明，帕博利珠单抗联合化疗对比单纯化疗并无显著性差异，其亚组分析结果显示，与欧美的高加索人种相比，亚洲患者获益明显。信迪利单抗是一款我国自主研发的、目前唯一胃癌一线全人群医保的 PD-1 抑制剂。中国人民解放军总医院第五医学中心徐建明教授牵头的Ⅲ期临床试验 ORIENT-16 研究[23]在中国 62 家医院纳入了 650 例不能切除的局部晚期或转移性 G/GEJ 腺癌患者，按照 1∶1 比例随机接受信迪利单抗或安慰剂联合卡培他滨和奥沙利铂治疗。最终分析显示，信迪利单抗组的中位 OS 在总体人群中延长 2.9 个月（15.2 个月 vs 12.3 个月），在 PD-L1 CPS≥5 人群中延长 6.3 个月（19.2 个月 vs 12.9 个月）。ORIENT-16 研究达到了研究预设的主要终点且安全性可控，为不能手术切除的晚期胃癌的一线治疗方案提供了新的医学证据且更适合中国人群的免疫联合化疗方案。

2. 靶向治疗

EGFR 20 号外显子插入突变（EGFR ex20ins）在 NSCLC 发生率约 2%～3%，是 EGFR 罕见突变中最常见的突变类型，目前主流的治疗效果并不理想。上海市肺科医院周彩存教授牵头的 PAPILLON 研究是一项国际多中心、开放标签、Ⅲ期随机对照试验[24]，研究证明 EGFR/MET 单克隆抗体 Amivantamab（埃万妥单抗）联合化疗对比单纯化疗可显著延长携带 EGFR ex20ins 突变的晚期 NSCLC 中位 PFS（11.4 个月 vs 6.7 个月），OS 数据尚不成熟。安全性方面，其主要不良事件是可逆性血液学和 EGFR 相关的毒性反应，结果符合预期。PAPILLON 研究为 Amivantamab 联合化疗成为一线治疗标准打开了大门，该药物已经在一些国家作为二线药物使用。

Selpercatinib（塞普替尼）是一种新型 ATP 竞争性、高选择性的 RET 激酶小分子抑制剂，既往Ⅰ/Ⅱ期临床试验已证实其对 RET 融合阳性 NSCLC 具有良好的抗肿瘤活性、颅内活性和安全性，经国家药品监督管理局批准用于局部晚期或转移性 NSCLC 患者。原上海市肺科医院周彩存教授牵头的另一项国际多中心、开放标签、Ⅲ期 LIBRETTO-431 研究显示[25]，与含铂化疗±帕博利珠单抗相比，Selpercatinib 可将 RET 融合阳性 NSCLC 的中位 PFS 延长 1 倍以上（24.8 个月 vs 11.2 个月），ORR 分别为 84% 和 65%，颅内 ORR 分别为 82.4% 和 58.3%。安全性方面，Selpercatinib 组和对照组发生 3 级及以上不良事件的比例分别为 70% 和 57%，与既往研究一致。该项研究证实 Selpercatinib 或可进军成为晚期一线标准治疗方式，而对 Selpercatinib 更前线的辅助治疗研究结果亟待后续发布。

吡咯替尼是我国自主研发的靶向 EGFR、HER2 和 HER4 的不可逆酪氨酸激酶抑制剂，已在中国被批准用于 HER2 阳性乳腺癌。HER2 突变在肺癌中的发生率为 2%～4%，目前尚未有获批的一线靶向药物。为加速罕见靶点药物的研发，广东省人民医院吴一龙教授团队开创性同期启动了一项"以患者为中心"（patient-centirc trial，PCT）的药物研发Ⅱ期大型伞式研究 CTONG1702[26]和一项观察性真实世界研究 CTONG1705，在严格入排（criteria-fulfilled，CF）队列、同情用药（compassionate use，CU）队列及真实世界（real-world study，RWS）队列中探索一线吡咯替尼治疗晚期 *HER2* 突变型 NSCLC 的效果。CF 队列（$n = 28$）主要研究终点 ORR 为 35.7%，证明了吡咯替尼的临床益处和低毒性。更重要的是，该研究首次提出了一种对于罕见基因变异患者的全新临床试验模式，CU 队列使得被排除在外的患者也有机会接受前沿的药物治疗，而 RWS 队列提高了数据在更广泛人群中的普遍性。

HER2 是具有酪氨酸激酶活性的跨膜蛋白，属于 EGFR 家族成员之一。大分子曲妥珠单抗可与 HER2 细胞膜外结构域结合，小分子酪氨酸激酶抑制剂吡咯替尼扩散穿过细胞膜与 HER 家族膜内结构域结合，进而抑制 HER2 通路激活，从不同层面改善了 HER2 阳性乳腺癌患者的转归。基于两者里应外合、机制互补的理论基础，国家癌症中心/中国医学科学院肿瘤医院徐兵河院士牵头开展的了一项随机、双盲、安慰剂平行对照、全国多中心的Ⅲ期临床试验 PHILA 研究[27]。结果显示，吡咯替尼+曲妥珠单抗+多西他赛方案（PyHT）治疗 HER2 阳性复发/转移性乳腺癌患者较曲妥珠单抗＋多西他赛对照组方案中位 PFS 绝对获益长达 14 个月（24.3 个月 vs 10.4 个月），达到了目前公布的Ⅲ期临床研究一线治疗中的最高水平。亚组分析显示，曲妥珠单抗经治患者从 PyHT 方案中的获益更加明显，提示 PyHT 方案有望更大程度解决既往抗 HER2 治疗耐药问题。PHILA 研究为后续探索新型抗 HER2 治疗模式提供了宝贵的循证依据，为中国 HER2 阳性晚期乳腺癌患者提供了一线治疗优选方案。

D-1553（Garsorasib）是国内首个自主研发并进入临床试验阶段的 KRAS G12C 抑制剂，已被 NMPA 纳入突破性治疗药物。上海市胸科医院陆舜教授等发布了 D-1553 治疗 *KRAS G12C* 突变 NSCLC 患者的国内多中心、开放标签、Ⅰ期剂量爬坡/拓展队列研究结果[28]。截至 2022 年 9 月 12 日，在 74 例可评估患者中，ORR 为 40.5%，DCR 为 91.9%。大多数不良事件可控，患者耐受性良好。在接受推荐 2 期剂量（RP2D）600mg BID 的 62 例可评估患者中也观察到了类似的疗效，ORR 和 DCR 分别为 38.7% 和 90.3%，显示出与国外获批上市的 Sotorasib 和 Adagrasib 相似的有效性。目前，D-1553 片拟被纳入优先审评，用于既往经一线系统治疗后疾病进展或不可耐受的 *KRAS G12C* 突变型局部晚期或转移性 NSCLC 的治疗。

### 3. 其他治疗

CD19、CD20、CD22 是 B 系淋巴瘤三大嵌合抗原受体 T 细胞（CAR-T）靶点。CD19 单靶点 CAR-T 疗法较传统治疗极大提升了难治复发急性 B 淋巴细胞白血病（r/r B-ALL）的完全缓解率，但仍有相当一部分患者后期会复发，主要原因是肿瘤细胞靶抗原丢失/下调或 CAR-T 持续时间较短。中国医学科学院血液病医院冯晓明研究员等开展了一项Ⅱ期临床试验[29]，采用 CD19 CAR-T 序贯 CD22 CAR-T 治疗儿童 r/r B-ALL，CD22 CAR-T 的回输时机为 CD19 CAR-T 回输后达到微小残留病灶（minimal residual disease，MRD）阴性完全缓解且所有不良事件（血液学不良事件除外）均为 2 级或以下。结果显示，复发率为 19%，较既往 CD19 或 CD22 单靶点 CAR-T 治疗明显降低了总体复发率和抗原阴性复发率，为该领域突破带来了新的希望。

TROP2 是抗体药物偶联物（antibody-drug conjugate，ADC）主要设计靶点之一，在约 70%NSCLC 患者中高表达，不仅提示不良预后，而且与 EGFR-TKI 耐药相关。中山大学肿瘤防治中心张力教授团队开展了一项靶向 TROP2 的新一代 ADC 药物 SKB264 对经治局部晚期及转移性 NSCLC 患者疗效与安全性的 II 期临床研究[30]，纳入 TKI 耐药的 EGFR 突变型患者或抗 PD-L1/PD-1 治疗失败的野生型患者。截至 2023 年 2 月 9 日，中位随访时间为 11.5 个月，ORR 为 43.6%，DCR 为 94.9%，中位 OS 尚未达到，12 个月 OS 率为 70.6%。其中，突变型患者的 ORR 为 60%，DCR 为 100%，中位 PFS 为 11.1 个月，12 个月 OS 率为 80.7%。在安全性方面，主要治疗相关不良事件（treatment-related adverse event，TRAE）为血液学毒性且均可控。研究初步显示出 SKB264 在多线经治晚期 *EGFR* 突变耐药 NSCLC 的良好活性，促进 SKB264 单药及联合治疗 *EGFR* 突变型 NSCLC 患者的 III 期临床研究的开展。

4. 转化研究进展

循环肿瘤 DNA（circulating tumor DNA，ctDNA）检测 MRD 是识别高危复发患者的一项行之有效的策略，而有效检测极低浓度 ctDNA 是早期低肿瘤负荷患者 MRD 监测的重要技术挑战。北京大学人民医院王俊院士团队发起了全球首个头对头对比早期肺癌 MRD 检测策略的前瞻性临床研究[31]，该研究通过对 181 名早期 NSCLC 患者的 760 份血浆样本进行分析，对比基于 WES 的个性化 PROPHET 技术定制 Panel 与最先进的非个性化固定 Panel 的检测性能。结果显示，PROPHET 技术具有更高的灵敏度，并在后续预后分析中表现更优，可将影像证实复发的中位时间提前近 1 年。此外，由 PROPHET 确定的 MRD 状态在主要的临床变量中占据主导地位，是预后预测的唯一显著因素，这些发现凸显了个性化定制癌症基因检测技术在 MRD 指导临床决策的潜在优势。若 MRD 检测成为未来常规检测的一部分，肿瘤-淋巴结-转移-血液（tumor-node-metastasis-blood，TNMB）分类可能为患者的预后分层和围手术期治疗提供更具信息性的临床指导，使患者真正受益。广东省人民医院吴一龙教授等研究人员开展了一项探索 ctDNA-MRD 检测对接受根治性放射治疗的 NSCLC 患者预测价值的前瞻性队列研究[32]。该研究对 139 例接受明确 RT 的局部晚期 NSCLC 患者的 761 份血液样本进行了 MRD 检测，该研究创新地提出"放疗早期 MRD 清零"的概念，并证实了早期清零者预后更佳，可能不需要接受长期的巩固免疫治疗，可以使一部分局部晚期 NSCLC 患者免去过度治疗，是 MRD 临床应用的重要突破。此外，该研究也进一步支持了术后持续 MRD 阴性即潜在治愈的观点。

在免疫联合化疗时代，TMB、PD-L1 等单一生物标志物已无法充分预测联合治疗疗效及生存获益，亟待基于可靠的临床队列深入分子机制层面细化患者治疗分层。国家癌症中心/中国医学科学院肿瘤医院王洁教授牵头了两项大型 III 期临床研究，为新的免疫治疗标志物及靶点的发掘提供了宝贵的病例和数据，该研究在精准医疗的时代背景下更具有意义。Choice-01 研究[19]显示，组织 WES 测序 FA-PI3K-Akt、或 IL-7、或 SWI/SNF 通路突变的 NSCLC 患者更能从免疫联合化疗中获益，外周血 C3D1 时期 ctDNA 清除可能是预测免疫联合化疗患者 OS 的潜在生物标志物。同时，王洁教授等开展的

RATIONALE-307 研究[33]首次定义了一个由抗病毒应答功能（*IFIT1* 和 *OAS2*）、干扰素信号功能（*SP110*、*JAK2* 和 *STAT1*）、巨噬细胞调节功能（*ESPTI1* 和 *SLAMF8*）和 T 细胞功能（*IL7R*、*CCL4*、*HLA-A* 和 *SELPLG*）共 11 个基因组成的、与先天性及适应性免疫应答功能相关的免疫基因表达特征谱（gene expression signature，GES），可识别从一线替雷丽珠单抗联合化疗中获益的肺鳞癌患者。此外，NRF2 通路激活是联合治疗的耐药因子，与 PD-L1 表达增加和/或高 TMB 相关，进而影响 PD-L1 表达对免疫疗效的预测效果。此前，根据适应性免疫抵抗的机制，肿瘤免疫微环境（tumor immune microenvironment，TIME）被分为 4 种类型：PD-L1/TIL-（Ⅰ型）、PD-L1+/TIL+（Ⅱ型）、PD-L1/TIL+（Ⅲ型），以及 PD-L1+/TIL-（Ⅳ型）。中山大学肿瘤防治中心张力教授团队基于 ORIENT-11 研究 RNA 测序和免疫组化数据[34]，进一步优化 TIME 分类模型，并发现在晚期 NSCLC 的一线治疗中，仅有 PD-L1 高表达和高免疫浸润的患者才能从免疫联合化疗中获益，而对于缺乏 PD-L1 表达或免疫浸润的患者，单纯化疗可能是更好的治疗选择。

## （三）肿瘤放射治疗

### 1. 胸部肿瘤

在不可切除局晚期非小细胞肺癌方面，PACIFIC 研究建立的同步放化疗+免疫巩固治疗模式已被广泛推荐和认可。但因各种因素制约，我国有 50%～60% 的患者是接受序贯放化疗方案，部分原因为肿瘤负荷巨大，导致患者无法耐受同步放化疗。国家癌症中心/中国医学科学院肿瘤医院毕楠教授团队根据 75 例因肿瘤负荷较大的患者临床治疗情况，在国际上创新性提出了不可切除Ⅲ期非小细胞肺癌患者中特殊的"大肿块"亚组人群定义，即原发肿瘤最大径大于 5cm，淋巴结最短径大于 2cm。首次发现 2 周期诱导免疫联合化疗后根治性同步放化疗，能够为不可切除Ⅲ期"大肿块"非小细胞肺癌患者带来显著的生存疗效获益，并且有效降低正常肺组织受照剂量，减少正常组织损伤。全组患者中位 PFS 达到 30.6 个月（自诱导治疗开始计算），2 级和 3 级肺炎发生率分别为 26.7% 和 9.3%。相比于 2 周期诱导治疗，≥4 周期的诱导治疗显著降低肿瘤控制率（$p=0.046$）[35]。该研究为既往难治的局部晚期"大肿块"肺癌患者提出了更优效可行的根治性治疗新模式。

PACIFIC 研究提示行同步放化疗即可治愈 19% 的患者，此类患者不能从免疫巩固中获益，继续进行免疫治疗并不能带来生存获益，反而增加了患者的不良反应和经济负担；而现有影像学手段无法准确预测放化疗可治愈的患者。为了筛选同步放化疗后免疫巩固治疗的获益患者，广东省人民医院吴一龙教授团队入组 139 名不可手术局部晚期非小细胞肺癌患者，在同步放化疗及免疫巩固治疗期间的不同关键时间节点抽血，包括基线、放疗前、放疗中、放疗后，以及免疫治疗后每 3～6 个月，直至肿瘤进展最终共收集了 761 个血液样本进行 MRD 检测[32]。结果显示在放疗至 2/3 剂量时，外周血 MRD 的浓度已有明显下降，提示肿瘤对放疗敏感；患者放疗早期 MRD 清零者预后远远优于后期清零或者不清零者。此外，更为重要的是，若达到早期 MRD 清零，无论患者是否接受免疫巩固治疗，其预后表现一致；若未达早期清零者，接受免疫巩固治疗的预后远优于不接受免疫巩固治疗。在复发的 90 人中，仅 2 人肿瘤复发时 MRD 检测阴性，其他 88 人都能在复发前提前检测到 MRD 阳性，MRD 检测的灵敏度高达 97.8%。就检测标本来看，患者基线血中的突变（blood-informed）可作为组织检测很好的补充，并证实相比组织突变信息，基线血的检测能显著提高整个检测的灵敏度，首次提出 blood-informed 突变是局部晚期 MRD 检测的必要补充。这些研究结果对于筛选免疫巩固治疗获益患者提供了重要而精确的个体化动态信息，有望指导临床实践[36]。

对于不可手术的局部晚期食管癌患者，同步放化疗虽然为标准治疗方案，但老年患者多数难以耐受，仅能完成单纯放疗，疗效差于同步放化疗。为了提高老年食管癌患者的放疗疗效，国家癌症中心/中国医学科学院肿瘤医院肖泽芬教授牵头一项Ⅲ期随机对照试验纳入国内 10 家放疗中心 330 例不可手术的Ⅱ-Ⅳa 期胸段食管鳞癌患者，该研究以替吉奥为基础的同步放化疗序贯替吉奥巩固化疗的方案，结果显示 3 年生存率由单纯放疗的 34% 提高至 46%，而且未显著增加放化疗毒副反应，提示该方案可作为不可手术或不愿手术的老年食管癌患者的标准治疗方案[37]。不同于既往其他老年食管癌放化疗研究，该研究开创性地采用了同步联合巩固化疗的治疗方案，通过"同步"增加放疗敏感性，通过"巩固"进一步提高局部肿瘤控制率，研究成果为此类高龄患者的治疗提供了重要的Ⅰ类证据。替吉奥为口服剂型，用药便捷，配合放疗显著提高了老年食管癌患者的疗效，并且该药物已国产化，价格低廉，降低了患者和社会的经济负担。

## 2. 头颈部肿瘤

放疗靶区优化一直是鼻咽癌临床研究的核心内容。中山大学肿瘤防治中心马骏院士团队开展了一项非劣效性、多中心的随机对照研究，旨在比较选择性豁免咽后淋巴结内侧组（medial retropharyngeal lymph node，MRLN）照射（只包括咽后外侧组照射）和包括咽后内侧和外侧组淋巴结的标准放疗，评估是否能够豁免 MRLN 照射而不牺牲肿瘤的局部控制[38]。2017 年 11 月至 2018 年 12 月期间，来自 3 家中心的 568 名患者被随机分配至豁免 MRLN 放疗组（285 名）和标准放疗组（283 例）。中位随访时间为 42 个月，意向性分析显示豁免 MRLN 放疗组的 3 年无局部复发生存率不劣于标准放疗组（95.3% vs 95.5%，$P$=0.95），差异为-0.2%（非劣效性 $P$<0.001）。进一步安全性评估（$n$=564）结果显示，MRLN 豁免组≥1 级的急性吞咽困难（25.5% vs 35.1%，$P$=0.01）和晚期吞咽困难的发生率（24.0% vs 34.3%，$P$=0.008）都显著更低。患者报告的 3 年长期结果也显示，豁免 MRLN 的患者的长期生活质量更优，包括整体健康状况、角色功能、社会功能、吞咽功能等。该研究为鼻咽癌的靶区勾画提供了新的高级别研究证据。

复发性鼻咽癌的再程放疗是鼻咽癌治疗的难点。在前一个疗程的高剂量放疗后，局晚复发性鼻咽癌的标准分割再程放疗通常会导致严重的治疗毒性，限制了患者的总体获益。因此，中山大学肿瘤防治中心陈明远教授团队开展了一项多中心、Ⅲ期、随机对照临床研究，旨在比较超分割再程放疗相比于标准分割再程放疗的疗效和安全性[39]。2015 年 7 月至 2019 年 12 月期间，144 例符合入组条件的局晚复发鼻咽癌病人被纳入，并随机分配到超分割或标准分割组（每组 $n$=72），接受超分割放疗（65Gy/54F，每日 2 次，时间间隔至少 6h）或标准分割放疗（60Gy/27 次进行，每日 1 次）。研究结果显示，超分割组≥3 级晚期放疗毒性的发生率显著降低（34% vs 57%，*P*=0.023），超分割组患者的 3 年 OS 显著高于标准分割组（74.6% vs 55.0%，*P*=0.014）。超分割组发生 5 级晚期并发症的人数明显少于标准分割组（5 例 vs 16 例）。该项研究结果首次证实了在相同生物剂量的前提下，超分割组强度可调节的放疗模式相较于标准分割模式，可显著降低局晚复发性鼻咽癌患者的严重晚期并发症的发生率，并能够转化为总生存率的提高。该研究同时也为其他局部区域复发性实体瘤，如头颈癌的再程放疗提供了参考。

为了确定鼻咽癌颈部转移淋巴结的分布模式，研究颈部阳性淋巴结转移距离（spread distance，SD）的预后价值，国家癌症中心/中国医学科学院肿瘤医院易俊林教授团队进行了一项针对颈部淋巴结阳性鼻咽癌患者的大样本回顾性研究[40]。该研究入组了 2010～2021 年接受放疗的 1164 例 N1-3 期，≥1 个颈部淋巴结转移（除外咽后淋巴结）的 NPC 患者。以第一颈椎（C1）的椎体横突下缘中点为参照，研究者于定位 MRI 上标记了每位患者颈部最远一个淋巴结的最低点，测量该点距离 C1 参照点的距离作为 SD。研究者共勾画了 1907 枚最远端颈部淋巴结，并建立了最远端颈部淋巴结分布模式热图。多因素分析结果表明，SD>7cm 是 OS、无远处转移生存期和 PFS 的独立预后因素。在将 SD>7cm 的患者升级一个 N 分期后，研究者提出的新 N 分期。相较于 AJCC-N 分期，研究者提出的新 N 分期能够获得更好的 OS、DMFS 和 PFS 分层结果。此外，SD 还有助于识别需要接受诱导化疗的患者。在 SD≤7cm 的低危组，仅接受同步放化疗患者的 OS、DMFS、PFS 显著优于综合治疗者，提示在这部分相对低危人群中，诱导化疗可能非必要；而在 SD>7cm 的高危组，综合治疗相较同步放化疗可显著改善患者的 OS。该研究首次探索了 NPC 淋巴结空间分布在预后和治疗决策中的价值，建立了 NPC 远端颈部淋巴结分布示意图，证实了颈部淋巴结 SD 是所有生存终点的独立预后因素，纳入 SD 可优化现有的 AJCC-N 分期，并有助于识别能够从 IC 中获益的患者人群。

针对鼻腔鼻窦黏膜恶性黑色素瘤这一罕见病，国家癌症中心/中国医学科学院肿瘤医院易俊林教授团队进行了跨度长达 30 余年的回顾性研究[41]。在分析的 102 例初诊淋巴结阴性患者中，37 例接受了颈部预防照射，65 例未接受颈部预防照射。研究结果显示颈部预防照射显著降低了区域复发率，从 23.1%（15/65）降低到 2.7%（1/37），其中同侧颈部Ⅰb 和Ⅱ区是复发最常见的部位。多因素分析结果显示，颈部淋巴结预防照射是颈部区域控制的唯一独立预后因素（HR：9.120；95%CI：1.204～69.109）。该研究提示颈部淋巴结预防照射可以显著降低初诊淋巴结阴性患者的区域复发风险，颈部预防照射范围推荐至少包括同侧Ⅰb 和Ⅱ区。该研究首次详细评价了颈部淋巴结预防照射在鼻腔鼻窦黏膜恶性黑色素瘤治疗中的价值，是目前所发表文献中单中心样本量最大的一项研究，为该罕见病提供了较高价值的临床治疗指导。

### 3. 腹部肿瘤、乳腺癌、淋巴瘤

华中科技大学同济医学院附属协和医院张涛教授牵头开展的 UNION 研究是一项Ⅲ期临床试验，针对局部晚期直肠癌患者，入组 T3-4 或 N 阳性的患者，肿瘤下缘距离肛门缘≤10cm，试验组患者接受 5Gy×5 次短程放疗序贯 2 周期卡瑞利珠单抗联合 CapeOx 的新辅助治疗方案，后续进行 TME 手术及 6 周期卡瑞利珠单抗联合 CapeOx 方案的辅助治疗，实验组还将接受卡瑞利珠单抗治疗达 1 年。对照组患者接受长程同步放化疗序贯 2 周期 CapeOx 的新辅助治疗方案，后续进行 TME 手术及 6 个周期 CapeOx 方案的辅助治疗，主要研究终点为 pCR 率。研究共纳入 231 例患者，试验组 pCR 率显著高于对照组（39.8% vs 15.3%，$P<0.001$），满足研究终点；亚组分析显示，各个亚组均有一致性的获益。两组 R0 切除率分别为 96.2% 和 97%，术后并发症未见显著差异[42]。复旦大学附属肿瘤医院发起的 TORCH 前瞻性多中心随机 II 期临床研究[43]，主要纳入局部晚期直肠癌患者，入组条件与 UNION 研究类似，随机进入巩固组与诱导组：巩固组先行 5Gy× 5 次短程放疗后再进行 6 周期 CapeOx 联合特瑞普利单抗治疗；诱导组先行 2 周期 CapeOx 联合特瑞普利单抗治疗，再行短程放疗，再行 4 周期上述化疗联合免疫治疗。患者新辅助治疗后 2 周需行 TME 手术或达 cCR 者可选择等待观察策略。共有 104 例患者完成治疗，整体 CR 率达 55.8%，包括 29 例接受手术达 pCR 的患者和 29 例达 cCR 接受等待观察策略的患者，巩固组和诱导组分别 57.4% vs 54%，差异无统计学意义。在 53 例术前磁共振提示淋巴结阳性且接受了手术的患者中，90.6% 达淋巴结 pN0。两项研究证实了短程放疗序贯化疗联合免疫治疗新辅助治疗模式的近期疗效优势及安全性，为更多患者提供器官功能保留可能性，成为 MSS/pMMR 局部晚期直肠癌患者提高疗效的新方向。

上海东方肝胆医院程树群教授等开展的一项随机对照研究，旨在明确术后微血管受侵（microvascular invasion，MVI）高风险的肝细胞肝癌患者，接受低剂量术前新辅助放疗是否有获益[44]。研究纳入单灶、直径≤5cm、乙型肝炎相关的肝癌，随机分为新辅助放疗组和直接手术组，其中新辅助放疗为肿瘤外扩 5～10mm 形成临床靶区，再外扩 5～10mm 形成计划靶区，处方剂量为 18Gy/3Gy 每次，放疗后 4 周内进行手术，主要研究终点为无病生存（DFS）。研究共纳入 60 例患者，新辅助放疗组的肿瘤反应率（ORR）为 25%。中位随访 68 个月，新辅助放疗组与直接手术组的 DFS 和 OS 均无明显区别，其中 1 年、3 年、5 年 DFS 分别为：86.7%、60.0%、56.3% vs 90.0%、52.8%、45.7%（$p=0.45$），而 1 年、3 年、5 年 OS 分别为：96.7%、83.3%、72.7% vs 100.0%、79.6%、60.7%（$p=0.4$）。提示虽然有客观的反应率，长期生存在该剂量模式下无明显获益。

北大大学第一医院高献书教授牵头开展的单中心随机对照 III 期研究（PKUFH 研究），旨在评估提高放疗剂量（72Gy vs 66Gy）对前列腺癌术后、有辅助放疗/早挽救放疗指征的患者在无生化复发生存（bPFS）方面的获益[45]。该研究入组病理分期 pT3-4，切缘阳性，或术后 PSA 升高≥0.2ng/mL 的患者，1∶1 随机到 72Gy/36f 或 66Gy/33f 放疗组，所有患者的放疗均在图像引导下执行（高风险患者除了前列腺床位，还接受盆腔淋巴结预防性照射）。主要终点为 bPFS。共 144 例患者入组，中位随访 89.5 个月，两组之间 7 年 bPFS 无显著差异（70.3% vs 61.2%；HR=0.73，95%CI：0.41～1.29）。然而，在高 Gleason 评分（GS 8～10）的患者中，高剂量组的 7 年 bPFS 显著优于低剂量组（66.5% vs 30.2%；HR=0.37，95%CI：0.17～0.82）。并且，在存在切缘多灶阳性（mSM+）的患者中，72G 剂量组显著提高 7 年 bPFS（82.5% vs 57.5%；HR=0.36，95%CI：0.13～0.99）。72Gy 组和 66Gy 组在 7 年 DMFS、CSS 和 OS 方面均无明显差别。该研究表明，术后具有高危复发危险因素、需接受辅助/早挽救放疗的患者中，提高放疗剂量到 72Gy 无明显获益，但对于高 GS 评分（8～10 分）或切缘多灶阳性的亚组患者，72Gy 可能带来获益，该项研究被 2022EAU 前列腺癌指南引用。

复旦大学附属肿瘤医院郭小毛/俞晓立/杨昭志教授团队开展的一项单中心、单臂、Ⅱ期临床研究（BROPTIMA 研究），评估了颅脑放疗同步吡咯替尼和卡培他滨治疗 HER2 阳性晚期乳腺癌脑转移的安全性及有效性[46]。患者入组后接受放疗联合吡咯替尼（400mg/d）及卡培他滨（100mg/m²，每天 2 次，连 2 周停 1 周），研究者根据脑转移灶的大小、数量以及脑实质病变的位置为患者选择全脑放疗（WBRT，30Gy/10f）或分次立体定向放疗（FSRT，8Gy×3-5f）方案，研究的主要终点是 1 年中枢神经系统（CNS）-PFS 率。共入组 40 例患者，75%的患者基线时有神经系统症状，所有患者都接受过曲妥珠单抗。中位随访 17.3 个月，一年 CNS-PFS 率达 74.9%（95%CI：61.9～90.7），达到了主要终点。中位 CNS-PFS 时间 18 个月，CNS-ORR 达 85%，整体的中位 PFS 时间达 17.6 个月。安全性方面，4 个病灶观察到无症状放射性坏死（6%）。简易精神状态检查表评估神经认知功能结果显示大部分患者的神经认知功能保持稳定。该联合方案的有效性和安全性为乳腺癌脑转移的治疗提供了重要的临床数据。

国家癌症中心/中国医学科学院肿瘤医院李晔雄教授团队和首都医科大学附属北京同仁医院王亮教授团队，收集两院近 20 年的 262 例Ⅰ期眼附属器结外边缘区淋巴瘤患者数据，中位随访时间为 66 个月，共计 18 名患者死亡，其中仅 1 例为淋巴瘤相关死亡。全组患者的标准化死亡风险比为 1.02（P=0.963），与背景人群的死亡风险相似，5 年总生存率为 96.8%，5 年的累积淋巴瘤特异性死亡仅 0.4%。全组有 63 名（24.0%）患者出现疾病的复发或进展，主要为原发部位失败，疾病失败累积发生率呈现随随访时间持续上升的趋势。应用竞争风险模型，放疗组（3.7%）的 5 年原发部位失败累积发生率明显低于观察等待（24.7%）、手术（17.1%）和系统治疗（17.2%）。总生存、对侧眼疾病事件和眼外部位失败累积发生率在各治疗组间无差异[47]。该研究是国内目前报道的局限期眼附属器结外边缘区淋巴瘤最大宗的队列，Ⅰ期患者显示出低度侵袭性特征，放疗可以降低疾病失败累积风险，且无严重治疗毒副反应，是有效的治疗手段。

## 参 考 文 献

[1] 郑荣寿, 张思维, 孙可欣, 等. 2016 年中国恶性肿瘤流行情况分析. 中华肿瘤杂志, 2023, 45(3): 212-220.

[2] Guo W, Zhou B, Bie F, et al. Single-cell RNA sequencing analysis reveals transcriptional heterogeneity of multiple primary lung cancer. Clin Transl Med. 2023, 13(10): e1453.

[3] Tian H, Bai G, Yang Z, et al. Multiple primary lung cancer: Updates of clinical management and genomic features. Front Oncol. 2023, 13: 1034752.

[4] Huang Z, Liu Y, Wang S, et al. Surgery for stage ⅡB-ⅢB small cell lung cancer. World J Surg Oncol. 2023, 21(1): 333.

[5] Zhu S, Li S, Huang J, et al. Time interval between breast cancer diagnosis and surgery is associated with disease outcome. Sci Rep. 2023, 13(1): 12091.

[6] Qu FL, Wu SY, Li JJ, et al. Ipsilateral breast tumor recurrence after breast-conserving surgery: Insights into biology and treatment. Breast Cancer Res Treat. 2023, 202(2): 215-220.

[7] Ling Q, Huang ST, Yu TH, et al. Optimal timing of surgery for gastric cancer after neoadjuvant chemotherapy: A systematic review and meta-analysis. World J Surg Oncol. 2023, 21(1): 377.

[8] Liang H, Yan X, Li Z, et al. Clinical outcomes of conversion surgery following immune checkpoint inhibitors and chemotherapy in stage Ⅳ gastric cancer. Int J Surg. 2023, 109(12): 4162-4172.

[9] Huang H, Zhou P, Li J, et al. Enhanced recovery after surgery in primary liver cancer patients undergoing hepatectomy: Experience from a large tertiary hospital in China. BMC Surg. 2023, 23(1): 185.

[10] Lu S, Zhang W, Wu L, et al. Perioperative toripalimab plus chemotherapy for patients with resectable non-small cell lung cancer: The neotorch randomized clinical trial. JAMA. 2024, 331(3): 201-211.

[11] Wang Y, Yang JW, Yan SY, et al. Electroacupuncture vs Sham Electroacupuncture in the treatment of postoperative ileus after laparoscopic surgery for colorectal cancer: A multicenter, randomized clinical trial. JAMA Surg. 2023, 158(1): 20-27.

[12] Wei Q, Wei ZQ, Jing CQ, et al. Incidence, prevention, risk factors, and prediction of venous thromboembolism in Chinese patients after colorectal cancer surgery: A prospective, multicenter cohort study. Int J Surg. 2023, 109(10): 3003-3012.

[13] Song ED, Xia HB, Zhang LX, et al. Efficacy and outcome of extensive intraoperative peritoneal lavage plus surgery vs surgery alone with advanced gastric cancer patients. World J Gastrointest Surg. 2023, 15(3): 430-439.

[14] Chang W, Ye Q, Xu D, et al. Robotic versus open surgery for simultaneous resection of rectal cancer and liver metastases: A randomized controlled trial. Int J Surg. 2023, 109(11): 3346-3353.

[15] Liu Z, Zhao Y, Kong P, et al. Integrated multi-omics profiling yields a clinically relevant molecular classification for esophageal squamous cell carcinoma. Cancer Cell. 2023, 41(1): 181-195.

[16] Zhang Y, Qian F, Teng J, et al. China lung cancer screening (CLUS) version 2.0 with new techniques implemented: Artificial intelligence, circulating molecular biomarkers and autofluorescence bronchoscopy. Lung Cancer. 2023, 181: 107262.

[17] Wang J, Zhang S, Yi H, et al. Comparative effectiveness analysis of lumpectomy and mastectomy for elderly female breast cancer patients: A deep learning-based big data analysis. Yale J Biol Med. 2023, 96(3): 327-346.

[18] Jiang Y, Zhou K, Sun Z, et al. Non-invasive tumor microenvironment evaluation and treatment response prediction in gastric cancer using deep learning radiomics. Cell Rep Med. 2023, 4(8): 101146.

[19] Wang Z, Wu L, Li B, et al. Toripalimab plus chemotherapy for patients with treatment-naive advanced non–small-cell lung cancer: A multicenter randomized phase Ⅲ trial (CHOICE-01). Journal of Clinical Oncology, 2023, 41(3): 651.

[20] Wang J, Wang Z, Wu L, et al. Final overall survival and biomarker analyses of CHOICE-01: A double-blind randomized phase 3 study of toripalimab versus placebo in combination chemotherapy for advanced NSCLC without EGFR/ALK mutations. ASCO. 2023, 41: 9003.

[21] Hou X, Zhou C, Wu G, et al. Efficacy, safety, and health-related quality of life with camrelizumab plus pemetrexed and carboplatin as first-line treatment for advanced nonsquamous NSCLC with brain metastases (CAP-BRAIN): A multicenter, open-label, single-arm, phase 2 study. J Thorac Oncol. 2023, 18(6): 769-779.

[22] Song Y, Zhang B, Xin D, et al. First-line serplulimab or placebo plus chemotherapy in PD-L1-positive esophageal squamous cell carcinoma: A randomized, double-blind phase 3 trial. Nat Med. 2023, 29(2): 473-482.

[23] Xu J, Jiang H, Pan Y, et al. Sintilimab plus chemotherapy for unresectable gastric or gastroesophageal junction cancer: The ORIENT-16 randomized clinical trial. JAMA. 2023, 330(21): 2064-2074.

[24] Zhou C, Tang KJ, Cho BC, et al. Amivantamab plus chemotherapy in NSCLC with EGFR exon 20 insertions. N Engl J Med. 2023, 389(22): 2039-2051.

[25] Zhou C, Solomon B, Loong HH, et al. First-line selpercatinib or chemotherapy and pembrolizumab in RET fusion-positive NSCLC. N Engl J Med. 2023, 389(20): 1839-1850.

[26] Liu SM, Tu HY, Wei XW, et al. First-line pyrotinib in advanced HER2-mutant non-small-cell lung

cancer: A patient-centric phase 2 trial. Nat Med. 2023, 29(8): 2079-2086.

[27] Ma F, Yan M, Li W, et al. Pyrotinib versus placebo in combination with trastuzumab and docetaxel as first line treatment in patients with HER2 positive metastatic breast cancer (PHILA): Randomised, double blind, multicentre, phase 3 trial. BMJ. 2023, 383: e076065.

[28] Li Z, Song Z, Zhao Y, et al. D-1553 (Garsorasib), a potent and selective inhibitor of KRASG12C in patients with NSCLC: Phase 1 study results. J Thorac Oncol. 2023, 18(7): 940-951.

[29] Pan J, Tang K, Luo Y, et al. Sequential CD19 and CD22 chimeric antigen receptor T-cell therapy for childhood refractory or relapsed B-cell acute lymphocytic leukaemia: A single-arm, phase 2 study. Lancet Oncol. 2023, 24(11): 1229-1241.

[30] Fang W, Cheng Y, Chen Z, et al. SKB264 (TROP2-ADC) for the treatment of patients with advanced NSCLC: Efficacy and safety data from a phase 2 study. American Society of Clinical Oncology.2023, 9114.

[31] Chen K, Yang F, Shen H, et al. Individualized tumor-informed circulating tumor DNA analysis for postoperative monitoring of non-small cell lung cancer. Cancer Cell. 2023, 41(10): 1749-1762.

[32] Pan Y, Zhang JT, Gao X, et al. Dynamic circulating tumor DNA during chemoradiotherapy predicts clinical outcomes for locally advanced non-small cell lung cancer patients. Cancer Cell. 2023, 41(10): 1763-1773.

[33] Duan J, Zhang Y, Chen R, et al. Tumor-immune microenvironment and NRF2 associate with clinical efficacy of PD-1 blockade combined with chemotherapy in lung squamous cell carcinoma. Cell Rep Med. 2023, 4(12): 101302.

[34] Sun D, Liu J, Zhou H, et al. Classification of tumor immune microenvironment according to programmed death-ligand 1 expression and immune infiltration predicts response to immunotherapy plus chemotherapy in advanced patients with NSCLC. J Thorac Oncol. 2023, 18(7): 869-881.

[35] Wang Y, Zhang T, Wang J, et al. Induction immune checkpoint inhibitors and chemotherapy before definitive chemoradiation therapy for patients with bulky unresectable stage III non-small cell lung cancer. Int J Radiat Oncol Biol Phys. 2023, 116: 590-600.

[36] Pan Y, Zhang JT, Gao X, et al. Dynamic circulating tumor DNA during chemoradiotherapy predicts clinical outcomes for locally advanced non-small cell lung cancer patients. Cancer Cell. 2023, 41(10): 1763-1773.

[37] Wang X, Han W, Zhang W, et al. Effectiveness of S-1-based chemoradiotherapy in patients 70 years and older with esophageal squamous cell carcinoma: A randomized clinical trial. JAMA Netw Open. 2023, 6: e2312625.

[38] Mao YP, Wang SX, Gao TS, et al. Medial retropharyngeal nodal region sparing radiotherapy versus standard radiotherapy in patients with nasopharyngeal carcinoma: Open label, non-inferiority, multicentre, randomised, phase 3 trial. BMJ. 2023, 380: e072133.

[39] You R, Liu YP, Xie YL, et al. Hyperfractionation compared with standard fractionation in intensity-modulated radiotherapy for patients with locally advanced recurrent nasopharyngeal carcinoma: A multicentre, randomised, open-label, phase 3 trial. The Lancet. 2023, 401: 917-927.

[40] Liu Y, Zhang Y, Wang J, et al. Caudal distribution pattern of metastatic neck lymph nodes in nasopharyngeal carcinoma and prognostic significance of nodal spread distances. Radiother Oncol. 2023, 179: 109443.

[41] Sun S, Zhang Y, Huang X, et al. Sinonasal mucosal melanoma: Is there a need for elective neck irradiation? Radiother Oncol. 2023, 185: 109642.

[42] Zhang T, Tao k, Lin Z, et al. Neoadjuvant short-course radiotherapy followed by camrelizumab plus chemotherapy versus long-course chemoradiotherapy followed by chemotherapy in locally advanced rectal cancer: A randomized phase III trial (UNION). Annals of Oncolog. 2023, 34: S1266-S1267.

[43] Wang Y, Shen L, Wan J, et al. Short-course radiotherapy based total neoadjuvant therapy combined with PD-1 inhibitor for locally advanced rectal cancer: Preliminary findings of TORCH. Annals of Oncology.

2023, 34: S433.

[44] Wei X, Jiang Y, Feng S, et al. Neoadjuvant intensity modulated radiotherapy for a single and small (</=5 cm)hepatitis B virus-related hepatocellular carcinoma predicted to have high risks of microvascular invasion: A randomized clinical trial. Int J Surg. 2023, 109: 3052-3060.

[45] Li HZ, Qi X, Gao XS, et al. Dose-intensified postoperative radiation therapy for prostate cancer: Long-term results from the PKUFH randomized phase 3 trial. Int J Radiat Oncol Biol Phys. 2024, 118: 697-705.

[46] Yang Z, Meng J, Mei X, et al. Brain radiotherapy with pyrotinib and capecitabine in patients with ERBB2-positive advanced breast cancer and brain metastases: A nonrandomized phase 2 trial. JAMA Oncol. 2024, 10: 335-341.

[47] Gao LR, Li X, Wang X, et al. Treatment and survival for patients with localized primary ocular adnexal extranodal marginal zone lymphoma. Leukemia. 2024, 38: 914-917.

# 二、心血管领域研究进展

王 利 李 希 胡盛寿
国家心血管病中心 中国医学科学院阜外医院

2023 年，我国医疗机构和科研院所针对心血管病领域的重大问题开展了众多高质量的研究，产出了大量有影响的成果。我们基于 PubMed 文献数据库，系统检索了当年由我国研究者牵头并立足于国人开展的心血管病防治原创研究，进而在其中筛选了有较高科研学术水平和实践指导价值的高水平论文，以反映我国在本领域的典型研究进展。我们将这些研究分为人群风险认识、危险因素探索、社区防控策略、创新技术应用、药物综合评价、基础研究共 6 个方面，介绍如下。

## （一）全面认识人群中社会、行为、代谢相关心血管病风险

### 1. 描述 2004～2018 年高血压患病率、知晓率、治疗率和控制率的变化趋势

高血压是心血管疾病的主要危险因素。2000 年之后，我国已采取多方面举措提升居民高血压管理状况。然而，对于近十年内我国人群高血压流行和管理状况的变化趋势，目前尚无可靠数据估计。中国疾病预防控制中心慢病中心、中国医学科学院阜外医院深圳医院研究团队合作，在 *British Medical Journal*（《英国医学杂志》）上发表了"Prevalence，Awareness，Treatment，and Control of Hypertension in China，2004-18：Findings from Six Rounds of A National Survey"[1]。研究利用中国居民慢性病及危险因素监测研究在 2004 年、2007 年、2010 年、2013 年、2015 年和 2018 年开展的六次全国性随机抽样横断面调查数据，纳入 642 523 名 18～69 岁的社区居民，探讨了 2004～2018 年我国高血压患病率、知晓率、治疗率和控制率的长期变化趋势。研究发现，自 2010 年以来，我国 18～69 岁居民的标化高血压患病率略有下降；2004～2018 年知晓率、治疗率和控制率虽有所提高，但治疗率和控制率仍处于较低水平。该研究成果进一步强调了基层医疗卫生系统在高血压管理中的重要作用，提示在农村地区开展高血压干预以降低心血管疾病负担势在必行。

### 2. 分析教育程度对我国 20 世纪 40 至 70 年代出生人群健康结局影响的差异

作为个人的社会经济特征之一，教育程度具有独特的重要意义。这是因为它往往会成为决定其他社会经济特征（如职业和收入等）的前置因素，也会进一步影响到每个人所遵循的生活方式和所接受的医疗服务。然而，受教育程度对死亡风险的影响有多大，以及受教育程度究竟是通过哪些因素影响了死亡风险，都值得进一步探讨。中国医学科学院阜外医院研究团队在 *British Medical Journal*（《英国医学杂志》）发表了 "Educational Inequalities in Mortality and Their Mediators Among Generations Across Four Decades：Nationwide，Population Based，Prospective Cohort Study Based on the ChinaHEART Project" [2]。研究基于心血管疾病高危人群早期筛查与综合干预项目，利用覆盖我国 31 个省超过 128 万名居民的数据，全面评价了教育对 1940～1979 年出生人群的死亡率的影响，并研究社会经济、行为和代谢因素在教育与死亡风险关系中的相互作用。结果表明我国从 20 世纪 40 年代到 70 年代的出生人群中，接受初中及以上教育的占比稳步提升，而大学及以上教育的占比呈现加速上升；教育程度与心血管和全因死亡风险逆相关，且差距随出生年代而增大，而这样的变化趋势在农村居民中尤为明显；在教育对健康结局的影响中，行为和代谢因素的中介效应占比分别为 13.9% 和 4.7%，其中充足体育锻炼的中介效应占比最大。该研究的发现为促进社会可持续发展提供了重要支持。

### 3. 分析我国社会经济地位与人群死亡率和心血管疾病负担之间的关系

虽然心血管健康方面的社会经济不平等长期以来一直是公共卫生关注的焦点，但是不同社会经济地位人员的心血管疾病负担和死亡率的差异一直存在争议[3]。中国医学科学院阜外医院研究团队在 *The Lancet Public Health*（《柳叶刀公共卫生》）发表了 "Socioeconomic Disparity in Mortality and The Burden of Cardiovascular Disease：Analysis of The Prospective Urban Rural Epidemiology（PURE）-China Cohort Study" [4]。研究推断基于 PRUE 研究队列，纳入了来自中国 12 个省份、115 个城市和农村地区的 46 089 名 35～70 岁成年人，通过 Cox 脆弱模型计算风险比，通过多变量 Logistic 回归计算平均边际效应，研究社会经济地位对中国的死亡率和心血管疾病负担（即发病率、死亡率和住院率）的影响。结果表明，与社会经济地位高的人相比，社会经济地位低的人发生全因死亡率风险增加 65%、心血管疾病死亡风险增加 1.2 倍、非心血管疾病死亡风险增加 43%，主要心血管疾病发生风险增加 43%，心血管疾病住院风险增加 44%，社会经济地位与死亡率和心血管疾病负担的关系在不同地理区域、城市和农村地区、不同性别中的结果是一致的。这提示目前中国存在着心血管疾病结局和死亡率的社会经济地位不平等，应进一步完善卫生保健资源分配政策，重点关注受教育程度低和家庭财富较少的人。

## （二）深入挖掘环境、遗传因素对心血管病发病与死亡的影响

### 1. 证实臭氧污染与心血管疾病住院风险的关系

臭氧（$O_3$）作为一种高活性、强氧化性的环境污染物，近年来在气候变化和全球变

暖的背景下呈加剧增长趋势，已成为全球重大公共卫生问题。现有的基于入院数据的 $O_3$ 研究大多只探索了有限数量的心血管疾病亚型，或在单个城市，或在有限数量的医院进行，且有限的证据中存在不一致性。西安交通大学公共卫生学院研究团队在 *European Heart Journal*（《欧洲心脏杂志》）发表了 "Ozone Pollution and Hospital Admissions for Cardiovascular Events" [5]。该研究采用两阶段多城市时间序列研究方法，探讨 2015～2017 年中国 70 个地级及以上城市环境臭氧暴露与心血管事件日住院人数（$n=6\,444\,441$）的相关性。2 天平均每日 8h 最大臭氧浓度增加 $10\mu g/m^3$ 与冠心病入院风险增加 0.46%、心绞痛增加 0.45%、急性心肌梗死增加 0.75%、急性冠状动脉综合征增加 0.70%、心力衰竭增加 0.50%、中风增加 0.40% 和缺血性卒中增加 0.41% 相关。与超过 WHO 指导值的高 $O_3$ 浓度（2 天平均 8h 最大浓度 $\geqslant 100\mu g/m^3$ vs $< 100\mu g/m^3$）相关的心血管事件的额外入院风险从卒中的 3.38%（95%CI：1.73%，5.06%）到急性心肌梗死（acute myocardial infarction，AMI）的 6.52%（95%CI：2.92%，10.24%）不等。总之，该研究发现环境臭氧与心血管事件住院风险增加有关。在臭氧污染严重的日子，心血管事件的入院风险更大。这些结果为环境臭氧对心血管的有害影响提供了证据，并呼吁政府部门特别注意对高臭氧污染的控制。

### 2. 揭示孕妇暴露于 $PM_{2.5}$ 对胎儿先天性心脏缺陷的影响

在高污染地区，母亲暴露于环境细颗粒物与胎儿先天性心脏缺陷（congenital heart disease，CHD）之间的关系的证据仍然有限，很少有研究关注孕前暴露。中国医学科学院阜外医院研究团队联合四川大学研究团队在 *Circulation*（《循环》）发表了 "Maternal Exposure to PM（2.5）and the Risk of Congenital Heart Defects in 1.4 Million Births：A Nationwide Surveillance-Based Study" [6]。研究基于一项 140 万新生儿中母亲暴露于大气细颗粒物（$PM_{2.5}$）和先天性心脏缺陷风险的全国监测研究，结果表明，所有参与者的平均 $PM_{2.5}$ 暴露量为 $56.51\mu g/m^3$。母亲 $PM_{2.5}$ 暴露量每增加 $10\mu g/m^3$，后代患 CHD 的风险就增加 2%，而鼻中隔缺陷是受影响最大的亚型。$PM_{2.5}$ 对 CHD 风险的影响在孕前期更为明显。年龄 <35 岁的母亲、生活在北方地区的母亲和生活在低收入地区的母亲对 $PM_{2.5}$ 的暴露更敏感。$PM_{2.5}$ 暴露量与 CHD 总发病数或特定类型呈线性相关。孕妇暴露于高浓度 $PM_{2.5}$，特别是在孕前期间，会增加后代罹患某些类型 CHD 的风险。该研究分析为目前调查 $PM_{2.5}$ 与 CHD 风险之间可能关联的证据体系增加了深度和清晰度，这些证据来自国家基于人口的出生缺陷监测系统，覆盖了中国广泛的地理范围，从而可以分析单个类型的 CHD。这些研究结果将有助于指导预防 CHD，并强调了改善中国和其他严重污染地区空气质量对公众健康的好处。

### 3. 分析极端温度事件、细颗粒物和心肌梗死死亡率之间的关系

气候变化背景下，以热浪和寒潮为代表的极端温度事件不断加剧，呈现出频次高、强度大、持续时间长等特点。前期证据表明，极端温度事件与心肌梗死（常见的不良心血管事件）的发生有关，但目前尚不清楚其是否同时增加因心肌梗死死亡的风险。同时，$PM_{2.5}$ 被认为是诱发心肌梗死等不良心血管事件的重要危险因素。基于此，中山大学公

共卫生学院研究团队在 *Circulation*（《循环》）发表 "Extreme Temperature Events，Fine Particulate Matter，and Myocardial Infarction Mortality" [7]。该研究基于江苏省死因监测系统、中国气象局陆面数据同化系统（CLDAS V2.0）和中国高分辨率大气污染物（China High Air Pollutant，CHAP）数据集，采用病例交叉设计对江苏省 2015～2020 年间 20.3 万名因心肌梗死死亡居民进行分析，定量评估研究对象死亡当天热浪、寒潮暴露水平与心肌梗死死亡之间的暴露-反应关系，以及死亡当天和前一天的 $PM_{2.5}$ 暴露水平与心肌梗死死亡之间的暴露-反应关系，量化极端温度事件和 $PM_{2.5}$ 的相加交互作用，并估算其超额死亡。结果发现，热浪、寒潮和 $PM_{2.5}$ 暴露与心肌梗死死亡风险升高有关，且女性和老年人群更为敏感。同时暴露于热浪和 $PM_{2.5}$ 对心肌梗死死亡风险的影响存在显著的协同效应，且热浪定义越严格，协同效应越强；而同时暴露于寒潮和 $PM_{2.5}$ 对心肌梗死死亡风险的影响不存在协同效应。经估算，研究期间江苏省约 5668 例（2.8%）心肌梗死死亡病例可归因于极端温度事件和 $PM_{2.5}$ 暴露。

### （三）积极推进立足社区的人群心血管风险管理和疾病防控

#### 1. 证实乡村医生主导的强化降压干预策略可降低心血管疾病发病和死亡风险

近年来，国际上对高血压患者降压目标值的确定存在很大争议。因缺乏充分证据，各国指南中对降压目标值的推荐尚不统一。中国医科大学研究团队设计实施了一项大型整群随机对照试验，在 *The Lancet*（《柳叶刀》）发表了 "Effectiveness of A Non-Physician Community Health-Care Provider-Led Intensive Blood Pressure Intervention Versus Usual Care on Cardiovascular Disease（CRHCP）：An Open-Label，Blinded-Endpoint，Cluster-Randomised Trial" [8]。研究入选来自 326 个村的 33 995 名 40 岁及以上血压控制不达标的农村居民，所在村按 1∶1 随机分配到由村医主导的强化降压干预模式（干预）或常规照护（对照）的组中。结果显示，强化降压干预组收缩压由基线时的 157.0mmHg 降至 36 个月时的 126.1mmHg，同期对照组收缩压由 155.4mmHg 降至 147.6mmHg，净组差为–23.1mmHg（–24.4～–21.9 mmHg；$P<0.000\ 1$）。在 36.8 个月的中位随访时间内，强化降压干预可使高血压患者心脑血管事件总体风险下降 33%。其中，心梗事件风险下降 23%，卒中风险下降 34%，心衰风险下降 42%，心血管死亡风险下降 30%，全因死亡风险下降 15%。安全性方面，与对照组比较，尽管强化降压干预组低血压的发生率有所升高，但症状性低血压、损伤性跌倒，以及晕厥的发生风险在两组间均无显著差异。研究证实乡村医生为主导的干预策略可有效实现对高血压患者的管理，进而降低人群心脑血管事件及全因死亡的发生。

#### 2. 证实家庭烹饪干预可有效促进减盐行为

中国人群人均盐摄入量水平远远超过世界卫生组织推荐的成人每日盐摄入量（5g/d）。高盐饮食与高血压、卒中、心脏病、肾病等常见慢性病的发生发展密切相关，由其导致的疾病负担相当沉重。研究表明，中国人群盐摄入的主要来源为家庭烹饪过程中添加的盐。然而，目前尚缺乏基于社区的随机对照研究证据来阐释针对家庭主厨的减盐干预措施的有效性。近日，中国疾病预防控制中心研究团队在 *British Medical*

*Journal*（《英国医学杂志》）上发表了"Effect of Home Cook Interventions for Salt Reduction in China：Cluster Randomised Controlled Trial"[9]。该研究在中国东部、中部、西部 6 个省的 60 个社区开展，共有来自 788 个家庭的 1576 名研究对象完成了基线调查。按照社区整群随机对照研究设计（1：1），30 个社区被随机分配到干预组，30 个社区被随机分配到对照组。对干预组给予 12 个月减盐干预措施，包括减盐健康教育讲座、盐摄入量监测，以及社区减盐支持性环境建设等。对照组不给予任何干预措施。12 个月后 1419 人完成了随访调查。研究发现针对家庭主厨的减盐干预措施能够有效促进减盐行为，显著降低人群的 24h 尿钠水平、收缩压和舒张压。该研究观察到的收缩压降低 2mmHg 将使卒中发生风险降低 5.2%，使缺血性心脏病发生风险降低 3.2%。如果该干预措施在全国范围推广，每年将预防约 205 000 例卒中和 112 000 例缺血性心脏病事件的发生。

### 3. 揭示基层医疗卫生机构与居民高血压知晓、治疗和控制相关的组织特征

我国的基层医疗卫生机构约 90 万家，约 300 万名医务人员，承担着覆盖全民的基本公共卫生服务，包括为辖区内居民提供高血压筛查和管理。高血压防控工作，能够反映基层医疗机构的公共卫生和医疗服务质量。基于此，中国医学科学院阜外医院研究团队于 *The Lancet Global Health*（《柳叶刀-全球健康》）牵头发表 "Primary Care Institutional Characteristics Associated with Hypertension Awareness，Treatment，and Control in the China PEACE-Million Persons Project and Primary Health-Care Survey：A Cross-Sectional Study"[10]的一项研究显示，基层医疗机构的某些特征明显影响了当地居民高血压管理水平，针对性解决这些问题有助于改善基层医疗质量。研究基于心血管病高危人群早期筛查与综合干预项目和基层医疗卫生服务调查项目，在全国范围内共纳入 433 家乡镇/街道级基层卫生机构和它们所在地区的 660 565 名高血压患者，分析基层医疗卫生机构的系统特征与居民高血压的知晓、治疗和控制的关系，结果发现我国居民高血压"三率"存在显著的乡镇/街道聚集性，基层医疗卫生机构的某些特定的系统特征如政府拨款模式、医疗质量挂钩绩效奖金设置与否、机构信息化系统程度、家庭签约制度实施与否等显著影响当地居民高血压管理水平。该研究为进一步强化和改善我国基层医疗卫生机构建设提供了证据参考。

### 4. 证实富钾低钠盐在老年人中的降压效果和心血管获益

高血压是中国居民发生心血管病最主要的危险因素。大量研究表明，过多摄入钠和过低摄入钾均会升高血压，是高血压发生的重要因素。食用富钾低钠盐作为一种减盐策略，可以在降低钠摄入的同时增加钾的摄入，实现"双重降压"。预测盐替代效果的建模研究表明，盐替代对心血管疾病和死亡有巨大的潜在益处，但直到最近还缺乏大型试验的数据。北京大学医学部研究团队设计开展了一项针对代盐制品的临床试验，在 *Nature Medicine*（《自然医学》）上发表了 "Salt Substitution and Salt-Supply Restriction for Lowering Blood Pressure in Elderly Care Facilities：A Cluster-Randomized Trial"[11]。研究对中国 48 家老年护理机构（55 岁或以上 1612 名参与者，1230 名男性

和 382 名女性）进行了 2 年的整群随机设计，在实验提供盐替代品（62.5% NaCl 和 25% KCl）而不是普通盐，并逐步限制盐或盐替代品的供应。与常规盐相比，盐替代品降低了收缩压（–7.1mmHg，95%CI：–10.5～–3.8）和舒张压（–1.9mmHg，95%CI：–3.6～–0.2），并导致较少的心血管事件，危险比（HR）0.60，95%CI：0.38～0.96，但对总死亡率没有影响（HR 0.84，95%CI：0.63～1.13）。而与常规盐或盐替代品相比，限制供应对血压和发病风险没有影响。从安全的角度来看，盐替代品增加了平均血钾，并导致更频繁的生化高钾血症，但与不良临床结果无关。该研究结果表明使用盐替代品，而不是限制盐的供应，可以达到降低血压的目的，并为中国老年护理机构的居民带来健康益处。

### （四）创新技术方案指导心血管病患者临床精准诊断分型和治疗

#### 1. 证实 μQFR 判断左主干分叉病变 PCI 后生理性残余缺血的预后意义

冠状动脉左主干病变常累及左主干远端分叉部，冠脉介入治疗（percutaneous coronary intervention，PCI）治疗左主干分叉部病变通常较单纯冠状动脉开口或体部治疗复杂，且预后较差，充分评估分叉病变的血流动力学意义至关重要。基于此，中国医学科学院阜外医院研究团队在 *European Heart Journal*（《欧洲心脏杂志》）发表了"Left Main Bifurcation Stenting：Impact of Residual Ischaemia on Cardiovascular Mortality"[12]。该研究是对中国医学科学院阜外医院单中心前瞻性左主干 PCI 队列的事后盲法分析，目的是使用基于 Murray 定律的定量血流分数（Murray law-based quantitative flow ratio，μQFR），以判断左主干（left main，LM）分叉病变 PCI 后生理性残余缺血的预后意义。μQFR 是全球首个融入了人工智能辅助分析和分叉病变分析模式的计算冠脉生理学快速分析系统，且支持单体位快速分析。生理性残余缺血被定义为术后 LAD 或 LCX 的 μQFR 值≤0.80。该研究 2014～2016 年间连续入组接受 PCI 治疗的左主干分叉病变患者。最终，1170 例可评估术后 μQFR 的患者纳入分析。研究发现，在接受左主干分叉病变 PCI 治疗的患者中，有 13.2%（155/1170）的患者术后仍存在残余缺血（术后 μQFR≤0.80），包括 10.5%（123/1170）的患者术后左旋支动脉（left circumflex artery，LCX）存在残余缺血，3.2%（38/1170）的患者术后右前降支（left anterior descending，LAD）存在残余缺血。在接受造影成功 PCI 的左主干分叉病变患者中，仍有不少患者（超过 13%）通过术后 μQFR 评估发现存在生理性残余缺血，并与更高的 3 年心血管死亡风险相关。该研究提示 PCI 后生理学评估具有较好的预后价值。

#### 2. 探索通过磁共振延迟强化成像优化肥厚型心肌病风险分层

心肌延迟强化（late gadolinium enhancement，LGE）≥心肌质量的 15% 是肥厚型心肌病心源性猝死的高危因素，而在真实世界中许多 LGE 阳性但不足 15% 的患者处于"灰色地带"，这些患者的猝死风险尚待阐明。针对这一关键临床问题，中国医学科学院阜外医院研究团队基于中国肥厚型心肌病人群的大样本队列，在 *European Heart Journal*（《欧洲心脏杂志》）发表了"Assessment of Late Gadolinium Enhancement in Hypertrophic Cardiomyopathy Improves Risk Stratification Based on

Current Guidelines"[13]。研究团队首先针对两大国际指南（《2022 年欧洲心脏病学会室性心律失常患者管理和心源性猝死预防指南》和《2020 年美国心脏协会/美国心脏病学会肥厚型心肌病患者诊断和治疗指南》）的危险分层模型进行外部验证。研究发现，与 2014 年欧洲模型相比，虽然 2022 年欧洲模型和 2020 年美国模型的总体效能相似，但是 2022 年更新的欧洲模型对肥厚型心肌病心源性猝死的预测效能得到显著提升。随后，团队进一步深入探索了 LGE 优化危险分层的价值。研究发现，LGE 以 5%为临界值，能够基于当前指南模型实现更优化的风险分层。与 LGE 小于 5%的患者相比，LGE≥5%的患者发生心源性猝死的风险增加了 7 倍。该研究亦解决了国际上缺乏亚洲人群肥厚型心肌病研究的痛点，为全世界肥厚型心肌病心源性猝死的风险评估及一级预防提供了新的影像学见解。

3. 利用三支光学相干断层扫描识别高危冠状动脉病变

在急性心肌梗死患者中，经常观察到非罪犯冠状动脉粥样硬化性病变，在相当大比例的病例中会导致不良心脏事件。识别具有未来事件风险的非冠状动脉粥样硬化性病变与治疗的最佳选择和预后的改善高度相关。既往研究发现通过血管内超声（intravascular ultrasound，IVUS）评估薄纤维帽粥样硬化斑块（thin-cap fibroatheroma，TCFA）和最小管腔面积（minimal lumen area，MLA），可以提高对未来事件的预测价值，而光学相干断层扫描（optical coherence tomography，OCT）提供比 IVUS 高 10 倍的空间分辨率，在测量纤维帽厚度方面更为优越，是 TCFA 检测最可靠的成像方式，因此 OCT 有可能通过对部分冠状动脉血管中的高危斑块进行采样来预测未来事件。基于这一背景，哈尔滨医科大学附属第二医院研究团队探索了 OCT 对于识别有不良心脏事件风险的患者和病变的预后价值，在 *Journal of the American College of Cardiology*（《美国心脏病学会杂志》）上发表了题为 "Identification of High-Risk Coronary Lesions by 3-Vessel Optical Coherence Tomography"[14]的文章。该研究纳入了 2017 年 1 月～2019 年 5 月期间，883 名接受直接 PCI 的 AMI 患者，进行了所有 3 条主要冠状动脉的 OCT 检查。研究终点为心脏死亡、非原发病变相关的非致命性心肌梗死和非计划性冠状动脉血运重建的复合终点。经过 4 年（中位数为 3.3 年）的随访，主要终点发生率为 7.2%。主要终点的独立预测因素包括：TCFA 和 MLA<3.5mm$^2$。TCFA 调整 HR：3.05；95%CI：1.67～5.57，MLA<3.5mm$^2$ 调整 HR：3.71；95%CI：1.22～11.34。在病变层面的分析中，造成后续事件的非罪犯病变，在基线上并不严重（平均直径狭窄 43.8%±13.4%）。TCFA 和 MLA<3.5mm$^2$ 可预测每个特定病变引起的事件。TCFA 调整后的 HR：8.15；95%CI：3.67～18.07，MLA<3.5mm$^2$ 调整后的 HR：4.33；95%CI：1.81～10.38。MLA<3.5mm$^2$ 的 TCFA 具有较高的风险，足以识别有心脏死亡和非原发病变相关的非致命性心肌梗死复合风险的患者。

4. 证实径向壁应变和定量血流分数协同分析可优化结局预测效果

径向壁应变（radial wall strain，RWS）指血管壁在心动周期内沿径向的相对形变，是评估斑块易损性的一项新技术。既往研究发现，病变的最大 RWS 与 OCT 显示的脂质负荷和脂质纤维帽比正相关，与纤维帽厚度负相关。RWS 和定量血流分数（quantitative flow ratio，QFR）都可以从血管造影中获取，针对二者协同分析能否优化病变分类、进一步改善预后的问题，来自上海交通大学、中国医学科学院阜外医院、福建医科大学附属协和医院、复旦大学附属中山医院的研究团队在 *Journal of the American College of Cardiology*（《美国心脏病学会杂志》）上合作发表"Short-Term Risk Stratification of Non-Flow-Limiting Coronary Stenosis by Angiographically Derived Radial Wall Strain"[15]。研究揭示，联合应用基于单体位造影获得的血管水平 RWS 和基于 Murray 法则的定量血流分数（μQFR），可进一步提高对延迟血运重建血管 1 年血管源性复合终点（vessel-oriented composite endpoint，VOCE）事件的预测作用。这两项分析技术均可单纯基于单体位造影实现，其操作的简便性和方法学的可靠性使其非常适合导管室实时应用。这一研究成果为 RWS 的临床推广应用再添力证，有望为冠心病患者病变风险评估和优化管理提供一种新型的决策模式。

### （五）严格临床试验评价心血管疾病药物/器械/技术的疗效与安全性

#### 1. 证实通心络胶囊对心肌梗死患者临床结局有显著改善作用

心肌无复流和再灌注损伤仍是急性心梗再灌注治疗时代的两大国际未解难题，国际指南仍无有效治疗药物推荐。中国医学科学院阜外医院研究团队牵头，设计实施了一项大型随机、双盲、安慰剂对照的多中心临床试验，在 *Journal of the American Medical Association*（《美国医学会杂志》）发表"Traditional Chinese Medicine Compound（Tongxinluo）and Clinical Outcomes of Patients With Acute Myocardial Infarction：The CTS-AMI Randomized Clinical Trial"[16]。研究从国内 124 家医院入选 3797 例发病时间在 24h 以内的急性 ST 段抬高心肌梗死患者。在接受指南指导的常规治疗基础上，所有患者按 1∶1 随机分配至通心络组和安慰剂组，进行为期 12 个月的治疗。研究的主要终点是 30 天内心血管主要不良事件，包括心血管死亡、心肌再梗死、紧急冠状动脉血运重建和卒中。结果显示，相比于安慰剂，通心络治疗可使患者 30 天事件风险总体下降 36%，其中，心血管死亡风险降低 30%。此外，随访一年时，通心络仍能持续使事件风险下降 36%，心血管死亡风险降低 27%。安全性方面，通心络组药物不良反应发生率稍高于安慰剂组（2.1% vs 1.1%，*P*=0.02），但不良反应主要是胃肠道症状。研究充分证实通心络胶囊改善心肌梗死患者临床结局的能力，用循证医学研究方法验证了中医药的临床价值，是中西医结合治疗心血管疾病的典范。

#### 2. 评价吲哚布芬联合氯吡格雷在 PCI 术后的有效性与安全性

以阿司匹林为基础的双联抗血小板治疗（dual antiplatelet therapy，DAPT）已成为经皮冠状动脉介入治疗后的标准治疗。但是，阿司匹林在临床应用中存在一定的局限性，如过敏或者不耐受。既往研究表明，吲哚布芬可在保留抗血栓作用的同时，可减轻阿司匹林的不良反应，但其与 P2Y12 抑制剂（如氯吡格雷）联合使用尚缺乏随机临床试验证据。基于此，复旦大学附属中山医院研究团队牵头设计实施了一项随机、开放标签、前瞻性、终点盲、非劣效性的多中心研究，在 *Circulation*（《循环》）发表

"Indobufen or Aspirin on Top of Clopidogrel After Coronary Drug-Eluting Stent Implantation（OPTION）：A Randomized，Open-Label，End Point-Blinded，Noninferiority Trial"[17]。研究纳入了 2018 年 1 月 11 日～2020 年 10 月 12 日期间 103 个心血管中心的共 4551 例进行冠状动脉药物洗脱支架植入术的心肌肌钙蛋白阴性患者，并将其按 1：1 比例随机分配到吲哚布芬 DAPT 组和常规 DAPT 组。经过一年的临床随访，吲哚布芬 DAPT 组和常规 DAPT 组分别有 101 例（4.47%）和 140 例（6.11%）患者发生了主要终点事件（$P_{非劣效性}$<0.001）。两组分别有 34 例（1.51%）和 32 例（1.40%）患者发生了缺血性事件，无明显差异。与常规 DAPT 组相比，吲哚布芬 DAPT 组的出血风险更低。该研究表明在接受冠脉药物洗脱支架植入术的心肌肌钙蛋白阴性患者中，在 P2Y12 抑制剂的基础上用吲哚布芬替代阿司匹林是可行的，可以帮助高出血风险患者制定最佳 DAPT 策略。

**3. 比较除环肺静脉隔离外附加低压区消融与单独环肺静脉隔离治疗老年阵发性房颤患者的疗效**

老年阵发性心房颤动患者的环肺静脉隔离（circumferential pulmonary vein isolation，CPVI）治疗的总体成功率仍不理想，这些患者行 CPVI 之外的额外低压区（low-voltage-area，LVA）消融的增量获益尚未阐明，是否有患者亚群将受益仍不清楚。南京医科大学研究团队通过一项多中心、单盲、随机临床试验，在 *JAMA Cardiology*（《美国医学会杂志　心脏病学》）发表了 "Circumferential Pulmonary Vein Isolation With vs Without Additional Low-Voltage-Area Ablation in Older Patients With Paroxysmal Atrial Fibrillation：A Randomized Clinical Trial"[18]。研究纳入在 14 家三级医院登记的 438 名 65～80 岁阵发性房颤患者，他们被随机分配（1：1）到干预组（接受 CPVI 和 LVA 消融）和对照组（仅接受 CPVI）。LVA 定义为相邻 3 个以上点的振幅小于 0.5mV 的区域。主要终点是单次消融术后，没有发生临床访视期间心电图记录的或动态心电图记录的持续时间超过 30s 的房性快速性心律失常（atrial tachyarrhythmia，ATA）。有 24 例患者（干预组 10 例，对照组 14 例）因未完成空白期，未纳入疗效分析。中位随访 23 个月后，干预组 ATA 复发率（31/209 例，15%）明显低于对照组（49/205 例，24%）（HR = 0.61，95%CI：0.38～0.95；$p$ = 0.03）。亚组分析中，在所有 LVA 患者中，干预组与对照组相比，ATA 复发风险降低 51%（HR = 0.49，95%CI：0.25～0.94；$p$ = 0.03）。总之，该研究发现与单纯 CPVI 相比，CPVI 以外的附加 LVA 消融可降低老年阵发性房颤患者的 ATA 复发风险。该研究的发现值得在更大的、更长的随访试验中进一步复制。

**4. 证实基于机器学习的现场 CT-FFR 可有效管理稳定型冠心病患者**

使用机器学习的冠状动脉电子计算机断层扫描血流储备分数（CT-FFR）能够识别冠状动脉疾病和血管特异性缺血的存在。然而，与稳定型冠状动脉疾病患者的护理标准相比，现场 CT-FFR 是否能改善临床或经济结果尚不清楚。中国人民解放军总医院研究团队在 *Circulation*（《循环》）发表题为 "On-Site Computed Tomography-Derived Fractional

Flow Reserve to Guide Management of Patients With Stable Coronary Artery Disease：The TARGET Randomized Trial"[19]的研究论文，该研究揭示了稳定性冠状动脉疾病患者治疗的现场计算机断层扫描衍生血流储备分数。与标准治疗组相比，CT-FFR 治疗组接受有创冠状动脉造影且无阻塞性冠状动脉疾病或有阻塞性疾病未接受干预的患者比例显著降低。总体而言，CT-FFR 治疗组比标准治疗组更多的患者进行了血运重建，但 1 年 MACE 治疗没有差异。随访期间，两组患者的生活质量和症状改善相似，CT-FFR 治疗组的费用有降低的趋势。使用机器学习的现场 CT-FFR 降低了稳定冠状动脉疾病患者在 90 天内接受无阻塞性疾病或需要干预的有创冠状动脉造影的比例，但总体上增加了血流量重建，但没有改善症状或生活质量，或减少主要不良心血管事件。该研究是国际上首个评估使用基于人工智能 CT-FFR 策略管理稳定型冠心病患者的临床和费用影响的多中心、随机、对照临床研究，深度学习算法可以现场进行，避免了传输敏感医疗数据，缩短了计算时间，增加了临床医生的参与。

### （六）心血管基础研究与器械研发

#### 1. 心脏保护

医学的发展一定程度上改善了心血管疾病（cardiovascular disease，CVD）的预后，但心力衰竭、心肌梗死、动脉粥样硬化（atherosclerosis，AS），以及胸主动脉瘤/夹层（thoracic aortic aneurysm and dissection，TAAD）等重大心血管疾病仍缺少有效的治疗药物或治疗手段。其主要原因是心血管疾病病因复杂，发病机理仍未完全阐明，基础研究缺少重大理论突破，缺少药物靶点，药物研发滞后。因而，当前的疾病形势亟须从人类心脏疾病的基本特征出发，对疾病发病机制进行高精度生物学解析，加快新药物靶点的探索和药物研发，开展心脏疾病精准治疗的转化研究。

心脏保护的关键在于减少细胞损伤，激发内源性细胞再生。科学家们正致力于寻找新的治疗方法来对抗心脏损伤。最新的研究确定了一种来源于心脏成纤维细胞的促增殖多能蛋白聚糖（versican），并发现 versican 在促进成人心脏修复中的作用。versican 是一种来源于心成纤维细胞的细胞外基质成分，在新生儿心肌损伤后上调并促进心肌细胞增殖。在心脏成纤维细胞中条件性敲除 versican 会降低心肌细胞的增殖，阻碍新生儿心脏的再生。在成年小鼠中，心肌梗死后心肌内注射 versican 可促进心肌细胞增殖、减少纤维化并改善心脏功能。此外，versican 还能促进人类诱导多能干细胞衍生心肌细胞的增殖。从机理上讲，versican 可激活整合素 β1 和下游信号分子，包括 ERK1/2 和 Akt，从而促进心肌细胞增殖和心脏修复[20]。

心血管中具调控作用的非编码 RNA，包括小分子 RNA（miRNA）、长链非编码 RNA（lncRNA，如 NPPA-AS1、CPhar），以及环状 RNA（CircOGDH、CircMap3k5、CircSamd4）[21]等在心血管中的保护作用被大家关注。在心力衰竭中，研究首次证明了 miR-320 在心肌衰竭的心肌细胞高表达，而在心肌成纤维细胞低表达。心肌细胞中 miR-320 损伤心肌，而成纤维细胞 miR-320 起到保护心肌作用。证明长链非编码 RNA（lncRNA、ZNF593-AS）的显著促进心力衰竭作用[22]。干细胞及其衍生细胞在心衰治疗中也起到重要作用。研究发现了一种新的干细胞（即 EPSC）。与胚胎干细胞和诱导多潜能干细胞来源的心肌细胞相比，由 EPSC 衍生的心肌细胞表现出高效和稳健，并在单层和微组织水平上表现出更好的线粒体功能、钙处理和收缩特性。最重要的是，在裸鼠心肌梗死模型中，EPSC-CMs 比 iPSC-CMs 更能恢复心脏功能，因此是再生疗法的更好候选细胞源[23]。此外，最新研究发现通过注射乳酸钠或抑制心肌细胞中关键的乳酸转运体来上调乳酸浓度，可促进α-肌球蛋白重链（α-MHC）赖氨酸（K1897乳化）和α-MHC与 Titin 相互作用，从而缓解心衰[24]。

及时恢复冠状动脉血流，即再灌，是减轻缺血性心脏损伤的最好方法。然而心肌再灌会导致心脏进一步损害，称为缺血/再灌（I/R）损伤，目前临床缺乏对其有效的防治手段。最近的研究报告了一种小分子激动剂 S89，它能特异性地促进线粒体融合，恢复由线粒体 DNA 突变、氧化应激诱导剂百草枯、铁突变诱导剂 RSL3 或 CMT2A 致突变引起的线粒体和细胞缺陷。值得注意的是，S89 能有效消除缺血/再灌注诱导的线粒体损伤，保护小鼠心脏免受 I/R 损伤[25]。

在暴发性心肌炎方面，专家提出"以生命支持为依托的综合救治方案"在多中心临床试验获得显著疗效；基础研究解释了暴发性心肌炎首先激活和浸润到心肌的是中性粒细胞，激活的中性粒细胞在心脏中发育成熟，并自身趋化和趋化巨噬细胞，产生炎症风暴[26]；检测结果显示固有免疫过度激活，抗原提呈能力显著降低；此外，通过代谢检测研究者还证明花生四烯酸 CYP 代谢物二十碳三烯酸（EETs）可显著激活心肌Ⅰ型干扰素表达，产生明显抗心肌炎和心肌保护作用[27]。最新的研究在糖尿病心肌病中也取得了进展，研究发现线粒体中 Ago2 通过激活线粒体基因表达而保护心肌，从而起到防治糖尿病心肌病的作用[28]。此外，另一项研究揭示了糖尿病患者血清中血管抑素 2 的含量与冠状动脉侧支循环存在相关性，且可促进小鼠后肢缺血模型和心肌梗死模型中血管新生和动脉生成[29]。

在扩张型心肌病方面，一项研究，确定了 *Jmjd4* 基因通过羟基化丙酮酸激酶 Pkm2，促进其通过分子伴侣介导的自噬途径降解，在维持心肌细胞代谢稳态中具有重要功能；靶向 *Jmjd4* 和 *Pkm2* 的药物可能具有治疗扩张型心肌病以及其他代谢功能障碍心脏病的前景[30]。总的来说，目前大多数研究仍侧重于解释机理，缺乏应用方面的探究。因此，为促进相关疾病的治疗，应针对相关机制积极开发特异性的治疗手段。

2. 心血管遗传疾病基因治疗

在过去十年中，随着基因组测序技术发展，各类心血管疾病致病基因及其突变被发现。最近研究发现金属蛋白酶基因 *ADAMTS16* 是二叶式主动脉瓣（bicuspid aortic valve，BAV）致病基因，并在一个遗传性 BAV 家族中发现 *ADAMTS16* p.H357Q 变体。利用诱导多能干细胞衍生的内皮细胞和遗传性小鼠胚胎心脏组织进行 RNA 测序，结果揭示了 *ADAMTS16* 突变导致 FAK（局灶黏附激酶）信号的增强，并伴有纤维连接蛋白水平的升高[31]。为更好地了解主动脉瓣发育和 BAV 的分子机制，并开发针对性治疗提供了基础。

基因治疗包括基因恢复、基因修正以及基因抑制等方法，预示着心脏疾病精准治疗的新时代的到来。基因治疗可能用于治愈某些至今难以治疗的心脏病患者。最近利用基因编辑技术来治疗遗传性心脏病或者心衰的技术概念在小鼠中得到了验证。这些技术可以用于治疗由 *MYH7* 和 *RBM20* 突变引起的心肌病，以及 CaMKIIδ 慢性过度激活导致的心力衰竭。国内相关研究也显示基因编辑在治疗进行性假肥大性肌营养不良（duchenne muscular dystrophy，DMD）等疾病中的潜力。研究者在一位患者的 DMD 基因中发现了一个无义点突变（c.4174C>T，p.Gln1392*），并在人源化小鼠中通过单个腺相关病毒（adeno-associated virus，AAV）包装的小型单碱基编辑器（mxABE）编辑工具，成功恢复了 50% 以上的肌营养不良蛋白的表达[32]。在遗传性心律失常方面，研究发现体内 AAV9 递送单碱基编辑器（ABEmax）可纠正变异的 *Scn5a* 等位基因，有效改善心律失常表型。在出生后第 14 天腹腔注射一次 AAV9-ABEmax 可使 *Scn5a* T1307M 小鼠高达 99.20% 的 *Scn5a* 转录本得到纠正。*Scn5a* mRNA 校正率>60%可消除 QT 延长；*Scn5a* mRNA 校正率<60%可减轻 QT 延长。部分 *Scn5a* 校正导致心肌细胞异质性，但不会诱发严重的心律失常[33]。

心血管遗传性疾病基因治疗的进展，填补了领域空白，为心血管疾病的治疗提供了新思路。与其他药物相比，基因治疗可以修复或者抑制基因的功能，从而实现"一劳永逸"，这是基因治疗的优势。但在实现临床应用之前仍需要大量的工作，需要在非灵长类动物模型中进行进一步的评估。

### 3. 血管保护

动脉粥样硬化、高血压、血管炎、动脉瘤/夹层等是常见的影响血管结构和功能的疾病。每个疾病的发病机制都是复杂的，涉及到诸多因素。因此，具体的发病机制可能因疾病类型和个体差异而有所不同。总的来说，高血压、脂类代谢紊乱以及遗传因素等会增加血管病变的风险。改变生活方式，如控制饮食、适量运动、戒烟限酒，控制血脂、血压等，可以有效地控制动脉粥样硬化、高血压以及动脉瘤等的发生。

运动可防止心血管老化，但其机制仍不清楚。在最近的一项研究中，作者探究了运动相关激素——纤连蛋白III型结构域含蛋白 5（FNDC5）/鸢尾素（Irisin）在血管老化中的作用[34]。研究发现 FNDC5/Irisin 在自然衰老和血管紧张素II（AngII）处理的老化时减少。在 24 个月大的自然衰老和 AngII 处理的小鼠中，FNDC5 缺乏会加重血管僵化、衰老、氧化应激、炎症和内皮功能障碍。作者发现，运动触发 FNDC5 并促进了 FNDC5/Irisin 富集的 EVs 释放到循环中，激活 DnaJb3/Hsp40 伴侣系统，以 Hsp70 依赖的方式稳定 SIRT6 蛋白，从而改善血管僵化、衰老和炎症。这项研究结果表明，FNDC5/Irisin 可能是治疗与衰老相关的血管疾病的潜在靶点。

血管年轻化具有老年保护作用。循环蛋白质组特征与衰老及衰老引起的血管疾病密切相关，但目前还没有针对循环蛋白质的药物。循环细胞因子和趋化因子是重要的免疫成分，调节心血管稳态和衰老。在最近的一项研究中，研究者证实了树突状细胞趋化因子 17（CCL17）参与了冠状动脉疾病和心脏老化[35]。CCL17 是血管衰老的关键调节因子，可通过调控 T 细胞促进心脏和血管衰老。作者发现 CCL17 抗体在年轻小鼠 Ang II 诱导的血管功能障碍和重塑中显示出治疗价值，为干预人体血管老化及相关心血管疾病提供了新靶点。

动脉粥样硬化是一种复杂的疾病，其发病机制涉及多种因素。胆固醇在动脉粥样硬化的形成中起着关键作用。目前，还没有药物可通过直接促进胆固醇排泄来降低胆固醇。人类基因研究发现，功能缺失的非糖基化蛋白质受体 1（ASGR1）变体与低胆固醇和心血管疾病风险降低有关。ASGR1 只在肝脏中表达，介导血液中异糖蛋白的内化和溶酶体降解。但 ASGR1 如何影响胆固醇代谢尚不清楚。在一项研究中，研究者发现 ASGR1 的缺乏会通过稳定 LXRα 降低血清和肝脏中的脂质水平[36]。LXRα 上调 ABCA1 和 ABCG5/G8，分别促进胆固醇向高密度脂蛋白的转运以及向胆汁和粪便的排泄。ASGR1 缺乏会阻碍糖蛋白的内吞和溶酶体降解，降低溶酶体中的氨基酸水平，从而抑制 mTORC1 并激活 AMPK。一方面，AMPK 通过减少 LXRα 的泛素连接酶 BRCA1/BARD1 来增加 LXRα。另一方面，AMPK 抑制控制脂肪生成的 SREBP1。总之，该研究表明，靶向 ASGR1 可上调 LXRα、ABCA1 和 ABCG5/G8，抑制 SREBP1 与脂肪生成，从而促进胆固醇排泄并降低血脂水平。

胸主动脉瘤/夹层（TAAD）是一种致命的心血管疾病，致病机制不明。几项关于主动脉瘤/夹层的研究加深了我们对 TAAD 的认识。既往研究显示，通过非靶代谢检测发现主动脉夹层病人血浆琥珀酸水平显著增高，并通过促进炎症而致主动脉夹层。最新研究首次证明了 *Bestrophin3*[37] 及 *ALDH2* 基因在主动脉夹层发病中的作用。另一项研究证明了主动脉夹层发生前内皮细胞连接已受损[38]。通过绘制主动脉夹层进展过程中人升主动脉的细胞图谱，研究揭示了 TNF 信号通过抑制 OXPHOS 和 AP-1 激活，来增加合成型平滑肌细胞。通过靶向 AP-1 可以抑制平滑肌细胞的表型转换，可以有效缓解小鼠胸主动脉夹层[39]。

虽然上述研究增强了我们对血管相关疾病的理解，但仍需进一步地依托这些研究来开发新的治疗靶点或者治疗手段。

## （七）小结

2022～2023 年度中国高水平心血管基础研究取得长足进步，研究论文主要发表在 *Circulation*、*Circulation Research* 和 *European Heart Journal* 等心血管主流杂志上。这些研究也给我们带来启发与思考。首先，仍缺乏有效治疗心血管疾病的药物，当前的科学研究需要重视基础研究向临床应用的转化。其次，基因编辑技术、单细胞测序技术、高分辨率活体成像技术和在体谱系追踪等技术的运用也要求我们积极地开发自己的新技术，寻求源头创新，为开发全新的心血管疾病靶点作出贡献。最后，就是要注重学科交叉，通过整合生物信息学、电子计算机、材料学、化学等学科，进一步提升我们的研究水平。整合多种治疗策略，包括药物治疗、抗炎疗法、血管再生疗法、基因治疗和免疫疗法，可能是未来心血管相关疾病治疗的综合方案。甚至随着医学研究的进展，相关疾病逐渐由治疗转向预防，这将有助于提高人们的生活质量，降低医疗成本和负担，促进社会的可持续发展。

# 参 考 文 献

[1] Zhang M, Shi Y, Zhou B, et al. Prevalence, awareness, treatment, and control of hypertension in China, 2004-18: findings from six rounds of a national survey. BMJ. 2023, 380: e071952.

[2] Lu J, Wu C, Zhang X, et al. Educational inequalities in mortality and their mediators among generations across four decades: Nationwide, population based, prospective cohort study based on the ChinaHEART project. BMJ. 2023, 382: e073749.

[3] Wang N, Yu Y, Sun Y, et al. Acquired risk factors and incident atrial fibrillation according to age and genetic predisposition. European Heart Journal, 2023, 44(47): 4982-4993.

[4] Zhu Y, Wang Y, Shrikant B, et al. Socioeconomic disparity in mortality and the burden of cardiovascular disease: Analysis of the Prospective Urban Rural Epidemiology(PURE)-China cohort study. The Lancet Public Health. 2023, 8(12): e968-e977.

[5] Jiang Y, Huang J, Li G, et al. Ozone pollution and hospital admissions for cardiovascular events. European Heart Journal. 2023, 44(18): 1622-1632.

[6] Yuan X, Liang F, Zhu J, et al. Maternal exposure to PM(2.5)and the risk of congenital heart defects in 1.4 million births: A nationwide surveillance-based study. Circulation.2023, 147(7): 565-574.

[7] Xu R, Huang S, Shi C, et al. Extreme temperature events, fine particulate matter, and myocardial infarction mortality. Circulation. 2023, 148(4): 312-323.

[8] He J, Ouyang N, Guo X, et al. Effectiveness of a non-physician community health-care provider-led intensive blood pressure intervention versus usual care on cardiovascular disease(CRHCP): An open-label, blinded-endpoint, cluster-randomised trial. The Lancet. 2023, 401(10380): 928-938.

[9] Zhang X, Zhang P, Shen D, et al. Effect of home cook interventions for salt reduction in China: Cluster randomised controlled trial. BMJ. 2023, 382: e074258.

[10] Zhou T, Wang Y, Zhang H, et al. Primary care institutional characteristics associated with hypertension awareness, treatment, and control in the China PEACE-Million Persons Project and primary health-care survey: A cross-sectional study. The Lancet Global Health. 2023, 11(1): e83-e94.

[11] Yuan Y, Jin A, Neal B, et al. Salt substitution and salt-supply restriction for lowering blood pressure in elderly care facilities: A cluster-randomized trial. Nature Medicine. 2023, 29(4): 973-981.

[12] Wang HY, Zhang R, Dou K, et al. Left main bifurcation stenting: Impact of residual ischaemia on cardiovascular mortality. European Heart Journal. 2023, 44(41): 4324-4336.

[13] Wang J, Yang S, Ma X, et al. Assessment of late gadolinium enhancement in hypertrophic cardiomyopathy improves risk stratification based on current guidelines. European Heart Journal. 2023, 44(45): 4781-4792.

[14] Jiang S, Fang C, Xu X, et al. Identification of high-risk coronary lesions by 3-vessel optical coherence tomography. Journal of the American College of Cardiology. 2023, 81(13): 1217-1230.

[15] Tu S, Xu B, Chen L, et al. Short-term risk stratification of non-flow-limiting coronary stenosis by angiographically derived radial wall strain. Journal of the American College of Cardiology. 2023, 81(8): 756-767.

[16] Yang Y, Li X, Chen G, et al. Traditional Chinese Medicine Compound (Tongxinluo) and clinical outcomes of patients with acute myocardial infarction: The CTS-AMI randomized clinical trial. JAMA. 2023, 330(16): 1534-1545.

[17] Wu H, Xu L, Zhao X, et al. Indobufen or aspirin on top of clopidogrel after coronary drug-eluting stent implantation (OPTION): A randomized, open-label, end point-blinded, noninferiority trial. Circulation. 2023, 147(3): 212-222.

[18] Chen H, Li C, Han B, et al. Circumferential pulmonary vein isolation with vs without additional low-voltage-area ablation in older patients with paroxysmal atrial fibrillation: A randomized clinical trial. JAMA Cardiology. 2023, 8(8): 765-772.

[19] Yang J, Shan D, Wang X, et al. On-site computed tomography-derived fractional flow reserve to guide

management of patients with stable coronary artery disease: The TARGET randomized trial. Circulation. 2023, 147(18): 1369-1381.

[20] Feng J, Li Y, Li Y, et al. Versican promotes cardiomyocyte proliferation and cardiac repair. Circulation. 2024, 149(13): 1004-1015.

[21] Zheng H, Huang S, Wei G, et al. CircRNA Samd4 induces cardiac repair after myocardial infarction by blocking mitochondria-derived ROS output. Molecular therapy : The Journal of The American Society of Gene Therapy. 2022, 30(11): 3477-3498.

[22] Fan J, Li H, Xie R, et al. LncRNA ZNF593-AS alleviates contractile dysfunction in dilated cardiomyopathy. Circ Res. 2021, 128(11): 1708-1723.

[23] Li L, Wan Z, Wang R, et al. Generation of high-performance human cardiomyocytes and engineered heart tissues from extended pluripotent stem cells. Cell Discovery. 2022, 8(1): 105.

[24] Zhang N, Zhang Y, Xu J, et al. Alpha-myosin heavy chain lactylation maintains sarcomeric structure and function and alleviates the development of heart failure. Cell Res. 2023, 33(9): 679-698.

[25] Guo Y, Zhang H, Yan C, et al. Small molecule agonist of mitochondrial fusion repairs mitochondrial dysfunction. Nat Chem Biol. 2023, 19(4): 468-477.

[26] Li H, Zhang M, Zhao Q, et al. Self-recruited neutrophils trigger over-activated innate immune response and phenotypic change of cardiomyocytes in fulminant viral myocarditis. Cell Discovery. 2023, 9(1): 103.

[27] Zhou Z, Zhang M, Zhao C, et al. Epoxyeicosatrienoic acids prevent cardiac dysfunction in viral myocarditis via interferon type I signaling. Circ Res. 2023, 133(9): 772-788.

[28] Zhan J, Jin K, Xie R, et al. Ago2 protects against diabetic cardiomyopathy by activating mitochondrial gene translation. Circulation. 2023, 149(14): 1102-1120.

[29] Bao XL, Dai Y, Lu L, et al. Vasostatin-2 associates with coronary collateral vessel formation in diabetic patients and promotes angiogenesis via angiotensin-converting enzyme 2. European Heart Journal. 2023, 44(19): 1732-1744.

[30] Tang Y, Feng M, Su Y, et al. Jmjd4 facilitates Pkm2 degradation in cardiomyocytes and is protective against dilated cardiomyopathy. Circulation. 2023, 147(22): 1684-1704.

[31] Lin Y, Yang Q, Lin X, et al. Extracellular matrix disorganization caused by ADAMTS16 deficiency leads to bicuspid aortic valve with raphe formation. Circulation. 2024, 149(8): 605-626.

[32] Li G, Jin M, Li Z, et al.Mini-dCas13X-mediated RNA editing restores dystrophin expression in a humanized mouse model of Duchenne muscular dystrophy. The Journal of Clinical Investigation. 2023, 133(3): e162809.

[33] Qi M, Ma S, Liu J, et al. *In vivo* base editing of Scn5a rescues type 3 long QT syndrome in mice. Circulation. 2024, 149(4): 317-329.

[34] Weng L, Ye J, Yang F, et al. TGF-beta1/SMAD3 regulates programmed cell death 5 that suppresses cardiac fibrosis post-myocardial infarction by inhibiting HDAC3. Circ Res. 2023, 133(3): 237-251.

[35] Zhang Y, Tang X, Wang Z, et al. The chemokine CCL17 is a novel therapeutic target for cardiovascular aging. Signal Transduction and Targeted Therapy. 2023, 8(1): 157.

[36] Wang JQ, Li LL, Hu A, et al. Inhibition of ASGR1 decreases lipid levels by promoting cholesterol excretion. Nature. 2022, 608(7922): 413-420.

[37] Zhang TT, Lei QQ, He J, et al. Bestrophin3 deficiency in vascular smooth muscle cells activates MEKK2/3-MAPK signaling to trigger spontaneous aortic dissection. Circulation. 2023, 148(7): 589-606.

[38] Yang X, Xu C, Yao F, et al. Targeting endothelial tight junctions to predict and protect thoracic aortic aneurysm and dissection. European Heart Journal. 2023, 44(14): 1248-1261.

[39] Luo Y, Luo J, An P, et al. The activator protein-1 complex governs a vascular degenerative transcriptional programme in smooth muscle cells to trigger aortic dissection and rupture. European Heart Journal. 2024, 45(4): 287-305.

# 三、呼吸系统疾病研究进展

王　辰 [1,2,3,4]　曹　彬 [1,2,3]　代华平 [1,2,3]　詹庆元 [1,2,3]　杨　汀 [1,2,3]　瞿振国 [1,2,3]

肖　丹 [1,2,3,4]　张晓雷 [1,2,3]　侯　刚 [1,2,3]　苏　楠 [1,2,3]　杨　萌 [1,2,3]

1. 国家呼吸医学中心
2. 国家呼吸系统疾病临床医学研究中心
3. 中国医学科学院呼吸病学研究院
4. 世界卫生组织戒烟与呼吸疾病预防合作中心

## （一）呼吸系统感染领域

### 1. 最新研究进展

2023 年大量研究聚焦新病毒性肺炎，特别是新冠病毒感染（简称新冠）的防治新方法。VV116（氢溴酸氘瑞米德韦）是我国研发的首个小分子抗病毒药物，临床随机对照实验（randomized controlled trial，RCT）研究证实该药物可缩短高危患者症状持续时间[1]，疗效与进口药 Paxlovid 相似[2]。另一小分子药物先诺特韦/利托那韦的Ⅲ期临床试验完成，能够有效降低新冠患者住院和转重症风险[3]，改变了我国依赖进口抗病毒药物的困境。但对于重症患者的抗病毒治疗目前尚未取得突破[4-6]。"长新冠"是另一全球研究热点，除长新冠的多器官影响和临床表现外，我国学者揭示了促炎基因长期表达与"长新冠"的相关性[7]，并以 4 种代谢通路研究新冠患者恢复过程，从蛋白质层面发现了 23 种具有潜在临床应用价值的长新冠标志物[8]。国外学者则在重症新冠免疫临床试验方面进行了更为广泛的工作，先后开展了高剂量激素、巴瑞替尼、Abatacept（抑制 T 细胞激活）、TRPC6 抑制剂、CCR2/CCR5 双重抑制剂、C5a 抑制剂、血管活性肽、新型肾素-血管紧张素系统调节药物等一系列免疫调节治疗临床试验[9-17]，但尚未获得成功。2023 年新冠疫苗面临 Omicron 毒株和各类变异株的挑战。在疫苗效果下降且加强针方案不明时，我国学者提出异种疫苗"加强针"方案[18-20]，获得了良好保护作用。同时国产新型雾化吸入式 Ad5-nCoV 疫苗完成临床试验，作为"加强针"显著加强了免疫应答[21,22]。

在对肺炎抗菌治疗新方案的探索中，RCT 研究证实雾化吸入阿米卡星可有效降低呼吸机相关肺炎（ventilator associated pneumonia，VAP）发生风险[23]，而新型 β-酰胺酶抑制剂 sulbactam-durlobactam 联合亚胺培南治疗耐药 G⁻菌肺部感染亦在 RCT 研究中展现出不弱于多黏菌素的疗效[24]。我国学者则聚焦多种新型纳米材料，开辟耐药菌感染和重症肺炎免疫肺损伤治疗的新方向。例如，结合相氮化碳（g-C3N4）的金属纳米簇、OASCLR 益生菌纳米颗粒在动物和细胞实验中展现出了抗感染和炎症调节作用。特别是我国学者开发的一种中性粒细胞纳米囊泡，可承载抗感染及抗炎药物，在炎症组织内实现特异性递送和持续释放，减少炎症因子产生，降低了小鼠死亡率[25,26]。

此外，备受争议的激素治疗重症社区获得性肺炎（severe community-acquired pneumonia，SCAP）的高质量证据增加，重磅研究包括两项 Meta 分析[27,28]和《新英格兰医学杂志》发表的激素治疗 SCAP 的临床试验，增加了激素治疗重症肺炎有效的高质量临床证据。

另一令人瞩目的突破是国外多款呼吸道合胞病毒（respiratory syncytial virus，RSV）疫苗临床试验成功，多项研究先后在《新英格兰医学杂志》和《柳叶刀》杂志刊登。包括 RSV 融合前 F 蛋白疫苗（葛兰素，Ⅲ期临床试验）[29]和双价融合前 F 蛋白疫苗（辉瑞）体现出对老年人良好的保护作用[30]，并可降低婴儿出生后严重 RSV 相关呼吸道感染风险[31]。此外，mRNA 的融合前 F 蛋白疫苗（莫德纳）同样获得了成功[32]，目前已在多地区提交上市申请。而我国的多款融合前 F 蛋白疫苗尚处于临床前及临床 Ⅰ 期研究阶段。

### 2. 研究优势与不足

我国在抗病毒药物，特别是新冠病毒小分子抗病毒药物方面有了较多储备和进展。大量的临床病例为药物的研发和验证提供了有利条件。我国学者创建的轻-中症、重症抗病毒药物临床评价体系获国家药品监督管理局药品审评中心和世界卫生组织认可，进一步推动了抗病毒药物临床试验的客观评价和成功率。在新型纳米材料与抗菌治疗结合方面，我国学者已获得一定技术积累，开辟了抗感染和抗炎治疗的新途径，但临床转化尚需深入探索。相较于国外，我国宿主免疫治疗药物研发和临床验证方面仍有较大差距，机制研究基础相对薄弱，且理论研究尚未能成功转化为临床干预手段。在疾病预防方面，新型新冠疫苗的研发有所突破，但在 RSV 疫苗的研发方面则需要进一步追赶。

### 3. 研究发展方向与趋势

呼吸道感染的研究发展方向主要聚焦病原诊断、抗感染新药物、重症宿主免疫治疗和疾病预防几方面。目前病原诊断已进入高通量分子诊断时代，但是如何合理地将不同分子诊断技术应用于适宜的临床场景以带来真正的临床获益尚需要数据证实。尽管目前流感和新冠抗病毒药物获得一定突破，但是如何应对未来耐药以及其他呼吸道病毒抗病毒药物研发是研发方向。新型材料科学与抗菌药物的结合的靶向治疗，是未来应对耐药菌的新方向。另一个迟迟未能获得突破的是重症肺炎的宿主免疫调节治疗，尽管已提出了多种炎症通路和理论，但目前只有糖皮质激素治疗在临床试验中获得成功。

## （二）呼吸危重症领域

### 1. 最新研究进展

急性呼吸窘迫综合征（acute respiratory distress syndrome，ARDS）是呼吸危重症领域最常见的综合征，随着对 ARDS 病理生理认知的逐渐加深，ARDS 的定义也经历了数次变迁。随着新冠疫情在全球的暴发，高流量氧疗装置在呼吸危重症领域的广泛应用，肺部超声的日臻成熟，2023 年 7 月提出了针对 ARDS 的全球新定义[33]。相较于 2012 年的柏林定义，新定义首先肯定了 ARDS 的内核仍然是急性诱发因素导致的肺泡上皮和肺毛细血管内皮损伤，分流和死腔增加并在临床上引起难治性低氧血症。其次新定义涵盖以下重大更改：①胸部影像学诊断条件除原有的胸部 X 线以外，也可以选择更为精准的胸部 CT，并引入了床旁无创的胸部超声（需由专业的超声技师操作）协助诊断；②根据资源的可及性将患者分为非插管患者、插管患者和资源有限环境的患者。首次纳入经鼻高流量氧疗（high flow nasal cannula oxygen therapy，HFNC）治疗参数作为非插管患者 ARDS 的诊断依据，而不再强制要求在 PEEP/CPAP≥5cmH$_2$O 正压情况下判断氧合；③不需要强制采用动脉血气分析结果获得氧分压和氧合指数，而是用 SpO$_2$/FiO$_2$ 这样简单无创的方式判断氧合并进行诊断；④在资源受限地区不需要正压通气或氧疗的流量限制，也可以不需要氧分压结果就可以诊断 ARDS，体现了诊断标准的灵活性和因地制宜的态度，具有更强的可操作性和可推广性，一定程度上也解决了柏林定义的局限性。

同时，针对 ARDS 临床表现和治疗反应异质性大的问题，精准表型和预后模型相关研究日趋火热。除了以往研究根据血浆生物标志物区分为高炎、低炎亚组外，根据支气管肺泡灌洗液（bronchoalveolar lavage fluid，BALF）中的生物标志物将患者区分为两个预后不同的亚组，相对于血浆分组更能反映患者的肺病严重程度，与氧合和呼吸机设置关系也更大[34]。针对脓毒症诱导的 ARDS 患者，使用靶向代谢组学的方式发现可根据鞘脂代谢的不同将患者分为脓毒症直接诱导和间接诱导 ARDS 亚组[35]。而结合组学、生物标志物、实验室检查等特征将 HFNC 治疗的 ARDS 患者分为高炎和低炎组，较经典的指标更能预测患者的死亡[36]。结合机器学习的方式建立预后评估系统对于 ARDS 治疗效果和预后评估的精准性日益提高，如结合年龄、肿瘤病史、免疫抑制、氧合指数、平台压、肺外脏器衰竭等 24h 内指标的预后预测模型无论是经典的多元回归还是机器学习的方式都显示出对 ARDS 预后良好的预测价值[37]。在急性呼吸衰竭（PFR＜200mmHg）无创呼吸支持方面，有研究探索了头盔 CPAP、头盔 BPAP 和 HFNC 的治疗适应证问题，发现头盔 BPAP 比头盔 CPAP 和 HFNC 的 Δpes（食道压变化）显著降低。头盔无创正压较 HFNC 的 P/F 均有显著改善，均可降低摆动呼吸，头盔 BPAP 可显著增加潮气量与呼气末肺容积，降低摆动呼吸效果最佳。因此认为对于吸气努力明显增大的患者，相较于 HFNC，应用 BPAP 可能在降低患者诱发的肺损伤（patient self-inflicted lung injury，P-SILI）方面获益更大[38]。ARDS 有创通气时俯卧位通气的获益已相对明确，针对 COVID-19 相关 ARDS 且使用 ECMO 治疗的患者，一项大规模回顾性研究也发现了俯卧位相对于仰卧位可以降低患者的死亡率，值得在 ECMO 患者中进一步研究和推广[39]。ARDS 有创通气期间的呼吸机设置与评估也一直是治疗的难点。电阻抗成像（electrical impedance tomography，EIT）技术是近些年 ICU 动态心肺评估的重大进展之一。EIT 可以动态评估 ARDS 患者的呼吸机模式参数，如 PEEP 设置、肺复张、俯卧位等对于不同肺区域的通气血流分布影响，更符合患者的病理生理特点，从而优化参数的调整，降低机械通气副作用[40,41]。

针对 ARDS 的药物治疗一直存在瓶颈，大量药物试验得出阴性结果。虽缺乏大规模 RCT 研究，但纳入 13 篇 RCT 的干细胞治疗 ARDS 相关荟萃分析显示出降低死亡率的结果仍提示了较为乐观的治疗前景[42]。糖皮质激素对于 COVID-19 相关 ARDS 的治疗效果较为确切，也有研究探索了对于病灶持续的 COVID-19 相关 ARDS 患者，大剂量激素（强的松＞1mg/kg$^{-1}$d$^{-1}$）是否可使患者获益，但结果显示大剂量激素治疗增加了患者的 90d 死亡率[43]。

在重症社区获得性肺炎（severe community-acquired pneumonia，SCAP）药物治疗

领域，一项Ⅲ期、多中心双盲 RCT 比较了因 SCAP 入住 ICU 的成年患者接受氢化可的松（200mg/d，根据临床改善情况确定，持续 4 d 或 7 d，随后逐渐减量共 8 d 或 14 d）或接受安慰剂的预后，结果显示氢化可的松组患者第 28 天的死亡风险低于安慰剂组患者（6.2% vs 11.9%，$P$=0.006）[44]。相关荟萃分析也显示了全身皮质类固醇对于 SCAP 患者的益处，包括降低生存率、降低机械通气使用风险、缩短 ICU 和住院时间，且并未增加胃肠道出血、院内感染、急性肾损伤、再住院等不良事件[45]。

### 2. 研究优势与不足

目前呼吸危重症领域仍面临诸多挑战。一方面我国临床研究资源丰富，呼吸危重症人群庞大，但缺乏全国性相关疾病/综合征（如呼吸衰竭/ARDS）临床研究平台与队列，全国性大规模多中心前瞻性研究欠缺，创新性临床研究成果仍显不足，在呼吸衰竭诊疗关键技术领域距离国际领先水平仍有较大差距。另一方面对于呼吸衰竭这一庞大的患者群体，不同医疗机构诊治技术参差不齐，高新科研成果和技术不能及时转化为可广泛推广的项目，未来仍需探索将科研成果及时转化为临床诊疗技术的模式和途径。

### 3. 研究发展方向与趋势

2022 年底至 2023 年初中国大规模新冠疫情后，呼吸道传染病导致的急性呼吸衰竭和 ARDS 的救治与转归成为公共卫生领域最值得关注的问题。ARDS 病因繁多，病理、病理生理改变和治疗效果存在较大异质性，为进一步改善 ARDS 患者预后，应针对不同表型 ARDS 患者进行分类，包括不同病因、不同炎症表型、不同呼吸力学和生理指标的变化趋势等，结合血浆或 BALF 多组学分析和深度机器学习，实现呼吸支持和药物的精准化治疗。结合以上关键诊断技术研发床旁早期诊断和分析快速检测包，应是未来 ARDS 救治的方向。另外，床旁无创诊断技术（如 EIT 和超声）作为急性呼吸衰竭诊断和疗效评估的重要手段，未来可广泛应用于临床和相关的研究。

## （三）慢性阻塞性肺疾病研究领域

### 1. 最新研究进展

慢性阻塞性肺疾病（chronic obstructive pulmonary disease，COPD，以下简称慢阻肺病）是全球范围内导致高发病率和死亡率的主要疾病之一。2024 版慢性阻塞性肺疾病全球倡议（Global Initiative for Chronic Obstructive Lung Disease，GOLD）（GOLD 2024）延续了 GOLD 2023 提出的 ABE 分组，同时进一步强调了吸烟之外的环境因素在慢阻肺病发病中的重要作用。这些环境风险因素可能在生命早期就产生影响，增加年轻个体患慢阻肺病（中青年慢阻肺病，young COPD）的风险。同时，GOLD 还提出了一些慢阻肺病早期的定义（慢阻肺病前期，Pre-COPD；一秒率正常的肺功能受损，PRISm）[46]，这些定义的提出为疾病预防、早期诊断和早期治疗干预提供了新视角。此外，随着对慢阻肺病异质性的了解，多项研究从肺功能发育轨迹[47]、病因型[48]、影像学[49]，以及炎症表型特征[50]等多维度对疾病进行分型。为了在临床实践中应对这些复杂的表型以及更好地指导慢阻肺病治疗，研究者们基于慢阻肺病表型和生物标志物提出了"可治疗特征"

策略[51]和"精准医学"的概念[52]。目前认为慢阻肺病可治疗特征可能包括 2 型炎症生物标志物[50]、胸部 CT 影像特征或患者报告的结局（如呼吸困难和急性加重）。

慢阻肺病疾病进展和治疗策略与多种生物标志物的变化有关。研究表明 40% 左右慢阻肺病稳定期患者患有 2 型炎症介导的嗜酸性粒细胞（EOS）炎症，且 EOS≥300 个细胞/μL 与慢阻肺病急性加重风险增加有关[53]。此外，STARR2 研究还表明嗜酸性粒细胞可以有效指导慢阻肺病急性加重患者使用糖皮质激素，在不影响疗效的同时可以减少激素的使用量[54]。不同类型的炎症对皮质类固醇的治疗反应也是不同的，近年研究表明白介素（IL）-17A 参与了慢阻肺病患者的中性粒细胞性气道炎症，并且与糖皮质激素抵抗相关[55]。IL-33 作为免疫反应和细胞损伤的警报分子，在慢阻肺病发病中扮演着重要角色，其调节的免疫反应可能导致慢性气道炎症和气道重塑[56]。

在具体的治疗药物方面，KRONOS 研究[57]、ETHOS 研究[58]、IMPACT 研究[59]均强调了三联吸入制剂疗法对比双支扩或者 ICS/LABA 双联疗法可以使慢阻肺病总体获益增加，可以有效减少部分患者的急性加重次数以及全因死亡率。然而，即使在接受三联吸入治疗方案后，仍有约 40% 的慢阻肺病患者存在急性加重风险[60]。ENHANCE 研究探讨了一种可吸入的磷酸二酯酶 3 和 4 抑制剂（ensifentrine）在慢阻肺病治疗中的效果，显示该药物可以改善患者的肺功能并减少急性加重的频率[61]。Dupilumab 作为一种针对血嗜酸性粒细胞和 2 型炎症的生物制剂，在慢阻肺病治疗中也展现出潜在的益处，提示慢阻肺病治疗将逐步走向个体化[62]。除了药物治疗，近期一项随机对照研究显示肺减容外科手术和支气管内活瓣植入治疗肺气肿患者随访 1 年后，两组健康状况均得到改善且无明显差异[63]。

### 2. 研究的不足

目前，慢阻肺病的研究取得了许多进展，随着生物标志物和精准医学的应用，慢阻肺病的诊断和治疗变得更加个体化，提高了患者的管理效果。然而，慢阻肺病研究仍然存在一些不足。首先，慢阻肺病的发病机制复杂，许多分子机制尚未完全阐明，特别是不同亚型患者的发病机制仍需进一步研究。其次在治疗方面，尽管新的药物和治疗方法不断涌现，目前还没有找到一种治疗方法可以逆转慢阻肺病导致的气道和肺实质损伤[64]。此外，慢阻肺病与多种共病相关，如心血管疾病、骨质疏松和抑郁症等[65]，这些共病的管理在慢阻肺病治疗中尚未得到充分重视。最后，尽管肺康复在慢阻肺病管理中具有重要作用，但其实施和推广仍面临挑战，特别是在资源有限的地区。

### 3. 研究发展方向与趋势

未来有待进一步深入研究慢阻肺病的分子机制，包括炎症反应、氧化应激和组织重塑等过程，将有助于发现新的治疗靶点。另外，精准医学和多组学整合分析将继续成为慢阻肺病研究的热点，通过对患者基因、表观遗传、代谢和微生物组等方面的全面研究，可以更好地了解慢阻肺病的异质性，为个体化治疗提供依据。早期诊断和干预是慢阻肺病管理的重要策略，研究应关注早期病变和亚临床阶段的检测，开展高危人群的筛查和早期干预。最后，未来研究还需要对慢阻肺病与多种共病的关联机制及其对疾病进展的影响进行深入研究，以制定综合的管理方案。

### （四）哮喘领域

#### 1. 最新研究进展

在哮喘发病机制研究方面，近年发表的国内共识与《全球哮喘防治倡议指南》（Global Initiative for Asthma，GINA）依据"免疫-炎症"介导特征将哮喘分为 2 型哮喘和非 2 型哮喘。而根据这一炎症分型方法，2 型哮喘包括过敏性哮喘、嗜酸粒细胞性哮喘与阿司匹林诱导加重性哮喘，非 2 型哮喘包括中性粒细胞型哮喘、寡粒细胞型哮喘与肥胖型哮喘[66]。

目前对非 2 型哮喘发病机制的了解有限，普遍认为上皮细胞来源的预警素可激活非 2 型炎症，而非 2 型炎症与 Th1 或 Th17 免疫反应相关。Th1 与 Th17 能够产生募集中性粒细胞的细胞因子，如 γ 干扰素（interferon-γ，IFNγ）与 IL-17，进而参与非 2 型哮喘的发病机制，如中性粒细胞炎症与气道重塑[66]。此外，非 2 型哮喘还与 3 型固有淋巴细胞（type 3 innate lymphoid cell，ILC3）的激活相关[67]。非 2 型哮喘通常以中性粒细胞水平升高为特征，且不伴有 2 型生物标志物的升高[66]。

哮喘潜在治疗新靶点的研究方面，在过去 1 年中，对 2 型炎症和非 2 型炎症途径上的新靶点、新发现不断涌现，已经成为哮喘治疗新药研发的焦点与热点。IL-4 受体 α（IL-4 receptor α，IL-4Rα）是 2 型细胞因子 IL-4 受体与 IL-13 受体的共享亚基，目前已认为是治疗 2 型哮喘的重要靶点。此外，胸腺基质淋巴细胞生成素（thymic stromal lymphoprotein，TSLP）、IL-33、IL-25 等预警素是在多个炎症级联反应中处于上游的地位，因此可视为一种有效的哮喘治疗靶点[68]。2 型哮喘未来还可以探索的治疗靶点包括 IL-31、IL-22、嗜酸性粒细胞的胞外陷阱（eosinophil extracellular trap，EET）、S100 钙结合蛋白 A4（S100 calcium binding protein A4，S100A4）与胎盘生长因子（placental growth factor，PLGF）等；而非 2 型哮喘则集中在 IL-6、IL-17 等靶点[69]。IL-22 在非 2 型哮喘中依赖于 IL-17 发挥促炎作用；而在 2 型哮喘中同样发挥促炎作用，靶向抑制 IL-22 影响 EOS 的存活，并减少 CD11c$^+$CD11b$^+$细胞的扩增或迁移，起到治疗过敏性哮喘的作用[70]，因此有望成为治疗 2 型哮喘的重要靶点。目前关于 IL-22 在哮喘发病机制中的研究较少。

目前正在探索其他针对 2 型哮喘的潜在治疗靶点。EET 是由 DNA、组蛋白和颗粒蛋白组成的网状结构，与 ILC2 相互作用并进一步激活固有免疫反应，加剧 2 型炎症，可作为重度哮喘的潜在生物标志物，与哮喘急性发作相关[71]。S100A4 是一种炎症因子，可引起上皮屏障功能障碍、气道炎症与 2 型细胞因子的分泌，在屋尘螨诱导的过敏性哮喘的支气管肺泡灌洗液中 S100A4 升高，可作为哮喘气道上皮屏障功能障碍的潜在治疗靶点[72]。PLGF 是一种糖基化二聚体蛋白，参与促进 2 型细胞因子的分泌以及增加血管通透性，还可通过增强 2 型免疫反应和加重气道水肿来促进 AHR，在屋尘螨诱导的过敏性哮喘中显著升高，抑制 PLGF 可减轻或减缓哮喘相关的病理变化[73]。

2. 研究优势和不足

目前仍在探索着更多新型疗法,多项研究结果仍待发表。Amlitelimab 在中重度成人哮喘患者中的 II 期临床研究(NCT05421598)正在进行中;Rilzabrutinib 是一种口服布鲁顿酪氨酸激酶抑制剂(Bruton tyrosine kinase inhibitor,BTKi),在经中高剂量 ICS 联合长效 $\beta_2$ 受体激动剂(long-acting $\beta_2$-agonist,LABA)治疗后仍控制不佳的中重度成人哮喘患者中的 II 期临床研究(NCT05104892)正在进行中,但由于 BTKi 不良事件负担较大,其应用可能受限;Atuliflapon 是一种 5-脂氧合酶激活蛋白(5-lipoxygenase activating protein,FLAP)抑制剂,目前在经低剂量 ICS 联合 LABA 或中高剂量 ICS 联合或不联合 LABA 治疗后仍控制不佳的中重度成人哮喘患者中的 II 期临床研究(NCT05251259)正在进行中[74]。

非 2 型哮喘的研究靶点在过去的一年多中进展较少,目前暂无特异性治疗方法。

3. 研究发展方向和趋势

哮喘管理目标也提出了新的发展方向,"哮喘缓解"(asthma remission)作为一个更加现实、更有可能实现的目标,可为患者带来更好的临床结局[75]。目前认为哮喘缓解包括"临床缓解"与"完全缓解",临床缓解定义为接受治疗或停止治疗后至少 12 个月以上满足以下标准:①经合理工具验证持续无明显哮喘症状;②肺功能改善且保持稳定;③医患双方对疾病缓解的看法一致;④无需使用系统性糖皮质激素(systemic corticosteroid,SCS,SCS 包括 ICS 与 OCS[76])治疗急性发作或用于长期疾病控制[75]。而完全缓解定义为在临床缓解基础上,当前客观证据证明哮喘相关炎症消退(如 EOS 计数、FeNO 水平),以及在适当的研究环境中支气管高反应性(bronchial hyperresponsiveness,BHR)呈阴性[75]。

目前对于哮喘缓解的定义仍未达成一致,不同生物制剂在各自研究中对于临床缓解给予了不同的定义,研究显示部分患者能够实现临床缓解。未来还需要通过更多循证证据来进一步完善其定义。

未来哮喘领域发展方向,将开发分子生物标志物或基因标志物用于哮喘更加精准的分型,并开发双靶点或多靶点单抗以针对不同免疫异常通路的哮喘患者的精准个体化治疗。

**(五)间质性肺疾病研究领域**

1. 最新研究进展

(1)临床指南

继 ATS/ERS/JRS/ALAT 于 2022 年发布新版《成人特发性肺纤维化(IPF)和进展性肺纤维化(PPF)临床实践指南(2022 版)》[77]后,法国、加拿大和澳大利亚/新西兰等国家的胸科协会也都陆续更新了当地 IPF 诊治专家共识和临床应用策略,详细汇总了 IPF 的流行病学、诊疗手段、基因检测、肺移植和纤维化急性加重期管理等相关内容,并罗列了多个用于临床实践的推荐意见[78-80]。加拿大将 PPF 的 ATS

指南诊断标准与其 PPF 随机对照研究（RCT）的入组诊断标准相比较发现符合指南标准的患者的年肺功能（FVC）下降更少，但一年无移植生存率更低[81]。美国更新了结缔组织相关间质性肺疾病（CTD-ILD）的治疗用药指南，确定了包括系统性硬化（SSc-ILD）、特发性肌病（IIMs-ILD）和类风湿关节炎（RA-ILD）在内的不同类型全身免疫性风湿性疾病累及肺间质后的一线治疗推荐药物，为后续 CTD-ILD 的临床用药提供重要参考[82]。

（2）肺纤维化的发病机制

肺纤维化的发生发展机制主要集中于肺上皮细胞的损伤、肺巨噬细胞的激活和肺成纤维细胞的转化等方面，其中囊括了以 TGF-β 为首的多个蛋白交联构成的纤维化网络，并促进细胞内线粒体和核糖体等细胞器共同作用分泌 I 型和 III 型胶原等多种糖蛋白形成的纤维化微环境。浙江大学研究团队近期发现表达于巨噬细胞溶酶体膜上的寡肽组氨酸转运蛋白 SLC15A3 可以促进支架蛋白 p62 磷酸化，从而激活 NRF2 相关氧化应激通路促进肺纤维化的发展，同时敲低 SLC15A3 可以有效缓解博莱霉素诱导的肺纤维化[83]。中国医学科学院最新研究结果显示 IPF 患者和博莱霉素气道灌注的小鼠肺中高尔基膜蛋白 1（GOLM-1）表达上调，通过 GOLM-1/KLF4/NEAT1 通路促进肺成纤维细胞增殖、分化并分泌细胞外基质，靶向抑制 GOLM-1 可减轻小鼠肺纤维化程度[84]。这些发现都为肺纤维化后续治疗提供了重要参考。除 IPF 外，Doyle 等发现类风湿性关节炎（rheumatoid arthritis，RA）患者后期是否发生间质性肺疾病（interstitial lung disease，ILD）以及发生 ILD 时疾病的严重程度也和患病人群外周血白细胞中端粒的缩短密切相关，有效抵抗衰老对机体的影响也许是 RA-ILD 治疗的关键[85]。

（3）肺纤维化的临床特征和生物标志物

既往的临床调查和实践认为 IPF 的细支气管病变并不显著，但近期 Berigei 等通过气管镜共聚焦（EB-OCT）对 IPF 患者肺部病变进行筛查，发现早期 IPF 患者的细支气管数量远小于健康对照人群，且同一 IPF 患者肺部病变较重区域的细支气管数量远小于病变较轻区域，提示细支气管受累也是肺纤维化病变早期的重要特点[86]。纤维化型 ILD（f-ILD）合并夜间低氧血症（非阻塞性睡眠呼吸暂停 OSA）的患者倾向于更低的生活质量和更高的死亡率[87]。此外患者咳嗽严重程度也与 f-ILD 的病情和预后显著相关[88]。对 IPF 患者血浆样本进行检测生成的高通量蛋白质组学数据中，以 LTBP2 和 keratin19 为首的 231 种蛋白与 IPF 的 3 年无移植生存率相关，根据蛋白组学数据生成复合型 IPF 预后预测模型可能将有助于患者个体化治疗方案的指导[89]。

（4）肺纤维化的药物治疗

研究表明吡非尼酮在随机双盲安慰剂对照试验中有效减缓了非特发性肺纤维化（non-IPF）类型的 RA-ILD 患者的肺功能（FVC）的下降，在影像学表现为寻常型间质性肺炎（UIP）的病例中尤为显著[90]。此外，研究者对 303 例接受抗纤维化治疗的 IPF 患者的回顾性分析结果显示，尼达尼布组的停药率显著高于吡非尼酮组，而停药的主要原因为药物不良反应，这进一步支持了吡非尼酮在抗纤维化治疗中的优异性[91]。肺纤维化治疗新药 Pamrevlumab 和 Zinpentraxin Alfa 的 III 期完全随机对照研究宣布失败，结果显示药物疗效与安慰剂对照组差异无统计学意义[92,93]。这一结果再次凸显了肺纤维化治疗领域中研发新药的复杂性与挑战性，呼唤更深入的机制研究和对创新疗法的探索。

### 2. 研究优势与不足

针对 ILD 患者的长期随访观察的多中心"间质性肺疾病专病队列"仍在持续推进，已有部分关于 ILD 进展的共性和特性机制的初步研究结果发表，旨在为后续的疾病精准分型、分期，以及预测与预后模型的建立提供参考，从而制定个体化综合干预策略。同时，基于单细胞测序、空间转录组等多组学与分子生物学研究的深入开展，促进了对个体患者特征的识别，并加深了对疾病发病、进展及结局机制的理解，期待这些研究成果能有效应用于临床实践，提升个性化治疗方案的制定水平和患者预后。与此同时，高分辨率计算机断层扫描（high resolution CT，HRCT）影像和病理图像与人工智能、深度学习及机器学习技术的结合正在积极探索中，旨在提升 ILD 诊疗的安全性和精准度。然而，目前仍缺乏国内 ILD 多种疾病分型的流行病学特征和 ILD 诊疗专家共识，ILD 发生发展机制仍待清晰，个性化治疗的概念虽提出，但具体实施的指导原则和临床路径尚不明确，缺乏有效的生物标志物来指导治疗，以及疾病监控家庭化、远程医疗建设、医疗与康复、人文、心理的深度融合仍是当前医疗体系亟待解决的问题。

### 3. 研究发展方向与趋势

（1）继续完善并扩大间质性肺疾病临床数据库和生物标本库，描述我国间质性肺疾病人群的流行病学特征。

（2）建立我国间质性肺疾病临床诊治的专家共识。

（3）继续深入单细胞和空间多组学测序及生物信息学分析，结合影像学和病理学资料构建高分辨的 ILD 细胞和分子图谱，探讨不同阶段肺组织的细胞分布、进化轨迹、细胞间通信及与细胞外基质的相互作用，寻找与肺纤维化早期诊断、分类及预后相关的生物标志物。用以制定个性化治疗方案。

（4）开展医工结合，通过整合影像学和病理学数据与人工智能技术、深度学习及机器学习方法，开发数字诊断模型，以提升肺纤维化患者的临床分型和分期诊断指导。

（5）继续抗纤维化药物的新靶点开发的研究及新型抗纤维化新药的 II 期、III 期临床试验的开展。

## （六）肺栓塞与肺血管病研究领域

### 1. 最新研究进展

（1）肺血栓栓塞症领域

1）临床预测与生物标志物

我国一项研究纳入了 2689 例疑似 PTE 患者，结果发现门诊患者可采用年龄调整的 D-二聚体对 PTE 患者进行预测，住院患者中 D-二聚体水平≥2 倍正常值上限时预测效果最佳[94]。FLASH 注册研究开发了识别心源性休克的评分模型[95]，另一项多中心研究表明高敏肌钙蛋白（Hs-cTn）未能为急性 PTE 患者提供额外的临床价值，反而可能高估风险[96]。其他预后新发现的生物标志物包括中性粒细胞/淋巴细胞比值（NLR）、可溶性 ST2 及血清前纤维蛋白-1（PFN1）等，为预后评估提供了新变量[97-99]。

2）影像技术检测

新的高螺距 CTPA 可以在保证诊断质量的前提下减少辐射暴露，改善安全性[100]。CTPA 结合人工智能（AI）分析系统有助于提高影像解读的效率和准确性[101,102]。光子计数 CT 可改善对比度并减少辐射剂量[103]，双能 CT 有助于检测段和亚段 PTE[104]。磁共振肺动脉造影和直接血栓成像也成为了有造影剂禁忌证患者有前景的替代方案[105,106]。

3）介入治疗与长期管理

除 PTE 的标准化治疗外，对于存在溶栓或抗凝禁忌、血栓负荷重或抗凝失败血流动力学恶化的 PTE 患者，研究证实介入治疗可快速解除血栓阻塞、改善血流动力学、减少通气灌注不匹配，在缓解急性右心衰竭及灌注不足有独特的优势，可显著改善患者短期及长期预后[107,108]。在介入治疗指征确立后，有条件的中心应该 60min 内进行治疗，在无条件而需要转诊的情况下，应该最佳在 90min 内进行治疗[109]。在介入治疗过程中，需要持续监测患者血压、心率。

在 PTE 长期管理方面，前瞻性队列研究提示，心肺运动试验可用于识别急性 PTE 后综合征患者[110]。对于 PTE 后出现持续呼吸困难的患者，可考虑进行康复治疗[111]。丹麦团队开发了一项结构化 PTE 后随访护理模型"Attend-PE"，可通过医疗团队对患者进行定期访谈、问卷调查并普及医学知识，实现对 PTE 患者的全程、全方位管理[112]。

（2）肺动脉高压领域

1）Sotatercept 在肺动脉高压治疗中的应用

PULSAR 临床研究显示，Sotatercept 在肺动脉高压患者中显著改善了 6min 步行试验结果，并在肺动脉压力、顺应性、肺动脉-右心室耦合和右心功能方面表现优于安慰剂。研究表明，Sotatercept 对经过预治疗的肺动脉高压患者具有显著疗效[113,114]。

2）可穿戴设备的应用

研究表明，可穿戴设备能够有效监测肺动脉高压患者的康复进程。Xu 等使用可穿戴设备监测患者的步数和心率，发现这些数据与心肺功能和生物标志物存在显著相关性[115]。Andersen 等研究发现，心率的日常波动与患者危险程度和一年内死亡率显著相关，未来可考虑通过智能手表检测心肺功能，对 PH 患者进行综合管理[116]。

3）慢性血栓栓塞性肺动脉高压（CTEPH）的发病率与基因突变

2023 年的一项荟萃分析显示 CTEPH 的总体发病率为 2.5%，右心功能障碍及无诱因 PTE 或复发性静脉血栓栓塞症（VTE）与 CTEPH 发病率增加相关[117]。而关于 CTEPH 的基因学研究表明，CTEPH 患者中常见的基因突变包括 *DNMT3A*、*TET2*、*RUNX1* 和 *ASXL1*，这些突变与严重炎症状态及较高死亡率相关[118]。

4）介入治疗和手术治疗

近期一项对评价近端病变的 CTEPH 患者进行球囊肺动脉成形术（BPA）的有效性、安全性和远期生存率的研究发现，BPA 能够显著改善 CTEPH 患者的血流动力学，两组患者（可手术治疗与不可手术治疗）在并发症发生率方面无显著差异[119]。而动脉内膜剥脱术（PEA）仍然是治疗 CTEPH 的最有效手段之一。PEA 可在术后 6 个月内显著改善患者的肺血流动力学、右心功能和运动能力[120]。

### 2. 研究优势与不足

我国已建立了亚洲地区最大的 PTE 专病队列，填补了亚洲地区在 PTE 管理方面的数据空白，并在易感基因、临床特征及预后评估等领域开展了一系列研究。然而，关于急性和慢性 PTE 的介入治疗，仍然存在诸多亟待解决的关键问题。例如，在急性中高危及高危患者中，介入治疗的最佳时机以及不同介入方案的选择尚未明确；在慢性肺栓塞的介入治疗中，肺动脉病变类型复杂，术前及术中影像学评估存在挑战，亟须开发客观指标或评估方法来指导手术操作。

近年来，多模态概念的引入为肺血管疾病的诊断、治疗及长期管理提供了更加全面的评估手段。然而，如何将多模态数据有效整合并应用于肺栓塞和肺动脉高压的诊疗中，仍是未来研究的重要方向。

### 3. 研究发展方向与趋势

（1）建立更加规范化和精细化的医院内 VTE 防治体系，制定基于人工智能技术的危险因素识别，以及临床决策支持系统的预防策略评价路径。

（2）基于 PTE 专病队列，整合多组学、影像学等多模态信息，实现 PTE 患者的精准诊疗与全程化管理。

（3）建立急慢性血栓的介入数据平台，进一步明确介入治疗的应用时机及治疗方案选择，指导临床决策。

（4）建立 CTEPH 专病队列，探索 CTEPH 的自然病程及发生、发展机制，优化 CTEPH 患者的多模式管理，改善患者的预后。

## （七）肺癌领域

### 1. 最新研究进展

肺癌作为发病率和死亡率第一的恶性肿瘤严重威胁国民健康。新靶点药物的研发以及多种联合治疗模式的探索，使得肺癌的治疗逐渐精准和优化。

近年来，抗体偶联药物（ADC）在肺癌领域发展迅猛，靶向 HER-2、HER-3、c-MET、TROP2、CEACAM 等靶点的 ADC 药物层出不穷。DESTINY-Lung 01 和 DESTINY-Lung 02 两项研究的汇总分析表明德曲妥珠单抗颅内抗肿瘤疗效良好，为肺癌脑转移难题提供新解[121,122]。DESTINY-Lung02 研究亚洲人群数据公布，显示亚洲人群获益与总人群具有一致趋势，巩固了其作为标准治疗的地位[122]。靶向 TROP2 的 Dato-DXd 和靶向 c-MET 的 ABBV-399 在其各自的Ⅱ期临床研究中显示出对非鳞 NSCLC 患者的良好疗效[123,124]。2023 年世界肺癌大会（WCLC）报道了靶向 B7H3 的 I-DXd 的 SCLC 亚组研究数据[125]，既往接受多线治疗耐药的 SCLC（$n=21$）中，ORR 达 52.4%，中位 PFS 达 5.6ms，中位 OS 达 12.2ms，为 SCLC 后线治疗带来新希望。

肺癌靶向治疗领域，以 EGFR-MET 双特异性抗体 Amivantamab 为代表的"双抗"药物研究方兴未艾，致力于解决后线治疗中耐药及脱靶问题。MARIPOSA 及

MARIPOSA-2 研究展现了 Amivantamab 在 EGFR 突变 NSCLC 一线及后线治疗中良好的疗效[126,127]。PAPILLON 研究中，Amivantamab 联合化疗用于 EGFR 20ins 的晚期 NSCLC 同样展现了显著疗效[128]。传统靶向药物方面，FLAURA2 研究首次探讨了 EGFR-TKI 联合化疗一线治疗模式，数据显示奥希替尼联合化疗组的 PFS 较奥希替尼单药组延长约 9 个月[129]。2023 年，ALK-TKI 在围术期的治疗证据更充分。阿来替尼用于ⅠB-ⅢA 期 NSCLC 术后辅助（ALINA 研究）的数据公布，显示对比含铂化疗，阿来替尼组的 DFS 获益更佳[130]。

近年来免疫治疗已覆盖肺癌治疗的各个阶段。2023 年，KEYNOTE-671 研究、CheckMate-77T、AEGEAN 研究、Neotorch 研究、RATIONALE-315 等众多研究数据公布，证明了新辅助免疫+辅助免疫的夹心饼治疗模式可为围术期 NSCLC 患者带来 EFS 获益，奠定了 ICIs 在 NSCLC 围术期治疗中的地位。免疫靶点双特异性抗体在免疫耐药领域亦显示出巨大潜力。PD-L1/CTLA-4 双抗 KN046、PD-1/TIGIT 双抗 AZD2936 以及 PD-1/TIM-3 双抗 AZD7789 在其各自Ⅰ/Ⅱ期临床研究中展现了对 ICIs 耐药 NSCLC 的良好疗效和安全性。

#### 2. 研究优势与不足

我国抗肿瘤药物研发体系日趋成熟。由我国自主研发的肺癌 PD-1/PD-L1 免疫检查点抑制剂、靶向药物逐渐增多，在原创性药物研发方面取得巨大进展。我国病例资源丰富，临床和基础科学研究大量开展，但大部分研究仍处于跟跑的阶段，缺乏尖端的原创基础科学研究、重大理论创新以及高水平的研究成果转化。

#### 3. 研究发展方向和趋势

肺癌治疗新药、新技术蓬勃发展，探索最优治疗策略引起了越来越多研究者的关注。未来的肺癌疗法可能会包括精准局部治疗、新型抗原疫苗、ICIs、基因疗法的组合，通过不同治疗手段的优势互补提高肺癌治疗效果。基因检测、人工智能等高新技术的运用将极大助力肺癌人群精细分层，开发个体化治疗模型，从而实现针对特定亚群肺癌患者的精准抗肿瘤治疗。

### （八）介入呼吸病学研究领域

#### 1. 最新研究进展

在肺外周结节诊断领域，我国学者通过真实世界研究证实：新型国产电磁导航支气管镜（ENB）系统可与不同支气管镜、辅助技术和取样工具结合使用，在诊断肺外周结节时具有较高的诊断效能及良好的安全性[131]。另外，通过多中心随机对照研究证明：无透视引导下，虚拟支气管镜导航（VBN）和带引导鞘的径向支气管内超声（rEBUS-GS）对肺外周结节的诊断效能同样安全有效[132]。最后，一项全国多中心横断面调查研究[133]收集了 347 名来自 284 家三级医院和 63 家二级医院医生的问卷数据。结果显示：约 91.7% 的医院已开展肺外周结节支气管镜诊断操作；约 2/3 的医院配备了支气管镜导航设备，但由于高成本和培训不足，实际使用率不高。总之，中国大多数医院已开展肺外周结节诊断性支气管镜操作，但治疗性支气管镜的应用仍十分有限，且各地区医院发展不均衡。

在胸膜研究领域，我国研究人员开展的国内多中心临床研究[134]，验证了超声弹性成像引导胸膜活检的技术可行性。研究结果显示：弹性成像引导胸膜活检的诊断率为92.9%，为临床提供一种更加微创、高效且易于普及的胸膜活检技术。

在冷冻技术规范化应用和新适应证探索方面：我国学者通过前瞻性多中心临床研究比较了活检钳活检和冷冻活检作为辅助技术对 EBUS-TBNA 诊断纵隔疾病的增益价值。结果表明：结合冷冻活检能在诊断效能和样本质量方面为 EBUS-TBNA 提供重要补充，尤其在肺癌的分子检测中具有优势。其次，初步探索了共聚焦激光显微内窥镜联合冷冻活检在间质性肺疾病诊断中的潜在价值[135,136]。此外，我国学者探索了经支气管冷冻肺活检（TBLC）在肺移植患者中应用的安全性和有效性，结果表明：TBLC 在肺移植术后并发症诊断中是有价值和相对安全的，但需要严格把握适应证。

### 2. 研究优势与不足

近年来我国介入呼吸病学技术的临床前研究逐渐增多，科研人员取得了多项国际水平系列临床研究成果。另外，随着国家对医疗领域产学研协同创新的政策支持和资源支持，介入呼吸病学相关医疗器械行业的发展已驶入"快车道"，依靠医工结合进行原始性技术创新和研发恰逢其时。但对标国际先进水平，我们仍需清醒地看到仍面临诸多核心挑战，主要体现在两个方面：一是本领域具有自有知识产权的介入呼吸病学技术数量仍严重不足；二是本领域介入呼吸病学技术的转化与普及推广能力仍严重不足，大部分科研成果未能及时转化为临床诊疗技术，广大基层医疗机构面对大量呼吸系统疾病患者，缺乏适用性诊疗技术及相应培训质控体系。

### 3. 研究发展方向和趋势

一方面，通过开展多中心前瞻性研究，进一步明确各项技术的最佳适应人群，优化介入呼吸病学技术的实施流程和方案，并规范技术培训和操作标准，提供符合我国国情的个体化诊疗方案。另一方面，产学研用的协同创新，加速研发介入呼吸病学设备和器械的安全性及有效性评估，推动国产化产品上市应用，让患者切实享受到介入呼吸病学技术进步带来的健康红利。

## （九）烟草病学研究领域

### 1. 最新研究进展

在吸烟流行状况方面，世界卫生组织发布了第九份全球烟草流行病报告《2023 年世界卫生组织全球烟草流行报告》[137]，其中北京"控烟一张图"的工作经验被高度赞誉。2023 年 5 月上海市卫生健康委发布的《2022 年上海市成人烟草流行调查报告》和深圳市卫生健康委发布的《2022 年深圳市成人烟草流行调查报告》显示，上海市 15 岁及以上人群的吸烟率降至 19.4%，深圳市 15 岁及以上成人吸烟率已降至 19.1%。标志着继北京后，上海和深圳亦提前实现了"健康中国 2030"提出的"到 2030 年，15 岁以上人群吸烟率低于 20%"的控烟目标。

在吸烟危害健康的机制研究方面，*Nature Communications* 上的一项研究发现，低剂量的尼古丁可以激活 $NAD^+$ 生物，显著改善 NAMPT 活性，改善小鼠的糖代谢、认知功能以及衰老症状[138]。同样发表在 *Nature Communications* 上的一项研究，分析了 800 多名年龄分别为 14 岁、19 岁和 23 岁的青少年的脑成像及行为数据，结果显示，在 14 岁之前开始吸烟的青少年，左额叶中与决策和违反规则有关的左腹内侧前额叶皮层（vmPFC）明显减少，表明 vmPFC 可能是尼古丁成瘾早期阶段的生物标志物[139]。四川大学华西医院团队利用单细胞测序，发现靶向 CD47-SIRPAα 可能是治疗不吸烟者肺癌的免疫治疗策略，不但加深了对吸烟导致肿瘤发生机制的理解，并为治疗肺癌提供了一种潜在的免疫治疗策略[140]。常言道：烟酒不分家，但其背后的机制尚不明确。美国贝勒医学院的研究团队发现，在尼古丁与酒精的同时暴露下，大鼠脑中的多巴胺神经元的抑制性突触增加，导致奖赏系统被抑制[141]。

在戒烟治疗方面，基于"2020 中国成人烟草调查"，我国吸烟人群的戒烟尝试率为 19.1%，其中 93.1% 的调查对象使用无帮助戒烟、9.8% 使用电子烟、7.5% 使用戒烟咨询和戒烟热线、5.5% 使用戒烟药物[142]。中日友好医院、国家呼吸医学中心王辰院士、肖丹教授团队开展的中国戒烟队列研究（CNTCCS），在我国华东、华南、华北、华中、西南、西北、东北所有 7 大地理分区设立了 27 个合作单位，纳入具有代表性的 2943 例有戒烟意愿的吸烟者，观察其戒烟情况并进行为期 3 个月的随访，结果发现：75.8% 的受试者患有烟草依赖；经过 3 个月的治疗与 3 个月的随访，21.74% 的受试者成功戒烟；各地区的戒烟疗效存在一定差异，其中戒烟药物使用率越高的地区，戒烟成功率越高[143]。在当今互联网时代，移动健康应运而生。一项研究对 2021 年 5 月到 2022 年 9 月参与我国"在线戒烟"的受试者进行分析，发现戒烟成功率为 21.9%，即大约每 5 位参与的吸烟者中，有 1 位可通过"在线戒烟"成功戒烟[144]。此外，一项 Meta 分析发现，相比对照组，戒烟短信显著提高长期戒烟成功率（RR=1.51，95%CI：1.24～1.84），表明戒烟短信干预可作为年轻人戒烟的可行选择[145]。同时，亦有多项研究分别探讨了基于智能手机戒烟应用软件[146]、微信[147]和短信[148,149]的戒烟干预措施的有效性，为进一步优化完善我国移动戒烟提供参考依据。

**2. 研究优势与不足**

目前我国已初步构建了覆盖全国的戒烟体系，临床戒烟水平不断提高，科学研究取得一定的科技创新成果，为开展烟草病学的研究提供了重要支撑。但与国际先进水平相比，我国烟草病学领域的科技水平仍处于"追赶者"阶段，吸烟所致健康危害的发展规律、治疗技术及防治政策等"卡脖子"问题亟待进一步突破，加之不同省份地区的社会、政治、经济等多方面的原因，导致资源碎片化、不均衡、非同质的状况严重，研究成果转化为临床实践的适宜技术模式亟待进一步优化。

**3. 研究发展方向与趋势**

未来，我们需要从流行监测、个体化戒烟、群体管理、移动健康、宣教与科普等多个方面开展科学研究与创新，构建适合我国情况的"吸烟及烟草依赖的精准防治及管理体系研究"模式，以支持实现"健康中国2030"的目标。

## （十）睡眠呼吸障碍研究领域

### 1. 研究最新进展

通过多导睡眠监测（PSG）数据分析，探索了阻塞性睡眠呼吸暂停（obstructive sleep apnea，OSA）的生理内型特征，即其多样的病理生理机制，并使用自动化程序来量化这些特征[150,151]。通过聚类分析揭示了不同OSA临床表型间的差异，有助于制定个体化的治疗策略[152,153]。除了传统的呼吸暂停低通气指数（AHI）和氧减指数（ODI），研究者们探索了新的PSG衍生指标，如低氧负荷（HB）和睡眠呼吸受损指数（SBII），这些指标能够更全面地评估 OSA 的严重程度，并与患者的心血管风险增加独立相关[154,155]。同时，机器学习模型和新型监测设备的研发，如基于脉搏血氧饱和度的深度学习算法和非接触式监测设备，为 OSA 的诊断和评估提供了新的方法[156,157]。针对 OSA 的不同内型特征，如临界闭合压异常、低觉醒阈值、高环路增益和上气道扩张肌反应性等，研究者们探索了药物治疗的新靶点，如上气道扩张肌功能、上气道扩张肌反应性等，已有多种候选药物进入临床试验阶段[158]。同时，基于"云加端"平台的远程医疗技术有望优化 OSA 的管理模式[159]。

### 2. 研究优势与不足

对 OSA 异质性的深入研究有助于实现精准医疗，为患者提供个性化的治疗方案。新型监测设备和基于人工智能的诊断工具的开发，提高了诊断的便捷性和准确性。个体化治疗方案的提出，包括药物治疗和 CPAP 治疗，为 OSA 患者提供了更多的治疗选择。

然而，目前关于 OSA 内型分析的稳定性及其在临床实践中的应用尚缺乏足够的证据。此外，尽管一些研究尝试将 OSA 患者按表型分类，但如何将这些分类转化为具体的治疗指南还需要更多的探索。尽管 PSG 内型分析是研究热点，但其稳定性和可重复性仍需进一步研究。许多新提出的诊断指标尚未得到广泛的临床验证，需要更多的研究来证实其临床应用价值。药物治疗 OSA 虽然取得了进展，但潜在的药物副作用需要进一步评估。

### 3. 研究发展方向与趋势

未来精准医疗在 OSA 治疗中的应用将进一步深化，通过患者的内型和表型特征来制定个性化的治疗方案。针对不同亚型的 OSA 患者，需要推进新药研究，实现从理论到临床应用的转化。此外，借助大数据与人工智能技术，通过深度学习分析来促进 OSA 研究的进步，有助于发现新的生物标志物并建立预测模型，从而最终改善患者的治疗效果。

# 参 考 文 献

[1] Fan X, Dai X, Ling Y, et al. Oral VV116 versus placebo in patients with mild-to-moderate COVID-19 in China: A multicentre, double-blind, phase 3, randomised controlled study. Lancet Infect Dis. 2023, 24(2): 129-139.

[2] Cao Z, Gao W, Bao H, et al. VV116 versus Nirmatrelvir-Ritonavir for oral treatment of Covid-19. N Engl J Med. 2023, 388(5): 406-417.

[3] Cao B, Wang Y, Lu H, et al. Oral simnotrelvir for adult patients with mild-to-moderate Covid-19. N Engl J Med. 2024, 390(3): 230-241.

[4] Liu J, Pan X, Zhang S, et al. Efficacy and safety of Paxlovid in severe adult patients with SARS-Cov-2 infection: A multicenter randomized controlled study. Lancet Reg Health West Pac. 2023, 33: 100694.

[5] Shah PL, Orton CM, Grinsztejn B, et al. Favipiravir in patients hospitalised with COVID-19 (PIONEER trial): a multicentre, open-label, phase 3, randomised controlled trial of early intervention versus standard care. Lancet Respir Med. 2023, 11(5): 415-424.

[6] Gorman EA, Rynne J, Gardiner HJ, et al. Repair of acute respiratory distress syndrome in COVID-19 by stromal cells (REALIST-COVID Trial): A multicenter, randomized, controlled clinical trial. Am J Respir Crit Care Med. 2023, 208(3): 256-269.

[7] Zhang JY, Whalley JP, Knight JC, et al. SARS-CoV-2 infection induces a long-lived pro-inflammatory transcriptional profile. Genome Med. 2023, 15(1): 69.

[8] Gu X, Wang S, Zhang W, et al. Probing long COVID through a proteomic lens: A comprehensive two-year longitudinal cohort study of hospitalised survivors. EBioMedicine. 2023, 98: 104851.

[9] Salton F, Confalonieri P, Centanni S, et al. Prolonged higher dose methylprednisolone versus conventional dexamethasone in COVID-19 pneumonia: A randomised controlled trial (MEDEAS). Eur Respir J. 2023, 61(4): 2201514.

[10] Abani O, Abbas A, Abbas F, et al. Higher dose corticosteroids in patients admitted to hospital with COVID-19 who are hypoxic but not requiring ventilatory support (RECOVERY): A randomised, controlled, open-label, platform trial. The Lancet. 2023, 401(10387): 1499-1507.

[11] Hall FC, Cheriyan J, Cope AP, et al. Efficacy and safety of baricitinib or ravulizumab in adult patients with severe COVID-19 (TACTIC-R): A randomised, parallel-arm, open-label, phase 4 trial. The Lancet Respir Med. 2023, 11(12): 1064-1074.

[12] Ware LB, Soleymanlou N, McAuley DF, et al. TRPC6 inhibitor (BI 764198) to reduce risk and severity of ARDS due to COVID-19: A phase II randomised controlled trial. Thorax. 2023, 78(8): 816-824.

[13] O'Halloran JA, Ko ER, Anstrom KJ, et al. Abatacept, Cenicriviroc, or Infliximab for treatment of adults hospitalized with COVID-19 pneumonia: A randomized clinical trial. JAMA. 2023, 330(4): 328-339.

[14] Annane D, Pittock SJ, Kulkarni HS, et al. Intravenous ravulizumab in mechanically ventilated patients hospitalised with severe COVID-19: A phase 3, multicentre, open-label, randomised controlled trial. Lancet Respir Med. 2023, 11(12): 1051-1063.

[15] Brown SM, Barkauskas CE, Grund B, et al. Intravenous aviptadil and remdesivir for treatment of COVID-19-associated hypoxaemic respiratory failure in the USA (TESICO): A randomised, placebo-controlled trial. Lancet Respir Med. 2023, 11(9): 791-803.

[16] Self WH, Shotwell MS, Gibbs KW, et al. Renin-angiotensin system modulation with synthetic angiotensin (1-7) and angiotensin II type 1 receptor-biased ligand in adults with COVID-19: Two randomized clinical trials. JAMA. 2023, 329(14): 1170-1182.

[17] Writing Committee for The R-CAPI, Lawler PR, Derde LPG, et al. Effect of angiotensin-converting enzyme inhibitor and angiotensin receptor blocker initiation on organ support-free days in patients hospitalized with COVID-19: A randomized clinical trial. JAMA. 2023, 329(14): 1183-1196.

[18] Fadlyana E, Setiabudi D, Kartasasmita CB, et al. Immunogenicity and safety in healthy adults of full dose versus half doses of COVID-19 vaccine (ChAdOx1-S or BNT162b2) or full-dose CoronaVac

administered as a booster dose after priming with CoronaVac: A randomised, observer-masked, controlled trial in Indonesia. Lancet Infect Dis. 2023, 23(5): 545-555.

[19] Wu JD, Li JX, Liu J, et al. Safety, immunogenicity, and efficacy of the mRNA vaccine CS-2034 as a heterologous booster versus homologous booster with BBIBP-CorV in adults aged ⩾18 years: A randomised, double-blind, phase 2b trial. Lancet Infect Dis. 2023, 23(9): 1020-1030.

[20] Andersson NW, Thiesson EM, Baum U, et al. Comparative effectiveness of heterologous third dose vaccine schedules against severe covid-19 during omicron predominance in Nordic countries: Population based cohort analyses. Bmj. 2023, 382: e074325.

[21] Tang R, Zheng H, Wang BS, et al. Safety and immunogenicity of aerosolised Ad5-nCoV, intramuscular Ad5-nCoV, or inactivated COVID-19 vaccine CoronaVac given as the second booster following three doses of CoronaVac: A multicentre, open-label, phase 4, randomised trial. Lancet Respir Med.2023, 11(7): 613-623.

[22] Li JX, Hou LH, Gou JB, et al. Safety, immunogenicity and protection of heterologous boost with an aerosolised Ad5-nCoV after two-dose inactivated COVID-19 vaccines in adults: A multicentre, open-label phase 3 trial. Lancet Infect Dis.2023, 23(10): 1143-1152.

[23] Ehrmann S, Barbier F, Demiselle J, et al. Inhaled amikacin to prevent ventilator-associated pneumonia. N Engl J Med.2023, 389(22): 2052-2062.

[24] Kaye KS, Shorr AF, Wunderink RG, et al. Efficacy and safety of sulbactam-durlobactam versus colistin for the treatment of patients with serious infections caused by *Acinetobacter baumannii*-calcoaceticus complex: A multicentre, randomised, active-controlled, phase 3, non-inferiority clinical trial (ATTACK). Lancet Infect Dis. 2023, 23(9): 1072-1084.

[25] Zhou A, Chen K, Gao Y, et al. Bioengineered neutrophil extinguisher targets cascade immune pathways of macrophages for alleviating cytokine storm in pneumonia. ACS Nano.2023, 17(17): 16461-16477.

[26] Gao J, Su Y, Wang Z. Remote Co-loading of amphipathic acid drugs in neutrophil nanovesicles infilled with cholesterol mitigates lung bacterial infection and inflammation. Biomaterials.2023, 296: 122071.

[27] Saleem N, Kulkarni A, Snow TAC, et al. Effect of corticosteroids on mortality and clinical cure in community-acquired pneumonia: A systematic review, meta-analysis, and meta-regression of randomized control trials. Chest. 2023, 163(3): 484-497.

[28] Bergmann F, Pracher L, Sawodny R, et al. Efficacy and safety of corticosteroid therapy for community-acquired pneumonia: A meta-analysis and meta-regression of randomized, controlled trials. Clin Infect Dis.2023, 77(12): 1704-1713.

[29] Papi A, Ison MG, Langley JM, et al. Respiratory syncytial virus prefusion F protein vaccine in older adults. N Engl J Med.2023, 388(7): 595-608.

[30] Walsh EE, Perez Marc G, Zareba AM, et al. Efficacy and safety of a bivalent RSV prefusion F vaccine in older adults. N Engl J Med.2023, 388(16): 1465-1477.

[31] Kampmann B, Madhi SA, Munjal I, et al. Bivalent prefusion F vaccine in pregnancy to prevent RSV illness in infants. N Engl J Med.2023, 388(16): 1451-1464.

[32] Wilson E, Goswami J, Baqui AH, et al. Efficacy and safety of an mRNA-based RSV PreF vaccine in older adults. N Engl J Med.2023, 389(24): 2233-2244.

[33] Matthay MA, Arabi Y, Arroliga AC, et al. A new global definition of acute respiratory distress syndrome.   Am J Respir Crit Care Med. 2024, 209(1): 37-47.

[34] Sathe N A, Morrell ED, Bhatraju PK, et al. Alveolar biomarker profiles in subphenotypes of the acute respiratory distress syndrome. Crit Care Med. 2023, 51(1): e13-e18.

[35] Chang Y, Yoo HJ, Kim SJ, et al. A targeted metabolomics approach for sepsis-induced ARDS and its subphenotypes. Crit Care. 2023, 27(1): 263.

[36] Blot PL, Chousterman BG, Santafè M, et al. Subphenotypes in patients with acute respiratory distress syndrome treated with high-flow oxygen. Crit Care.2023, 27(1): 419.

[37] Villar J, González-Martín JM, Hernández-González J, et al. Predicting ICU mortality in acute respiratory distress syndrome patients using machine learning: The predicting outcome and STratifiCation of

severity in ARDS(POSTCARDS)Study. Crit Care Med. 2023, 51(12): 1638-1649.

[38] Menga LS, Delle Cese L, Rosà T, et al. Respective effects of helmet pressure support, continuous positive airway pressure, and nasal high-flow in hypoxemic respiratory failure: A randomized crossover clinical trial. Am J Respir Crit Care Med. 2023, 207(10): 1310-1323.

[39] Nicolas M, Christophe G, Mansour A, et al. Impact of prone position in COVID-19 patients on extracorporeal membrane oxygenation. Crit Care Med. 2023, 51(1): 36-46.

[40] Li R, Wu Y, Zhang H, et al. Effects of airway pressure release ventilation on lung physiology assessed by electrical impedance tomography in patients with early moderate to severe ARDS. Crit Care. 2023, 27(1): 178.

[41] Jonkman AH, Alcala GC, Pavlovsky B, et al. Lung Recruitment assessed by electrical impedance tomography(RECRUIT): a multicenter study of COVID-19 acute respiratory distress syndrome. Am J Respir Crit Care Med. 2023, 208(1): 25-38.

[42] Wang F, Li Y, Wang B, et al. The safety and efficacy of mesenchymal stromal cells in ARDS: A meta-analysis of randomized controlled trials. Crit Care. 2023, 27(1): 31.

[43] Lopinto J, Arrestier R, Peiffer B, et al. High-dose steroids for nonresolving acute respiratory distress syndrome in critically Ill COVID-19 patients treated with dexamethasone: A multicenter cohort study. Crit Care Med.2023, 51(10): 1306-1317.

[44] Dequin PF, Meziani F, Quenot JP, et al. Hydrocortisone in severe community-acquired pneumonia. N Engl J Med.2023, 388(21): 1931-1941.

[45] Wu JY, Tsai YW, Hsu WH, et al. Efficacy and safety of adjunctive corticosteroids in the treatment of severe community-acquired pneumonia: A systematic review and meta-analysis of randomized controlled trials. Crit Care.2023, 27(1): 274.

[46] Global Initiative for Chronic Obstructive Lung Disease. Global Strategy for the Diagnosis, Management, and Prevention of Chronic Obstructive Pulmonary Disease (2024 Report). (2024-05-26) [2024-10-07]. www.goldcopd.org.

[47] Dharmage SC, Bui DS, Walters EH, et al. Lifetime spirometry patterns of obstruction and restriction, and their risk factors and outcomes: A prospective cohort study. Lancet Respir Med.2023, 11(3): 273-282.

[48] Stolz D, Mkorombindo T, Schumann DM, et al. Towards the elimination of chronic obstructive pulmonary disease: A lancet commission. The Lancet. 2022, 400(10356): 921-972.

[49] Diaz AA, Orejas JL, Grumley S, et al. Airway-occluding mucus plugs and mortality in patients with chronic obstructive pulmonary disease. JAMA .2023, 329(21): 1832-1839.

[50] Polverino F, Sin DD. Type 2 airway inflammation in COPD. Eur Respir J. 2024, 63(5): 2400150.

[51] Agusti A, Bel E, Thomas M, et al. Treatable traits: Toward precision medicine of chronic airway diseases. Eur Respir J. 2016, 47(2): 410-419.

[52] Moll M, Silverman EK. Precision approaches to chronic obstructive pulmonary disease management. Annu Rev Med. 2024, 75: 247-262.

[53] Yun JH, Lamb A, Chase R, et al. Blood eosinophil count thresholds and exacerbations in patients with chronic obstructive pulmonary disease. J Allergy Clin Immunol. 2018, 141(6): 2037-2047.

[54] Ramakrishnan S, Jeffers H, Langford-Wiley B, et al. Blood eosinophil-guided oral prednisolone for COPD exacerbations in primary care in the UK (STARR2): A non-inferiority, multicentre, double-blind, placebo-controlled, randomised controlled trial. Lancet Respir Med. 2024, 12(1): 67-77.

[55] Christenson SA, van den Berge M, Faiz A, et al. An airway epithelial IL-17A response signature identifies a steroid-unresponsive COPD patient subgroup. J Clin Invest. 2019, 129(1): 169-181.

[56] Easton FA, Cousins DJ. Uncovering the complexities of IL-33 signaling in chronic obstructive pulmonary disease. Am J Respir Crit Care Med .2023, 208(10): 1015-1016.

[57] Ferguson GT, Rabe KF, Martinez FJ, et al. Triple therapy with budesonide/glycopyrrolate/formoterol fumarate with co-suspension delivery technology versus dual therapies in chronic obstructive pulmonary disease (KRONOS): A double-blind, parallel-group, multicentre, phase 3 randomised controlled trial.

Lancet Respir Med. 2018, 6(10): 747-758.

[58] Martinez FJ, Rabe KF, Ferguson GT, et al. Reduced all-cause mortality in the ETHOS trial of budesonide/glycopyrrolate/formoterol for chronic obstructive pulmonary disease: A randomized, double-blind, multicenter, parallel-group study. Am J Respir Crit Care Med. 2021, 203(5): 553-564.

[59] Han MK, Criner GJ, Dransfield MT, et al. The effect of inhaled corticosteroid with drawal and baseline inhaled treatment on exacerbations in the IMPACT study: A randomized, double-blind, multicenter clinical trial. Am J Respir Crit Care Med. 2020, 202(9): 1237-1243.

[60] Vestbo J, Papi A, Corradi M, et al. Single inhaler extrafine triple therapy versus long-acting muscarinic antagonist therapy for chronic obstructive pulmonary disease (TRINITY): A double-blind, parallel group, randomised controlled trial. The Lancet. 2017, 389(10082): 1919-1929.

[61] Anzueto A, Barjaktarevic IZ, Siler TM, et al. Ensifentrine, a novel phosphodiesterase 3 and 4 inhibitor for the treatment of chronic obstructive pulmonary disease: Randomized, double-blind, placebo-controlled, multicenter phase III trials (the ENHANCE Trials). Am J Respir Crit Care Med. 2023, 208(4): 406-416.

[62] Bhatt SP, Rabe KF, Hanania NA, et al. Dupilumab for COPD with blood eosinophil evidence of type 2 inflammation. N Engl J Med. 2024, 390(24): 2274-2283.

[63] Buttery SC, Banya W, Bilancia R, et al. Lung volume reduction surgery versus endobronchial valves: A randomised controlled trial. Eur Respir J. 2023, 61(4): 2202063.

[64] Wang Y, Meng Z, Liu M, et al. Autologous transplantation of P63+ lung progenitor cells for chronic obstructive pulmonary disease therapy. Sci Transl Med. 2024, 16(734): eadi3360.

[65] Fabbri LM, Celli BR, Agustí A, et al. COPD and multimorbidity: Recognising and addressing a syndemic occurrence. Lancet Respir Med. 2023, 11(11): 1020-1034.

[66] Ji T, Li H. T-helper cells and their cytokines in pathogenesis and treatment of asthma. Front Immunol. 2023, 14: 1149203.

[67] Shah PA, Brightling C. Biologics for severe asthma-Which, when and why?. Respirology.2023, 28(8): 709-721.

[68] Duchesne M, Okoye I, Lacy P. Epithelial cell alarmin cytokines: Frontline mediators of the asthma inflammatory response. Front Immunol. 2022, 13: 975914.

[69] Sun F, Zou W, Shi H, et al. Interleukin-33 increases type 2 innate lymphoid cell count and their activation in eosinophilic asthma. Clin Transl Allergy. 2023, 13(6): e12265.

[70] Goulart A, Boko MMM, Martins NS, et al. IL-22 is deleterious along with IL-17 in allergic Asthma but is not detrimental in the comorbidity Asthma and acute pneumonia. Int J Mol Sci. 2023, 24(13): 10418.

[71] Shen K, Zhang M, Zhao R, et al. Eosinophil extracellular traps in asthma: Implications for pathogenesis and therapy. Respir Res. 2023, 24(1): 231.

[72] Huang C, Zheng D, Fu C, et al. Secreted S100A4 causes asthmatic airway epithelial barrier dysfunction induced by house dust mite extracts via activating VEGFA/VEGFR2 pathway. Environ Toxicol.2023, 38(6): 1431-1444.

[73] Huang D, Liu G, Xu Z, et al. The multifaceted role of placental growth factor in the pathogenesis and progression of bronchial asthma and pulmonary fibrosis: Therapeutic implications. Genes Dis. 2022, 10(4): 1537-1551.

[74] Howell I, Howell A, Pavord ID. Type 2 inflammation and biological therapies in asthma: Targeted medicine taking flight. J Exp Med. 2023, 220(7): e20221212.

[75] Menzies-Gow A, Bafadhel M, Busse WW, et al. An expert consensus framework for asthma remission as a treatment goal. J Allergy Clin Immunol. 2020, 145: 757-765.

[76] Bleecker ER, Al-Ahmad M, Bjermer L, et al. Systemic corticosteroids in asthma: A call to action from World Allergy Organization and Respiratory Effectiveness Group. World Allergy Organ J. 2022, 10; 15(12): 100726.

[77] Raghu G, Remy-Jardin M, Richeldi L, et al. Idiopathic pulmonary fibrosis (an update) and progressive pulmonary fibrosis in adults: An official ATS/ERS/JRS/ALAT clinical practice guideline. Am J Respir

Crit Care Med. 2022, 205(9): e18-e47.

[78] Cottin V, Bonniaud P, Cadranel J, et al. French practical guidelines for the diagnosis and management of idiopathic pulmonary fibrosis - 2021 update. Full-length version. Respir Med Res. 2023, 83: 100948.

[79] Marinescu DC, Raghu G, Remy-Jardin M, et al. Integration and application of clinical practice guidelines for the diagnosis of idiopathic pulmonary fibrosis and fibrotic hypersensitivity pneumonitis. Chest. 2022, 162(3): 614-629.

[80] Mackintosh JA, Keir G, Troy LK, et al. Treatment of idiopathic pulmonary fibrosis and progressive pulmonary fibrosis: A position statement from the Thoracic Society of Australia and New Zealand 2023 revision. Respirology. 2024, 29(2): 105-135.

[81] Khor YH, Johannson KA, Marcoux V, et al. Generalizability of pharmaceutical randomized controlled trial eligibility criteria for progressive pulmonary fibrosis. Eur Respir J. 2024, (7): 2401575.

[82] Johnson SR, Bernstein EJ, Bolster MB, et al. 2023 American college of rheumatology (ACR)/American College of Chest Physicians (CHEST) guideline for the screening and monitoring of interstitial lung disease in people with systemic autoimmune rheumatic diseases. Arthritis Care Res (Hoboken). 2024, 76(8): 1070-1082.

[83] Luo J, Li P, Dong M, et al. SLC15A3 plays a crucial role in pulmonary fibrosis by regulating macrophage oxidative stress. Cell Death Differ. 2024, 31(4): 417-430.

[84] Wang Y, Hu D, Wan L, et al. GOLM1 promotes pulmonary fibrosis through upregulation of NEAT1. Am J Respir Cell Mol Biol. 2024, 70(3): 178-192.

[85] Doyle TJ, Juge PA, Peljto AL, et al. Short peripheral blood leukocyte telomere length in rheumatoid arthritis-interstitial lung disease. Thorax. 2024, 79(2): 182-185.

[86] Berigei SR, Nandy S, Yamamoto S, et al. Microscopic small airway abnormalities identified in early idiopathic pulmonary fibrosis *in vivo* using endobronchial optical coherence tomography. Am J Respir Crit Care Med. 2024, 210(4): 473-483.

[87] Myall KJ, West AG, Martinovic JL, et al. Nocturnal hypoxemia associates with symptom progression and mortality in patients with progressive fibrotic interstitial lung disease. Chest.2023, 164(5): 1232-1242.

[88] Khor YH, Johannson KA, Marcoux V, et al. Epidemiology and prognostic significance of cough in fibrotic interstitial lung disease. Am J Respir Crit Care Med. 2024, 210(8): 1035-1044.

[89] Oldham JM, Huang Y, Bose S, et al. Proteomic biomarkers of survival in idiopathic pulmonary fibrosis. Am J Respir Crit Care Med. 2024, 209(9): 1111-1120.

[90] Solomon JJ, Danoff SK, Woodhead FA, et al. Safety, tolerability, and efficacy of pirfenidone in patients with rheumatoid arthritis-associated interstitial lung disease: a randomised, double-blind, placebo-controlled, phase 2 study. Lancet Respir Med. 2023, 11(1): 87-96.

[91] Zhao R, Xie B, Wang X, et al. The tolerability and efficacy of antifibrotic therapy in patients with idiopathic pulmonary fibrosis: Results from a real-world study. Pulm Pharmacol Ther. 2024, 84: 102287.

[92] Raghu G, Richeldi L, Fernández Pérez ER, et al. Pamrevlumab for idiopathic pulmonary fibrosis: The ZEPHYRUS-1 randomized clinical trial. JAMA. 2024, 332(5): 380-389.

[93] Richeldi L, Schiffman C, Behr J, et al. Zinpentraxin alfa for idiopathic pulmonary fibrosis: The randomized phase III STARSCAPE trial. Am J Respir Crit Care Med. 2024, 209(9): 1132-1140.

[94] Liu P, Yu H, Liu W, et al. Distinct age-adjusted D-dimer threshold to rule out acute pulmonary embolism in outpatients and inpatients. Clin Respir J. 2024, 18(2): e13728.

[95] Bangalore S, Horowitz JM, Beam D, et al. Prevalence and predictors of cardiogenic shock in intermediate-risk pulmonary embolism. JACC Cardiovasc Interv. 2023, 16(8): 958-972.

[96] Bikdeli B, Muriel A, Rodríguez C, et al. High-sensitivity vs conventional troponin cutoffs for risk stratification in patients with acute pulmonary embolism. JAMA Cardiol. 2024, 9(1): 64-70.

[97] Siddiqui F, Tafur A, Hussain M, et al. The prognostic value of blood cellular indices in pulmonary embolism. Am J Hematol. 2024, 99(9): 1704-1711.

[98] Petramala L, Concistrè A, Sarlo F, et al. Assessment of sST2 behaviors to evaluate severity/clinical

impact of acute pulmonary embolism. Int J Mol Sci. 2023, 24(5): 4591.

[99] Erdem E, Yadigaroğlu M, Güzel M, et al. A new biomarker in the diagnosis and prognosis of pulmonary thromboembolism: Serum profilin-1. Heliyon. 2024, 10(17): e37102.

[100] Schönfeld T, Seitz P, Krieghoff C, et al. High-pitch CT pulmonary angiography (CTPA) with ultra-low contrast medium volume for the detection of pulmonary embolism: A comparison with standard CTPA. Eur Radiol. 2024, 34(3): 1921-1931.

[101] Belkouchi Y, Lederlin M, Ben Afia A, et al. Detection and quantification of pulmonary embolism with artificial intelligence: The SFR 2022 artificial intelligence data challenge. Diagn Interv Imaging. 2023, 104(10): 485-489.

[102] Grenier PA, Ayobi A, Quenet S, et al. Deep learning-based algorithm for automatic detection of pulmonary embolism in chest CT angiograms. Diagnostics (Basel). 2023, 13(7): 1324.

[103] Greffier J, Villani N, Defez D, et al. Spectral CT imaging: Technical principles of dual-energy CT and multi-energy photon-counting CT. Diagn Interv Imaging. 2023, 104(4): 167-177.

[104] Weidman EK, Plodkowski AJ, Halpenny DF, et al. Dual-energy ct angiography for detection of pulmonary emboli: Incremental benefit of iodine maps. Radiology. 2018, 289(2): 546-553.

[105] Starekova J, Nagle SK, Schiebler ML, et al. Pulmonary MRA during pregnancy: Early experience with ferumoxytol. J Magn Reson Imaging. 2023, 57(6): 1815-1818.

[106] Knobloch G, Colgan T, Schiebler ML, et al. Comparison of gadolinium-enhanced and ferumoxytol-enhanced conventional and UTE-MRA for the depiction of the pulmonary vasculature. Magn Reson Med. 2019, 82(5): 1660-1670.

[107] Zhang RS, Maqsood MH, Sharp ASP, et al. Efficacy and safety of anticoagulation, catheter-directed thrombolysis, or systemic thrombolysis in acute pulmonary embolism. JACC Cardiovasc Interv. 2023, 16(21): 2644-2651.

[108] Matusov Y, Yaqoob M, Karumanchi A, et al. Long term recovery of right ventricular function after treatment of intermediate and high risk pulmonary emboli. Thromb Res. 2023, 225: 57-62.

[109] Pruszczyk P, Klok FA, Kucher N, et al. Percutaneous treatment options for acute pulmonary embolism: A clinical consensus statement by the ESC Working Group on Pulmonary Circulation and Right Ventricular Function and the European Association of Percutaneous Cardiovascular Interventions. EuroIntervention. 2022, 18(8): e623-e638.

[110] Farmakis IT, Valerio L, Barco S, et al. Cardiopulmonary exercise testing during follow-up after acute pulmonary embolism. Eur Respir J. 2023, 61(6): 2300059.

[111] Jervan Ø, Haukeland-Parker S, Gleditsch J, et al. The effects of exercise training in patients with persistent dyspnea following pulmonary embolism: A randomized controlled trial. Chest. 2023, 164(4): 981-991.

[112] Hansen AL, Højen AA, Lindegaard SF, et al. The Attend-PE model: A feasibility study of a structured follow-up care model for patients with pulmonary embolism. Thromb Res. 2024, 242: 109133.

[113] Hoeper MM, Badesch DB, Ghofrani HA, et al. Phase 3 trial of sotatercept for treatment of pulmonary arterial hypertension. N Engl J Med. 2023, 388(16): 1478-1490.

[114] Souza R, Badesch DB, Ghofrani HA, et al. Effects of sotatercept on haemodynamics and right heart function: Analysis of the STELLAR trial. Eur Respir J. 2023, 62(3): 2301107.

[115] Xu Z, Zahradka N, Ip S, et al. Evaluation of physical health status beyond daily step count using a wearable activity sensor. NPJ Digit Med. 2022, 5(1): 164.

[116] Andersen MØ, Diederichsen SZ, Svendsen JH, et al. Continuous long-term heart rate variability and risk assessment in pulmonary hypertension. Open Heart. 2023, 10(1): e002302.

[117] Luijten D, Talerico R, Barco S, et al. Incidence of chronic thromboembolic pulmonary hypertension after acute pulmonary embolism: An updated systematic review and meta-analysis. Eur Respir J. 2023, 62(1): 2300449.

[118] Liu C, Zhou YP, Lian TY, et al. Clonal hematopoiesis of indeterminate potential in chronic thromboembolic pulmonary hypertension: A multicenter study. Hypertension. 2024, 81(2): 372-382.

[119] Nishihara T, Shimokawahara H, Ogawa A, et al. Comparison of the safety and efficacy of balloon pulmonary angioplasty in chronic thromboembolic pulmonary hypertension patients with surgically accessible and inaccessible lesions. J Heart Lung Transplant. 2023, 42(6): 786-794.

[120] Kianzad A, Baccelli A, Braams NJ, et al. Long-term effects of pulmonary endarterectomy on pulmonary hemodynamics, cardiac function, and exercise capacity in chronic thromboembolic pulmonary hypertension. J Heart Lung Transplant. 2024, 43(4): 580-593.

[121] Li BT, Planchard D, Goto K, et al. Phase II trial of trastuzumab deruxtecan (T-DXd) in patients with HER2 -mutated metastatic non–small cell lung cancer : Registrational data from DESTINY-Lung01. 2023 ESMO. DOI: 10.1016/j.annonc.2022.07.1104.

[122] Goto K, Goto Y, Kubo T, et al. Trastuzumab deruxtecan in patients with HER2-mutant non-small-cell lung cancer: Primary results from the randomized, phase II DESTINY-Lung02 trial. Journal of Clinical Oncology. 2023, 41(31): 4852-4863.

[123] Ahn MJ, Tanaka K, Paz-Ares L, et al. Datopotamab deruxtecan versus docetaxel for previously treated advanced or metastatic non-small cell lung cancer: The randomized, open-label phase III TROPION-Lung01 study. Journal of Clinical Oncology. 2024 : JCO2401544.

[124] Camidge D, Bar J, Horinouchi H, et al. Telisotuzumab vedotin monotherapy in patients with previously treated c-Met–overexpressing nonsquamous advanced NSCLC EGFR-wildtype non-small cell lung cancer in the phase II LUMINOSITY trial. Journal of Clinical Oncology. 2024, 42(25): 3000-3011.

[125] Johnson M, Awad M, Koyama T, et al. Ifinatamab deruxtecan (I-DXd; DS-7300) in patients with refractory SCLC: A subgroup analysis of a phase 1/2 study. Journal of Thoracic Oncllogy.2023, 18(11): s54-s55.

[126] Cho BC, Lu S, Felip E, et al. Amivantamab plus Lazertinib in previously untreated EGFR-mutated advanced NSCLC. The New England Journal of Medicine. 2024, 391(16): 1486-1498.

[127] Passaro A, Wang J, Wang Y, et al. Amivantamab plus chemotherapy with and without lazertinib in EGFR-mutant advanced NSCLC after disease progression on osimertinib: Primary results from the phase III MARIPOSA-2 study. Annals of Oncology. 2024, 35(1): 77-90.

[128] Zhou C, Tang KJ, Cho BC, et al. Amivantamab plus chemotherapy in NSCLC with EGFR exon 20 insertions. The New England Journal of Medicine.2023, 389(22): 2039-2051.

[129] Planchard D, Jänne PA, Cheng Y, et al. Osimertinib with or without chemotherapy in EGFR-mutated advanced NSCLC. The New England Journal of Medicine.2023, 389(21): 1935-1948.

[130] Wu YL, Dziadziuszko R, Ahn JS, et al. Alectinib in resected ALK-positive non-small-cell lung cancer. The New England Journal of Medicine. 2024, 390(14): 1265-1276.

[131] Li Y, Chen W, Xie F, et al. Novel electromagnetic navigation bronchoscopy system for the diagnosis of peripheral pulmonary nodules: A prospective, multicentre study. Thorax. 2023, 78(12): 1197-1205.

[132] Zheng X, Zhong C, Xie F, et al. Virtual bronchoscopic navigation and endobronchial ultrasound with a guide sheath without fluoroscopy for diagnosing peripheral pulmonary lesions with a bronchus leading to or adjacent to the lesion: A randomized non-inferiority trial. Respirology. 2023, 28(4): 389-398.

[133] Huang H, Wu N, Tian S, et al. Application of bronchoscopy in the diagnosis and treatment of peripheral pulmonary lesions in China: A national cross-sectional study. J Cancer. 2023, 14(8): 1398-1406.

[134] Deng M, Ye X, Ma J, et al. Ultrasonic Elastography-guided pleural biopsy for the diagnosis of pleural effusion: A multicenter prospective study of diagnostic test performance. Ann Am Thorac Soc. 2023, 20(9): 1242-1249.

[135] Zuo C, Xue K, Yang H, et al. Clinical application of confocal laser endomircoscopy combined with cryobiopsy in the diagnosis of interstitial lung disease. Respiration.2023, 102(10): 891-898.

[136] Zheng Y, Zhang L, Lou Y, et al. The cryobiopsy in interstitial lung diseases guided by probe-based confocal laser endomicroscopy is feasible. Clin Respir J. 2023, 17(10): 998-1005.

[137] World Health Organization. WHO Report On The Global Tobacco Epidemic, 2023: Protect People From Tobacco Smoke. (2023-07-31) [2024-06-07]. https://www.who.int/publications/i/item/9789240077164.

[138] Yang L, Shen J, Liu C, et al. Nicotine rebalances NAD+ homeostasis and improves aging-related

symptoms in male mice by enhancing NAMPT activity. Nat Commun. 2023, 14(1): 900.

[139] Xiang S, Jia T, Xie C, et al. Association between vmPFC gray matter volume and smoking initiation in adolescents. Nat Commun. 2023, 14(1): 4684.

[140] Luo W, Zeng Z, Jin Y, et al. Distinct immune microenvironment of lung adenocarcinoma in never-smokers from smokers. Cell Rep Med. 2023, 4(6): 101078.

[141] Doyon WM, Dong Y, Ostroumov A, et al. Nicotine decreases ethanol-induced dopamine signaling and increases self-administration via stress hormones. Neuron. 2013, 79(3): 530-540.

[142] Yan YF, Lin BL, Xu QQ, et al. Utilization of Smoking Cessation Support Among Adults — 18 PLADs, China, 2020. CCDC Weekly. 2023, 5(21): 459-463.

[143] Liu Z, Qin R, Hu XJ, et al. Real-world tobacco cessation practice in China findings from the prospective, nationwide multicenter China National Tobacco Cessation Cohort Study (CNTCCS). The Lancet Regional Health-Western Pacific. 2023: 100826.

[144] Su Z, Wei X, Cheng A, et al. Utilization and effectiveness of a message-based Tobacco Cessation Program(mCessation)in the Chinese general population: Longitudinal, real-world study. J Med Internet Res. 2023, 25: e44840.

[145] Zhou X, Wei X, Cheng A, et al. Mobile phone-based interventions for smoking cessation among young people: Systematic review and meta-analysis. JMIR Mhealth Uhealth. 2023, 11: e48253.

[146] 魏肖文, 秦瑞, 程安琪, 等. 戒烟门诊手机戒烟应用程序使用频率与戒烟效果的关系. 中华健康管理学杂志. 2023. 17(9): 661-667.

[147] Tang J, Yang J, Liu Y, et al. Efficacy of WeChat-based online smoking cessation intervention ('WeChat WeQuit') in China: A randomised controlled trial. EClinicalMedicine. 2023, 60: 102009.

[148] Lin H, Li X, Zhang Y, et al. A randomized controlled trial of personalized text messages for smoking cessation, China. Bull World Health Organ. 2023, 101(4): 271-280.

[149] Lin H, Liu Y, Zhang H, et al. Assessment of a text message-based smoking cessation intervention for adult smokers in China: A randomized clinical trial. JAMA Netw Open. 2023, 6(3): e230301.

[150] Strassberger C, Hedner J, Sands SA, et al. Night-to-night variability of polysomnography-derived physiologic endotypic traits in patients with moderate to severe OSA. Chest. 2023, 163(5): 1266-1278.

[151] Tolbert TM, Schoenholz RL, Parekh A, et al. Night-to-night reliability and agreement of obstructive sleep apnea pathophysiologic mechanisms estimated with phenotyping using polysomnography in cognitively normal elderly participants. Sleep. 2023, 46(8): zsad058.

[152] Cheng WJ, Finnsson E, Arnardóttir E, et al. Relationship between symptom profiles and endotypes among patients with obstructive sleep apnea: A latent class analysis. Ann Am Thorac Soc. 2023, 20(9): 1337-1344.

[153] Brooker EJ, Landry SA, Thomson LDJ, et al. Obstructive sleep apnea is a distinct physiological endotype in individuals with comorbid insomnia and sleep apnea. Ann Am Thorac Soc. 2023, 20(10): 1508-1515.

[154] Labarca G, Vena D, Hu W-H, et al. Sleep apnea physiological burdens and cardiovascular morbidity and mortality. Am J Respir Crit Care Med. 2023, 208(7): 802-813.

[155] Cao W, Luo J, Xiao Y, et al. Implication of a novel measure of obstructive sleep apnea severity for cardiovascular morbidity. Sleep Med. 2023, 103: 204-210.

[156] Levy J, Álvarez D, Del Campo F, et al. Deep learning for obstructive sleep apnea diagnosis based on single channel oximetry. Nat Commun. 2023, 14(1): 4881.

[157] Lechat B, Scott H, Manners J, et al. Multi-night measurement for diagnosis and simplified monitoring of obstructive sleep apnoea. Sleep Med Rev. 2023, 72: 101843.

[158] Horner RL. Targets for obstructive sleep apnea pharmacotherapy: Principles, approaches, and emerging strategies. Expert Opin Ther Targets. 2023, 27(7): 609-626.

[159] 国际元宇宙医学协会睡眠呼吸专家组. 云加端物联网辅助诊治睡眠呼吸暂停(OSA)专家共识(2022 版). 复旦学报(医学版). 2023, 50(4): 613-619, 632.

# 四、妇产科领域研究进展

乔 杰 李 蓉 赵扬玉 郭红燕

北京大学第三医院

国家妇产疾病临床医学研究中心

女性生育力促进全国重点实验室

妇产生殖医学领域是探究生命本质、守护生命健康的关键抓手。面向我国 8.8 亿妇女儿童的生命全周期健康，我国各部门给予了持续性高度重视：科技部"十四五"项目衔接"十三五"的"生殖健康及出生缺陷防控"项目，针对领域未解决问题继续深入研究；同时新增专项填补前期布局缺乏并结合《中国妇女发展纲要》和《中国儿童发展纲要》（简称"两纲"）目标，加强妇女儿童健康保障。从 2014 年到 2023 年这十年中，国家自然科学基金委在生殖系统/围生医学/新生儿领域共布局资助了 3200 多个项目，资助项目中女性生殖内分泌异常及相关疾病，卵母细胞发育、成熟、受精及其异常，分娩与产褥相关疾病等关键科学问题持续保持显著增长态势。过去一年，妇产生殖领域在基础、临床和转化应用领域成果显著，在部分基础研究领域成果突出。特别是 2023 年，妇产科领域 3 项研究成果入选了"中国 2023 年重要医学进展"，涵盖临床医学、基础医学、卫生健康与环境领域，这些为更好地保障全球妇幼健康和生育安全提供了高质量科学依据，是我国妇产生殖专家不断努力与探索的结果，现将 2023 年妇产领域一系列研究进展总结分析如下。

## （一）妇科肿瘤及其他妇科疾病发病机制研究和诊疗

### 1. 妇科肿瘤病因学研究及精准治疗

（1）妇科肿瘤的发生发展机制

在卵巢癌（ovarian cancer，OC）方面，2023 年 6 月 1 日，北京大学李默及郭红燕共同通讯在 *Cell Reports Medicine* 杂志上在线发表，他们通过对 219 名妇科患者的子宫液进行非靶向代谢组学分析，共检测到 1213 种不同类型的代谢物，并筛选其中 7 种代谢物建立了一个可以用于 OC 早期检测的 PANEL[1]。一项发表于 *Nature Cancer* 上的研究中，科学家们使用研究采用 10x Genomics 的 Chromium 单细胞免疫分析技术来比较 14 例晚期卵巢癌患者的 5 个肿瘤相关独立部位的免疫细胞组成，包括原发性卵巢肿瘤、网膜转移瘤、腹水、盆腔淋巴结和外周血，这些患者的化疗反应各异，绘制出一张全面的肿瘤微环境图谱[2]。另一项研究对 4 个治疗后的晚期高级别浆液性卵巢癌（high-grade serous cancer，HGSC）样本[含 2 个长期幸存者（long-term survivor，LTS）和 2 个短期幸存者（short-term survivor，STS）]进行了空间转录组学分析（10x）显示，卵巢肿瘤免疫微环境（tumor microenvironment，TME）中存在高水平的肿瘤间和肿瘤内癌症相关成纤维细胞（cancer-associated fibroblast，CAF）异质性，以及新的空间分辨的 CAF-肿瘤串扰信号网络，这与晚期 HGSC 患者的长期生存相关；进一步阐明这些空间分辨的生物标志物与长期生存率之间的关系，有助于我们理解卵巢癌的发病机制，从而提高晚期 HGSC 患者的生存率[3]。卵巢透明细胞癌（ovarian clear cell carcinoma，CCC）、子宫内膜样癌（endometrioid carcinoma，EC）和浆液性癌（serous carcinoma，SC）是上皮性卵巢癌（epithelial ovarian cancer，EOC）的主要组织学亚型，其致癌作用的差异尚不清楚。2023 年 11 月 28 日，*Nature Communications* 报道了一项研究，该研究对 80 个 CCC、79 个 EC、80 个 SC 和 30 个对照样品进行了全面的蛋白质组学分析，揭示了重要通路中失调蛋白和磷酸化位点的预后或诊断价值，指示了潜在的预后生物标志物和进展标志；值得注意的是，EOC 具有很强的肿瘤间异质性，在 CCC、EC 和 SC 中具有显著不同的临床特征、蛋白质组学模式和信号通路障碍。最后，研究推断棕榈酰化膜蛋白 7（palmitoylated membrane protein 7，MPP7）是 SC 的潜在治疗靶点，其生物学功能在 SC 细胞中得到证实[4]。

在宫颈癌方面，我国学者在 *Nature Genetics* 上发表了研究利用单细胞 RNA 测序技术对来自 14 个未经治疗的肿瘤样本[其中包括 6 个具有免疫浸润表型的皮肤鳞状细胞癌（cutaneous squamous cell carcinoma，CSCC）肿瘤和 8 个具有免疫排斥或免疫荒漠特征的 CSCC 肿瘤]的近 163 900 个单细胞进行了测序，利用空间转录组与空间蛋白组学绘制了 CSCC 肿瘤内表达异质性的高分辨率和空间分辨图谱，揭示了宫颈鳞状细胞癌的肿瘤免疫微环境异质性，并发现了一种新型的肿瘤状态，即上皮-免疫（Epi-Imm）状态，可提高对 PD-1/PD-L1 疗法的响应[5]。放化疗（radiochemotherapy，RCT）是治疗宫颈癌的一种强有力的方法，该研究通过单细胞转录组测序建立了宫颈癌在放化疗过程中的动态单细胞转录图谱，揭示了宫颈癌患者肿瘤组织放化疗过程中的细胞状态变化，了解放化疗诱导的局部免疫微环境重构，为改善宫颈癌的治疗策略提供了有价值的见解[6]。既往研究表明，人乳头状瘤病毒（human papilloma virus，HPV）随机整合在宿主基因组上，然而对于整合在转录活性区域以及癌基因附近的 HPV，其作用依然存在争议。通过宫颈癌多组学和单细胞测序，首次描述了宫颈癌中两种 HPV 整合状态（转录型整合和沉默型整合）的分子特征，证明了转录型整合受到选择压力，并与肿瘤侵袭、免疫逃逸和进展相关[7]。

子宫内膜癌研究方面：贝勒医学院、西北太平洋国家实验室等在国际顶尖学术期刊 *Cancer Cell* 上联合发表研究成果，利用 10 种不同的组学技术，如全基因组测序（WGS）、全外显子组测序（whole exome sequencing，WES）、DNA 甲基化、RNA 测序（RNA-seq）、小 RNA 测序、靶向蛋白质组学、蛋白质组学、磷酸化修饰组、乙酰化修饰组和糖基化修饰组学，对一个前瞻性 EC 队列进行了更加深入的表征分析，揭示了多个潜在的药物靶点，并且在蛋白质层面上发现了更多潜在的免疫治疗生物标志物[8]。在早发性子宫内膜癌（endometrial carcinoma，EEEC）的治疗中，保留生育能力是一个至关重要的考虑因素，特别是在 40 岁以下同时保持生殖欲望和能力的患者中。我国学者在 *Nature Genetics* 上发表研究对 215 例子宫内膜癌患者进行了大规模多组学研究，用以阐明 EEEC 的分子特征，该研究揭示了暴露体相关突变特征与 EEEC 之间的意外关联，其特征是特定的钙黏蛋白相关蛋白（cadherin associated protein1，CTNNB1）和唾液酸结合 Ig 样凝集素 10（sialic acid binding Ig like lectin 10，SIGLEC10）热点突变和下游途径的破坏。

有趣的是，EEEC 中的 *SIGLEC10Q144K* 突变导致 SIGLEC10 蛋白表达异常，并通过与雌激素受体 α 相互作用促进黄体酮抵抗。该研究还确定了 EEEC 保留生育能力治疗中黄体酮反应的潜在蛋白质生物标志物[9]。

（2）妇科肿瘤的临床治疗策略新进展

近年来，肿瘤的精准治疗、个体化治疗、新辅助治疗等开创了妇科肿瘤治疗的新纪元，带来了更多治疗希望。无论是卵巢癌初始治疗后的维持治疗、抑或是卵巢癌复发后的治疗，在本年度研究进展中均有给出不同的答案；宫颈癌的研究中免疫治疗的前移给更多患者带来临床获益的希望；生物标志物指导下的免疫单药或联合治疗已成为晚期或复发性子宫内膜癌的标准治疗。

在 2023 年欧洲肿瘤内科学会（European Society of Medical Oncology，ESM）大会上报道了一项帕米帕利联合索凡替尼新辅助治疗晚期卵巢癌患者的初步结果，该研究是一项探索性、前瞻性、单臂 II 期临床研究。研究以评估帕米帕利联合索凡替尼新辅助治疗在不可切除的晚期卵巢癌患者中的疗效和安全性为目的。所有患者入组后在行间歇性肿瘤细胞减灭术（interval cytoreductive surgery，ICS）前进行帕米帕利联合索凡替尼的新辅助治疗。研究的主要终点为 R0 切除率。结果提示，20 例患者中 18 例（90%）达到 R0，2 例（10%）达到 R1。在药物安全性方面，所有级别和 ≥3 级治疗相关不良事件（treatment emergent adverse event，TRAE）的发生率分别为 60% 和 30%。帕米帕利联合索凡替尼新辅助治疗作为一种新的"去化疗"方案，无论乳腺癌易感基因（breast cancer susceptibility gene，BRCA）/同源重组修复缺陷（homologous recombination deficiency，HRD）基因状态如何，在中国晚期不可切除卵巢癌患者中，均显示出良好的 R0 切除率和 ORR 率，且不良反应可控。

另外，2023 ESMO 大会上报道的 ANITA/ENGOT-Ov41/GEICO 69-O 研究是首个在晚期复发性卵巢癌中评估免疫检查点抑制剂（阿替利珠单抗）联合含铂化疗+PARPi 维持治疗的 III 期临床试验。受试者以 1∶1 的比例随机接受卡铂双联+阿替利珠单抗或安慰剂治疗 6 个周期，随后（在化疗无进展的患者中）以个体化起始剂量接受尼拉帕利维持治疗+阿替利珠单抗或安慰剂，直至疾病进展。共有 417 例受试者接受了随机化，中位随访时间为 36 个月。安慰剂组和阿替利珠单抗组的 CT 总体缓解率分别为 43%（95%CI：36%～49%）和 45%（95%CI：39%～52%），并未显示出统计学差异。

2023 年美国临床肿瘤学会（American Society of Clinical Oncology，ASCO）年会上公布了一项在低危早期宫颈癌患者中对比"根治性子宫切除术（radical hysterectomy，RH）+盆腔淋巴结切除"和"单纯子宫切除术（simple hysterectomy，SH）+盆腔淋巴结切除"的随机 III 期研究结果。研究共入组 700 例患者，在主要意向治疗分析中，SH 的 3 年盆腔复发率为 2.5%，RH 的 3 年盆腔复发率为 2.2%（DPRR3 0.35%，95%UCL 2.32%）；在符合方案分析中，SH 的 3 年盆腔复发率为 2.8%，RH 的 3 年盆腔复发率为 2.3%（DPRR3 0.42%，95%UCL 2.56%）。SH 组的 3 年盆腔外无复发生存率和 OS 率分别为 98.1% 和 99.1%；RH 组为 99.7% 和 99.4%。接受单纯子宫切除术的低风险早期宫颈癌女性患者 3 年盆腔复发率并不逊色于接受根治性子宫切除术的女性。SH 组观察到更少的手术并发症和更高的生活质量。

2023 年 12 月的 *The Lancet Oncology* 在线发表了一项多中心、开放标签、单组、前瞻性 II 期新辅助化疗加卡瑞利珠单抗治疗局部晚期宫颈癌（NACI）研究，评估了术前使用程序性死亡受体 1（PD-1）抑制剂卡瑞利珠单抗联合新辅助化疗免疫治疗（NACIT）局部晚期宫颈癌（locally advanced cervical cancer，LACC）的疗效和安全性。研究共 78 例患者进行了疗效评估。ORR 为 100%，14 例（17.95%）达到 pCR，64 例（82.05%）达到部分缓解。76 例行根治性手术的患者病理表现中，30 例（39.47%）达到 pCR；17 例（22.37%）需要进行术后辅助治疗，其中 14 例为盆腔淋巴结、手术切缘阳性和/或参数阳性，其余 3 例符合 Sedlis 标准。NACI 研究是首个关于 PD-L1 阳性局部晚期宫颈癌新辅助化学免疫治疗的抗肿瘤活性、安全性和序列多组学分析的报道[10]。

在 2023 年 8 月国际妇产科联盟（Federation International of Gynecology and Obstetrics，FIGO）正式公布的子宫内膜癌新分期中，加入了组织学类型、淋巴脉管间隙浸润状态，对盆腔和腹腔转移，以及淋巴结微转移和宏转移等进行了区分，并运用分子分型（如 POLE、P53 状态）参与分期。新分期系统能够更加精准地反映子宫内膜癌的预后及指导治疗，尤其是对于早期患者免淋巴结切除、选择性保留卵巢等方面具有重大意义；对于术后辅助治疗也提供了更加精准的指导。我们在临床上应该推广分子分型检测，运用新分期，在真实世界中检验新分期系统对于临床决策的合理性，以进一步完善新分期。

2023 年 4 月 *Journal Of Clinical Oncology* 在线发表了 KEYNOTE-775 的最新研究结果，进一步对仑伐替尼联合帕博利珠单抗这一"可乐组合"用于治疗晚期子宫内膜癌的数据进行了更新。研究共计纳入了 827 例晚期、转移性或复发性子宫内膜癌患者。研究组相比对照组的中位 PFS 期更长，分别为 7.3 个月和 3.8 个月；且试验组的中位 OS 期更长，分别为 18.7 个月和 11.9 个月。在结肠恶性肿瘤人群中，OS 数据仍然有利于仑伐替尼/帕博利珠单抗组，分别为 18.0 个月和 12.2 个月。ORR 方面，两组分别为 32.4% 和 15.1%。并且没有新发安全事件[11]。

DUO-E/GOG-3041/ENGOT-EN10 III 期临床研究是一项新诊断晚期或复发子宫内膜癌患者使用度伐利尤单抗联合卡铂/紫杉醇化疗后度伐利尤单抗±奥拉帕利一线维持治疗的III期临床研究，在 2023 ESMO 大会中报道了研究的 PFS 主要分析结果以及首次 OS 中期分析。纳入 718 名既往未经一线化疗的新诊断III期，或IV期，或复发性子宫内膜癌患者，在意向性治疗分析（intention to treatment，ITT）人群，度伐利尤单抗单药或联合奥拉帕利，中位无进展生存（median progression-free survival，mPFS）期分别为 10.2 个月、15.1 个月，优于单独化疗组（mPFS 期：9.6 个月）。DNA 错配修复缺陷（mismatch repair defect，dMMR）和错配修复功能完整（mismatch repair proficient，pMMR）的患者，度伐利尤单抗单药或联合奥拉帕利 mPFS 期均高于单独化疗组。作为首个免疫疗法联合 PARPi 的全球III期试验，DUO-E 研究证明了免疫疗法与 PARPi 相结合可为新诊断晚期或复发子宫内膜癌患者带来显著临床获益。

2. 盆底功能障碍性疾病发病机制及诊疗进展

盆底功能障碍性疾病（pelvic floor dysfunction，PFD）是由于盆底支持结构损伤、缺陷或功能障碍导致的一类疾病，包括盆腔器官脱垂（pelvic organ prolapse，POP）、尿失禁（urinary incontinence，UI）、性功能障碍，以及慢性盆腔疼痛等。本年度盆底功能障碍性疾病的临床研究主要集中于手术相关规范化治疗与管理，而基础研究方面仍着眼于病因学研究，以及在疾病预防方面更新了妊娠期相关举措。

（1）盆底功能障碍性疾病的病因研究

盆底功能障碍性疾病的病因学研究目前主要集中在免疫细胞、蛋白质等相关转录组及代谢组学研究，以更深入地探索 PFD 的病因并寻找治疗靶点。有学者发现巨噬细胞增多发生于老年 POP 患者阴道壁组织中，$SF3^+$ 内皮细胞和 $FOLR2^+$ 巨噬细胞在诱导盆腔慢性炎症中起着核心作用[12]。一项通过切除卵巢模拟绝经后大鼠的模型研究，对阴道壁进行转录组和代谢组学的分析，发现绝经时间长会导致阴道壁机械特性相关基因的表达变化，氨基酸的生物合成减少和甘油磷脂的代谢异常加剧了阴道壁支撑损伤，可能是盆腔器官脱垂的病因，这为探索绝经诱导的盆底功能障碍的潜在机制提供了新的理解[13]。一项探索 POP 患者成纤维细胞和平滑肌细胞的细胞特性的研究中发现，POP 患者中成纤维细胞增加，而平滑肌细胞减少，随着 POP 中获得更多参与抗原呈递途径的配体-受体对，成纤维细胞/平滑肌细胞和巨噬细胞/自然杀伤细胞/T 细胞之间的相互作用得到加强[14]。浙江大学团队研究发现尿道周围组织分泌的小细胞外囊泡参与调节成纤维细胞功能，其蛋白含量的异常表达可能与女性压力性尿失禁的发病和进展相关[15]。

（2）盆底功能障碍性疾病的影像学研究

盆底影像学检查的进展主要集中在影像学模型的构建，以更准确或更高效的评估盆底肌肉筋膜的损伤状态。国际上 Delancey 团队对于盆底的影像学研究方面综合了各种二维及三维的盆底影像学模型，提出了一个综合盆底概念模型，以更好地了解阴道分娩、脱垂和年龄的相互作用对上述盆底结构和生物力学产生的变化对盆腔器官支持的影响[16]。我国陆军军医大学影像学团队基于盆底核磁共振图像，构建了基于 DenseUnet 的自动分割模型，对肛提肌的分割效率和勾画精准度更高，能更好地进行盆底影像学评估[17]。在三维重建的影像学研究方面，模拟女性盆腔器官脱垂的有限元生物力学模型亦是目前研究热点，通过研究盆底支撑结构的生物力学特性和功能，可为探索 PFD 发病机制及指导优化手术方案提供参考[18,19]。

（3）盆底功能障碍性疾病治疗相关进展

基础研究方面，中南大学湘雅三医院团队通过阴道扩张建立了阴道壁损伤的大鼠模型，探究注入富血小板血浆后大鼠尿动力学改变及阴道壁中的胶原纤维损伤情况，研究结果认为富血小板血浆注射能够促进阴道壁组织特别是胶原纤维的再生[20]。在动物模型方面，上海中医药大学的团队比较了阴道扩张术和不同时期卵巢切除术后建立的大鼠尿失禁模型之间的特点，为尿失禁动物模型的建立提供了参考[21]。

在尿失禁治疗方面，国际妇产科联盟（Federation International of Gynecology and Obstetr，FIGO）发布了针对尿道中段无张力悬吊术（midurethral sling，MUS）用于治疗压力性尿失禁（stress urinary incontinence，SUI）的临床治疗建议，从患者评估、MUS 手术类型选择、手术过程的关键技术问题、术后随访、混合型尿失禁（mixed urinary incontinence，MUI）及 SUI 合并盆腔器官脱垂的手术决策方面对 SUI 的诊治提出了临床治疗建议[22]。二氧化碳（$CO_2$）激光治疗也成为国内尿失禁治疗的热点，多位学者发表了针对 SUI 患者的队列研究结果，认为经阴道 $CO_2$ 激光治疗可以通过改善阴道收缩状态和盆底结构来恢复阴道生物力学与生理特性，是一种安全有效的治疗方法[23,24]。

盆底手术治疗方面，由于网片添加手术的应用限制，对不同生物材料补片和自体组织应用价值的探索仍是盆底手术研究的热点。一项将聚乳酸-己内酯纤维蛋白原生物补片用于阴道前壁脱垂治疗的研究显示，通过核磁评估，补片 1 个月时逐渐降解为碎片，并在 3 个月时完全吸收，对 19 例患者随访 6 年认为该补片在解剖复位和功能改善方面疗效值得肯定，没有严重的发病率[25]。北京大学第三医院团队在动物实验方面多次尝试不同材料用于兔模型的研究，如将新型猪膀胱基质/小肠黏膜下层生物补片植入兔阴道缺损模型，发现该补片具有较轻的炎症反应，能够早期诱导细胞浸润、血管生成和胶原再生，可作为治疗盆腔器官脱垂的潜在材料[26]。在自体组织与网片添加手术疗效的临床研究方面，不同回顾性研究结论不尽相同，多认为自体组织修复能够获得良好的临床疗效，部分研究认为网片添加手术疗效更好[27, 28]。北京大学第三医院团队开展了一系列将腘绳肌、腹直肌、阔筋膜等自体组织应用于盆底重建手术中的临床研究，短期疗效满意，为盆底重建材料的探索提供了新思路[29]。

为了标准化管理网片添加的盆底重建手术，中华医学会妇产科学分会妇科盆底学组发布了《女性盆底重建手术植入物并发症登记中国专家共识》，从手术的登记标准、植入物并发症的登记标准、随访及并发症登记的质量控制等方面进一步规范了植入物添加的盆底重建手术的相关登记要求，提高了相关手术的质量控制标准[30]。

盆底修复手术后出现压力性尿失禁（SUI）是盆底手术中遇到的较常见的类型，北京协和医院团队开发并验证了一个机器学习模型，用于预测盆底术后 1 年内发生的压力性尿失禁，认为体质指数、C 点、年龄、Aa 点和经阴道网片添加是 5 个最重要预测因素[31]。

在新的手术方式探索方面，浙江省人民医院发表了一项网片添加的改良腹腔镜下侧腹壁悬吊术的 12 个月随访结果，网片并发症发生率低，解剖成功率和主观满意度分别为 96.33%和 94.50%，为顶端和前盆腔器官脱垂治疗提供选择[32]。

中西医结合治疗方面，多个研究认为在传统盆底生物反馈及电刺激的基础上增加针灸治疗对 SUI 的疗效更显著、远期疗效更稳定[33,34]。上海中医药大学团队开展了一项纳入 360 名患者的随机对照试验，寻求针对 SUI 的更有效的针灸治疗方式[35]。

（4）盆底功能障碍性疾病的预防

在一项纳入了中国东南地区 9584 名女性的横断面调查中，女性尿失禁的患病率为 24.8%，患病率随着年龄和体重指数（BMI）的增加而逐渐增加；提出了尿失禁的几个风险因素，包括：城市居住、绝经后状态、多次阴道分娩、工具性阴道助产、既往巨大儿分娩和盆底手术史。该调查中 89.5%报告尿失禁的女性生活质量受到了不同程度的负面影响，但只有 20.6%的人寻求过医疗帮助[36]，补充了我国盆底功能障碍性疾病的数据库。其他一系列应用其他数据库发表的横断面研究则发现血清白蛋白水平、胰岛素抵抗、躯干脂肪比例、小腿围度、睡眠时间与尿失禁的发生有一定相关性[37-41]。另一项纳入了 8 项研究的 Meta 分析则发现阴道微环境如乳酸杆菌数量、阴道炎的发病情况与中国女性盆腔器官脱垂有显著相关性[42]。以上研究均为盆腔器官脱垂和尿失禁的预防提供了新的见解。

在妊娠期预防方面，一项回顾性研究分析了腹直肌分离等围产期相关因素与尿失禁的关系，会阴撕裂伤或会阴切开分娩史增加 SUI 的风险，高出生体重是腹直肌分离的独立危险因素，认为早期干预，包括运动治疗、手法治疗和神经肌肉电刺激对盆底功能障碍有良好疗效[43]。多项临床研究通过孕期基于网页或者手机应用程序的盆底功能锻炼管理，认为相关措施可以改善提高盆底功能锻炼的效果，改善产后尿失禁严重程度[44,45]。由北京大学人民医院牵头成立的专家组发布了《基于妊娠期盆底功能障碍一级预防策略中国专家共识》，强调了实施预防措施保护妊娠期盆底功能的重要性，提出了综合健康教育、体重管理、盆底肌肉训练、呼吸训练、全面锻炼、体育活动和会阴按摩等综合性临床措施建议[46]。基于此，北京大学人民医院还牵头了一项随机对照试验，研究了妊娠期盆底功能训练对压力性尿失禁的影响[47]。

### 3. 子宫内膜异位症发病机制及诊疗进展

子宫内膜异位症（endometriosis，EMT）（简称内异症）是生育年龄女性常见的良性疾病，严重影响患者全生命周期的生命质量及身心健康。2023 年，中国内异症诊治观念持续更新，在发病机制、临床诊治等方面均有深入探讨。

内异症发生机制主要包括经血逆流、血管及淋巴转移学、体腔上皮化生、干细胞理论、在位内膜决定论、基因表达调控异常、免疫、炎症、家族聚集性等。但现有的假说都不能完全阐明内异症的发生发展过程，其发病机制尚不明确。内异症的异质性可能为机制研究及药物治疗带来挑战，复旦大学研究团队基于间质免疫微环境和基因表达将内异症鉴定为两种不同亚型：基质富集型（S1）和免疫富集型（S2）。功能分析显示，S1 与异位环境中的成纤维细胞活化和细胞外基质重塑相关，而 S2 的特征在于免疫途径的上调和与免疫治疗反应的较高正相关性。并且发现 S2 与激素治疗失败、不耐受密切相关。这项研究也再次提示了针对内异症的个体化治疗的重要意义[48]。南京医科大学团队通过单细胞 RNA 测序技术分析内异症异位子宫内膜及在位子宫内膜并与正常子宫内膜对比，研究结果表明：肌成纤维细胞、周细胞和巨噬细胞在异位子宫内膜与非异位内膜组织中分布存在差异，肌成纤维细胞、周细胞、内皮细胞和巨噬细胞在异位子宫内膜中的比例高于非异位组织，提示这些细胞可能是 EMS 抗纤维化，抗血管生成和抗炎治疗的潜在靶点[49]。南京医科大学的另一项内异症单细胞 RNA 测序研究提示以新生血管为特征的肿瘤源性（IGFBP 3+）异位内膜细胞的显著增加可能是 EMS 的重要病理特征[50]。北京大学人民医院团队在实验中发现细胞外三磷酸腺苷（eATP）可诱导异位内膜上皮细胞死亡，增强巨噬细胞的免疫功能，抑制内异症的进展，而对在位内膜无影响。eATP 治疗可作为内异症的非激素治疗策略[51]。中国科学技术大学研究团队的研究结果表明铁过载诱导的 GSDME 介导的焦亡是 IL-16 激活和释放的关键触发因素，IL-16 在卵巢内异症发展中具有驱动作用[52]。

一些有毒物质的暴露可能是内异症的病因之一。上海交通大学的一项研究检测了腹腔镜确诊的内异症患者外周血标本，结果提示全氟辛烷磺酸的分支异构体可能与内异症发生相关。哈尔滨医科大学研究团队基于 2003～2006 年国家健康和营养调查数据库数据的研究，提示高浓度的多环芳烃可能提高内异症风险[53]。安徽医科大学的一项研究中通过检测内异症患者的血液和卵泡液中包括砷、镉、铅和汞在内的金属含量发现有毒金属暴露与内异症高风险相关，其中砷的影响最为严重[54]。

内异症家族聚集性的研究既往较少。北京大学第三医院的研究团队对内异症患者的家族史及临床症状及指标进行随访，结果提示内异症发病具有家族倾向，且多为一级亲属受累。与无内异症家族史的内异症患者对比，有家族史者诊断时的年龄更早，痛经患者占比更高，痛经程度更重，血清 CA125 水平更高[55]。

近年来心理问题与内异症的相关性引起越来越多的关注。复旦大学团队在研究中发现慢性应激可能通过代谢重编程阻断内异症免疫反应。慢性应激减少精氨酸、丝氨酸等能量底物的供应，下调 T 免疫细胞活化，影响抗肿瘤免疫反应，从而促进慢性应激患者子宫内膜异位病灶的迁移和侵袭。该研究提示了内异症预防及治疗的新角度。

另外北京妇产医院团队采用 1999～2006 年美国国家健康和营养调查的数据进行的横断面研究提示，增加促炎饮食的摄入量与美国成年人的内异症风险呈正相关。该研究结果表明，抗炎饮食干预可能有希望成为内异症的预防措施[56]。

内异症临床诊疗面临的突出问题之一为延迟诊断。在欧美发达国家，内异症患者从出现症状到确诊可能需要七、八年时间，而在包括我国在内的发展中国家，患者从出现症状到确诊可能需要十年左右的时间。因此探索新的诊断手段至关重要。北京大学电子与计算机工程学院研究团队设计的多体生物标志物捕获系统通过检测内异症患者病变组织中的雌激素受体 ERβ，并建立标准的诊断程序，成功地实现了内异症的临床鉴定。由于其对蛋白质和核酸的多功能性以及易于操作和超灵敏度，该系统有望成为在人群中进行流行病筛查和临床疾病诊断的工具[57]。空军军医大学的研究团队构建了一个 9 基因面板内异症信使 RNA 评分模型，该模型可以利用外周血样本诊断内异症，是一种潜在的内异症临床无创和高敏感性诊断工具[58]。影像学同样是内异症无创诊断的重要手段。复旦大学团队的一项研究提出 MRI 测量肠壁厚度有助于早期诊断肠内异症，直肠壁厚度、直肠牵拉征、直肠子宫陷凹闭塞是预测内异症的独立因素[59]。

因为内异症具有较高的复发率，并且疾病本身以及手术治疗均对生育功能有显著影响，因此目前内异症的治疗的主流理念是尽量减少手术次数，最大化采取药物治疗。用于内异症治疗的药物主要包括非甾体类抗炎药、GnRH-a 类药物、短效口服避孕药、孕激素类以及中药。GnRH 拮抗剂近些年被开发用于治疗内异症，其也通过结合 GnRH 受体发挥作用。早期开发的 GnRH 拮抗剂多为肽类，如西曲瑞克、加尼瑞克，应用于辅助生殖技术。针对内异症的 GnRH 拮抗剂是非肽类，其避免了 GnRH 激动剂的点火效应。北京大学第三医院研究团队开展的 SHR 7280（一种非肽类 GnRH 拮抗剂）在绝经前内异症女性中的安全性、药代动力学和药效学的随机、双盲、安慰剂对照的 I 期研究结果表明 SHR 7280 在 200mg QD、300mg QD 和 200mg BID 剂量下显示出良好的安全性、药代动力学和药效学特征，该研究的结果为 SHR 7280 作为 GnRH 拮抗剂治疗内异症相关疼痛 II 期试验提供了证据支持[60]。

对于药物治疗无效、存在子宫内膜异位囊肿且直径≥4cm 或合并不孕症的患者，手术是一种有效的治疗选择。尽管手术依然是内异症患者治疗中的重要方法，但其应用要求更加理性而精准，更强调风险获益的评估，最大化手术的好处，最小化手术的风险，尽量减少手术次数，手术时机和方式选择更加理性。术前充分评估是确保手术成功的关键，尤其是对于合并不孕症的患者，建议治疗前全面综合评估。对于不同病人应提供个性化的手术治疗方案。对于年龄较轻或需要保留生育功能者，选择病灶切除的保守手术；对于内异症引起的不孕症患者，建议行宫腹腔联合手术，并对内异症进行分期和生育指数评分；而无生育要求、症状重或复发经药物治疗无效者，可选择子宫切除术及内异症病灶的彻底切除，可根据患者年龄及意愿决定是否同时切除卵巢；严重的内异症可于术前行 GnRH-a 预处理。

子宫腺肌病（adenomyosis）是一种特殊类型的内异症，多发于 40 岁及以上育龄期的经产妇，也可见于青少年及绝经后妇女，其主要临床表现为痛经、月经期延长及增多、不孕、子宫增大，对女性生殖健康及患者生活质量影响巨大。

迄今为止，子宫腺肌病的发病机制和起源尚未确定，目前主流和重要的发病机制假说包括"组织损伤与修复（TIAR）"、"经血逆流成体干细胞异位分化理论"，以及"苗勒管残留组织化生"理论等[61]。子宫腺肌病中微生物群的作用同样得到关注。北京妇产医院的研究提示子宫腺肌病的子宫内膜微生物群构成与正常子宫内膜不同。该研究结果表明，子宫腺肌病患者的在位内膜微生物群的变化对确定子宫腺肌病的发生、进展、早期诊断和治疗具有潜在价值[62]。免疫失调一直被认为与子宫腺肌病有关，但其潜在的介质和机制仍在很大程度上尚未被探索。山东大学的研究人员应用流式细胞术检测子宫腺肌病患者在位及异位子宫内膜免疫细胞亚群的变化，分析异常免疫细胞的表型和功能，研究结果揭示了自然杀伤组蛋白 2A（NKG2A）+分化簇（CD）8 +T 细胞耗竭在子宫腺肌病发病机制中的作用，表明旨在靶向和重振耗竭的 CD8 + T 细胞的治疗干预可能对子宫腺肌病患者有益[63]。

2023 年发布的《子宫腺肌病的分级预防策略》提出鉴于子宫腺肌病具有慢性进展性疾病的基本特征和慢病管理的迫切需求，对子宫腺肌病进行分级预防意义重大。一级预防即通过减少或消除高危因素，阻断或延缓子宫腺肌病发生；二级预防即是对子宫腺肌病的"早发现、早诊断、早治疗"，避免或延缓子宫腺肌病进展；三级预防即子宫腺肌病的长期管理，预防复发。通过分级预防策略能够提高对子宫腺肌病的综合防治水平，维护女性生殖健康。

子宫腺肌病的治疗主要包括药物治疗、介入治疗和手术治疗。子宫腺肌病患者应首选药物治疗，主要包括止痛药、止血药、口服避孕药、左炔诺孕酮宫内缓释系统（LNG-IUS）、地诺孕素和促性腺激素释放激素类似物（GnRH-a）等。浙江大学研究团队为证实米非司酮用于治疗子宫腺肌病疼痛的有效性及安全性进行了一项多中心、安慰剂对照、双盲随机临床试验，共纳入 134 名患有子宫腺肌病且具有疼痛症状的患者，结果表明米非司酮组痛经总缓解率明显优于安慰剂组，米非司酮治疗后月经失血量、血红蛋白、CA125、血小板计数、子宫体积均显著改善，且安全性分析显示实验组与对照组之间无显著差异，未报告严重不良事件。该随机临床试验表明米非司酮可能是子宫腺肌病患者治疗新选择[64]。

　　针对子宫腺肌病的介入治疗，深圳大学团队对症状性子宫腺肌病保留子宫介入治疗（包括子宫腺肌瘤切除术、子宫动脉栓塞术和图像引导下热消融术）后复发和再介入的风险进行了一项系统性综述和荟萃分析，结果提示保留子宫技术治疗子宫腺肌病再干预率低，而其中子宫动脉栓塞术的复发率和再介入率高于其他技术[65]。复旦大学团队对高强度聚焦超声消融（high intensity focused ultrasound，HIFU）治疗子宫腺肌病后生殖结局进行了系统综述和荟萃分析，研究共纳入 557 例在 HIFU 治疗后计划怀孕的子宫腺肌病患者，结果为妊娠率 53.4%，活产率 35.2%，研究之间异质性较大，HIFU 治疗是否可以改善子宫腺肌病患者的生育能力仍需更多有力的研究结果证明[66]。

　　子宫腺肌病的手术治疗建议分层管理、分型选择。对于子宫腺肌病药物治疗失败、ART 多次失败的患者，最后考虑采取手术治疗。建议可以根据子宫腺肌病影像学分型选择手术治疗方式。

## （二）产科母体医学及胎儿医学研究

### 1. 妊娠期高血压疾病

　　得益于大规模疾病队列的建立及多种维度组学、类器官技术等的发展，近些年妊娠期高血压疾病的基础研究和诊疗均取得了重要进展。基础研究方面，重庆医科大学漆洪波团队通过代谢组学分析，发现腺苷酸激活的蛋白激酶（AMP-activated protein kinase，AMPK）调控的糖代谢稳态是子痫前期潜在的分子通路和干预靶点[67]。该研究显示子痫前期与滋养细胞 AMPK 过度活化有关，AMPK 介导的能量代谢重组通过葡萄糖转运 3（glucose transporter 3，GLUT3）蛋白在滋养细胞侵袭和活力调节中有重要作用。

　　子痫前期发病具有异质性，定义疾病亚型并在此基础上构建稳健且贯穿全妊娠周期的疾病亚型预测模型及动态化风险评估模型，进一步基于亚型制定新的治疗策略是疾病研究的重要方向。南京鼓楼医院团队发现了胎盘特异性高表达 miR-155 的子痫前期亚型，miR-155 可能是该亚型预测和治疗靶点[68]，该研究提示通过生物标志物分类对子痫前期的针对性预防和治疗更有建设性。北京大学第三医院联合中国科学院动物研究所团队的一项基础研究揭示了胎盘中性激素和褪黑素之间的交互调节机制，发现睾酮的异常升高是子痫前期胎盘内分泌紊乱的根源，而褪黑素合成降低是性激素失衡的结果，同时也是对抗高雄低雌病理变化的补偿机制，且认识到褪黑素并不能用于子痫前期的干预[69]。

　　国内外多个团队就建立妊娠期高血压疾病的预测模型开展了队列研究。香港大学深圳医院赵志昂团队和华大生命科学研究院高雅团队合作，利用时空组学技术 Stereo-seq 探索了肾上腺髓质素（adrenomedullin，ADM）作为早发型子痫前期预测标记的潜在用途，并验证了一种基于胎盘特异性的新型纳米颗粒靶向给药方法[70]，该研究对早发型子痫前期的潜在机制探索、早期预测和治疗具有参考价值。深圳市龙岗区妇幼保健院魏凤香团队、深圳市宝安区妇幼保健院张锐团队联合华大基因研究团队，采用回顾性队列研究方法，全面呈现了子痫前期患者中不同类型血浆游离 RNA 分子的转录组图谱，并基于特征分子开发了两个预测模型，可实现在症状出现前对早产型和早发型子痫前期进行预测。研究结果同时揭示了 mRNA、miRNA 和 lncRNA 可共同作为子痫前期的潜在生物标志物，为子痫前期的预测、预防和治疗提供了重要的科学依据[71]。

### 2. 妊娠期糖尿病

妊娠糖尿病（gestational diabetes mellitus，GDM）的研究主要集中在发病机制、风险预测及生活方式干预方面。在妊娠期代谢性疾病中，胎盘是多种病理刺激的来源和目标，肠道菌群紊乱可能是引发胎盘炎症和母体糖耐受不良的诱因之一。国内多个团队针对肠道微生态与妊娠期糖尿病的相关性开展相关研究。南方医科大学公共卫生学院发表于 *Frontiers in Immunology* 杂志的系统综述和荟萃分析表明，GDM 群体和非 GDM 群体的肠道细菌谱存在显著差异。GDM 患者的 α 多样性与健康个体相似，但 β 多样性显著不同。厚壁菌门/拟杆菌门比值在 GDM 中显著增加，同时经黏液真杆菌（*Blautia*）和柯林斯氏菌（*Collinsella*）丰度发生变化，这可能是微生物群多样性变化的原因，提示肠道微生物可能通过影响肠道通透性来调节代谢产物和内毒素的吸收[72]。华南农业大学与暨南大学第二临床医学院（深圳人民医院）团队的研究显示，高可发酵纤维饮食诱导肠道毛螺菌产生丁酸盐能够改善妊娠期糖尿病孕妇中的胎盘炎症，既证明了胎盘炎症相关机制在妊娠期糖尿病进展中的重要性，又提示了高可发酵纤维饮食通过肠-胎盘轴拮抗妊娠期糖尿病的巨大潜力[73]。华中科技大学同济医学院团队的研究发现，妊娠期间硫胺素和核黄素膳食摄入量与妊娠期糖尿病发病率相关[74]，该院另一研究团队发现妊娠早期肝酶和肝脂肪变性指数（HSI，非酒精性脂肪性肝病的可靠生物标志物）与孕妇妊娠期糖尿病患病风险较高相关，HSI 与妊娠糖尿病的关联主要由脂质代谢改变介导[75]。在 GDM 的孕期管理方面，连续血糖监测与患者自行监测血糖在临床应用中各有利弊。上海交通大学医学院研究团队发现，对于糖化血红蛋白低于 6%的妊娠糖尿病患者，常规自行监测血糖更经济，且在血糖控制方面可以达到与连续血糖监测相似的性能，但连续血糖监测更有利于维持理想的孕期增重[76]。

### 3. 产后出血

我国严重产后出血发生率约为 0.9%，在全球处于较低发病率水平，但一直以来仍是我国孕产妇死亡首因。近年来产后出血的研究在预防性和治疗性药物遴选、止血球囊研发、止血操作技术等方面取得较多进展。产后出血的预测仍然是该领域的研究难点。一些综合管理策略的提出对产后出血及继发不良结局的防治起到积极作用。在产后出血早期风险评估和预测工具的研究方面，北京大学第三医院牵头的"十四五"国家重点研发计划"优化严重产后出血诊治策略的研究"取得进展，刘兴会、谭婧教授团队系统梳理了产科预测模型研究现状[77]，并开发出数据不平衡预测关键技术 KDG-SMOTE 算法（软件著作权登记号 2023SR0501067），可显著提升对严重产后出血等罕见结局的预测效能，有望解决预测模型开发的技术难题。2023 年中华医学会发布了《产后出血预防与处理指南》，基于最新的循证医学证据对各种产后出血处理措施给出了推荐意见[78]。新版指南强调产后出血处理的"四早原则"，即尽早呼救及团队抢救、尽早综合评估及动态监测、尽早针对病因止血，以及尽早容量复苏及成分输血，避免错过抢救时机而导致孕产妇发生严重并发症甚至死亡。

### 4. 胎盘植入

胎盘植入性疾病（placenta accreta spectrum disorder，PAS）是严重产后出血的重要病因之一，早期预测和预警机制是该领域的研究热点。中华医学会妇产科学分会产科学组发布了《胎盘植入性疾病诊断和处理指南（2023）》[79]，详细阐述了 PAS 的定义、高危因素、诊断和临床管理要点等。2023 年度我国各医院和科研机构对于 PAS 的研究集中于构建多维预测模型、探索可靠的生物标志物和阐释发病机制方面。北京大学第三医院研究团队[80]回顾性分析了 387 例孕产妇的临床资料和影像学信息，发现以超声评分联合胎盘内增生血管征象（血窦）、T2 相胎盘内黑带及子宫外突 4 个指标构建模型（AUC 0.88），可有效预测 PAS 发生不良妊娠结局的风险，具有较高的临床实用性。广州医科大学附属第三医院团队[81]通过对 PAS 胎盘进行 circRNA 测序，发现 circPHACTR4 和 circZMYM4 在 PAS 外周血显著升高且能调节滋养细胞的侵袭和迁移能力，可以作为 PAS 的预测因子（AUC 0.86/0.85）。广州医科大学附属第三医院研究人员[82]通过检测 139 例 PAS 和 172 例对照组孕妇的外周血生物标记物，发现结合 MMP-1、EGF、VEGF-1、tPA 及临床指标共同构建的预测模型 AUC 达 0.94。在 PAS 发病机制研究中，多个团队通过分子和细胞实验发现了数个能调控滋养细胞功能的基因，其中 CXCL8[83]、YKL-40[84]、LAMC2[85]在 PAS 胎盘中高表达，能促进 HTR-8/SVneo 细胞的侵袭和迁移，而 miR-1296-5p 和 AGGF1[86]在 PAS 胎盘中低表达，能抑制 HTR-8/SVneo 增殖、侵袭和迁移能力。

### 5. 早产

早产至今仍然是围产儿死亡的首要原因，炎症因子参与了早产的发生，是否可以作为血清学生物标记物用于早期预测早产也是近年的研究热点。天津市中心妇产医院人类发育与生殖调控天津市重点实验室常颖团队在 *Annals of Medicine* 杂志发表了关于白细胞介素-6（IL-6）与早产之间关系的荟萃分析，纳入了包含 1904 例的 9 项研究，结果发现根据现有证据仅可以得出羊水和宫颈阴道液中的 IL-6 可能有助于预测早产，母体血清学中 IL-6 水平与早产的相关性并无统计学差异，这个结论提示可能需要寻找其他更可靠的血清学生物标记物来预测早产[87]。早产的一个重要致病因素是宫颈机能不全，该疾病缺乏统一的诊断标准，而宫颈环扎手术的时机和指征把握也在国内外均有争议。中国妇幼保健协会宫内疾病防治专委会制定了《子宫颈机能不全临床诊治中国专家共识》，为宫颈机能不全的预防、诊断和治疗提出指导性意见，有望助力我国宫颈机能不全规范化诊治，从而降低早产发生率、改善妊娠期围产儿的结局[88]。

随着新生儿科早产儿治疗水平的提高，孕龄小于 28 周的超早产儿的数量也逐年增多。北京大学第三医院团队在《实用妇产科杂志》发表了《影响超早产儿不良结局的产科因素分析》一文，总结分析了 196 例孕周 24～27+6 周超早产儿的预后，分析新生儿不良结局的影响因素，通过多因素回归分析结果，研究者发现双胎妊娠、出生体重<865g 及 1 分钟 Apgar 评分≤7 分是超早产儿不良结局的独立危险因素，应进一步重视早产的

预防，在母体安全的前提下尽量延长孕周，分娩前结合胎儿估测体重充分告知胎儿预后，给予积极复苏，做好产房过渡期管理[89]。

### （三）生育力促进及健康生育

#### 1. 生育力形成

##### 1）生殖细胞及早期胚胎发育机制研究

在胎儿卵巢的发育对女性生殖健康至关重要，在妊娠 16～20 周左右胎儿卵巢形成原始卵泡库，出生后就不再更新。2023 年 8 月，中国科学院动物研究所郭靖涛团队联合美国加利福尼亚大学通过解析胎儿卵巢间质细胞的发育，比对该团队之前发表的胎儿睾丸单细胞数据，阐述了间质细胞和生殖细胞系性别特异的发育过程及动态转录组，为进一步了解和治疗不孕症及相关疾病提供了基础[90]。同济大学高绍荣、陈嘉瑜和张勇团队利用微量细胞 ULI-NChIP-seq 技术，首次绘制了妊娠 7～23 周人类原始生殖细胞（hPGC）中三个关键组蛋白修饰（H3K4me3、H3K27me3 和 H3K9me3）的高分辨率全基因组动态图谱，揭示了三种核心组蛋白修饰协同调控基因和逆转座子表达、X 染色体再激活和 DNA 去甲基化逃逸等事件的表观遗传机制[91]。山东大学陈子江和赵世斗团队的三项研究揭示了范可尼贫血（FA）通路可以维持小鼠 PGC 基因组稳定性，对 PGC 正常发育至关重要。FA 通路的关键基因 *FANCD2* 的敲除可以导致 PGC 基因组不稳定性增加，生殖细胞丢失[92]。

卵母细胞减数分裂过程中同源染色体配对和分离对哺乳动物的遗传稳定性至关重要。第一次减数分裂前期过程出现错误是导致不孕不育以及胎儿流产、发育异常的主要原因之一。清华大学医学院团队分离出高纯度的小鼠减数分裂前和第一次减数分裂前期各亚阶段的卵母细胞与精母细胞，并利用 sisHi-C 技术构建了减Ⅰ前期卵母细胞的 3D 基因组及转录组的完整图谱，并揭示了该过程中染色体高级结构及转录调控动态变化的性别特异性和保守性特征[93]。遗传因素在卵母细胞和早期胚胎异常中发挥重要作用。然而，新发突变在卵母细胞和早期胚胎异常中发挥怎样的作用尚不清楚。复旦大学团队利用多种遗传统计分析策略，对卵母细胞和早期胚胎异常的女性不孕患者进行了新发突变谱研究，并以 *TUBA4A* 新发突变为代表进行了功能验证，首次解析了新发突变在女性不孕发生中的重要作用[94]。卵子减数分裂、母源 RNA 去除和合子基因组转录激活等重要生物学事件都高度依赖于转录后调控。清华大学团队系统地进行了卵子向胚胎转换过程中转录组、翻译组与蛋白组多组学整合分析，发现卵母细胞中积累的母源蛋白在小鼠卵母细胞成熟和早期胚胎发育过程中占主导地位，稳定存在的母源蛋白决定了在此发育阶段蛋白质组与转录组和翻译组的变化趋势的低偶联性[95]。poly(A)尾巴介导的转录后调控在哺乳动物卵子向胚胎转变中发挥着至关重要的功能。在哺乳动物的卵母细胞以及着床前的胚胎细胞质中充满着一种丰度很高但功能未知的结构，称为细胞质晶格。2023 年 11 月 2 日，Melina Schuh 领导的研究团队揭示细胞质晶格的主要功能是储存一些母体提供的蛋白，而这些蛋白对于胚胎的发育是至关重要的，填补了相关领域的空白[96]。

中国科学院陆发隆团队通过团队联合合作绘制了人类卵子向胚胎转变过程中的全

转录组 poly(A)尾巴图谱，发现在人类卵子向胚胎转变过程中 mRNA 的 poly(A)尾巴发生了全局性的重塑，并证明 poly(A)尾巴介导的母源 mRNA 重塑是人类受精卵第一次卵裂所必需的[97]。清华大学颉伟团队发现人类 TPRX 家族在小鼠中的功能同源家族 OBOX 通过调控 RNA 聚合酶Ⅱ的"预配置"过程，在小鼠合子基因组激活（zygotic genome activation，ZGA）过程中发挥核心作用[98]，揭示了 NR5A2 在胚胎发育中连接了 ZGA 和第一次谱系分化过程，在 4～8 细胞阶段的转录调控中发挥重要功能[99]，并描绘了先锋转录因子 SOX2 从胚胎发育第 3.5 天到多能性细胞出现的第 7.5 天这一过程中的结合位点，解析了其在早期胚胎多能性建立和转换过程中的作用机制[100]。在表观调控层面，温州医科大学孔庆然、重庆医科大学黄国宁、同济大学高绍荣团队揭示了代谢物乳酸通过 H3K18lac 这一表观修饰在人和小鼠 ZGA 过程中发育重要调控作用[101]。山东大学与中国科学院北京基因组研究所团队揭示了组蛋白乙酰化修饰在人类 ZGA 过程中的重编程规律及作用机制[102]。在蛋白质组层面，北京大学乔杰、黄超兰及闫丽盈研究团队突破技术瓶颈，通过应用最先进的超高灵敏度质谱技术和纳升级油-气-液滴（OAD）芯片，单细胞水平鉴定出人体着床前发育过程中的数千种蛋白质，描述了人类着床前发育的翻译活动，并揭示了新生蛋白翻译的模式[103]。除此之外，国内外研究团队在全景活细胞成像技术的创新和突破，为进一步观察早期胚胎发育的关键事件提供了新的手段和角度。北京大学何爱彬团队通过小鼠胚胎全景实时成像研究发现在早期哺乳动物囊胚腔中存在流体力，并鉴定出可实时报告流体力大小的因子 KLF2，实现了囊胚形成过程中流体力的测量和动态长时程细胞谱系的绘制，证明流体力调控了第一次细胞命运决定[104]。美国宾夕法尼亚大学的研究团队通过结合荧光染料以及实时活体成像揭示人类胚体发育过程以及染色体分离动力学特征，同时发现了人类胚胎非整倍体的出现源自于染色体分离的错误以及核 DNA 脱落[105]。中国科学院动物研究所王红梅团队首次利用食蟹猴构建了灵长类全妊娠期的母胎界面单细胞转录组图谱，揭示了滋养外胚层细胞在全妊娠期中表现出的特定阶段特征，明确了胎盘绒毛核心细胞起源于异质性的胚外中胚层细胞[106]。中国科学院动物研究所王红梅团队、郭帆团队和李伟团队和美国宾夕法尼亚大学 Nicolas Plachta 团队首次建立了 3D 长时程培养体系，将食蟹猴胚胎体外培养时间延长至胚胎期第 25 天，并基于该体系研究了体外培养胚胎的早期神经发育特征和灵长类动物三个胚层的表观遗传特征[107]。北京师范大学王晓群、吴倩团队，首都医科大学附属北京天坛医院王拥军团队和伦敦国王学院 Oscar Marin 团队合作，利用单细胞空间转录组学技术，系统深入地探究了原肠胚和早期神经系统发育阶段细胞类型的多样性，空间分布特征以及不同谱系发育轨迹的分子调控机制[108]。

在干细胞研究方面，东南大学研究团队发现在原始态小鼠胚胎干细胞中，一类与转录延伸因子 ELL3 结合的 LINE-1 5'UTR 作为增强子调控相邻基因活性，进而调控小鼠胚胎干细胞全能性[109]。由中国科学院脑科学与智能技术卓越创新中心牵头的联合团队通过系统评估不同培养条件下食蟹猴胚胎干细胞的多能性状态，并改进优化嵌合胚胎培养条件，首次成功构建胚胎干细胞嵌合体猴，为理解灵长类胚胎干细胞全能性和发育潜能奠定基础[110]。

在人类胚胎模型领域，干细胞衍生的类胚胎模型如雨后春笋般涌现。这一模型最早在 2017 年于小鼠中建立，后于 2021 年诞生首个人类胚胎完整模型。尽管类胚胎在形态结构和分子水平上十分接近真实胚胎，然而其低下的生成效率促使研究者不断优化其培养条件。美国得克萨斯大学吴军联合中国科学院动物研究所于乐谦团队通过优化两步法培养条件，将类囊胚的形成效率提升到了 80% 以上，并构建了围着床时期的母胎对话模型[111]。同济大学高绍荣、王译萱团队利用人 primed 态向 naïve 态多能性转变过程中的中间态细胞群体建立人类囊胚模型，并结合体外 3D 培养证实类囊胚可反映原肠胚前胚胎发育的主要关键特征[112]。

2）出生缺陷防控技术

预防和减少出生缺陷是提高出生人口素质的重要手段。自 2023 年起国家卫生健康委决定在全国组织实施出生缺陷防治能力提升计划，从"被动防御"向"主动预防"转变。我国以三级预防为指导，建立起覆盖全链条的出生缺陷筛查体系，预防时间逐步提前。在婚前、孕前携带者筛查领域，中国遗传学会遗传诊断分会和上海市遗传学会临床遗传与遗传咨询专委会组织制定了《综合性携带者筛查关键问题专家共识》，首次提出"综合性携带者筛查"的概念，来自全国的 107 位专家参与了本共识的制定和讨论，为遗传病预防、家庭生育提供了重要指导建议。在胚胎着床前遗传学检测领域，北京大学第三医院联合全国 24 位行业内专家，于 *Human Reproduction* 杂志发表《单基因病胚胎着床前遗传学检测——中国专家共识》，该共识从适应证、遗传咨询、检测策略与方法、报告出具和胚胎移植等方面进行系统性介绍，为着床前单基因病的诊断提供了规范化的指导和建议[113]。山东大学开发了 DNA 甲基化筛选胚胎技术，通过对每个囊胚进行活检并取 3～5 个滋养层细胞，利用微量细胞 DNA 甲基化建库方法，可以同时分析出胚胎的 DNA 甲基化状态和染色体非整倍性。这项技术有望提高辅助生殖临床妊娠率[114]。

在无创胚胎植入前遗传学检测（noninvasive preimplantation genetic testing for aneuploidy，niPGT-A）方面，中国人民解放军总医院联合香港大学深圳医院团队展开了一项多中心的、随机、对照临床试验，来评估基于 niPGT-A 和形态学评分的无创胚胎活力检测（noninvasive embryo viability testing，niEVT）是否比常规体外受精有更好的临床结果。南宁市第二人民医院团队收集囊胚培养液、TE 活检单细胞、胚胎内细胞团和剩余囊胚，并比较单个胚胎不同活检细胞间染色体倍性检测结果。发现基于囊胚培养液的 niPGT-A 结果与基于 TE 活检的 PGT-A 结果相当[115]。北京大学深圳医院团队也发现无创染色体筛查（noninvasive chromosomal screening，NICS）可检测正常二倍体胚胎和非整倍体胚胎，但是单独通过 NICS 鉴定整倍性和非整倍性可能会出现高假阳性，从而导致胚胎的浪费，而结合活检和 NICS 结果可以改善辅助妊娠的结局[116]。在无创产前检测技术上，北京大学人民医院研究团队纳入了 41 136 例行无创产前基因检测（non-invasive prenatal testing，NIPT）的患者，并探究其中行 NIPT 失败的患者。此研究发现低比例的胎儿游离 DNA 是导致 NIPT 失败的主要原因，推迟采血的孕周可以提高成功率[117]。

### 2. 生育力维持

#### 1）生殖障碍性疾病研究：女性相关生理病理

目前我国生育率跌破警戒线、不孕不育人群逾 5000 万，生育能力下降、不良妊娠等生殖障碍严重威胁我国人口可持续发展。然而，多因素多维度调控生育力的机制复杂不清，探析人类卵巢卵泡发育调控和子宫内膜稳态维持新机制，建立生殖障碍性疾病精细化分型诊治新技术，对维持女性生育力至关重要。

#### （1）卵巢功能障碍

多囊卵巢综合征（polycystic ovary syndrome，PCOS）是育龄女性最常见的生殖内分泌代谢性疾病，PCOS 患者常伴有肥胖、胰岛素抵抗等多种代谢异常以及慢性炎症状态。PCOS 发病机制复杂，受到遗传因素、环境因素等多种因素的共同影响。多项研究报道育龄人群的血液、尿液、卵泡液、羊水和脐带血中可检测出环境污染物，尤其是新型内分泌干扰化学物质（endocrine disrupting chemical，EDC），由于其可干扰激素合成与代谢，其与 PCOS 关系日益引起关注。上海新华医院张军教授团队在 366 例 PCOS 女性和 577 名对照女性的血浆中检测了 23 种含氟表面活性剂（per- and polyfluoroalkyl substances，PFAS）的浓度，发现 PFAS 混合物的浓度升高与 PCOS 发生风险升高相关，其中 2 种新兴的 PFAS 替代物起主要毒性作用，揭示了新型污染物对 PCOS 的潜在重要影响[118]。母体高雄激素血症状态可显著损害雄性和雌性小鼠后代的性行为[119]。高雄激素的 PCOS 女性的血压失调，心血管疾病的风险增加，具体机制可能是由于雄激素通过雄激素受体增加衰老抑制基因的表达，诱导颗粒细胞凋亡[120]。复旦大学团队发现在 PCOS 模型鼠中，脾脏单核细胞生成增加，导致心肌巨噬细胞累积，促进动脉粥样硬化斑块发生，阻碍梗死心肌的修复，揭示了 PCOS 全身慢性炎症状态促进心血管疾病发展的机制[121]。山东大学团队研究发现 *THADA* 作为 PCOS 和 2 型糖尿病的重要易感基因，可通过调控胰岛 β 细胞功能及其凋亡过程，参与 2 型糖尿病的发生发展[122]。该团队在另一研究中对高脂饮食和遗传因素诱导的肥胖小鼠卵巢进行了单细胞空间 RNA 测序，研究了卵巢微环境在肥胖状态下的变化[123]。另有研究表明，一些小分子药物可有效改善 PCOS 代谢异常和慢性炎症状态，例如，西安交通大学团队发现槲皮素可通过激活 PI3K/Akt 通路，调控脂代谢，改善 PCOS 大鼠生殖异常和胰岛素抵抗表型[124]；南方医科大学团队发现白藜提取物可以通过调控脂代谢，改善 PCOS 大鼠排卵异常[125]；广州中医药大学团队发现壳寡糖可以缓解 PCOS 患者颗粒细胞的炎症反应和氧化应激损伤[126]。

此外，PCOS 患者肠道菌群失调，并通常伴随胰岛素抵抗等代谢异常，然而能否通过调节肠道菌群改善 PCOS 一直是国内外研究的重点。中国医学科学院进行了一项纳入 18 项研究的孟德尔随机化分析发现，塞利单胞菌属（*Sellimonas*）等 8 种细菌与 PCOS 有因果关系，并强调了这种因果关系的潜在机制及其重要的临床意义[127]。北京大学的一项最新研究提出了菌源宿主同工酶新概念，并明确了肠道中的菌源宿主同工酶 DPP4 降解 GLP-1，导致宿主糖耐量异常，而使用北豆根胶囊主要成分蝙蝠葛根碱衍生物 DAU-D4 靶向抑制菌源 DPP4 活性有助于改善 PCOS 等疾病的代谢异常[128]。该项研究受到了国内外专家的广泛认可，并认为菌源宿主同工酶的发现为 PCOS 等代谢性疾病的精准治疗提供了新靶点，为未来的研究提供了方向[129,130]。此外，另一国际团队系统性总结了 PCOS 相关微生物及其代谢物在 PCOS 诊疗中的作用机制，提出益生元、益生菌和粪便微生物群疗法可作为缓解 PCOS 症状的新兴治疗策略[131]。

　　生活方式干预是 PCOS 的一线治疗。有研究报道，熬夜会增加 PCOS 患者的心血管疾病风险[132]。北京大学第三医院团队研究发现支链氨基酸水平升高与 PCOS 风险增加密切相关，并鉴定出关键调控酶 PPM1K，*Ppm1k* 基因敲除雌鼠呈现 PCOS 样表型，低含量支链氨基酸饮食干预可以有效改善其内分泌紊乱和卵巢功能[133]。另有研究表明坚持地中海饮食减轻 PCOS 患者的炎症[134]，补充维生素 D 可降低母体和胎儿出现并发症和不良事件的风险[135]。一项随机双盲、安慰剂对照临床试验表明，不同聚合程度的菊粉型果聚糖可改善合并超重和肥胖 PCOS 女性的胰岛素抵抗、代谢参数，以及激素水平[136]。补充抗氧化剂在改善 PCOS 的内分泌、激素、炎症和代谢状态方面具有一定功效[137]。然而，荟萃分析表明，没有高质量证据表明 PCOS 女性单独饮食干预可以改善健康或生殖结局[138]。

　　早发性卵巢功能不全（premature ovarian insufficiency，POI）作为另一种重要的排卵障碍性疾病，是临床治疗的热点和难点问题，与 PCOS 类似，POI 的发病受到多因素的影响，且患病率逐年上升。越来越多的证据表明，不良环境因素可影响卵巢功能。北京大学第三医院乔杰院士团队通过人群病例对照研究，收集了 64 名卵巢储备功能减退（decreased ovarian reserve，DOR）和 86 名对照女性的卵泡液，检测了其中多种 EDCs 浓度，研究首次报道了新型 EDCs 合成酚类抗氧化剂及其代谢物高暴露增加 DOR 发生风险，且表现出明显的剂量-反应关系[139]；此外，采用贝叶斯核机器和逻辑回归模型发现了 21 种 EDCs 联合暴露显著增高 DOR 发生风险，其中 BP4、MECPP 和 PFHxA 起主要毒性作用，为 DOR 的新污染物标志物提供了线索，并强调了环境污染物混合暴露对女性生殖健康影响的重要性[140]。山东大学研究团队通过对 1030 名 POI 患者进行全外显子测序，检测到 59 个已知 POI 致病基因上的 195 个致病性/可能的致病性突变，确定了 20 个新的参与卵巢发育和功能的 POI 相关基因的突变，该研究扩大了 POI 患者的遗传图谱，提出了提高 POI 患者临床诊断的新见解[141]；其中，转录因子 p63 具有保护女性生殖细胞基因组完整性的作用，已在 POI 患者中发现 *TP63* 基因的杂合突变，机制上发现 *TP63* 基因突变导致 *Tap63α* 突变形成四聚体诱导细胞凋亡，进而介导 POI 样表型发生[142]。北京大学第三医院研究团队发现不良的辅助生殖治疗结果与 DOR 显著相关，氧代谢的改变可能影响丘颗粒细胞支持卵母细胞的功能，从而为辅助生殖治疗提供指导[143]。该医院团队参与的另外一项研究首次在单细胞水平上分析了卵巢衰老过程中卵母细胞特异性表达的风险基因，确定卵母细胞中表达的 TNPO3、BAG5、CNNM2 和 TRIM33 可作为预测卵巢衰老的位点[144]。另外，该团队发现高龄产妇局部的 DNA 甲基化修饰改变，在自然流产的人绒毛膜绒毛中更加缺乏高龄产妇相关的差异甲基化区域的 DNA 甲基化，为研究高龄产妇介导的表观遗传改变和高龄妊娠风险增加提供基础和新见解[145]。另一项研究发现衰老小鼠卵巢免疫细胞中淋巴细胞增加最多，基质成纤维细胞中年龄相关的胶原酶通路下调促使衰老卵巢纤维化发生，该研究构建的全面的衰老小鼠卵巢单细胞转录图谱将为探究卵巢衰老的机制提供新见解[146]。

在女性生殖衰老的干预策略上，复旦大学团队发现 POI 患者血清中支链氨基酸减少，支链氨基酸缺乏通过激活神经酰胺-活性氧（ROS）轴损伤卵巢颗粒细胞，补充支链氨基酸可预防 ROS 介导的 POI 发生发展[147]。南京农业大学团队发现在卵巢衰老过程中亚精胺水平下降，补充亚精胺可恢复衰老卵母细胞的线粒体自噬能力和线粒体功能，改善老年小鼠的卵泡发育、卵母细胞成熟、早期胚胎发育和生育力，提示补充亚精胺可作为治疗卵巢衰老潜在的干预策略[148]。郑州大学第一附属医院团队发现卵巢衰老早期炎症介导 NAD 酶 CD38 表达上调，NAD⁺水平下降，从而加速卵巢衰老；敲除或抑制 CD38 可提高衰老小鼠生育力和卵泡储备，延缓卵巢衰老，为改善年龄相关的女性不孕提供潜在的治疗靶点[149]。

2023 年 10 月中华医学会妇产科学分会绝经学组结合我国的具体情况，制定了《早发性卵巢功能不全的临床诊疗专家共识（2023 版）》，旨在为各级医师的临床实践提供指导[150]。此外，2023 年 1 月更新发布的《中国绝经管理与绝经激素治疗指南 2023 版》中，对绝经期激素治疗（menopausal hormone therapy，MHT）的适应证新增了"过早的低雌激素状态"，并对于不同情况下的 MHT 方案选择均给出了具体推荐，新指南的出台为各级医师临床实践提供了指导性意见[151]。在女性生育力保存方面，2023 年 12 月国际妇产科联盟（FIGO）给出了更新版推荐意见 *FIGO statement: Fertility preservation*[152]。此外，北京首都医科大学阮祥燕主任牵头制定了《卵巢组织冻存移植防治医源性早发性卵巢功能不全临床应用指南》，进一步规范了卵巢组织冻存移植技术在临床规范应用与推广[153]。生殖功能评估转化方面，北京大学第三医院乔杰院士、李蓉教授团队利用大数据资源在国际上首次建立了卵巢衰老曲线，并整合该团队一系列评估卵巢储备的算法，研发了兼顾标准化和个体化的卵巢储备评估和预测工具——OvaRePred，助力育龄期女性合理安排自己的生育计划[154]。

（2）子宫内膜因素

子宫内膜周期性变化及容受性建立对于接受胚胎着床及成功妊娠至关重要，而薄型子宫内膜、腺肌症、内膜癌、子宫内膜炎等病理因素损害女性生殖健康。在生理状态下，子宫的周期性变化和容受性建立的机制仍未完全阐明，厦门大学团队发现转录因子 PGR 和 CREB1 与 PTPN11 启动子结合以调节 SHP2 的表达，从而响应蜕膜信号[155]。此外发现 RPA2 在子宫内膜蜕膜化中的作用是通过 8-Br-cAMP 和 MPA 诱导的体外蜕膜化来执行的[156]。成都市第一附属医院团队通过收集 4236 例接受宫腔镜息肉切除术的绝经前妇女的医学资料进行分析发现，多囊卵巢与子宫内膜息肉发生高风险相关[157]。重庆医科大学团队通过对 233 例绝经前患者的回顾性研究发现，慢性子宫内膜炎是宫腔镜息肉切除术后复发的有害因素[158]。徐州市中心医院团队通过探究慢性子宫内膜炎对不明原因不孕症患者临床结局的影响发现，抗生素治疗可以显著改善慢性子宫内膜炎患者的妊娠结局[159]。武汉大学人民医院团队通过对 327 例反复移植失败（repeated implantation failure，RIF）患者进行研究发现，对 RIF 患者进行内膜炎相关筛查，经抗生素和血浆治疗可显著改善其妊娠结局[160]。同济大学医学院科研团队发现 Gln-Glu-α-酮戊二酸轴失调损害产妇子宫内膜的蜕膜化，增加复发性自然流产的风险[161]。山东大学陈子江院士团队一项随机临床试验分析在反复植入失败的患者中，与安慰剂相比，强的松治疗并没有提高活产率[162]。武汉大学人民医院生殖医学中心团队提出 FKBP5 在维持妊娠和母胎界面滋养细胞-巨噬细胞串扰中起重要作用，可能是诊断和治疗 RSA 的潜在靶点[163]。南京鼓楼医院团队发现缺陷性自噬通过 DIO2-MAPK/ERK-MTOR 通路在宫腔粘连（intrauterine adhesion，IUA）的 EEC-EMT 中发挥重要作用，为治疗提供了潜在的靶点[164]。浙江大学团队成功利用胎盘来源间充质干细胞外泌体搭载泊洛沙姆温敏凝胶（EXOs-HP），改善子宫内膜纤维化并促进子宫腔的再生修复[165]。浙江大学基础医学院团队提出基于米非司酮疗效和可接受的耐受性，可能成为治疗子宫腺肌症患者的新选择[166]。四川大学华西医院团队提出一种新的小鼠子宫内膜癌模型揭示了基因驱动的功能作用及其易感性[167]。同济大学团队提出 SPOP 突变通过 IRF1-PD-L1 轴促进子宫内膜癌的肿瘤免疫逃逸[168]。华中科技大学提出 NSUN2 可作为内膜癌患者的预后生物标志物和治疗靶点[169]。

2）生殖障碍疾病：男性不育及精子发生

男性不育因素占不孕不育的 50% 左右，精子发生障碍是男性不育的主要病因，发病机制复杂。由染色体异常或基因变异导致的非梗阻性无精子症（nonobstructive azoospermia，NOA）比例可高达 25%，解析 NOA 的发病机理至关重要。北京大学第三医院乔杰院士、姜辉教授及刘强副研究员团队利用单细胞转录组测序解析了特发性 NOA 患者睾丸组织生殖细胞和体细胞的分子特征，并结合临床病理特征将 NOA 分为 4 个亚型，进一步研究发现 BOD1L2、C1orf194 和 KRTCAP2 在多种睾丸疾病中可预测睾丸生精能力[170]。浙江大学医学院附属妇产科医院席咏梅/金帆教授团队在 NOA 患者中鉴定出了 RBBP7 的有害半合子变异，该变异导致蛋白翻译提前终止，并在小鼠和果蝇中进行了功能机制解析，揭示了 X 染色体连锁基因 RBBP7 在精子发生及睾丸肿瘤中的重要作用[171]。精子鞭毛功能和形态异常是导致男性不育的关键因素，针对精子鞭毛结构方面，西湖大学吴建平教授、浙江大学桂淼教授和南京医科大学刘明兮教授通过解析小鼠和人的精子鞭毛结构，鉴定了多个精子特异性的关键蛋白。进一步通过分析不同物种精子鞭毛 DMT 结构，发现 10 个微管腔内结合蛋白（microtubule inner protein，MIP）上的突变与男性弱精症有关，并据此定义了一类新弱精症亚型——MIP 突变相关弱精症（MIP variants-associated asthenozoospermia，MIVA）[172]。同期 Cell 杂志发表了荷兰乌德勒支大学 Tzviya Zeev-Ben-Mordehai 与美国华盛顿大学 Rui Zhang 的研究论文，解析了海胆和牛精子的轴丝双联微管结构，对比了体外受精和体内受精过程中微管修饰的区别[173]，两项研究同将生物结构学和生殖生物学交叉融合解析了不同物种的精子鞭毛结构，说明国内团队在此领域研究已经达到国际领先水平。此外，中国科学院生物物理研究所孙飞/朱赟教授团队利用多种先进的原位结构分析技术成功解析了小鼠精子轴丝微管双联体的高分辨率原位结构[174]，以上研究为从分子水平上理解精子进化、运动及功能障碍提供了结构基础。在少弱畸形精子症的遗传突变筛查方面，中信湘雅生殖与遗传专科医院谭跃球教授和南京医科大学刘明兮教授团队利用 WES 测序在两名患者中鉴定了 2 个双等位基因 DRC3 移码变异，并结合多个基因编辑小鼠模型验证了 DRC3 可能与 IFT81、IFT74 和 IFT22 相互作用，是鞭毛组装和正常精子形态所必需的。小鼠模型和患者通过卵胞浆内单精子注射（intracytoplasmic sperm injection，ICSI）治疗，均成功生育，研究结果表明

*DRC3* 和其他 *DRC* 的突变很可能是少弱畸形精子症潜在的致病原因[175]。此外，复旦大学附属妇产科医院张锋教授和安徽医科大学曹云霞教授团队发现了来自不同家系的 6 例少弱畸形精子症患者携带灵长类特异的 *SSX1* 基因的罕见致病变异，导致患者精子尾部鞭毛的多种畸形以及超微结构的异常，该研究首次发现了灵长类特异的弱畸精子症致病基因[176]。以上进展极大拓宽了男性不育和精子发生机制的研究领域，为临床诊疗提供了更多的理论依据和数据支撑，在辅助生殖技术优化方面也有了极大提升，同时凸显了学科交叉融合的优势。

### 3. 生育力重塑

随着微生物组学及代谢组学等新技术和新理论发展，越来越多的研究表明肠道和生殖道菌群健康对女性生殖内分泌健康的维系意义重大。代谢异常恢复和开发特异性的微生态制剂已成为促进女性生育力重塑的新途径，具有重要的临床意义。南昌大学聂少平团队发现补充益生菌治疗可改善 PCOS 小鼠全身炎症，改善胰岛素抵抗[177]。一项临床试验的 meta 分析研究表明，粪便菌群移植可改善肥胖和代谢综合征患者的血压、胆固醇水平及胰岛素敏感性[178,179]。另外补充含有菌群和菊粉的合生元 12 周对 PCOS 女性的胰岛素抵抗、甘油三酯、VLDL-胆固醇浓度有有益影响[180]。多项研究提示，未来研究应将饮食结构调整、定制型益生菌、粪菌移植、噬菌体等多种策略相结合，实现针对肠道菌群的个体化、精准化、靶向性调控，为女性生育力重塑提供新的治疗思路。

此外，随着对细胞衰老调控机制与途径的深入解析，近年来关于人体抗衰老研究呈现飞速增长趋势，目前正在开展的抗衰老临床研究中，二甲双胍、NAD 前体、胰高血糖素样肽-1（GLP-1）受体激动剂、TORC1 抑制剂、亚精胺、抗衰老药、益生菌等被认为是能够减缓或逆转衰老的前景药物或天然化合物[181]，同时也为进一步开发女性生育力重塑的新型治疗方法奠定了基础。

子宫内膜类器官再现了其起源细胞的分子和功能特征，不仅能对性激素及时做出响应，同时具备可以长期培养的优势。因此，子宫内膜类器官为研究植入问题、宫腔粘连和内异症等妇科疾病的新治疗策略提供了新的体外模型。宁夏医科大学团队采用水凝胶支架将子宫内膜类器官移植到宫腔粘连模型子宫中，发现在原位移植后可以促进组织修复并参与组织损伤，改善宫腔粘连小鼠的生殖预后能力[182]。与此同时，来自韩国的研究团队通过将人或小鼠子宫内膜组织产生的子宫内膜类器官移植到宫腔粘连小鼠模型的子宫腔中，结果发现子宫内膜类器官通过显著减少纤维化病变、增加细胞增殖和血管生成来恢复宫腔粘连受损的子宫内膜，最终改善胚胎植入[183]。

### 4. 辅助生殖技术临床研究及安全性评估

辅助生殖技术成功应用 40 余年来，为千万家庭带去了幸福的希望，但由于其治疗过程的风险和对配子、胚胎的体外操作，其安全性也一直受到持续关注。

不孕症女性处于性活跃期，人乳头状瘤病毒（human papilloma virus，HPV）感染是常见疾病，是否影响助孕安全性，是妇科医生关注的重点问题。李蓉教授团队探索评估了 HPV 感染及相关宫颈病变的助孕风险，共纳入 190 名在 IVF/ICSI 前 HPV 筛查异常或宫颈细胞学涂片异常,并通过阴道镜活检诊断为 CIN2/CIN3 的不孕女性,随访 1 年。研究提示宫颈锥切手术组与电灼组在临床妊娠率、流产率、活产率或累计妊娠率均无差异。CIN2 患者为避免 ART 治疗的延迟,可密切随访同时进入 IVF/ICSI 周期。对于 CIN3 型患者,在宫颈病变治疗后可尽快启动促排卵和胚胎冷冻保存,后期再进行 FET[184]。

卵巢过度刺激综合征(ovarian hyperstimulation syndrome,OHSS)是促排卵导致的医源性疾病,严重时甚至可能危及生命。为了探讨中重度 OHSS 的发病率,乔杰教授团队从全国住院患者数据收集系统医院质量监测系统中获取 2013~2017 年中重度 OHSS 病例数据,在 1 581 703 例取卵周期的中,中重度 OHSS 为 18 022 例,总发病率为 1.14%。26~30 岁女性占 OHSS 病例的 48.4%,其次是 31~35 岁女性(30%)和 20~25 岁女性(14.2%)。35 岁以下接受辅助生殖技术的女性在 OHSS 风险控制方面比其他年龄组需要更多的关注[185]。在 OHSS 的诊断中,胸腔积液是重度 OHSS 的指标,往往提示病情严重。李蓉教授团队分析了 868 例 IVF-ET 术后重度 OHSS 患者的临床资料,探讨单纯腹腔积液组和腹腔积液合并胸腔积液组的临床特点及妊娠结局。发现绝大多数胸腔积液患者均能自行缓解,仅 2.66% 的患者需要胸腔穿刺引流,且胸腔积液的存在和积液量不是 IVF-ET 的活产结局的危险因素[186]。关于 OHSS 疾病的预防,来自武汉大学人民医院的一项前瞻性、随机对照临床试验显示,GnRH 拮抗剂、来曲唑、米非司酮联合用药的疗法对 OHSS 高危患者的预防效果优于米非司酮单药。联合用药组中重度 OHSS 发生率(20.5%)显著低于米非司酮组(42.3%),血清雌激素水平显著降低,卵巢直径显著缩小。联合用药组和米非司酮组的累计活产率无显著差异[187]。对于 OHSS 高危的患者,未成熟卵体外成熟培养(in vitro maturation,IVM)是安全的替代方式,但由于卵成熟率有待提高等因素,影响了其广泛的临床应用。乔杰教授团队前瞻性观察了多囊卵巢综合征患者在 IVM 取卵后第二个周期继续 IVF 治疗,发现 IVM 操作不会对随后的 IVF 周期产生影响,累积活产率、持续妊娠率、取卵后 12 个月的临床妊娠率均无显著差异[188]。

助孕技术是异位妊娠的高危因素之一,甚至可能发生危及生命的情况。李蓉教授团队研究提示高 AMH 与新鲜胚胎移植周期宫外孕风险增加有关。7ng/ml 的 AMH 浓度是预测异位妊娠的临界值,AMH≥7ng/ml 的孕妇异位妊娠率为 7.5%,而 AMH <7ng/ml 的孕妇异位妊娠率为 2.9%[189]。来自郑州大学附属第一医院的研究者探讨了新鲜胚胎移植患者胚胎移植当日的子宫内膜厚度对异位妊娠率的影响。该研究发现 6~10mm 组异位妊娠率(2.72%)显著高于 11~15mm 组(1.60%)和 16~20mm 组(0.97%),子宫内膜薄可增加异位妊娠率[190]。

子代安全性方面,乔杰院士牵头分析北京市 8 家机构十年(2010~2019 年)共 389 978 个 ART 治疗周期新生儿出生缺陷上报情况。共有 1367 个 ART 周期存在出生缺陷,出生缺陷发生率为 120.87/万,其中循环系统畸形最常见。人工授精的出生缺陷发生率(123.15/万)与体外受精技术(105.23/万)的差异无统计学意义[191]。来自中南大学的研究发现,在 1860 例双胞胎婴儿中,IVF-ET 生后两次听力筛查不通过的双胞胎(3.26%)和诊断为听力损害的双胞胎(2.21%)多于自然妊娠的双胞胎。IVF-ET 受孕和早产与更高的听力障碍风险相关[192]。

多囊卵巢综合征是育龄女性最常见的妇科内分泌疾病,也是导致无排卵性不孕的最重要原因，由于其病因不清、临床表现多样、并发的糖脂代谢紊乱等，一直是本领域的难点问题和研究热点。乔杰院士团队研究纳入了 917 名 20～45 岁第一次进行 IVF/ICSI 胚胎移植的 PCOS 女性，发现糖代谢与脂质代谢指标相关，脂质代谢指标与 IVF/ICSI 早期生殖结局呈负相关（获卵数、MII 率、正常受精率、优质胚胎数等）。提示肥胖和血脂异常可能介导了葡萄糖稳态失调和胰岛素抵抗对 IVF/ICSI 早期生殖结局的不利影响[193]。李蓉教授团队分析了不同体重指数 PCOS 患者炎症因子水平及 IVF/ICSI 妊娠结局。提示高 BMI 组 PCOS 患者 IL-6 水平较高，临床累计妊娠率和活产率较低。提示除 BMI 外，慢性炎症状态也可能影响 PCOS 患者妊娠结局[194]。另外高 AMH 和 LH 水平，也是 PCOS 患者特征性的内分泌状态，并可能影响助孕结局。台湾学者曾启瑞教授团队牵头的亚洲多中心、多种族的前瞻性队列研究，研究了影响亚洲不孕妇女血清 AMH 水平分布的因素，研究纳入了 4613 名女性，来自亚洲 12 个 IVF 中心。研究提出年龄、种族、肥胖（$BMI \geqslant 30kg/m^2$）和 PCOS 对血清 AMH 水平有显著影响，4.0ng/ml 是诊断 PCOS 的最佳临界值[195]。山东中医药大学团队，探讨了基础 LH 水平对 PCOS 患者 IVF/ICSI 结果的影响，发现对于促排卵和妊娠结局，均无统计学差异[196]。

甲状腺功能异常是育龄女性常见的内分泌疾病，对于妊娠的建立和维持也起着重要的作用，持续受到关注。昆明附属第一医院团队发现甲状腺功能正常的妇女中，甲状腺自身免疫抗体与 IVF/ICSI 胚胎质量及妊娠活产率无关[197]。山东医科大学团队研究提示甲状腺自身性免疫（thyroid autoimmunity，TAI）对接受 IVF/ICSI 的甲状腺功能正常的 RIF 患者的妊娠结局没有影响，在着床率、临床妊娠率、流产率、死产率和活产率方面，亚组和分层分析差异均无统计学意义[198]。但上海同济大学的一项研究表明，甲状腺自身免疫抗体滴度与活产率有关，低滴度组活产率明显高于高滴度组，且抗体阳性与卵巢储备减少和胚胎质量下降有关[199]。

生殖微创手术不仅可改善女性生育力，还有助于提高助孕成功率。为了探索手术处理积水的输卵管的最佳时机，李蓉教授团队分析了 1610 例双侧输卵管积水行 IVF/ICSI 周期的患者。研究发现两组之间首次胚胎移植活产率无显著差异。35 岁以下先手术切除输卵管积水的患者累计活产率高于先取卵冻胚的患者。然而在年龄≥35 岁的患者中，这种差异不显著[200]。对于年轻的肿瘤患者，疾病的治疗和生育力的保护，往往需要谨慎地做出综合决策。乔杰教授团队发现，年轻肿瘤患者在进行卵巢皮质切除术时，同时获取未成熟卵母细胞的体外成熟培养（in vitro maturation，IVM）、冻存，可增加生育力保存的机会；经阴道获取未成熟卵的效率比腹腔镜更高[201]。来自上海同济大学的千日成教授也指出，在生育力保存方面，微刺激 IVF 结合 IVM 是常规 IVF 周期的可行的替代方案，是最佳的一线治疗方法[202]。

人工智能技术的飞速发展给生育力评估及助孕治疗带来了新的机遇。乔杰、李蓉教授团队创全球首款卵巢储备智能评估和预测工具 OvaRePred。在前期研究评估卵巢储备的算法，即 AA（AMH and Age）、AFA（AMH、FSH and Age）和 AAFA（AMH、AFC、FSH and Age）模型中，添加了卵巢衰老曲线。针对不同的疾病或状况生成了特定的卵巢衰老曲线，包括子宫内膜异位症、排卵障碍、子宫因素、输卵管因素和体重指数（BMI），创建了无创 PCOS 筛查工具，为优化生育治疗、激素替代治疗和绝经管理的时机具有宝贵的价值[203,204]。同时在卵巢刺激周期中，乔杰、李蓉教授团队开展了系列研发工作，创建了软件 POvaStim，可以个体化预测 Gn 用量，指导 FSH 剂量的使用。这些模型已经发展成在线工具，可供免费使用（POvaStim，http://121.43.113.123:8004）[205]。团队同时还开发了一个基于 BMI、基础 FSH、基础 LH、AMH 和 AFC 的 Nomogram 程序，以计算使用拮抗剂方案 IVF/ICSI 的 PCOS 患者理想的初始 Gn 剂量[206]，还可以用来预测首次拮抗剂方案 IVF/ICSI 的 PCOS 患者的活产率[207]。徐州市妇幼保健院生殖医学中心结合囊胚的形态动力学特征、形态特征和患者的临床参数，建立了一个模型来预测囊胚的整倍性，为非 PGT 周期的体外受精的胚胎选择提供了参考[208]。鉴于目前有多种软件可预测 IVF 妊娠结局，来自安徽医科大学的研究者发现在多种预测模型中，LightGBM 模型对 IVF 周期妊娠结局的预测效果最好，准确率为 92.31%[209]。

### （四）妇幼公共卫生事业进展

2023 年，为了进一步贯彻落实《健康中国 2030 规划纲要》《中国妇女发展纲要（2021-2030 年）》《中国儿童发展纲要（2021-2030 年）》等重要政策文件，我国妇幼公共卫生事业主要围绕流行病学调查和数据分析、队列建设、高质量临床试验等丰富的研究方向，取得了一系列科研成果，为我国妇幼健康提供了一系列高质量循证医学证据、为妇幼领域学科建设及妇幼健康卫生事业实践提供了科学依据。

首先，我国妇幼健康相关研究人员开展了一系列全国范围大规模流行病学调查。北京大学第三医院乔杰院士团队在 2019 年至 2020 年期间，进行了全国范围的已婚育龄女性生育力横断面抽样调查，全面调查了有代表性的 12 815 育龄女性的怀孕意向及生育力及其相关影响因素，结果发现，当前已婚育龄女性有生育意向率仅为 11.9%，大都市女性和教育水平较高女性生育意愿显著降低；不孕发生率为 18.0%，近 30% 的育龄女性出现卵巢储备异常[210]。该研究为我国进一步完善人口政策提供了关键依据和线索。北京大学第三医院赵扬玉教授团队则基于全国产科质控监测数据，系统地阐明低风险孕产妇剖宫产率的差异及来源，其基于覆盖全国的中国医院质量监测系统 2020～2021 年孕产妇出院记录数据，评估了中国剖宫产率的医院差异及影响因素，该项横断面研究报道了中国 31 个省份 4359 家医院平均剖宫产率为 44.5%，不同医院的剖宫产率差异很大，提示未来需要医院层面的举措，以优化剖宫产的使用[211]。另一方面，基于我国丰富的临床诊疗数据资源，结合新兴前沿数据统计方法，开发了女性生殖健康评估及用药指导工具。例如，北京大学第三医院徐慧钰团队开发了卵巢储备评估和预测在线工具，并开发出全球首款个体化促排卵用药指导工具及多囊卵巢综合征筛查工具，用于生殖临床实践指导[212]。乔杰院士团队基于 10 万生殖临床大数据，利用贝叶斯网络机器学习模型，开发出辅助生殖临床诊疗过程中受精障碍发生风险的动态、准确预测模型及在线预测系统，为辅助生殖临床诊疗提供了指导[213]。

除了横断面研究，我国妇幼领域在队列建设方面取得了丰富进展和成果。广州医科大学邱琇及夏慧敏教授团队构建了当前亚洲最大的前瞻性出生队列之一——广州出生队列研究（BIGCS），招募了 5 万多个具有广东血统的家庭，通过对其中 4053 名中国人群的测序和分析，揭示了 BIGCS 中新的遗传变异、高质量的参考面板和精细的局部遗传结构，首次报道了东亚特异性遗传与母体总胆汁酸、妊娠期体重增加和婴儿脐带血特征的关联，并观察到母亲和婴儿中普遍存在的年龄特异性遗传效应对脂质水平的影响。该项研究阐明了东亚人群中母亲和早期生活特征之间的遗传联系，并为未来研究遗传学、宫内暴露和早期生活经历在塑造长期健康方面的复杂相互作用奠定了基础[214]。此外，由南京医科大学沈洪兵院士联合全国 26 家单位 100 余位科研骨干，开展的中国国家出生队列（China National Birth Cohort，CNBC），已完成超 8 万个家庭的纳入工作，包括了 4 万个自然妊娠家庭和 4 万个辅助生殖妊娠家庭；共收集到孕前期、孕期、分娩期及子代各阶段调查问卷和临床信息 50 万份，采集血液、尿液、精浆、精子、卵泡液、脐血，以及子代血液等生物样本 100 万余管。 约 2 万个家庭已完成子代 1 岁随访，约 1 万个家庭完成子代 3 岁随访。该队列以家庭为单位同时纳入辅助生殖妊娠和自然妊娠家庭，实行长期随访，积累了丰富的数据和生物样本资源，为我国开展高质量的出生队列研究奠定了坚实基础。另一方面，北京大学第三医院乔杰院士启动了辅助生殖家系健康与发展追踪队列（ART Life Line Cohort，ARTLL），拟在前期已建设的辅助生殖出生队列、30 万生殖临床病历及随访数据库等前期基础之上，进一步扩展构建国内首个、国际顶尖水平的辅助生殖家系健康与发展追踪队列，将跨数据库链接与整合、多组学测序等新兴技术与经典队列研究设计相结合，开展跨世代、覆盖全生命周期、健康多维度的长期纵向随访，从而持续系统评估不孕症及辅助生殖治疗对父母和子代的生理、心理、个体及家庭发展等的长期影响；并通过跨队列/数据库合作共享，比较分析各类辅助生殖技术的长期安全性。当前已经基于已有队列标本，首次报道了多种环境内分泌干扰物的独立及联合暴露对育龄女性卵巢功能有影响，为妇幼健康环境因素提供了线索，并强调了环境污染物混合暴露对女性生殖健康影响的重要性[215,216]。

此外，我国妇幼领域进一步开展了高质量临床试验。北京大学第三医院乔杰院士联合浙江大学黄荷凤院士，牵头在全国 8 个省份、10 家生殖医学中心开展了一项多中心、开放、随机对照试验，比较常规 IVF 技术和 ICSI 技术在非严重男性不育患者中的治疗效果。在非严重男性因素不育患者中，与常规 IVF 技术相比，ICSI 技术不能提高第一次移植后的活产率，获得的可利用胚胎数较少、移植率较低，而且后续观察到的累积活产率也相对较低，该结果为国际指南提供了最佳循证依据，进一步规范 ICSI 技术的适应证，避免 ICSI 技术滥用，提高辅助生殖技术的规范性和安全性，降低不孕治疗费用，有助于让更多的不孕夫妇和家庭受益[217]。

### （五）我国妇产医学领域发展

目前，我国妇产生殖医学全链条卡点问题还有待进一步解决。例如，在妇女健康领域，妇女恶性肿瘤的基因异常、妊娠疾病及胎儿发育异常的发病机制依然不明，妇女疾病队列和临床分析工作依然需要进一步加强完善；围绕生殖健康，大数据与 AI 辅助预测诊断、辅助生殖医疗产品资助研发还存在卡点；聚焦出生缺陷，基因治疗的临床前研究和产品研发、基于孕前超声筛查和基因变异诊断和罕见病遗传模式及治病机制的病因研究等工作还存在较大探索空间。而与此同时，对生命本质的"再深入"研究恰是引领第四次科技革命的重点。生命与信息间的融合，如 AI 与合成生物学、大数据分析与智能算法等正在为妇产生殖研究的后续高速发展提供更多潜在切入点和应用场景。在新质生产力牵引下，妇产生殖领域同道们需要进一步寻求高效对等的多学科交叉合作、体系化设计高质量临床研究，以提出精准化诊疗策略，并进一步形成创新链、发展链、产业链的良性互动。希望依托技术和理论的革命性突破、平台等生产要素创新性配置，以及有效的产业深度转型升级下，我国妇产生殖领域在今后发展中能够迎来更多发展机遇，造福更多家庭。

## 参 考 文 献

[1] Wang P, Ma J, Li W, et al. Profiling the metabolome of uterine fluid for early detection of ovarian cancer. Cell Rep Med. 2023, 101061.

[2] Zheng X, Wang X, Cheng X, et al. Single-cell analyses implicate ascites in remodeling the ecosystems of primary and metastatic tumors in ovarian cancer. Nat Cancer. 2023, 4(8): 1138-1156.

[3] Ferri-Borgogno S, Zhu Y, Sheng J, et al. Spatial transcriptomics depict ligand-receptor cross-talk heterogeneity at the tumor-stroma interface in long-term ovarian cancer survivors. Cancer Res. 2023, 83(9): 1503-1516.

[4] Gong TT, Guo S, Liu FH, et al. Proteomic characterization of epithelial ovarian cancer delineates molecular signatures and therapeutic targets in distinct histological subtypes. Nat Commun. 2023, 14(1): 7802.

[5] Fan J, Lu F, Qin T, et al. Multiomic analysis of cervical squamous cell carcinoma identifies cellular ecosystems with biological and clinical relevance. Nat Genet. 2023, 55(12): 2175-2188.

[6] Liu C, Li X, Huang Q, et al. Single-cell RNA-sequencing reveals radiochemotherapy-induced innate immune activation and MHC-II upregulation in cervical cancer. Signal Transduct Target Ther. 2023, 8(1): 44.

[7] Fan J, Fu Y, Peng W, et al. Multi-omics characterization of silent and productive HPV integration in cervical cancer. Cell Genom. 2023, 3(1): 100211.

[8] Dou Y, Katsnelson L, Gritsenko MA, et al. Proteogenomic insights suggest druggable pathways in endometrial carcinoma. Cancer Cell. 2023, 41(9): 1586-1605.e15.

[9] Hu Z, Wu Z, Liu W, et al. Proteogenomic insights into early-onset endometrioid endometrial carcinoma: Predictors for fertility-sparing therapy response. Nat Genet. 2024, 56(4): 637-651.

[10] Li K, Chen J, Hu Y, et al. Neoadjuvant chemotherapy plus camrelizumab for locally advanced cervical cancer (NACI study): a multicentre, single-arm, phase 2 trial. Lancet Oncol. 2024, 25(1): 76-85.

[11] Makker V, Colombo N, Casado Herráez A, et al. Lenvatinib plus pembrolizumab in previously treated advanced endometrial cancer: Updated efficacy and safety from the randomized phase III study 309/KEYNOTE-775. J Clin Oncol. 2023, 41(16): 2904-2910.

[12] Miao Y, Wen J, Wang L, et al. scRNA-seq reveals aging-related immune cell types and regulators in vaginal wall from elderly women with pelvic organ prolapse. Frontiers in Immunology. 2023, 14: 1084516.

[13] Yu X, He L, Lin W, et al. Long-term menopause exacerbates vaginal wall support injury in ovariectomized rats by regulating amino acid synthesis and glycerophospholipid metabolism. Frontiers in Endocrinology. 2023, 14: 1119599.

[14] Fan W, Wu D, Zhang L, et al. Single-cell transcriptomic data reveal the increase in extracellular matrix organization and antigen presentation abilities of fibroblasts and smooth muscle cells in patients with pelvic organ prolapse. International Urogynecology Journal. 2023, 34(10): 2529-2537.

[15] Chen N, Sun XY, Ding ZC, et al. Small extracellular vesicles secreted by peri-urethral tissues regulate fibroblast function and contribute to the pathogenesis of female stress urinary incontinence. Current Medical Science. 2023, 43(4): 803-810.

[16] DeLancey JO, Mastrovito S, Masteling M, et al. A unified pelvic floor conceptual model for studying morphological changes with prolapse, age, and parity. American Journal of Obstetrics and Gynecology. 2024, 230(5): 476-484.e472.

[17] Zhang X, Xiang Y, Yao J, et al. Automatic segmentation of the female pelvic floor muscles on MRI for pelvic floor function assessment. Quantitative Imaging in Medicine and Surgery. 2023, 13(7): 4181-4195.

[18] Xu Z, Chen N, Wang B, et al. Creation of the biomechanical finite element model of female pelvic floor supporting structure based on thin-sectional high-resolution anatomical images. Journal of Biomechanics. 2023, 146: 111399.

[19] Chen J, Zhang J, Yu C. A 3D finite element model of uterus support to evaluate mechanisms underlying uterine prolapse formation. Computer Methods in Biomechanics and Biomedical Engineering. 2023, 26(15): 1930-1939.

[20] Liu Z, Tang Y, Liu J, et al. Platelet-rich plasma promotes restoration of the anterior vaginal wall for the treatment of pelvic floor dysfunction in rats. Journal of Minimally Invasive Gynecology. 2023, 30(1): 45-51.

[21] Qu Z, Chen B, Yang M, et al. Comparative study of two different rat models of stress urinary incontinence. International Urogynecology Journal. 2023, 34(12): 2867-2872.

[22] Lau HH, Davila GW, Chen YY, et al. FIGO recommendations: Use of midurethral slings for the treatment of stress urinary incontinence. International Journal of Gynaecology and Obstetrics: The Official Organ of The International Federation of Gynaecology and Obstetrics. 2023, 161(2): 367-385.

[23] Gao L, Wang Y, Wen W, et al. Fractional carbon dioxide vaginal laser treatment of stress urinary incontinence: Remodeling of vaginal tissues and improving pelvic floor structures. Lasers in Surgery and Medicine. 2023, 55(3): 268-277.

[24] Wang Y, Ye Q, Zhang YQ. Effect evaluation and influencing factor analysis of vaginal carbon dioxide laser in the treatment of stress urinary incontinence. Lasers in Medical Science. 2023, 38(1): 153.

[25] Wu C, Zhang Z, He H, et al. Six-year follow-up outcomes of the P(LLA-CL)/Fg bio-patch for anterior vaginal wall prolapse treatment. International Urogynecology Journal. 2023, 34(1): 115-124.

[26] Wang Y, Zhang K, Yang J, et al. Outcome of a novel porcine-derived UBM/SIS composite biological mesh in a rabbit vaginal defect model. International Urogynecology Journal. 2023, 34(7): 1501-1511.

[27] 吴湘, 吴菲, 蒋静, 等. 经阴道植入网片与自体组织盆底重建术治疗重度盆腔器官脱垂的长期效果比较. 中华妇产科杂志. 2023, 8: 595-602.

[28] 骆黎静, 卢丹, 段爱红, 等. 自体组织修补与经阴道植入网片盆底重建治疗盆腔器官脱垂的比较. 中国微创外科杂志. 2023, 6: 422-429.

[29] 姚颖, 韩劲松, 张坤, 等. 自体腘绳肌腱植入手术治疗重度阴道前壁脱垂的中期疗效. 中国微创外科杂志. 2024(4): 271-277.

[30] 中华医学会妇产科学分会妇科盆底学组. 女性盆底重建手术植入物并发症登记中国专家共识. 中华妇产科杂志. 2023, 8: 576-581.

[31] Fu L, Huang G, Sun Z, et al. Predicting the occurrence of stress urinary incontinence after prolapse surgery: A machine learning-based model. Annals of Translational Medicine. 2023, 11(6): 251.

[32] Xu S, Nie J, Zeng W, et al. A modified laparoscopic lateral suspension with mesh for apical and anterior pelvic organ prolapse: A retrospective cohort study. Wideochir Inne Tech Maloinwazyjne. 2023, 18(4): 690-697.

[33] Deng W, Zhong Z, Tong Y, et al. 4D DIA-PRM proteomic study identifying modulated pathways and biomarkers associated with pelvic organ prolapse. Journal of Chromatography B, Analytical Technologies in The Biomedical and Life Sciences. 2023, 1230: 123916.

[34] 张秀兰, 钟文珍, 严文广, 等. 女性压力性尿失禁盆底康复治疗的远期疗效. 中南大学学报(医学版). 2023, 414-421.

[35] Liu L, Chen B, Si X, et al. Optimized electroacupuncture treatment for female stress urinary incontinence:

Study protocol for a multi-center randomized controlled trial. Frontiers in Psychiatry. 2023, 14: 1228131.

[36] Wang Q, Que YZ, Wan XY, et al. Prevalence, risk factors, and impact on life of female urinary incontinence: An epidemiological survey of 9584 women in a region of southeastern China. Risk Management and Healthcare Policy. 2023, 16: 1477-1487.

[37] Di X, Chen J, Wang M, et al. Association between sleep duration and urinary incontinence in female adults: A cross-sectional study in national health and nutrition examination survey 2007-2018. Urology. 2023, 181: 48-54.

[38] Li L, Chen F, Li X, et al. Association between calf circumference and incontinence in Chinese elderly. BMC Public Health. 2023, 23(1): 471.

[39] Cao S, Meng L, Lin L, et al. The association between the metabolic score for insulin resistance (METS-IR) index and urinary incontinence in the United States: Results from the National Health and Nutrition Examination Survey (NHANES) 2001-2018. Diabetology & Metabolic Syndrome. 2023, 15(1): 248.

[40] Chen J, Peng L, Xiang L, et al. Association between body mass index, trunk and total body fat percentage with urinary incontinence in adult US population. International Urogynecology Journal. 2023, 34(5): 1075-1082.

[41] Xu M, Zhou H, Pan Y, et al. Serum albumin levels and stress urinary incontinence in females: A retrospective study based on NHANES 2007-2016. Heliyon. 2023, 9(11): e21757.

[42] Yu Y, Ma M, Zhou Q. The relationship between vaginal microenvironment and pelvic dysfunctional diseases in Chinese women: A systematic review and meta-analysis. International Urogynecology Journal. 2023, 34(12): 2849-2858.

[43] Liu X, Wang Q, Chen Y, et al. Factors associated with stress urinary incontinence and diastasis of rectus abdominis in women at 6-8 weeks postpartum. Urogynecology (Philadelphia, Pa). 2023, 29(10): 844-850.

[44] Chen L, Zhang D, Li T, et al. Effect of a mobile app-based urinary incontinence self-management intervention among pregnant women in china: Pragmatic randomized controlled trial. Journal of Medical Internet Research. 2023, 25: e43528.

[45] Wang J, An D. Effect of Internet combined with pelvic floor muscle training on postpartum urinary incontinence. International Urogynecology Journal. 2023, 34(10): 2539-2546.

[46] Sun X, Gao L, Zhu H, et al. Chinese expert consensus on primary prevention for pelvic floor dysfunction during pregnancy. Gynecology and Obstetrics Clinical Medicine. 2023, 3(3): 133-139.

[47] Gao L, Xie B, Zhu H, et al. Association between pelvic floor muscle strength and sexual function based on PISQ-12-an analysis of data from a multicenter cross-sectional study on 735 nulliparae during pregnancy. Frontiers in Medicine. 2023, 10: 1093830.

[48] Chen P, Jia L, Li M, et al. Mood disorders influencing endometriosis and adenomyosis: Mendelian Randomisation Study. BJPsych Open. 2024, 10(3): e83.

[49] Zhu S, Wang A, Wang X, et al. The heterogeneity of fibrosis and angiogenesis in endometriosis revealed by single-cell RNA-sequencing. Biochim Biophys Acta Mol Basis Dis. 2023, 1869(2): 166602.

[50] Dong Y, Zhang M, Yu B, et al. Tumor-derived Endothelial Cell: Important Etiological Factors in Endometriosis. Arch Med Res. 2023, 54(7): 102891.

[51] Zhou L, Cai E, Chang X, et al. Extracellular ATP (eATP) inhibits the progression of endometriosis and enhances the immune function of macrophages. Biochim Biophys Acta Mol Basis Dis. 2024, 1870(1): 166895.

[52] Zhang J, Zhao W, Wei H, et al. Pyroptotic T cell-derived active IL-16 has a driving function in ovarian endometriosis development. Cell Rep Med. 2024, 5(3): 101476.

[53] Wang B, Zhang H, Jiang J, et al. Association between urinary concentrations of polycyclic aromatic hydrocarbons and risk of endometriosis in the NHANES 2003-2006. Environ Sci Pollut Res Int. 2023, 30(55): 117715-117728.

[54] Shen L, Liang C, Ji D, et al. The association between exposure to multiple toxic metals and the risk of

endometriosis: Evidence from the results of blood and follicular fluid. Sci Total Environ. 2023, 855: 158882.

[55] 张晶晶, 郭红燕, 尚春亮, 等.子宫内膜异位症发病家族倾向的调查研究. 中华妇产科杂志.2023, 58(7): 501-507.

[56] Liu P, Maharjan R, Miao J, et al. Association between dietary inflammatory index and risk of endometriosis: A population-based analysis. Front Nutr. 2023, 10: 1077915.

[57] Ren Q, Jiang L, Zhang M, et al. Multi-body biomarker entrapment system: An all-encompassing tool for ultrasensitive disease diagnosis and epidemic screening. Adv Mater. 2023, 35(46): e2304119.

[58] Su D, Guo Y, Wang X, et al. Identifying a panel of nine genes as novel specific model in endometriosis noninvasive diagnosis. Fertil Steril. 2024, 121(2): 323-333.

[59] Zheng Y, Gu S, Xu C, et al. Bowel wall thickness measured by MRI is useful for early diagnosis of bowel endometriosis. Eur Radiol. 2023, 33(12): 9244-9253.

[60] Li Y, Zheng Y, Guo H, et al. Safety, pharmacokinetics, and pharmacodynamics of SHR7280, a non-peptide GnRH antagonist in premenopausal women with endometriosis: A randomized, double-blind, placebo-controlled phase 1 study. Clin Pharmacokinet. 2023, 62(12): 1739-1748.

[61] Khan KN, Fujishita A, Mori T. Pathogenesis of human adenomyosis: Current understanding and its association with infertility. J Clin Med. 2022, 11(14): 4057.

[62] Lin Q, Duan H, Zhou C, et al. Endometrial microbiota in women with and without adenomyosis: A pilot study. Front Microbiol. 2023, 14: 1075900.

[63] Liu W, Sheng S, Jiao X, et al. Increased NKG2A+CD8+ T-cell exhaustion in patients with adenomyosis. Mucosal Immunol. 2023, 16(2): 121-134.

[64] Che X, Wang J, Zhang X, et al. Effect of mifepristone vs placebo for treatment of adenomyosis with pain symptoms: A randomized clinical trial. JAMA Netw Open. 2023, 6(6): e2317860.

[65] Liu L, Tian H, Hao Y, et al. Risk of recurrence and reintervention after uterine-sparing interventions for symptomatic adenomyosis: A systematic review and meta-analysis. Obstet Gynecol. 2023, 141(4): 711-723.

[66] Chen Y, Lin S, Guo SW, et al. Systematic review and meta-analysis of reproductive outcomes after high-intensity focused ultrasound (HIFU) treatment of adenomyosis. Best Pract Res Clin Obstet Gynaecol. 2024 , 92: 102433.

[67] Xu P, Zheng Y, Liao J, et al. AMPK regulates homeostasis of invasion and viability in trophoblasts by redirecting glucose metabolism: Implications for pre-eclampsia. Cell Prolif. 2023, 56(2): e13358.

[68] Wang Z, Liu D, Dai Y, et al. Elevated placental microRNA-155 is a biomarker of a preeclamptic subtype. Hypertension. 2023, 80(2): 370-384.

[69] Shao X, Yang Y, Liu Y, et al. Orchestrated feedback regulation between melatonin and sex hormones involving GPER1-PKA-CREB signaling in the placenta. J Pineal Res. 2023, 75(4): e12913.

[70] Zhang Q, Lee CL, Yang T, et al. Adrenomedullin has a pivotal role in trophoblast differentiation: A promising nanotechnology-based therapeutic target for early-onset preeclampsia. Sci Adv. 2023,9(44): eadi4777.

[71] Zhou S, Li J, Yang W, et al. Noninvasive preeclampsia prediction using plasma cell-free RNA signatures. Am J Obstet Gynecol. 2023, 229(5): 553.

[72] Yan M, Guo X, Ji G, et al. Mechanismbased role of the intestinal microbiota in gestational diabetes mellitus: A systematic review and meta-analysis. Front Immunol. 2023, 13: 1097853.

[73] Huang S, Chen J, Cui Z, et al. Lachnospiraceae-derived butyrate mediates protection of high fermentable fiber against placental inflammation in gestational diabetes mellitus. Sci Adv. 2023, 9(44): eadi7337.

[74] Ge Y, Huang S, Li Y, et al. Pregnancy thiamine and riboflavin intake and the risk of gestational diabetes mellitus: A prospective cohort study. Am J Clin Nutr. 2023, 117(2): 426-435.

[75] Wu P, Wang Y, Ye Y, et al. Liver biomarkers, lipid metabolites, and risk of gestational diabetes mellitus in a prospective study among Chinese pregnant women. BMC Med. 2023, 21(1): 150.

[76] Lai M, Weng J, Yang J, et al. Effect of continuous glucose monitoring compared with self-monitoring of

blood glucose in gestational diabetes patients with HbA1c<6%: a randomized controlled trial. Front Endocrinol (Lausanne). 2023, 4: 1174239.

[77] Liu C, Qi Y, Liu X, et al. The reporting of prognostic prediction models for obstetric care was poor: A cross-sectional survey of 10-year publications. BMC Medical Research Methodology. 2023, 23(1): 9.

[78] 中华医学会妇产科学分会产科学组. 产后出血预防与处理指南(2023). 中华妇产科杂志. 2023, 58(6): 401-409.

[79] 中华医学会妇产科学分会产科学组, 中国医师协会妇产科分会母胎医学专委会. 胎盘植入性疾病诊断和处理指南. 中华围产医学杂志. 2023, 26(8): 617-627.

[80] 李泽丽, 陈练, 石慧峰, 等. 超声联合磁共振成像检查预测胎盘植入性疾病不良妊娠结局的列线图模型构建. 实用妇产科杂志. 2023, 39(4): 277-281.

[81] Shi J, Yang M, Cao X, et al. Identification of circular RNAs as regulators and noninvasive biomarkers for placenta accreta spectrum. Reproduction (Cambridge, England). 2023, 165(4): 417-430.

[82] Zhou J, Yang S, Xu X, et al. Screening of placenta accreta spectrum disorder using maternal serum biomarkers and clinical indicators: A case-control study. BMC Pregnancy And Childbirth. 2023, 23(1): 508.

[83] Chen Y, Zou P, Bu C, et al. Upregulated CXCL8 in placenta accreta spectruma regulates the migration and invasion of HTR-8/SVneo cells. Molecular Biology Reports. 2023, 50(10): 8189-8199.

[84] Liu W, Wang R, Liu S, et al. YKL-40 promotes proliferation and invasion of HTR-8/SVneo cells by activating akt/MMP9 signalling in placenta accreta spectrum disorders. Journal of Obstetrics and Gynaecology. 2023, 43(1): 2211681.

[85] Wang R, Liu W, Zhao J, et al. Overexpressed LAMC2 promotes trophoblast over-invasion through the PI3K/Akt/MMP2/9 pathway in placenta accreta spectrum. The Journal of Obstetrics and Gynaecology Research. 2023, 49(2): 548-559.

[86] Wang R, Zhao J, Liu C, et al. Decreased AGGF1 facilitates the progression of placenta accreta spectrum via mediating the P53 signaling pathway under the regulation of miR-1296-5p. Reproductive Biology. 2023, 23(1): 100735.

[87] Chang Y, Li W, Shen Y, et al. Association between interleukin-6 and preterm birth: A meta- analysis. Ann Med. 2023, 55(2): 2284384.

[88] 中国妇幼保健协会宫内疾病防治专委会. 子宫颈机能不全临床诊治中国专家共识(2023 年版). 中国实用妇科与产科杂志. 2023, 39(2): 175-179.

[89] 甄世萍, 赵扬玉, 郭晓玥, 等. 影响超早产儿不良结局的产科因素分析. 实用妇产科杂志. 2023, 39(9): 672-676.

[90] Wamaitha SE, Nie X, Pandolfi EC, et al. Single-cell analysis of the developing human ovary defines distinct insights into ovarian somatic and germline progenitors. Dev Cell. 2023, 58(20): 2097-2111.

[91] Gao R, Zeng S, Yang D, et al. Resetting histone modifications during human prenatal germline development. Cell Discov. 2023, 9(1): 14.

[92] Zhao S, Huang C, Yang Y, et al. DNA repair protein FANCD2 has both ubiquitination-dependent and ubiquitination-independent functions during germ cell development. J Biol Chem. 2023, 299(3): 102905.

[93] He J, Yan A, Chen B, et al. 3D genome remodeling and homologous pairing during meiotic prophase of mouse oogenesis and spermatogenesis. Dev Cell. 2023, 58(24): 3009-3027.

[94] Li Q, Zhao L, Zeng Y, et al. Large-scale analysis of de novo mutations identifies risk genes for female infertility characterized by oocyte and early embryo defects. Genome Biol. 2023, 24(1): 68.

[95] Zhang H, Ji S, Zhang K, et al. Stable maternal proteins underlie distinct transcriptome, translatome, and proteome reprogramming during mouse oocyte-to-embryo transition. Genome Biol. 2023, 24(1): 166.

[96] Jentoft IMA, Bäuerlein FJB, Welp LM, et al. Mammalian oocytes store proteins for the early embryo on cytoplasmic lattices. Cell. 2023, 186(24): 5308-5327.

[97] Liu Y, Zhao H, Shao F, et al. Remodeling of maternal mRNA through poly(A) tail orchestrates human oocyte-to-embryo transition. Nat Struct Mol Biol. 2023, 30(2): 200-215.

[98] Ji S, Chen F, Stein P, et al. OBOX regulates mouse zygotic genome activation and early development. Nature. 2023, 620(7976): 1047-1053.

[99] Lai F, Li L, Hu X, et al. NR5A2 connects zygotic genome activation to the first lineage segregation in totipotent embryos. Cell Res. 2023, 33(12): 952-966.

[100] Li L, Lai F, Hu X, et al. Multifaceted SOX2-chromatin interaction underpins pluripotency progression in early embryos. Science. 2023, 382(6676): eadi5516.

[101] Li J, Hou W, Zhao Q, et al. Lactate regulates major zygotic genome activation by H3K18 lactylation in mammals. Natl Sci Rev. 2023, 11(2): nwad295.

[102] Wu K, Fan D, Zhao H, et al. Dynamics of histone acetylation during human early embryogenesis. Cell Discov. 2023, 9(1): 29.

[103] Dang Y, Zhu L, Yuan P, et al. Functional profiling of stage-specific proteome and translational transition across human pre-implantation embryo development at a single-cell resolution. Cell Discov. 2023, 9(1): 10.

[104] Zhang Y, Li X, Gao S, et al. Genetic reporter for live tracing fluid flow forces during cell fate segregation in mouse blastocyst development. Cell Stem Cell. 2023, 30(8): 1110-1123.

[105] Domingo-Muelas A, Skory RM, Moverley AA, et al. Human embryo live imaging reveals nuclear DNA shedding during blastocyst expansion and biopsy. Cell. 2023, 186(15): 3166-3181.

[106] Jiang X, Zhai J, Xiao Z, et al. Identifying a dynamic transcriptomic landscape of the cynomolgus macaque placenta during pregnancy at single-cell resolution. Dev Cell. 2023, 58(9): 806-821.

[107] Zhai J, Xu Y, Wan H, et al. Neurulation of the cynomolgus monkey embryo achieved from 3D blastocyst culture. Cell. 2023, 186(10): 2078-2091.

[108] Zeng B, Liu Z, Lu Y, et al. The single-cell and spatial transcriptional landscape of human gastrulation and early brain development. Cell Stem Cell. 2023, 30(6): 851-866.

[109] Meng S, Liu X, Zhu S, et al. Young LINE-1 transposon 5' UTRs marked by elongation factor ELL3 function as enhancers to regulate naïve pluripotency in embryonic stem cells. Nat Cell Biol. 2023, 25(9): 1319-1331.

[110] Cao J, Li W, Li J, et al. Live birth of chimeric monkey with high contribution from embryonic stem cells. Cell. 2023, 186(23): 4996-5014.

[111] Yu L, Logsdon D, Pinzon-Arteaga CA, et al. Large-scale production of human blastoids amenable to modeling blastocyst development and maternal-fetal cross talk. Cell Stem Cell. 2023, 30(9): 1246-1261.

[112] Tu Z, Bi Y, Zhu X, et al. Modeling human pregastrulation development by 3D culture of blastoids generated from primed-to-naïve transitioning intermediates. Protein Cell. 2023, 14(5): 337-349.

[113] Yan L, Cao Y, Chen ZJ, et al. Chinese experts' consensus guideline on preimplantation genetic testing of monogenic disorders. Hum Reprod. 2023, 38(Supplement_2): ii3-ii13.

[114] Xie M, Zheng ZJ, Zhou Y, et al. Prospective investigation of optical genome mapping for prenatal genetic diagnosis. Clin Chem. 2024, 70(6): 820-829.

[115] Xu CL, Wei YQ, Tan QY, et al. Concordance of PGT for aneuploidies between blastocyst biopsies and spent blastocyst culture medium. Reprod Biomed Online. 2023, 46(3): 483-490.

[116] Sun BL, Wang Y, Wen SX, et al. Effectiveness of non-invasive chromosomal screening for normal karyotype and chromosomal rearrangements. Front Genet. 2023, 14: 1036467.

[117] Kong X, Zhang L, Yang R, et al. Reasons for failure of noninvasive prenatal test for cell-free fetal DNA in maternal peripheral blood. Mol Genet Genomic Med. 2024, 12(1): e2351.

[118] Zhan W, Qiu W, Ao Y, et al. Environmental exposure to emerging alternatives of per- and polyfluoroalkyl substances and polycystic ovarian syndrome in women diagnosed with infertility: A mixture analysis. Environ Health Perspect. 2023, 131(5): 57001.

[119] Donaldson N M, Prescott M, Ruddenklau A, et al. Maternal androgen excess significantly impairs sexual behavior in male and female mouse offspring: Perspective for a biological origin of sexual dysfunction in pcos. Front Endocrinol (Lausanne). 2023, 14: 1116482.

[120] Zeng X, Zhong Q, Li M, et al. Androgen increases klotho expression via the androgen receptor-

mediated pathway to induce gcs apoptosis. J Ovarian Res. 2023, 16(1): 10.

[121] Gao L, Zhao Y, Wu H, et al. Polycystic ovary syndrome fuels cardiovascular inflammation and aggravates ischemic cardiac injury. Circulation. 2023, 148(24): 1958-1973.

[122] Zhang Y, Han S, Liu C, et al. Thada inhibition in mice protects against type 2 diabetes mellitus by improving pancreatic beta-cell function and preserving beta-cell mass. Nat Commun. 2023, 14(1): 1020.

[123] Jiang Y, Gao X, Liu Y, et al. Cellular atlases of ovarian microenvironment alterations by diet and genetically-induced obesity. Sci China Life Sci. 2024, 67(1): 51-66.

[124] Li M, Gao S, Kang M, et al. Quercitrin alleviates lipid metabolism disorder in polycystic ovary syndrome-insulin resistance by upregulating pm20d1 in the pi3k/akt pathway. Phytomedicine. 2023, 117: 154908.

[125] Zhu H, Wu Y, Zhuang Z, et al. Ampelopsis japonica aqueous extract improves ovulatory dysfunction in pcos by modulating lipid metabolism. Biomed Pharmacother. 2024, 170: 116093.

[126] Xie Q, Hong W, Li Y, et al. Chitosan oligosaccharide improves ovarian granulosa cells inflammation and oxidative stress in patients with polycystic ovary syndrome. Front Immunol. 2023, 14: 1086232.

[127] Sun J, Wang M, Kan Z. Causal relationship between gut microbiota and polycystic ovary syndrome: A literature review and mendelian randomization study. Front Endocrinol (Lausanne). 2024, 15: 1280983.

[128] Wang K, Zhang Z, Hang J, et al. Microbial-host-isozyme analyses reveal microbial dpp4 as a potential antidiabetic target. Science. 2023, 381(6657): eadd5787.

[129] Wu G, Zhao N, Zhao L. Microbial-host isozyme: A novel target in "drug the bug" strategies for diabetes. Cell Metabolism. 2023, 35(10): 1677-1679.

[130] Kingwell K. Microbiome screening platform finds drugs for bugs. Nature Reviews Drug Discovery. 2023, 22(10): 784.

[131] Babu A, Devi Rajeswari V, Ganesh V, et al. Gut microbiome and polycystic ovary syndrome: Interplay of associated microbial-metabolite pathways and therapeutic strategies. Reprod Sci. 2024: Advance Online Publication.

[132] Zeng X, Ye J, Yan X, et al. Staying up late increases cardiovascular disease risk in women with polycystic ovary syndrome. Hum Reprod. 2023, 38(7): 1359-1367.

[133] Mu L, Ye Z, Hu J, et al. Ppm1k-regulated impaired catabolism of branched-chain amino acids orchestrates polycystic ovary syndrome. E Bio Medicine. 2023, 89: 104492.

[134] Çıtar Dazıroğlu M E, Acar Tek N. The effect on inflammation of adherence to the mediterranean diet in polycystic ovary syndrome. Curr Nutr Rep. 2023, 12(1): 191-202.

[135] Yang M, Shen X, Lu D, et al. Effects of vitamin d supplementation on ovulation and pregnancy in women with polycystic ovary syndrome: A systematic review and meta-analysis. Front Endocrinol (Lausanne). 2023, 14: 1148556.

[136] Ziaei R, Shahshahan Z, Ghasemi-Tehrani H, et al. Inulin-type fructans with different degrees of polymerization improve insulin resistance, metabolic parameters, and hormonal status in overweight and obese women with polycystic ovary syndrome: A randomized double-blind, placebo-controlled clinical trial. Food Sci Nutr. 2024, 12(3): 2016-2028.

[137] He J, Deng R, Wei Y, et al. Efficacy of antioxidant supplementation in improving endocrine, hormonal, inflammatory, and metabolic statuses of pcos: A meta-analysis and systematic review. Food Funct. 2024, 15(4): 1779-1802.

[138] Moslehi N, Zeraattalab-Motlagh S, Rahimi Sakak F, et al. Effects of nutrition on metabolic and endocrine outcomes in women with polycystic ovary syndrome: An umbrella review of meta-analyses of randomized controlled trials. Nutr Rev. 2023, 81(5): 555-577.

[139] Hao Y, Wang Y, Yan L, et al. Synthetic phenolic antioxidants and their metabolites in follicular fluid and association with diminished ovarian reserve: A case-control study. Environ Health Perspect. 2023, 131(6): 67005.

[140] Tian T, Hao Y, Wang Y, et al. Mixed and single effects of endocrine disrupting chemicals in follicular

fluid on likelihood of diminished ovarian reserve: A case-control study. Chemosphere. 2023, 330: 138727.

[141] Ke H, Tang S, Guo T, et al. Landscape of pathogenic mutations in premature ovarian insufficiency. Nat Med. 2023, 29(2): 483-492.

[142] Huang C, Zhao S, Yang Y, et al. Tp63 gain-of-function mutations cause premature ovarian insufficiency by inducing oocyte apoptosis. J Clin Invest. 2023, 133(5): e162315.

[143] Zhang C, Song S, Yang M, et al. Diminished ovarian reserve causes adverse art outcomes attributed to effects on oxygen metabolism function in cumulus cells. BMC Genomics. 2023, 24(1): 655.

[144] Wei Y, Xu M, Liu X, et al. Single-cell transcriptome analysis of the mouse and primate ovaries reveals oocyte-specific expression patterns of risk genes in ovarian aging. Med Comm(2020). 2023, 4(2): e209.

[145] Qin M, Chen W, Hua L, et al. DNA methylation abnormalities induced by advanced maternal age in villi prime a high-risk state for spontaneous abortion. Clin Epigenetics. 2023, 15(1): 44.

[146] Isola J V V, Ocanas S R, Hubbart C R, et al. A single-cell atlas of the aging mouse ovary. Nat Aging. 2024, 4(1): 145-162.

[147] Guo X, Zhu Y, Guo L, et al. Bcaa insufficiency leads to premature ovarian insufficiency via ceramide-induced elevation of ros. EMBO Mol Med. 2023, 15(4): e17450.

[148] Zhang Y, Bai J, Cui Z, et al. Polyamine metabolite spermidine rejuvenates oocyte quality by enhancing mitophagy during female reproductive aging. Nature Aging. 2023, 3(11): 1372-1386.

[149] Yang Q, Chen W, Cong L, et al. Nadase cd38 is a key determinant of ovarian aging. Nat Aging. 2024, 4(1): 110-128

[150] 中华医学会妇产科学分会绝经学组. 早发性卵巢功能不全的临床诊疗专家共识(2023 版). 中华妇产科杂志. 2023, 58(10): 721-728.

[151] 中华医学会妇产科学分会绝经学组. 中国绝经管理与绝经激素治疗指南 2023 版. 中华妇产科杂志. 2023, 58(1): 4-21.

[152] Henry L, Berek J S, Diaz I, et al. FIGO statement: Fertility preservation. International Journal of Gynaecology and Obstetrics. 2023, 163(3): 790-794.

[153] 阮祥燕. 卵巢组织冻存移植防治医源性早发性卵巢功能不全临床应用指南. 首都医科大学学报. 2023, 44(5): 695-703.

[154] Xu H, Feng G, Yang R, et al. Ovarepred: Online tool for predicting the age of fertility milestones. Innovation (Cambridge (Mass.). 2023, 4(5): 100490.

[155] Zhou P, Ouyang L, Jiang T, et al. Progesterone and cAMP synergistically induce SHP2 expression via PGR and CREB1 during uterine stromal decidualization. FEBS J. 2024, 291(1): 142-157.

[156] Zhao H, Lv N, Cong J, et al. Upregulated RPA2 in endometrial tissues of repeated implantation failure patients impairs the endometrial decidualization. J Assist Reprod Genet. 2023, 40(11): 2739-2750.

[157] Lu L, Luo J, Deng J, et al. Polycystic ovary syndrome is associated with a higher risk of premalignant and malignant endometrial polyps in premenopausal women: A retrospective study in a tertiary teaching hospital. BMC Womens Health. 2023, 23(1): 127.

[158] Qu D, Liu Y, Zhou H, et al. Chronic endometritis increases the recurrence of endometrial polyps in premenopausal women after hysteroscopic polypectomy. BMC Womens Health. 2023, 23(1): 88.

[159] Gu J, Sun Q, Qi Y, et al. The effect of chronic endometritis and treatment on patients with unexplained infertility. BMC Womens Health. 2023, 23(1): 345.

[160] Li J, Li X, Ding J, et al. Analysis of pregnancy outcomes in patients with recurrent implantation failure complicated with chronic endometritis. Front Cell Dev Biol. 2023, 11: 1088586.

[161] Tang L, Xu XH, Xu S, et al. Dysregulated Gln-Glu-α-ketoglutarate axis impairs maternal decidualization and increases the risk of recurrent spontaneous miscarriage. Cell Rep Med. 2023, 4(5): 101026.

[162] Sun Y, Cui L, Lu Y, et al. Prednisone vs placebo and live birth in patients with recurrent implantation failure undergoing *in vitro* fertilization: A randomized clinical trial. JAMA. 2023, 329(17): 1460-1468.

[163] Chen X, Song QL, Wang JY, et al. FKBP5 regulates trophoblast-macrophage crosstalk in recurrent spontaneous abortion through PI3K/AKT and NF-κB signaling pathways. Free Radic Biol Med. 2023,

209(Pt 1): 55-69.

[164] Zhou Z, Wang H, Zhang X, et al. Defective autophagy contributes to endometrial epithelial-mesenchymal transition in intrauterine adhesions. Autophagy. 2022, 18(10): 2427-2442.

[165] Lin Y, Li Y, Chen P, et al. Exosome-based regimen rescues endometrial fibrosis in intrauterine adhesions via targeting clinical fibrosis biomarkers. Stem Cells Transl Med. 2023, 12(3): 154-168.

[166] Che X, Wang J, Sun W, et al. Effect of mifepristone vs placebo for treatment of adenomyosis with pain symptoms: A randomized clinical trial. JAMA Netw Open. 2023, 6(6): e2317860.

[167] Chen J, Dai S, Zhao L, et al. A new type of endometrial cancer models in mice revealing the functional roles of genetic drivers and exploring their susceptibilities. Adv Sci(Weinh). 2023, 10(24): e2300383.

[168] Gao K, Shi Q, Gu Y, et al. SPOP mutations promote tumor immune escape in endometrial cancer via the IRF1-PD-L1 axis. Cell Death Differ. 2023, 30(2): 475-487.

[169] Chen SJ, Zhang J, Zhou T, et al. Epigenetically upregulated NSUN2 confers ferroptosis resistance in endometrial cancer via m5C modification of SLC7A11 mRNA. Redox Biol. 2024, 69: 102975.

[170] Chen Y, Liu X, Zhang L, et al. Deciphering the molecular characteristics of human idiopathic nonobstructive azoospermia from the perspective of Germ Cells. Adv Sci(Weinh). 2023, 10(17): e2206852.

[171] Li J, Zheng H, Hou J, et al. X-linked RBBP7 mutation causes maturation arrest and testicular tumors. J Clin Invest. 2023, 133(20): e171541.

[172] Zhou L, Liu H, Liu S, et al. Structures of sperm flagellar doublet microtubules expand the genetic spectrum of male infertility. Cell. 2023, 186(13): 2897-2910.

[173] Leung MR, Zeng J, Wang X, et al. Structural specializations of the sperm tail. Cell. 2023, 186(13): 2880-2896.e17.

[174] Tai L, Yin G, Huang X, et al. In-cell structural insight into the stability of sperm microtubule doublet. Cell Discov. 2023, 9(1): 116.

[175] Zhou S, Yuan S, Zhang J, et al. DRC3 is an assembly adapter of the nexin-dynein regulatory complex functional components during spermatogenesis in humans and mice. Signal Transduct Target Ther. 2023, 8(1): 26.

[176] Liu C, Si W, Tu C, et al. Deficiency of primate-specific SSX1 induced asthenoteratozoospermia in infertile men and cynomolgus monkey and tree shrew models. Am J Hum Genet. 2023, 110(3): 516-530.

[177] Sun Y, Nie Q, Zhang S, et al. Parabacteroides distasonis ameliorates insulin resistance via activation of intestinal gpr109a. Nat Commun. 2023, 14(1): 7740.

[178] Mocanu V, Zhang Z, Deehan E C, et al. Fecal microbial transplantation and fiber supplementation in patients with severe obesity and metabolic syndrome: A randomized double-blind, placebo-controlled phase 2 trial. Nat Med. 2021, 27(7): 1272-1279.

[179] Zecheng L, Donghai L, Runchuan G, et al. Fecal microbiota transplantation in obesity metabolism: A meta analysis and systematic review. Diabetes Research and Clinical Practice. 2023, 202: 110803.

[180] Samimi M, Dadkhah A, Haddad Kashani H, et al. The effects of synbiotic supplementation on metabolic status in women with polycystic ovary syndrome: A randomized double-blind clinical trial. Probiotics Antimicrob Proteins. 2019, 11(4): 1355-1361.

[181] Guarente L, Sinclair D A, Kroemer G. Human trials exploring anti-aging medicines. Cell Metabolism. 2024, 36(2): 354-376.

[182] Zhang H, Xu D, Li Y, et al. Organoid transplantation can improve reproductive prognosis by promoting endometrial repair in mice. Int J Biol Sci. 2022, 18(6): 2627-2638.

[183] Hwang SY, Lee D, Lee G, et al. Endometrial organoids: A reservoir of functional mitochondria for uterine repair. Theranostics. 2024, 14(3): 954-972.

[184] Xie W, Wang Y, You K , et al. Impact of cervical intraepithelial neoplasia and treatment on IVF/ICSI outcomes. Hum Reprod. 2023, 38(Supplement_2): ii14-ii23.

[185] Zheng DN, Shi Y, Wang YY. et al. The incidence of moderate and severe ovarian hyperstimulation syndrome in hospitalized patients in China. Health Data Sci.2023, 3: 0009.

[186] Ma X, Yin J, Yang R, et al. Clinical features of severe ovarian hyperstimulation syndrome with hydrothorax. J Clin Med. 2023, 12(19): 6210.

[187] Qi QR, Xia Y, Luo J, et al. Cocktail treatment by GnRH-antagonist, letrozole, and mifepristone for the prevention of ovarian hyperstimulation syndrome: A prospective randomized trial. Gynecol Endocrinol. 2023, 39(1): 2269281.

[188] Guo W, Xu Y, Tian T, et al. Outcomes of the next *in vitro* fertilization cycle in women with polycystic ovary syndrome after a failed *in vitro* maturation attempt. J Clin Med, 2023, 12(17): 5761.

[189] Hu K-L, Li S, Hunt S, et al. High anti-Müllerian hormone (AMH) is associated with increased risks of ectopic pregnancy in women undergoing fresh embryo transfer cycle, a cohort study. Reproductive Biology and Endocrinology. 2023, 21(1): 18.

[190] Wang SM, Qi L, Liu YP, et al. Suitable endometrial thickness on embryo transfer day may reduce ectopic pregnancy rate and improve clinical pregnancy rate. BMC Pregnancy Childbirth. 2023, 23(1): 517.

[191] 包洁, 陈立雪, 吴红, 等. 2010—2019 年北京市辅助生殖技术助孕后子代出生缺陷发生情况分析. 中华生殖与避孕杂志. 2023, 43(6): 583-587.

[192] Yin J, Su Y, Si YLP, et al. Association between *in vitro* fertilization-embryo transfer and hearing loss: Risk factors for hearing loss among twin infants in a cohort study. Eur J Pediatr. 2023, 182(3): 1289-1297.

[193] Jiang H, Si M, Tian T, et al. Adiposity and lipid metabolism indicators mediate the adverse effect of glucose metabolism indicators on oogenesis and embryogenesis in PCOS women undergoing IVF/ICSI cycles. European Journal of Medical Research. 2023, 28(1): 216.

[194] He Y, Li R, Yin J , et al . Influencing of serum inflammatory factors on IVF/ICSI outcomes among PCOS patients with different BMI. Front Endocrinol (Lausanne). 2023, 14: 1204623.

[195] Tzeng CR, Huang Z, Asada Y, et al. Factors affecting the distribution of serum anti-müllerian hormone levels among infertile Asian women: A multi-nation, multi-centre, and multi-ethnicity prospective cohort study. Hum Reprod. 2023, 38(7): 1368-1378.

[196] Liu Z, Wang KH. Effect of basal luteinizing hormone (bLH) level on *in vitro* fertilization/intra-cytoplasmic injections  (IVF/ICSI)outcomes in polycystic ovarian syndrome (PCOS) patients. BMC Pregnancy Childbirth. 2023, 23(1): 618.

[197] Rao M, Zeng Z, Zhang Q, et al. Thyroid autoimmunity is not associated with embryo quality or pregnancy outcomes in euthyroid women undergoing assisted reproductive technology in China. Thyroid. 2023, 33(3): 380-388.

[198] Guo L, Wang X, Wang Y, et al. Impact of thyroid autoimmunity on pregnancy outcomes in euthyroid patients with recurrent implantation failure. Reprod Biomed Online. 2023, 47(3): 103229.

[199] Wei SX, Wang L, Liu YB, et al. TPOAb positivity can impact ovarian reserve, embryo quality, and IVF/ICSI outcomes in euthyroid infertile women. Gynecol Endocrinol. 2023, 39(1): 2266504.

[200] Yi LH, Shuo Y, Cai HM, et al. The influence of timing of oocytes retrieval and embryo transfer on the IVF-ET outcomes in patients having bilateral salpingectomy due to bilateral hydrosalpinx. Frontiers in Surgery. 2023, 9: 1076889.

[201] 宋雪凌, 严杰, 张文, 等. 腹腔镜卵巢组织切除术中获取未成熟卵在生育力保存中的应用. 中华生殖与避孕杂志. 2023, 43(2): 134-139.

[202] Chian RC, Li JH, Lim JH, et al. IVM of human immature oocytes for infertility treatment and fertility preservation. Reprod Med Biol. 2023, 22(1): e12524.

[203] Xu H, Feng G, Yang R, et al. OvaRePred: Online tool for predicting the age of fertility milestones. The Innovation, 2023, 4(5): 100490.

[204] Xu H, Feng G, Shi L, et al. PCOSt: A non-invasive and cost-effective screening tool for polycystic ovary syndrome. The Innovation. 2023, 4(2): 100407.

[205] Xu H, Feng G, Han Y, et al. POvaStim: An online tool for directing individualized FSH doses in ovarian stimulation. The Innovation. 2023, 4(2): 100401.

[206] Si M, Qi X, Zhen X, et al. Dose nomogram of individualization of the initial follicle-stimulating

hormone dosage for patients with polycystic ovary syndrome undergoing IVF/ICSI with the GnRH-Ant protocol: A retrospective cohort study. Advances in Therapy. 2023, 40(9): 3971-3985.

[207] Si M, Jiang H, Zhao Y, et al. Nomogram for predicting live birth after the first fresh embryo transfer in patients with PCOS undergoing IVF/ICSI treatment with the GnRH-Ant protocol. Diagnostics. 2023, 13(11): 1927.

[208] Yuan Z, Yuan M, Song X, et al. Development of an artificial intelligence based model for predicting the euploidy of blastocysts in PGT-A treatments. Sci Rep. 2023; 13(1): 2322.

[209] Lu L, Cui XR, Yang J. et al. Using feature optimization and LightGBM algorithm to predict the clinical pregnancy outcomes after *in vitro* fertilization. Front Endocrinol (Lausanne). 2023, 14: 1305473.

[210] Li Q, Yang R, Zhou Z, et al. Fertility history and intentions of married women, China. Bull World Health Organ. 2024, 102(4): 244-254.

[211] Yin S, Chen L, Zhou Y, et al. Evaluation of cesarean rates for term, singleton, live vertex deliveries in China in 2020 among women with no prior cesarean delivery. JAMA Netw Open. 2023, 6(3): e234521.

[212] Xu H, Feng G, Yang R, et al. OvaRePred: Online tool for predicting the age of fertility milestones. Innovation (Camb). 2023, 4(5): 100490.

[213] Tian T, Kong F, Yang R, et al. A Bayesian network model for prediction of low or failed fertilization in assisted reproductive technology based on a large clinical real-world data. Reprod Biol Endocrinol. 2023, 21(1): 8.

[214] Huang S, Liu S, Huang M, et al. The born in Guangzhou Cohort Study enables generational genetic discoveries. Nature. 2024, 626(7999): 565-573.

[215] Hao Y, Wang Y, Yan L, et al. Synthetic phenolic antioxidants and their metabolites in follicular fluid and association with diminished ovarian reserve: A case-control study. Environ Health Perspect. 2023, 131(6): 67005.

[216] Tian T, Hao Y, Wang Y, et al. Mixed and single effects of endocrine disrupting chemicals in follicular fluid on likelihood of diminished ovarian reserve: A case-control study. Chemosphere. 2023, 330: 138727.

[217] Wang Y, Li R, Yang R, et al. Intracytoplasmic sperm injection versus conventional *in-vitro* fertilisation for couples with infertility with non-severe male factor: A multicentre, open-label, randomised controlled trial. The Lancet. 2024, 403(10430): 924-934.

# 五、血液病领域研究进展

徐郑丽　黄晓军

北京大学人民医院，北京大学血液病研究所，国家血液系统疾病临床医学研究中心，造血干细胞移植治疗血液病北京市重点实验室

　　2023 年我国学者在血液病领域取得了诸多进展，主要包括：基础研究中的造血起源和造血重建；临床研究中精准诊断及其指导的分层治疗、创新型免疫靶向治疗、造血干细胞移植技术的优化和拓展等。这些进展均推动了血液病领域的科学发展与临床应用，为世界血液病诊疗贡献了中国智慧和中国方案。

## （一）基础研究

### 1. 探索灵长类造血起源

　　昆明理工大学季维智团队、中国人民解放军总医院刘兵团队及美国得克萨斯州西南

医学中心吴军团队合作利用猴胚体外培养技术解析猴早期造血起源,他们通过开发猴囊胚的体外长时程 3D 培养体系,首次在单细胞水平系统发现了猴早期造血起源和谱系特化的动态规律,描述了发生在卵黄囊的两个波次的造血,揭示了灵长类(人和猴)与啮齿类(小鼠)动物早期造血发育的物种保守性与差异性[1]。该研究是国际上首个对于猴早期造血起源的探索,开启了在造血发育领域跨物种研究的新篇章。

**2. 绘制移植造血重建图谱**

中国医学科学院血液病医院程涛团队首次在单细胞尺度绘制了异基因移植患者的造血重建图谱。他们利用单细胞标记逆转录 RNA 测序法(STRT-seq)和 10×Genomics 平台的 3′端单细胞转录组测序方法首次刻画了异基因造血干细胞移植(allogeneic hematopoietic stem cell transplantation,allo-HSCT)后患者体内造血干/祖细胞(hematopoietic stem and progenitor cell,HSPC)和所有成熟细胞的重建图谱,详细解析了 HSPC 在 allo-HSCT 各阶段的精密调控;在造血祖细胞层面发现了对急性移植物抗宿主病有预测作用的粒祖细胞群[2]。该研究为深入理解异基因造血干细胞的移植生态提供了宝贵的证据。

## (二)精准诊断及预后分层

血液病的精准诊断及个性化分层治疗是未来发展的重要方向,2023 年度中国学者在白血病、淋巴瘤、骨髓瘤等不同疾病的诊断及预后分层方面均有突破性发现,精准诊断下的分层治疗是提高疗效、改善预后的重要途径。

**1. 白血病干细胞及新型融合基因的鉴定**

**1)急性 T 淋巴细胞白血病干细胞标记**

急性 T 淋巴细胞白血病(T-lymphoblastic leukemia,T-ALL)治疗手段有限且预后较差。中山大学赵萌和蒋琳加教授团队首次揭示了 PD-1 能够特异性识别和标记具有疾病起始和耐药复发特性 T-ALL 的白血病干细胞,并在多种动物模型和病人样本中证实,阻断 PD-1 可以有效清除白血病干细胞,对耐药复发 T-ALL 有显著治疗效果。机制研究发现,PD-1 是 Notch1 的靶基因,因此 PD-1+LSC 富集了 Notch1 信号和同为 Notch1 靶基因的 Myc 通路。由于 Notch1-Myc 是 T-ALL 中 LSC 基因的关键调控信号,因此 PD-1+LSC 富集了肿瘤干性基因,具有极强的肿瘤发生能力。另一方面,在 T-ALL 细胞中 PD-1 信号可以抑制 TCR 过度活化,从而维持 PD-1+LSC 相对静止的细胞周期和低凋亡特性,赋予 PD-1+LSC 长期自我更新能力。这一进展为 T-ALL 的白血病干细胞的确切鉴定及针对性治疗策略提供了新的可能[3]。

**2)急性早幼粒细胞白血病新融合基因**

四川大学华西医院刘玉和马洪兵团队在一例急性早幼粒细胞白血病(acute promyelocytic leukemia,APL)患者中发现了一种新的融合基因——*STRN3-RARA*。为了明确 *STRN3-RARA* 在 APL 发生发展中的功能,该研究团队在小鼠正常造血干/祖细胞中导入 *STRN3-RARA* 融合基因,构建了表达 *STRN3-RARA* 的动物模型,证明了

*STRN3-RARA* 可驱动 APL 的发生；进一步运用 CUT&Tag 和 RNA-seq 分析技术，发现 *STRN3-RARA* 通过直接结合 DNA 调控 APL 相关基因的异常表达进而促进 APL 的发生。最后，研究者团队通过药物筛选，发现从植物中提取的千金藤素能显著抑制 WCH01 患者复发的 APL 肿瘤细胞的生长[4]。这一发现不仅促进了对 APL 疾病的理解，而且为 APL 变异型患者的诊断和治疗提供了有价值的探索资料。

2. 慢性粒细胞白血病不同人群的治疗选择

北京大学血液病研究所黄晓军院士/江倩教授牵头的全国多中心研究，探索慢性粒细胞白血病（chronic myeloid leukemia，CML）慢性期人群一代酪氨酸激酶抑制剂（tyrosine kinase inhibitor，TKI）伊马替尼治疗失败的预测模型，以及加速期一代二代酪氨酸激酶抑制剂疗效的区别。

中国 76 个中心的 2870 例初诊慢性期 CML 患者验证了伊马替尼治疗失败模型，具体预测因素包括初诊白细胞计数、血红蛋白含量、外周血嗜碱粒细胞比例和 ELTS 评分，该研究为初诊慢性期 CML TKI 选择提供了良好模型[5]。另外，来自中国 37 个中心的 430 例初诊加速期 CML 患者结果显示，所有初诊加速期和嗜碱性粒细胞增多型加速期患者中，一线接受二代酪氨酸激酶抑制剂（2G-TKI）治疗可获得更高的完全细胞遗传学（complete cytogenetic response，CCyR）、主要分子学（major molecular response，MMR）率，而无疾病转化生存（transformation-free survival，TFS）和总生存与伊马替尼治疗组相似；在与治疗无关的血小板减少型加速期患者中，一线接受 2G-TKI 治疗与较差的无疾病转化生存相关[6]。上述研究为不同 CML 人群选择 TKI 种类提供了大样本的循证医学证据。

3. 淋巴瘤精准治疗策略

弥漫性大 B 细胞淋巴瘤（diffuse large B-cell lymphoma，DLBCL）是非霍奇金淋巴瘤中最常见的亚型，遗传亚型和肿瘤微环境的差异可以显著影响 DLBCL 的临床预后。上海交通大学医学院附属瑞金医院赵维莅团队牵头全国血液/肿瘤多中心临床研究协作组（M-HOPES）通过对 128 名 DLBCL 患者肿瘤活检组织进行 DNA 测序，创新性地筛选 20 个弥漫性大 B 细胞淋巴瘤关键致病基因建立简化分子分型，证实各亚型特征性信号通路和靶向策略，在联合 R-CHOP 免疫化疗时，相较于单独 R-CHOP 免疫化疗显示出了完全缓解率、无症状生存期等方面的优势。这是在国际上首次探索并证实基于分子分型精准联合靶向药物的 R-CHOP-X 方案的有效性和安全性，发出了淋巴瘤精准治疗的"中国声音"[7]。

4. 免疫性血小板减少症危重出血预测模型

免疫性血小板减少症（immune thrombocytopenia，ITP）中少见但至关重要的危重出血事件显著增加 ITP 病人的致残率、致死率。ITP 患者危重出血事件的预测因素亟待进一步明确。北京大学人民医院黄晓军院士/张晓辉教授团队报道了首个基于中国人群的免疫性血小板减少症危重出血事件的预测模型。研究首次采用全国多中心大样本数据开发了基于机器学习的在线应用，通过 Lasso 回归识别了包括感染、未控制的糖尿病、年龄、ITP 类型、心血管疾病、低绝对淋巴细胞计数、皮肤和黏膜出血、诊断时血小板计数、评估时低血小板计数和疾病病程在内的 10 个特征用于模型开发；并对全国 39 家医疗中心进行为期一年的外部前瞻性测试，得到了一致的预测结果[8]。该基于新算法的便捷网络工具能够快速识别 ITP 患者的出血风险，辅助临床决策，有望未来降低不良事件的发生。

总之，新型致病基因的鉴定可能提供潜在的治疗靶点；白血病、淋巴瘤等恶性病和 ITP 等非恶性病根据基线特点创建的预后模型，将为个性化、分层化治疗选择提供重要的科学性参考依据。

### （三）细胞免疫治疗

细胞免疫治疗是近年来血液系统领域的创新高地，具有改变未来血液病治疗模式的潜能。2023 年中国学者利用嵌合抗原受体 T 细胞免疫治疗（chimeric antigen receptor T cell immuno-therapy，CAR-T）、NK 细胞疗法、单克隆抗体等在不同恶性血液病中均取得了新突破、新进展，推动细胞免疫疗法研究进入新阶段。

#### 1. CAR-T

作为一种极具临床治疗前景的治疗策略，我国学者围绕 CAR-T 治疗的拓展、优化及不良反应预测等方面开展了一系列临床研究。首先是新靶点的探索，如 GPRC5D 成为复发难治性多发性骨髓瘤的潜在靶点；其次双靶点甚至多靶点细胞疗法的临床前研究已逐步开展；第三，在安全性方面，CAR-T 细胞疗法细胞因子释放综合征（cytokine release syndrome CRS）是早期主要的不良反应，如何实现预测严重 CRS 成为关注的焦点。

（1）拓展新靶点，优化临床结局

1）GPRC5D CAR-T 在多发性骨髓瘤中的应用

GPRC5D 是 G 蛋白偶联受体家族的成员之一，是一种 C 型 7 次跨膜受体蛋白，其在骨髓恶性和正常浆细胞上的表达比在外周血浆细胞上，至少高 500 倍；在其他正常组织中，仅毛囊细胞表达 GPRC5D。早期临床前研究表明靶向 GPRC5D 的 CAR-T 细胞在多发性骨髓瘤（multiple myeloma，MM）人异种移植模型中具有显著活性，目前多项相关临床研究在开展[9]。

浙江大学第一附属医院黄河教授团队发表了 GPRC5D CAR-T 细胞疗法治疗复发/难治性多发性骨髓瘤患者临床 I 期研究成果（POLARIS，编号：NCT05016778），该研究显示了 GPRC5D CAR-T 在难治复发多发性骨髓瘤患者中的良好安全性和初步有效性。10 名患者（100%）均有整体反应，6 名（60%）有完全反应，4 名（40%）有非常好的部分反应。有完全反应的患者均符合严格的完全反应。所有患者在第 28 天均为 MRD 阴性。研究结果表明，OriCAR-017 治疗接受过多线治疗的 R/R MM 患者是一种具有前景的治疗药物；接受靶向 BCMA CAR-T 细胞治疗后复发的患者可能从 OriCAR-017 中获益[10]。

徐州医科大学附属医院徐开林教授团队开展了另一项 II 期临床试验探索了靶向

GPRC5D 的 CAR-T 细胞疗法在 R/R MM 患者中的疗效和安全性。抗 GPRC5D CAR-T 细胞在复发/难治（R/R）多发性骨髓瘤（MM）患者（包括抗 BCMA CAR-T 治疗后进展或无效的患者）中具有良好的安全性，有效率达 91%，完全缓解率达 60% 以上；该研究同样证明抗 GPRC5D CAR-T 是继抗 BCMA CAR-T 后又一个有潜力的新型 CAR-T[11]。

2）揭示 CD19 CAR-T 细胞真实世界疗效

上海交通大学瑞金医院赵维莅团队、苏州大学附属第一医院吴德沛及华中科技大学同济医学院附属协和医院胡豫教授以评论文章的形式将中国真实世界研究下 CAR-T 免疫治疗的数据在《新英格兰医学杂志》发表，研究结果提示：阿基仑赛治疗可使"原发难治和 12 个月内复发"的大 B 细胞淋巴瘤患者获益，73 例病人中 58 例（79%）获得疗效，CAR-T 治疗作为一种全新的肿瘤治疗手段在中国人群的数据得到国际认可，为全球 CAR-T 治疗亚裔淋巴瘤人群提供了新的证据[12]。

3）"现货型" CD7 CAR-T 在 T 细胞肿瘤中的应用

CD7 CAR-T 在 T 细胞肿瘤中的应用探索逐渐增多。GC027 是一种靶向 CD7 的"现货型"同种异体 CAR-T 产品。陆军军医大学第二附属医院张曦教授团队和中国人民解放军联勤保障部队第九二〇医院王三斌教授团队开展的多中心 I 期临床试验（ChiCTR1900025311），主要目的是评估 GC027 的安全性，次要目的是评估其药代动力学特征和疗效。在所有患者（$n=12$）中，11 例患者在 CAR-T 细胞输注后 1 个月内达到完全缓解（complete response，CR）或伴血液学不完全恢复的 CR，CR 率为 91.7%。10 例（83%）患者出现了任何级别的细胞因子释放综合征（cytokine release syndrome，CRS），其中 2 例为 2 级，8 例为 3 级。CRS 发生于 CAR-T 细胞输注当天或第二天。及时治疗后，8 例 3 级 CRS 患者均缓解。该研究表明，同种异体"现货型" CAR-T 细胞疗法 GC027 作为一种独立疗法，在 T 细胞恶性肿瘤患者中显示出良好的早期疗效，单次输注 GC027 能够在输注后 4 周内诱导深度和持久地缓解，且临床毒性可控[13]。

（2）双靶点 CAR-T 细胞疗法

双靶点 CAR-T 包括序贯输注两种靶点的 CAR-T 细胞和同时靶向双特异性靶点 CAR-T 细胞两种方式，目前我国开展 CAR-T 细胞疗法的临床研究中双靶点 CAR-T 占 22%，包括 CD19/CD22、CD19/CD20 和 CD19/BCMA 的临床应用等[14]。郑州大学第一附属医院张明智教授团队首次探索了靶向 CD38 和 LMP1 CAR-T 在 NK/T 细胞淋巴瘤中的临床前试验，通过体内和体外试验证实了该双靶点 CAR-T 在 NK/T 细胞淋巴瘤中的临床应用前景[15]。

（3）细胞因子释放综合征的预测模型

细胞因子释放综合征（CRS）是 CAR-T 疗法最常见的副作用。CRS 可表现为发热、疲劳和厌食等症状，也可迅速进展为低血压、呼吸衰竭、休克和器官功能障碍。既往研究表明，早期积极治疗能够逆转 CRS，包括重度 CRS，并且 CRS 的预防措施不会降低 CAR-T 细胞的功能。因此，对接受 CAR-T 细胞治疗患者重度 CRS 的发生进行早期预测至关重要。浙江大学医学院附属第一医院黄河教授团队分析了 214 例接受 CAR-T 细胞治疗的血液系统恶性肿瘤患者的临床数据，并测定了 45 种不同细胞因子的水平，以开发和验证一个列线图用于早期预测重度 CRS 的发生[16]。

## 2. NK

### （1）扩增 NK 细胞抗人巨细胞病毒的作用

人巨细胞病毒（human cytomegalovirus，HCMV）再激活是 allo-HSCT 早期严重的并发症。研究表明，NK 细胞的重建对 HSCT 后 HCMV 再激活有保护作用，但是扩增的 NK 细胞是否具有更强的抗 HCMV 功能尚不清楚。北京大学血液病研究所黄晓军院士/赵翔宇教授团队首次发现，体外扩增的 NK 细胞比原代细胞具有更强的抗 HCMV 感染的作用，并在小鼠模型中进行验证。此外，临床试验发现对 HSCT 后患者过继性输注扩增的 NK 细胞可有效预防 HCMV 感染并促进 HCMV 清除，提高 NK 细胞的重建，并且可以通过与 IL-2 联合使用优化临床疗效，为预防和治疗临床 HCMV 感染提供了新思路[17]。

### （2）CAR-NK 在血液肿瘤中的作用

CAR-NK（嵌合抗原受体自然杀伤细胞）疗法是一种新兴的免疫治疗方法，通过基因工程技术，将能够识别特定肿瘤抗原的嵌合抗原受体（chimeric antigen receptor，CAR）引入 NK 细胞中，从而增强 NK 细胞对肿瘤细胞的识别和杀伤能力。CAR-NK 细胞治疗的特点包括：①靶向多种致病抗原；②NK 细胞不具备 TCR，几乎不会引发移植物抗宿主病；③可从多种来源产生，而不依赖于患者特异性免疫细胞；④"现货型"CAR-NK 疗法更容易被临床应用，有望成为安全有效的通用型细胞候选产品。目前中国的 CAR-NK 临床试验处于早期探索阶段，2023 年也有专家在国际会议上报道 CD33 CAR-NK 在难治复发急性髓系白血病、BCMA CAR-NK 在多发性骨髓瘤中的初步探索[18]。

随着细胞治疗相关临床研究的不断深入，长期随访数据的不断累积，使其疗效及安全性得到印证后，细胞治疗在不同血液系统肿瘤中应用拓展、线数前移指日可待。未来的发展方向将包括扩大治疗适应证，以及提高治疗的安全性和有效性。

## 3. 免疫与靶向药物

### （1）抗体药物偶联物

抗体药物偶联物（antibody-drug conjugates，ADC）将单克隆抗体的高特异性靶向能力和细胞毒活性小分子的高效杀伤作用相结合，实现了对肿瘤细胞的精准高效清除。维泊妥珠单抗（Polatuzumab Vedotin）是一种靶向 CD79b 的 ADC，2023 年维泊妥珠单抗在中国的获批标志着弥漫性大 B 细胞淋巴瘤（diffuse large B-cell lymphoma，DLBCL）治疗进入了一个新的时代，具有重要的里程碑意义。北京大学肿瘤医院朱军教授团队牵头一项全球Ⅲ期随机对照研究（POLARIX 研究），比较了 Pola-R-CHP（维泊妥珠单抗联合利妥昔单抗、环磷酰胺、多柔比星和泼尼松）方案与 R-CHOP 方案在 DLBCL 初治患者中的疗效和安全性，结果显示 Pola-R-CHP 组 2 年无进展生存期（progression free survival，PFS）显著提高[19]。

### （2）小分子靶向药物

小分子药物通过特异性地作用于与疾病相关的分子靶点，抑制病理过程，改善患者预后。血液肿瘤常用的小分子靶向药物包括 FLT3-ITD 抑制剂、IDH1/2 抑制剂、BTK 抑制剂、酪氨酸激酶抑制剂等。2023 年度小分子靶向药物的进展包括临床前研究、与常规化疗药物联合、移植后维持治疗等。

1）PI3Kδ 抑制剂在淋巴瘤中的应用

中国医学科学院血液病医院邱录贵教授牵头一项 Ⅱ 期临床研究中，在既往接受过多线治疗的复发性和/或难治性滤泡淋巴瘤患者中评估了口服 PI3Kδ 抑制剂林普利塞的疗效和安全性。研究纳入来自我国 25 家研究中心的 84 例患者，林普利塞治疗既往中位 4 线 R/R FL 的 ORR 为 79.8%、中位无进展生存率为 13.4 个月，与已获批 PI3K 抑制剂相当[20]。

2）小分子靶向药物联合化疗

中国医学科学院血液病医院王建祥教授团队参与一项全球随机、双盲、Ⅲ 期临床研究，比较了奎扎替尼与安慰剂对 FLT3-ITD 突变型急性髓系白血病（acute myeloid leukemia，AML）患者总生存率的影响。结果显示，奎扎替尼组显著降低了 3 年累积复发率，并延长了中位生存时间[21]。南方医科大学南方医院刘启发教授团队开展了一项多中心、Ⅱ 期临床试验（NCT04424147），探索了维奈克拉联合阿扎胞苷和高三尖杉酯碱（venetoclax，azacitidine，homoharringtonine，VAH）方案在难治复发性 AML 中的作用。研究结果表明，VAH 方案在 R/R AML 中 CRc 率超过 70.8%[22]。

3）小分子靶向药物在移植后的维持和干预治疗

南方医科大学南方医院刘启发教授/北京大学血液病研究所黄晓军院士团队发表了 FLT3-ITD 阳性 AML 患者异基因造血干细胞移植后 FLT3 抑制剂维持治疗的最长随访研究，表明移植后索拉非尼维持治疗可显著改善长期生存率并减少复发，而晚期并发症未增加[23]。北京大学血液病研究所王昱教授团队在 t（8;21）合并 *Kit* 突变的 AML 移植后微小残留病阳性人群中应用 Avapritinib，20 例病人中基因转阴率达 45%，证实其安全有效[24]。

抗体偶联药物、小分子靶向药物与其他治疗方法的联合应用将是持续的研究热点；与化疗、放疗或造血干细胞移植相结合，在难治复发性肿瘤、高危疾病中提高疗效、降低复发率是未来发展的方向。

### 4. 造血干细胞移植

造血干细胞移植作为绝大多数血液系统疾病的治愈性手段，是血液病领域需持续优化、不断进步的技术。2023 年中国造血干细胞移植例数再攀新高，主要进展包括提高高龄患者移植疗效、拓展非恶性血液病的应用等。

（1）高龄 AML 患者移植疗效

老年急性髓系白血病患者的结局非常差，北京大学血液病研究所孙于谦教授团队回顾性比较了 55～65 岁的中高危 AML 患者在第一次完全缓解后接受巩固化疗或 haplo-SCT 的结局，与化疗组相比，haplo-SCT 组患者的总生存率明显提高、累积复发率显著降低[25]。研究表明对于 55～65 岁的中危或高危 AML 患者，单倍体相合移植可能是巩固化疗的替代方案。

（2）高龄 SAA 患者移植疗效

近年来，造血干细胞移植尤其单倍型相合造血干细胞移植在重型再障治疗中取得了显著进展，重症再生障碍性贫血（severe aplastic anemia，SAA）患者的移植年龄上限不断被突破[26,27]。北京大学人民医院黄晓军院士团队依据中国血液和骨髓移植登记组（Chinese Blood and Marrow Transplant Registry，CBMTR）的数据，评估了中国老年 SAA 患者接受异基因造血干细胞移植后的生存结果。研究发现异基因造血干细胞移植仍是年龄超过 50 岁 SAA 患者重要的治疗选择，尤其对于 55 岁以下的 SAA 患者。在年龄超过 55 岁的患者中，造血干细胞移植指数较低、ABO 血型相合的供受者组合可能获益更多[28]。

### 5. 基因治疗

2023 年在血友病领域持续推进基因治疗的应用，研发长效凝血因子通过延缓药物代谢或消除过程，以延长药物半衰期，提高患者依从性，使得患者能在更长的时间内维持更高的凝血因子水平，减少给药频率，患者的临床结局及生活质量均获得了改善。

干扰小 RNA（small interfering RNA，siRNA）疗法是一种创新的治疗方式，其工作原理是通过干扰特定蛋白质的产生来达到治疗目的。Fitusiran 是首个针对血友病研发的 siRNA 疗法，它以抗凝血酶作为靶点，旨在增强凝血功能。通过皮下注射的方式，Fitusiran 成为了一种新型预防性止血方法，对 A 型和 B 型血友病患者都有效。南方医院孙竞教授团队参与的一项在 12 个国家的 26 家医院进行的 3 期随机对照试验研究结果显示，接受 Fitusiran 预防性治疗的患者组中，中位年出血率为 0，而对照组为 16.8[29]。浙江大学医学院附属儿童医院的徐卫群教授参与的一项在 17 个国家的 45 家医院中进行，旨在评估 Fitusiran 对重型 A 或 B 型血友病患者效果的研究结果表明：在 Fitusiran 治疗组中，中位年出血率为 0，而对照组为 21.8[30]。上述研究均提示 Fitusiran 作为一种针对血友病的创新疗法的潜力，同时也为后续研究提供了新的方向和思路。

### 6. 总结与展望

2023 年中国在血液病领域的研究和进展成绩斐然，在基础研究、临床转化及创新性治疗方面的不断突破，彰显了我国学者创新能力在不断提高，在造血干细胞移植领域始终保持国际一流水平，持续优化移植疗效并不断拓展适宜人群。但中国血液病领域的发展整体上与国际先进水平相比，仍存在一定的差距。一方面，一些罕见血液病的研究和治疗在中国尚处于起步阶段，需要更多的研究和临床数据来支持治疗策略的优化；另一方面，新型细胞免疫治疗的发展面临着技术、伦理、成本和实施等方面的挑战，其在新型靶点、原创技术创建等方面仍需突破。未来，通过跨学科多中心合作、技术创新和政策支持有望在未来进一步缩小与国际的差距，最终实现中国血液病领域基础科学、临床转化和科技创新的全面发展。

### 参 考 文 献

[1] Gong Y, Bai B, Sun N, et al. Ex utero monkey embryogenesis from blastocyst to early organogenesis. Cell. 2023, 186(10): 2092-2110.

[2] Huo Y, Wu L, Pang A, et al. Single-cell dissection of human hematopoietic reconstitution after allogeneic hematopoietic stem cell transplantation. Sci Immunol. 2023, 8(81): eabn6429.

[3] Xu X, Zhang W, Xuan L, et al. PD-1 signalling defines and protects leukaemic stem cells from T cell

receptor-induced cell death in T cell acute lymphoblastic leukaemia. Nat Cell Biol. 2023, 25(1): 170-182.

[4] Zhang Q, Li H, Chen X, et al. Identifying STRN3-RARA as a new fusion gene for acute promyelocytic leukemia. Blood. 2023, 142(17): 1494-1499.

[5] Zhang X, Gale RP, Liu B, et al. Validation of the imatinib-therapy failure model. Leukemia. 2023, 37(5): 1166-1169.

[6] Yang S, Zhang X, Gale RP, et al. Imatinib compared with second-generation tyrosine kinase-inhibitors in persons with chronic myeloid leukemia presenting in accelerated phase. Am J Hematol. 2023, 98(7): E183-E186.

[7] Zhang MC, Tian S, Fu D, et al. Genetic subtype-guided immunochemotherapy in diffuse large B cell lymphoma: The randomized GUIDANCE-01 trial. Cancer Cell. 2023, 41(10): 1705-1716.

[8] An ZY, Wu YJ, Hou Y, et al. A life-threatening bleeding prediction model for immune thrombocytopenia based on personalized machine learning: A nationwide prospective cohort study. Sci Bull (Beijing). 2023, 68(18): 2106-2114.

[9] Xia J, Li Z, Xu K. Immunotherapies targeting GPRC5D in relapsed or refractory multiple myeloma: Latest updates from 2022 ASH Annual Meeting. J Hematol Oncol. 2023, 16(1): 60.

[10] Zhang M, Wei G, Zhou L, et al. GPRC5D CAR T cells(OriCAR-017)in patients with relapsed or refractory multiple myeloma (POLARIS): a first-in-human, single-centre, single-arm, phase 1 trial. Lancet Haematol. 2023, 10(2): e107-e116.

[11] Xia J, Li H, Yan Z, et al. Anti-Gprotein-coupled receptor, class C Group 5 member D chimeric antigen receptor T cells in patients with relapsed or refractory multiple myeloma: A aingle-arm, phase II trial. J Clin Oncol. 2023, 41(14): 2583-2593.

[12] Zhao WL, Wu DP, Hu Y. Axicabtagene ciloleucel in large B-cell lymphoma. N Engl J Med. 2023, 389(12): 1152-1153.

[13] Li S, Wang X, Liu L, et al. CD7 targeted "off-the-shelf" CAR-T demonstrates robust in vivo expansion and high efficacy in the treatment of patients with relapsed and refractory T cell malignancies. Leukemia. 2023, 37(11): 2176-2186.

[14] Sun W, Liang AB, Huang H, et al. Strategies to optimize chimeric antigen receptor T-cell therapy in hematologic malignancies: Chinese experience. Haematologica. 2023, 108(8): 2011-2028.

[15] Li H, Song W, Wu J, et al. CAR-T cells targeting CD38 and LMP1 exhibit robust antitumour activity against NK/T cell lymphoma. BMC Med. 2023, 21(1): 330.

[16] Zhou L, Fu W, Wu S, et al. Derivation and validation of a novel score for early prediction of severe CRS after CAR-T therapy in haematological malignancy patients: A multi-centre study. Br J Haematol. 2023, 202(3): 517-524.

[17] Shang QN, Yu XX, Xu ZL, et al. Expanded clinical-grade NK cells exhibit stronger effects than primary NK cells against HCMV infection. Cell Mol Immunol. 2023, 20(8): 895-907.

[18] Huang R, Wen Q, Zhang X. CAR-NK cell therapy for hematological malignancies: Recent updates from ASH 2022. J Hematol Oncol. 2023, 16(1): 35.

[19] Song Y, Tilly H, Rai S, et al. Polatuzumab vedotin in previously untreated DLBCL: An Asia subpopulation analysis from the phase 3 POLARIX trial. Blood. 2023, 141(16): 1971-1981.

[20] Wang T, Sun X, Qiu L, et al. Theoral PI3Kdelta inhibitor linperlisib for the treatment of relapsed and/or refractory follicular lymphoma: A phase II, single-arm, open-label clinical trial. Clin Cancer Res. 2023, 29(8): 1440-1449.

[21] Erba HP, Montesinos P, Kim HJ, et al. Quizartinib plus chemotherapy in newly diagnosed patients with FLT3-internal-tandem-duplication-positive acute myeloid leukaemia (QuANTUM-First): A randomised, double-blind, placebo-controlled, phase 3 trial. The Lancet. 2023, 401(10388): 1571-1583.

[22] Jin H, Zhang Y, Yu S, et al. Venetoclax combined with azacitidine and homoharringtonine in relapsed/refractory AML: A multicenter, phase 2 trial. J Hematol Oncol. 2023, 16(1): 42.

[23] Xuan L, Wang Y, Yang K, et al. Sorafenib maintenance after allogeneic haemopoietic stem-cell transplantation in patients with FLT3-ITD acute myeloid leukaemia: Long-term follow-up of an

open-label, multicentre, randomised, phase 3 trial. Lancet Haematol. 2023, 10(8): e600-e611.

[24] Kong J, Zheng FM, Wang ZD, et al. Avapritinib is effective for treatment of minimal residual disease in acute myeloid leukemia with t (8; 21) and kit mutation failing to immunotherapy after allogeneic hematopoietic stem cell transplantation. Bone Marrow Transplant. 2023, 58(7): 777-783.

[25] Sun YQ, Zhang XH, Jiang Q, et al. Comparison of haploidentical hematopoietic stem cell transplantation with chemotherapy in older adults with acute myeloid leukemia. Bone Marrow Transplant. 2023, 58(5): 491-497.

[26] Xu LP, Xu ZL, Wang SQ, et al. Long-term follow-up of haploidentical transplantation in relapsed/ refractory severe aplastic anemia: A multicenter prospective study. Sci Bull (Beijing). 2022, 67(9): 963-970.

[27] Xu ZL, Xu LP, Wu DP, et al. Comparable long-term outcomes between upfront haploidentical and identical sibling donor transplant in aplastic anemia: A national registry-based study. Haematologica. 2022, 107(12): 2918-2927.

[28] Xu ZL, Xu LP, Zhang YC, et al. The outcome and predictive model of allogeneic hematopoietic stem cell transplantation among elderly patients with severe aplastic anemia from the Chinese Blood and Marrow Transplant Registry Group. Haematologica. 2024. DOI: 10.3324/haematol.2023.284581.

[29] Young G, Srivastava A, Kavakli K, et al. Efficacy and safety of fitusiran prophylaxis in people with haemophilia A or haemophilia B with inhibitors (ATLAS-INH): A multicentre, open-label, randomised phase 3 trial. The Lancet. 2023, 401(10386): 1427-1437.

[30] Srivastava A, Rangarajan S, Kavakli K, et al. Fitusiran prophylaxis in people with severe haemophilia A or haemophilia B without inhibitors(ATLAS-A/B): A multicentre, open-label, randomised, phase 3 trial. Lancet Haematol. 2023, 10(5): e322-e332.

# 六、口腔医学重点研究进展

潘朗新　郑树国　孙翔宇

北京大学口腔医学院·口腔医院口腔预防科，国家口腔医学中心，国家口腔疾病临床医学研究中心，口腔生物材料和数字诊疗装备国家工程研究中心

口腔健康是我国广泛倡导的"三减三健"健康生活方式中名列"三健"之首的重点，也是实现"健康中国"宏伟蓝图不可缺少的一部分。2023 年，来自中国的研究者们，在口腔健康和口腔疾病研究领域取得了众多具有高影响力的研究成果。以下通过对我国研究团队 2023 年度所主导或重点参与的众多原创性研究论著的系统检索，筛选出几项重点研究方向和相关成果进行综述，它们在一定程度上反映了我国口腔医学领域的最新研究进展。

## （一）口腔疾病与全身健康的关联探索

### 1. 口腔疾病与消化系统疾病

口腔微生物系以多种方式影响着肠道菌群的平衡。一项纳入了 1746 名参与者的研究[1]表明，特定的宿主基因变异（如 *IL10* 和 *VDR* 基因）与唾液微生物群的 α 多样性和 β 多样性相关，这些基因变异也在较小程度上影响肠道微生物群。同时，自我报告存在牙周疾病的参与者与健康参与者相比，个体内唾液和肠道微生物群之间的 β 多样性差异

明显更大。另一项纳入了 144 名社区参与者的观察性研究[2]通过 PacBio 全长 16S rRNA 测序及扩增子测序（amplicon sequence variant，ASV）分析发现，72.9% 的受试者唾液和肠道微生物群之间至少共享 1 个 ASV。在年龄较大或有牙菌斑堆积的受试者中，与口腔微生物有关的 ASV 在肠道微生物组中相对丰度较高，表明年龄增长和口腔卫生状况较差是导致口腔细菌向肠道转移的重要因素。

浙江大学团队[3]将结扎诱导的实验性牙周炎模型分别应用于偶氮甲烷/葡聚糖硫酸钠化学诱导的小鼠结直肠癌模型和 *Apc* 基因突变的自发性结直肠癌小鼠模型，在两种不同的模型中，观察到结扎诱导的实验性牙周炎小鼠与对照组小鼠相比，肿瘤数量、大小和负荷在不同程度上增加，表明牙周病可能在存在结肠炎的情况下促进结直肠癌的进展，也可能加速具有遗传倾向个体的肿瘤进展。在机制层面，16S rRNA 测序分析发现，实验性牙周炎模型重塑了小鼠的口腔和肠道中的微生物群落；此外，使用多色流式细胞仪及免疫荧光染色发现，牙周炎组小鼠的肿瘤样本中免疫抑制性 PD-1 阳性的 CD8$^+$T 细胞浸润程度高于对照组；通过将实验性牙周炎小鼠的粪便微生物群通过灌胃移植到非牙周炎的小鼠体内，观察粪菌移植（fecal microbiota transplantation，FMT）对皮下肿瘤小鼠模型的促肿瘤效果，发现受移植小鼠肿瘤组织中 CD8$^+$T 细胞分泌 IFN-γ 减少。以上研究共同表明，结扎诱导的牙周炎模型通过微生物群重塑和抑制免疫反应促进结直肠癌的发生。

炎症性肠病（inflammatory bowel disease，IBD）是一种常见的胃肠道免疫相关疾病。牙周炎作为一种肠外表现（extraintestinal manifestation，EIM）一直以来引起人们高度关注。北京大学口腔医学院陈峰团队[4]利用 4 组小鼠模型[包括对照组、单纯结肠炎组（IBD组）、单纯牙周炎组（P组）以及结肠炎合并牙周炎组（IBDP组）]研究牙周炎与 IBD 的交互影响，结果显示牙周炎和结肠炎分别通过结扎和硫酸葡聚糖钠诱导。研究发现，合并牙周炎的小鼠相较于单独结肠炎的小鼠，体重下降明显、疾病活动指数高、结肠长度缩短，表明牙周炎可加剧结肠炎症状。在细胞层面，通过单细胞 RNA 测序技术（scRNA-seq），揭示了 IBDP 小鼠口腔黏膜中免疫细胞的异质性，即 Tcr$^+$巨噬细胞、Prdx1$^+$中性粒细胞和 Mif$^+$T 细胞亚群在 IBDP 组小鼠中显著增加。此外，通过结合拟时序分析（pseudo-time）、基因富集分析（gene enrichment）和配体-受体配对分析（ligand-receptor pair），进一步阐明了不同免疫细胞群之间的复杂相互作用和通讯机制，支持了口腔黏膜免疫细胞在促进 IBD 中的关键作用，并为控制和预防 IBD 恶化提供了新的思路。

2. 口腔疾病与中枢神经系统疾病

近年来，由口腔微生物感染引起的牙周炎和牙齿缺失被认为是阿尔茨海默病和相关痴呆症的危险因素。一项纳入了 172 名 55 岁以上社区居民的纵向队列研究[5]表明，在轻度牙周炎患者中，剩余牙齿数量较少与左侧海马区萎缩的速度较快相关；而在重度牙周炎患者中，则呈现相反的趋势（即剩余牙齿数量较多与左侧海马区萎缩速度较快相关）。

一项中山大学与四川大学华西口腔医学院共同参与的国际研究[6]表明，乳酸链球菌素（Nisin，由乳酸乳球菌产生的一类细菌素）能够成为治疗牙周微生物失调相关性阿尔茨海默病的一种潜在方法。采用口腔内接种构建多菌种牙周病小鼠模型，并进行乳酸链球菌素处理，16S rRNA 测序及实时定量 PCR 的结果显示，乳酸链球菌素治疗减轻了小鼠大脑中由牙周感染引起的脑内微生物群组成、多样性和群落结构的改变，显著降低了促炎细胞因子（如 IL-1β、IL-6 和 TNF-α）的 mRNA 表达，并减少了 Aβ42、总 Tau 蛋白和磷酸化 Tau 蛋白的积聚。

多发性硬化症是一种慢性自身免疫性疾病，以中枢神经系统炎症浸润和脱髓鞘为特征。上海交通大学医学院附属第九人民医院团队[7]将结扎诱导的实验性牙周炎（ligature-induced periodontitis, LIP）模型应用于实验性自身免疫性脑脊髓炎（experimental autoimmune encephalomyelitis, EAE）小鼠模型中，组织病理学结果显示，与单独 EAE 模型相比，LIP+EAE 的小鼠显示出更严重的病理症状，表现为脊髓炎症细胞浸润增加和脱髓鞘加剧。此外，结合流式细胞检测及 16S rRNA 测序分析的结果显示，LIP 能够增加小鼠口腔和脾脏中肠杆菌属的丰度，诱导小鼠脾 Th17 细胞的增殖，粪菌移植（fecal microbiota transplantation, FMT）实验进一步证实了这一发现。口腔病原体通过影响肠道菌群和增强 Th17 细胞反应促进 EAE 症状。以上结果表明，牙周炎症通过口腔病原体的异位定植和激活 Th17 细胞介导的炎症反应，能够加剧中枢神经系统的自身免疫。

### （二）口腔疾病生物标志物研究

#### 1. 核酸生物标志物

（1）基因组学生物标志物

随着分子检测与分析技术的不断发展，遗传物质可以痕量扩增，并通过互补核苷酸配对实现高度特异性检测，使得利用核酸分子作为潜在的无创诊断生物标志物成为可能。Lacerda 等[8]对 360 名单侧完性唇腭裂患者进行术后随访及 SNP 分析，发现牙发育异常和 P2、GLI2、TGFA、GFR2 基因变异的存在与术后颌面生长较差的结局相关，MMP2 rs9923304、GLI2 rs3738880、TGFA rs2166975、FGFR2 rs11200014 可作为先天性唇腭裂患者颌面部生长的预后标志物。

（2）转录组学生物标志物

除基因突变外，基因表达水平和谱的变化（也称为转录组）及表观遗传修饰等也可作为生物标志物。非编码 RNA（noncoding RNA，ncRNA）在近年研究中一直是经久不衰的热点，增加了对作为疾病重要生物标志物的认识。

长链非编码 RNA（long non-coding RNA，lncRNA）是长度超过 200 个核苷酸的非编码 RNA 的一个亚群，已有大量证据表明，其广泛参与多种生物调节过程，如转录、表观遗传和转录后 mRNA 加工等，并在许多疾病中存在特异性表达改变。例如，在口腔鳞状细胞癌组织和细胞中，甲基转移酶样蛋白 14（METTL14）与 lncRNA 人类肺腺癌转移相关转录本 1（lncRNA MALAT1）表达上调，miR-224-5p 表达下调[9]。兰州大学团队[10]纳入 60 例非综合征型单纯腭裂（non-syndromic cleft palate only，NSCPO）和伴有或不伴有腭裂的唇裂（non-syndromic cleft lip with or without cleft palate，NSCL/P）患者，取术中修剪组织进行微阵列和 RT-qPCR 分析，利用 GO 和 TargetScan 探索相关调控因子和调控网络，筛选到 MALAT1 和 NEAT1 两种 lncRNA 在 NSCPO 和 NSCL/P 患者中表达水平上调,且其高表达水平与疾病严重程度相关,表明 MALAT1 和 NEAT1 具有作为非综合征型口面裂的生物标志物和治疗靶点的潜力。

随着高通量测序和生物信息学分析技术的发展,环状 RNA(circular RNA,circRNA)逐渐成为生物医学研究的热点与焦点。最近的研究表明,circRNA 可以作为转录调节因子、microRNA 海绵和蛋白质支架发挥生物学功能。福建医科大学团队[11]通过高通量测序对 6 例舌鳞状细胞癌(tongue squamous cell carcinoma,TSCC)患者的 circRNA 表达谱进行 GO 和 KEGG 分析,筛选出 4 个 TSCC 组织和邻近正常组织存在差异表达的环状 RNA(hsa_circ_0005035、hsa_circ_0002360、hsa_circ_0066251 和 hsa_circ_0003161)并在 40 例患者和 3 株 TSCC 细胞株中得到 qRT-PCR 验证,表明候选 circRNA 具有潜在诊断和治疗价值。

越来越多的研究表明,微 RNA(microRNA,miRNA)与牙周病、牙髓与根尖周病和口腔肿瘤等疾病息息相关。如研究发现,抑癌基因程序性细胞死亡因子 4(PDCD4)mRNA 水平低、miR-21 表达水平高与肿瘤大小、肿瘤浸润深度有显著相关性,液体活检中 PDCD4 和 miR-21 的表达水平可能是未来监测从口腔上皮发育不良(oral epithelial dysplasia,OED)到口腔鳞状细胞癌(oral squamous cell carcinoma,OSCC)转变的生物标志物[12]。还有研究发现,血浆源性外泌体的 miR-1304-3p 和 miR-200c-3p 在牙周病状态中表达下调,但治疗后其表达恢复到健康水平[13]。同济大学团队的细胞和动物模型研究结果表明,miR-27a-5p 通过靶向调控 PTEN 基因抑制牙周病的炎症反应,miR-27a-5p 具有作为牙周病新的生物标志物和治疗靶点的巨大潜力[14]。

### 2. 蛋白质组学生物标志物

蛋白质作为中心法则末端承担生命活动的载体,由于存在可变剪切、单核苷酸多态性及翻译后修饰,其状态包含更多维度的信息,与生命活动的各个方面息息相关。一项纳入 32 名患者的观察性病例对照研究发现[15],有症状性不可逆性牙髓炎患者相较健康对照组,唾液中炎性小体蛋白 NLRP3 水平较低,而龈沟液中 NLRP3 含量较高,具有作为牙髓疾病分子诊断生物标志物的潜力。Casarin 等[16]通过质谱分析和蛋白质组学分析比较 17 对牙周病患者父母和对照组健康父母及其子女的非刺激唾液蛋白质组学特征,发现牙周病患者父母及其尚未发生牙周附着丧失的子女的唾液膜联蛋白 A1(ANXA1)丰度较低,ANXA1 是预测牙周病发生和易感性的潜在生物标志物。

Cela 等[17]通过免疫组织化学、qRT-PCR 等方法,发现一种分泌糖蛋白 LGALS3BP 在 OSCC 患者组织肿瘤细胞细胞质中高表达,并与其侵袭性有很强的相关性。对 OSCC 细胞系进行的生化分析表明,LGALS3BP 在所有被测细胞系中均有表达,并在癌源性细胞外泌体中高度富集。提示 LGALS3BP 能够作为一种潜在的诊断生物标志物和基于抗体偶联药物(antibody-drug conjugate,ADC)的治疗靶点。

### 3. 代谢组学生物标志物

生物代谢物作为代谢过程的中间产物或最终产物,驱动许多基本的生物过程。处于途径末端的代谢物反映了对遗传调控和环境暴露的最终反应。因此,代谢表现已成为将基因组、生活方式和环境因素与临床终点联系起来的有效中间表型[18]。

南京医科大学团队[19]采用液相色谱-质谱法（liquid chromatography-mass spectrometry，LC-MS）和气相色谱-质谱法（gas chromatography-mass spectrometry，GC-MS）对 20 例重度牙周炎患者和 20 例健康对照者的牙龈组织样本进行代谢组学分析发现，在 33 条代谢途径中富集 65 种代谢物，其中 40 种代谢物显著增加，25 种代谢物显著减少。此外，还发现重度牙周炎患者具有葡萄糖代谢、嘌呤代谢、氨基酸代谢等代谢途径异常的特征。基于多维度分析，包括焦磷酸盐在内的 12 种不同的代谢物能够成为重度牙周炎的潜在诊断标志物。而另一项南京大学团队开展的研究[20]中纳入 40 例 TSCC 患者的肿瘤组织和匹配的正常黏膜组织样本，采用 LC-MS 进行非靶向代谢组学分析，建立了一个由 9 种代谢组学生物标志物构成的诊断模型，具有较好的判别效能。

### 4. 微生物组学生物标志物

基于唾液样本开展口腔疾病风险评估或监测，仍然是当前的研究热点之一。一项巢式病例对照研究[21]对 30 名儿童进行了 1 年随访并收集唾液样本，16S rRNA 测序结果显示无龋儿童相较随访期出现龋洞的儿童，其唾液微生物组的组成存在显著差异；无龋儿童中 *Prevotella nanceiensis*、*Leptotrichia* sp. HMT 215、*Prevotella melaninogenica* 和 *Campylobacter concisus* 的相对丰度显著升高。在蚌埠医科大学团队开展的研究[22]中，纳入 100 名大学生氟斑牙患者与 100 名健康对照，对唾液样本进行 DNA 提取和 16S rRNA 测序分析，结果显示与健康对照组相比，氟牙症患者菌群多样性增加，溶卵磷脂密螺旋体、梅氏弧菌、铜绿球菌、假单胞菌、假单胞菌科、假单胞菌门菌丰度增加，变异链球菌、血链球菌、孪生球菌属和葡萄球菌丰度降低。

### 5. 多组学生物标志物

Cleaver 等[23]联合靶向蛋白质组学、代谢组学和微生物组学等多组学分析方法，探究了口腔微生物组在牙酸蚀症中发挥的作用。研究共分别纳入酸蚀症患者 35 名与健康对照 36 名，使用 LC-MS 定量技术对部分唾液样本进行靶向蛋白质组学分析，结果表明 7 种唾液蛋白在两组之间存在显著差异，其中泌乳素诱导蛋白（prolactin-inducible protein，PIP）和锌 α2 糖蛋白（zinc-alpha-2 glycoprotein，ZAG）两种蛋白质存在于牙釉质表面获得性膜（acquired enamel pellicle，AEP）中。免疫印迹结果进一步表明，PIP 和 ZAG 的降解与牙齿的酸蚀有关。团队继续通过 16S rRNA 测序进行分析，结果显示，酸蚀症患者的微生物组多样性显著低于健康对照组，酸耐受性菌（如放线菌属和链球菌属）丰度增加。RNA 测序的微生物转录组分析表明，包括 $H^+$ 质子转运蛋白基因（$H^+$ proton transporter gene）和三个蛋白酶基因（*msrAB*、*vanY*、*ppdC*）在内的唾液蛋白水解和抗酸性相关基因在酸蚀症患者的唾液中过表达。唾液代谢组学采用核磁共振光谱法进行评估，并与微生物丰度进行相关性分析，结果提示酸蚀症组的代谢物浓度与更多的细菌物种丰度之间存在相关性。综上，该研究团队提出，在 AEP 中发现的唾液蛋白的微生物蛋白水解作用与酸蚀症密切相关，并有 4 种新的微生物基因参与这一过程。

### （三）口腔颌面部发育与组织再生研究

中南大学湘雅医院及首都医科大学团队[24]研究发现，根尖牙乳头干细胞（stem cell from the apical papilla，SCAP）通过OGN-Hh通路调控牙囊干细胞（dental follicle stem cell，DFSC）的分化并维持其干性，阐明了早期根尖复合体相关的牙周组织发育的分子调控网络，为牙周组织再生研究提供了理论基础。实验中使用Transwell系统共培养SCAP及DFSC，高通量RNA测序比较共培养的DFSC和对照DFSC的转录组差异，发现在共培养的DFSC中Hh通路（hedgehog pathway）显著下调，并表现出更高的干性标志物表达水平与更低的分化标志物的表达水平。而骨诱导因子（OGN）在SCAP分泌蛋白质组中含量最高，该课题组进一步利用CRISPR/Cas9系统构建$Ogn^{-/-}$小鼠，结果显示$Ogn^{-/-}$小鼠牙乳头和牙囊中的Hh通路均被激活，牙根生长速度加快，并具有比野生型小鼠更厚的牙本质和牙骨质。

$CD51^+$/PDGFR-$\alpha^+$牙髓干细胞（dental pulp stem cell，DPSC）是间充质细胞的重要来源，然而，包括复制性衰老（replicative senescence）和时序性衰老（chronological senescence）在内的细胞衰老将会限制它们在组织工程再生应用中的可用性和治疗能力。四川大学华西口腔医院研究团队[25]详细探索了小鼠和人类DPSC在时序和复制衰老过程中的不同动态模式，为缓解$CD51^+$/PDGFR-$\alpha^+$ DPSC细胞衰老和促进其转化应用扩展了理论基础。PDGFR-$\alpha$CreER: tdTomato转基因小鼠模型及来自健康人第三磨牙的DPSC体外培养的实验数据显示，随供体年龄的增加，即在时序衰老的过程中，$CD51^+$/PDGFR-$\alpha^+$细胞在小鼠和人类牙髓组织中的数量显著减少。进一步利用流式细胞术和免疫荧光染色评估不同年龄受试者来源的DPSC细胞的干性（stemness），并通过RT-qPCR分析其成骨相关基因的表达，结果表明，时序衰老的DPSC表现出干细胞相关标志物（如NANOG和OCT4）的显著下调，细胞的干性减弱，但成骨分化的能力未受影响。对于复制衰老，随着体外传代次数的增加，人DPSC的CD51的表达减少，而PDGFR-$\alpha$的表达增加，并观察到干细胞相关基因及成骨相关基因的表达显著降低。以上实验结果提示，时序衰老主要影响DPSC细胞的自我更新能力，而不显著影响成骨分化能力；相反，复制衰老不仅影响细胞的自我更新能力，还降低成骨分化能力。

广西医科大学及上海交通大学医学院附属第九人民医院团队[26]构建了犬的下颌骨牵引成骨（distraction osteogenesis，DO）和骨缺陷（bone defect，BD）模型，并通过显微计算机断层扫描（μCT）和组织染色证实，DO中的间充质干细胞（mesenchymal stem cell，MSC）具有比BD中的MSC更高的成骨分化能力。该课题组继续通过单细胞转录组分析，发现DO特有的$PRRX1^+$MSC亚群表达了神经嵴细胞（neural crest cell，NCC）标志物，并与上皮-间充质转化（epithelial-mesenchymal transition，EMT）过程相关联。免疫荧光实验进一步证实了这一结果，持续的牵张使$PRRX1^+$MSC维持在原始发育状态。最后在CRISPR/Cas9敲除PRRX1基因的DO模型中观察到新骨体积减小和$PRRX1^+$MSC成骨、细胞迁移和增殖能力的抑制。上述结果强调了$PRRX1^+$MSC在牵张成骨过程中的关键作用，并为此背景下的细胞命运图谱提供了新的视角。

上海交通大学医学院附属第九人民医院团队[27]通过单细胞RNA测序技术

（scRNA-seq）构建了小鼠牙槽骨细胞的单细胞图谱。通过比较牙槽骨和长骨的细胞组成，该团队发现了一种以高表达原钙黏蛋白 Fat4 为特征的细胞亚群（Fat4[+]细胞），并在牙槽骨骨髓腔周围特异性富集。体外培养的结果显示 Fat4[+]细胞具有集落形成、成骨和成脂的能力。此外，敲低 FAT4 表达可显著抑制牙槽骨 MSCs 的成骨分化能力。该研究继续通过 scRNA-seq 揭示了 Fat4[+]细胞具有几个包括 SOX6 在内的关键转录因子的核心转录特征，结合 CRISPR/Cas9 编辑敲除 Fat4[+]细胞中的 *SOX6* 基因、免疫荧光染色等实验结果，进一步验证了 *SOX6* 对于 Fat4[+]细胞的有效成骨分化是必需的结论。这项高分辨率的单细胞图谱研究为牙槽骨的独特生理特性提供了新的细胞分子机制理解，并为未来牙槽骨疾病的治疗策略提供了新的策略。

### （四）纳米材料在口腔医学领域的应用研究

#### 1. 抗龋药物与材料

纳米羟基磷灰石（nano-hydroxyapatite，nHAP）被认为是能够促进牙体硬组织再矿化的一种生物相容性材料。四川大学华西口腔医院团队[28]通过构建三种生物膜模型及牛牙釉质脱矿模型，评估并分析了分解纳米羟基磷灰石（disaggregated nano-hydroxyapatite，DnHAP）对再生生物膜和脱矿的抑制作用。该团队通过超声波处理 nHAP 获得 DnHAP，并在体外建立了单物种（变异链球菌）、双物种（变异链球菌及白色念珠菌）和唾液来源的多物种生物膜模型。采用 DnHAP 重复处理后，分别测定三种生物膜的代谢活性、乳酸产生量、生物膜结构、生物量及毒力因子表达，发现 DnHAP 能够抑制单/双物种生物膜的代谢、乳酸产量、水不溶性多糖产量，并使生物膜结构趋于松散；此外，DnHAP 虽未能改变唾液来源的多物种生物膜的多样性，但对菌群相对丰度产生了一定影响。随后该团队在牛牙釉质脱矿模型中观察到 DnHAP 处理组脱矿程度最低，病变深度和体积明显减小，表明 DnHAP 是一种有前景的生物膜抑制及抗龋材料。

武汉大学口腔医院团队[29]基于天然牙菌斑的附着与发展，开发了一种酸性环境刺激响应的纳米多药递送系统——PMs@NaF-SAP，用以促进釉质再矿化与龋齿预防。PMs@NaF-SAP 以经典的球形核-壳结构的 MAL-PEG-b-PLL/PBA 可脱壳胶束为纳米载体，双载抗菌药物单宁酸（tannic acid，TA）和修复药物氟化钠（sodium fluoride，NaF），基于 pH 敏感性的硼酸酯键，自组装为胶束纳米颗粒，并将其与唾液获得性肽（salivary-acquired peptide，SAP）序列 DpSpSEEKC 结合，赋予纳米颗粒与牙釉质的特异性强附着力。体外抗变异链球菌生物膜形成实验、釉质脱矿与再矿化模型及大鼠龋病模型均证实，PMs@NaF-SAP 纳米系统能够特异性吸附于牙齿表面，承受口腔环境中唾液的缓冲作用，识别伴随口腔微环境酸化而产生的龋，并在酸性 pH 下智能释放药物，从而提供有效的抗菌黏附作用和致龋生物膜抗性，抑制釉质脱矿，恢复脱矿牙面的微结构和力学性能。此外，经细胞毒性测试、微生物组和组织学分析显示，PMs@NaF-SAP 纳米系统对细胞、口腔微生物多样性以及牙龈和腭组织几乎没有不良影响。与目前的抗生素或恢复性方法相比，该系统在龋病的特异性识别、智能按需药物释放和对唾液缓冲的耐药性方面具有诸多优势，不仅为现有缺陷后修复策略的创新提供了指导和支持，也能够促进疾病预防与修复领域智能给药系统的构建和临床转化的重大进展。

福建医科大学团队[30]通过绿色合成技术开发了新型的含银蛋壳复合材料（Eggshell/Ag）并将其与窝沟封闭剂结合，旨在增强窝沟封闭剂的抗龋效果，并在研究中评估了新型材料 Eggshell/Ag 的机械性能、抗菌效果，以及生物安全性。在抗菌效果测试中，该团队在琼脂平板上接种变异链球菌和嗜酸乳杆菌菌株，抑菌带、最小抑菌浓度和活/死细胞荧光染色结果显示，Eggshell/Ag 具有广谱抗菌活性，能有效抑制常见的龋病相关细菌生物膜的形成，在含 Eggshell/Ag 的窝沟封闭剂表面的变异链球菌培养结果也证实了这一结论。在材料的机械性能方面，研究表明 Eggshell/Ag 的添加未显著改变沟隙封闭剂的流动性、维氏硬度和表面粗糙度，表明其能够在不牺牲封闭剂原有机械物理性能的前提下增加额外抗菌功能。在生物相容性测试中，针对人牙龈成纤维细胞的细胞毒性测试显示，Eggshell/Ag 在较高稀释度（1∶10，1∶100，1∶1000）下对细胞几乎无毒副作用；此外，在金黄仓鼠口腔黏膜接触模型中也未引起局部或系统性不良反应，局部黏膜组织、血液指标、肝肾组织病理学结果均未见明显异常。

2. 盖髓材料

电纺丝（electrospinning）是一种利用聚合物溶液或熔体在强电场作用下形成喷射流进行纺丝加工的技术，用这种方法生产的纤维支架具有合适的孔隙，并能够为细胞黏附进而增强再生过程提供有利的微环境。甲基丙烯酰化明胶（gelatin methacryloyl，GelMA）是一种具有优异生物相容性的生物材料，通过甲基丙烯酸酐（MA）与明胶（gelatin）制备获得，具有光敏固化的特性。由密歇根大学、香港大学等研究机构组成的团队[31]使用电纺丝技术，开发了一种基于 GelMA 和 β-磷酸三钙（β-tricalcium phosphate，TCP）的用于活髓保存治疗的纳米复合支架——GelMA/TCP。体外试验结果显示，该材料展现了良好的形态学特性、适宜的机械强度和优异的生物相容性，极大地促进了牙髓干细胞的附着、迁移及成牙本质向分化，证实了其诱导牙髓组织再生的能力。该团队进一步在大鼠模型中使用 micro-CT 及针对牙本质形成基因表达的 RT-PCR 进行评估，虽稍低于采用 MTA 的临床参考值组，但 GelMA + 20%TCP 联合使用组也显示出良好的支持矿化组织再生的潜力，为活髓治疗和促牙本质再生提供了一种新的材料选择。

3. 种植体材料

钛种植体已广泛应用于临床，但目前仍面临两个主要局限：即刻/早期负重风险和种植体周围炎。钛由于自身缺乏生物活性和骨诱导潜能，钛种植体通常需要较长时间以实现成熟的骨结合，因而相对容易导致即刻/早期种植失败和骨修复不良或延迟。此外，纯钛由于缺乏抗菌活性，菌斑生物膜更容易附着在种植体表面，导致种植体周围炎发生。同济大学团队[32]为克服上述两个瓶颈，通过蒸发诱导自组装法（evaporation-induced self-assembly method，EISA）和一步旋涂（one-step spin coating），创造性地开发了一种种植体修饰材料，即 ZnO 纳米颗粒负载的介孔 $TiO_2$ 涂层（nZnO/MTC-Ti）。介孔 $TiO_2$ 涂层（mesoporous $TiO_2$ coating，MTC）和氧化锌纳米颗粒（zinc oxide nanoparticle，ZnO

NP）的协同作用可以长期稳定地控释 $Zn^{2+}$，优化了表面电荷分布，同时避免过量的细胞毒性。体外试验结果显示，细胞外缓释的 $Zn^{2+}$ 通过锌转运蛋白（ZIP1 和 ZnT1）的调节进一步促进了细胞内有利的锌离子微环境，使得骨髓间充质干细胞（bone marrow stem cell，BMSC）的黏附、增殖和成骨活性都得到了改善。nZnO/MTC-Ti 还具有良好的抗菌特性，对口腔病原菌（牙龈卟啉单胞菌和伴放线放线杆菌）表现出较强的抑制作用。此外，nZnO/MTC-Ti 在大鼠颌骨缺损模型中的体内实验结果显示出抗菌和成骨活性的显著增强，能够实现理想的骨结合，为解决钛种植体即刻/早期加载风险和种植体周围炎提供了一种理想可行的新方案。

### （五）数字化与人工智能在口腔医学领域中的应用研究

#### 1. 口腔医学三维数据获取技术

首都医科大学附属北京口腔医院团队的前瞻性研究[33]比较了口内扫描技术（intraoral scanning，IOS）和立体摄影测量法（stereophotogrammetry，SPG）两种直接数字扫描技术在全牙列种植支持式固定义齿扫描上的精确度。结果显示，SPG 在精度上较 IOS 具有明显优势，且 SPG 的精确度不受植体位置或数量的影响，表明 SPG 具备高精度且稳定的特性。进一步的研究结果表明，SPG 在精确度上可与实验室扫描相媲美，且基于 SPG 和实验室扫描制作的钛合金支架在被动就位上具有可比性，表明 SPG 可以成为现有实验室扫描的有效替代技术 。

北京大学口腔医院研究团队[34]使用口内扫描仪记录患者的动态咬合（patient-specific motion，PSM），并分析其设计下颌第一磨牙冠的磨耗面形态的能力。该研究纳入 11 位参与者，使用口内扫描仪获取完整的牙列数字模型，并记录动态咬合。下一步使用 Geomagic Studio 2013 软件在数字模型上进行虚拟冠部预备与修复，并通过三种不同的咬合调整方案对牙冠形态进行调整，包括通过静态咬合调整形成的"静态"冠（"static" crown，STA）、通过平均值虚拟𬌗架调整形成的"动态"冠（"dynamic" crown，DYN），以及动态咬合调整形成的"功能"冠（"functional" crown，FUN）。结果显示，采用动态咬合功能设计的咬合面与原始磨耗面的三位偏差的平均值和均方根值（root mean square，RMS）最小，吻合度最佳。这一发现能够在临床应用中提高全冠修复的精确度并减少调𬌗时间。

#### 2. 口腔计算机辅助设计和诊断与辅助加工（CAD/CAM）技术

首都医科大学附属北京口腔医院研究团队[35]探索了一种完全数字化的工作流程，实现了使用 CBCT 扫描辅助保持种植支持的固定全口义齿制作过程中的𬌗关系。6 名受试者在种植手术前、后分别进行 CBCT 扫描，并结合口内扫描和立体摄影测量技术，实现了颌位关系的精确传递和数字化模型的生成。通过对比手术前后的 CBCT 扫描数据，研究表明这一全数字化工作流程能够有效维持患者的𬌗关系，表现出较传统方法更高的精确性和简便性 。这一成果优化了治疗流程，并为种植支持的固定全口义齿的制作提供了一种更为高效和精确的解决方案。

北京大学口腔医院团队[36]评估了采用立体光刻（stereolithography，SLA）3D 打印制造的具有全支撑结构的氧化锆冠的三维精度和适应性。研究将全支撑（full support）和支柱支撑（pillar support）的 SLA 制冠与铣削制造的冠进行对比比较。结果显示，咬合全支撑基座的 SLA 冠的均方根值显著优于支柱支撑组，与铣削组相当，显示了其优越的外部三维精度和临床可接受性。

3. 人工智能技术在口腔医学中的应用

人工智能（artificial intelligence，AI）技术在提高口腔医学领域诊断准确性和效率方面存在巨大潜力。其在口腔医学中的应用主要包括了对于病变区域或解剖组织边缘的识别，以及对于疗效和预后的初步预测等方面。

由武汉大学、浙江大学、襄阳市口腔医院和南开大学研究人员共同组成的研究团队[37]通过深度学习技术，开发了一种名为 PAL-Net 的三维卷积神经网络（convolutional neural network，CNN）算法，功能为在 CBCT 图像中快速准确地识别和分割根尖周病变。通过在内部五折交叉验证集（internal 5-fold cross-validation set）上进行评估，发现 PAL-Net 明显优于现有技术。此外，该算法还通过多个外部数据集的验证，显示出较强的泛化能力和鲁棒性。四川大学华西口腔医院及上海交通大学医学院附属第九人民医院团队[38]探索了通过人工智能分析面部软组织以识别不同的骨性面型的新方法，帮助医生为患者制定个性化的治疗计划，从而优化咬合功能和疗效美学效果。该研究利用卷积神经网络模型和梯度加权类激活映射（gradient-weighted class activation mapping，Grad-CAM）算法，精确地自动区分不同矢状骨面型。Grad-CAM 揭示了面部特征如颊体积、额部、颏部和鼻唇沟是区分骨骼类型的关键特征，超越了传统的仅局限于关注下颌和颏部的知识范畴。

在 CT 扫描中，衰减值高的材料（通常是金属）会导致图像中出现强烈的伪影，从而干扰临床诊断。清华大学团队[39]通过深度学习，开发了一种还原 CT 图像中的金属伪影的新方法。这种方法采用无监督领域自适应（unsupervised domain adaptation，UDA）正则化，有效地缩小了模拟训练数据集与实际应用数据集之间的域差异。通过结合典型的图像域监督金属伪影去除（metal artefact reduction，MAR）方法和基于对抗性的 UDA，该研究能够同时从具有已知标签的模拟数据中学习 MAR，并从未标记的实际数据中提取关键信息。研究结果显示，该方法在口腔数据集和大临床数据集上均表现出色，超过了有监督学习的基础模型和其他两种最先进的无监督方法，并具有较高的有效性和鲁棒性。上海交通大学医学院附属第九人民医院团队[40]通过使用 3D V-Net 和 3D Attention V-Net 深度学习模型，探讨了在 CBCT 图像中实现自动分割和识别上颌窦骨增量术后植骨材料的可行性和效果。在测试数据集上，该模型具有极高的 Dice 系数，以及极低的豪斯多夫距离（Hausdorff distance，HD）和平均表面距离（average surface distance，ASD），明显优于手工分割方法。该模型在临床实际应用中具有高效性，仅需 7.2s 即可完成一个分割任务，而手工分割则平均需要超过 19min，这一显著的效率提升不仅优化了治疗规划，提高了分割精度，还展示了深度学习在骨质变化评估和口腔植入物研究中的潜力。

由西北工业大学、中国科学院大学、南京大学等多所院校共同组成的研究团队[41]开发了一个两阶段的深度学习框架，实现了自动检测牙体-牙龈边缘线的新方法。该方法首先通过一个强大的边缘线生成网络（trim line proposal network，TLP-Net）从低分辨率牙面信息开始，预测初步边缘线；进一步通过边缘线细化网络（trim line refinement network，TLR-Net），利用高分辨率牙面信息对初步边缘线进行细化。这种方法有效地利用了高分辨率牙面的详细信息，提高了边缘线检测的准确性。

## （六）总结与展望

纵观 2023 年度中国在口腔医学领域的高影响力成果，可以看到我国口腔医学专业的科研人员和团队在研究工作中，充分发挥了国内疾病资源丰富的重要特色，通过基础与临床团队的通力合作，在理论基础、技术开发与临床应用转化等诸多维度形成了独特的研究热点与研究优势。

随着大数据分析和高通量技术的推陈出新，多组学联合应用能够通过整合基因、蛋白质、代谢物和微生物组的数据来构建全面的疾病模型，不仅有助于在理论基础层面揭示复杂的口腔微生物与宿主互作机制，还能在临床应用上优化治疗方案、靶向开发新型抗菌材料或微生物干预疗法，实现真正意义上的精准医疗；或能基于特定生物标志物或疾病预测模型的筛查程序，早期识别高风险患者，从而大幅提升患者口腔健康管理效率，为患者带来更为科学和个性化的治疗选择。

组织工程和再生医学在口腔医学领域的应用正处于高速发展阶段。利用来源于牙髓、牙囊或牙周膜等组织的干细胞，结合生物活性支架材料，未来的研究将进一步聚焦于实现损伤牙髓、牙体硬组织，以及牙周组织的再生，甚至实现整颗牙齿的生物再生。此外，生物打印技术的进步也为牙和口腔颌面组织结构的修复和精确再造提供了可能。

纳米技术在口腔医学领域中具有广阔的应用前景，为开发新型口腔材料和治疗方法提供了广泛的可能性。包括实现靶向释放的药物输送纳米载体、响应生理环境的抗菌纳米涂层以及用于兼具力学性能和生物相容性的修复和再生纳米复合材料等，将在未来的口腔临床诊疗中扮演重要角色。

口腔医学的数字化转型正在逐渐改变口腔诊疗模式。通过人工智能和机器学习，数字化图像诊断、风险评估、治疗结果预测以及电子健康信息整合等工具将极大程度上辅助临床医疗人员处理复杂情况，提高治疗的个性化和精确度，同时提高诊断准确性和治疗效率。医学三维数据获取技术及计算机辅助设计和制造（CAD/CAM）目前在临床已广泛铺开应用，其优良的精确度与速度和即时修复的能力极大程度上提升了患者的舒适度和接受度。而在未来，这些技术在更加集成化和自动化的方向上被赋予了更高期待，如自动化设计和制造过程的进一步优化，结合远程诊断和 CAD/CAM 远程设计制造，为偏远地区提供专业服务等。这些技术的发展不仅能够在未来提高口腔医疗服务的质量和效率，还将极大地改善患者的治疗体验，推动口腔医学领域向更加精准、高效和个性化发展。

## 参 考 文 献

[1] Kurushima Y, Wells PM, Bowyer RCE, et al. Host genotype links to salivary and gut microbiota by periodontal status. J Dent Res. 2023, 102(2): 146-156.

[2] Kageyama S, Sakata S, Ma J, et al. High-resolution detection of translocation of oral bacteria to the gut.

J Dent Res. 2023, 102(7): 752-758.

[3] Shi YT, He JM, Tong ZA, et al. Ligature-induced periodontitis drives colorectal cancer: An experimental model in mice. J Dent Res. 2023, 102(6): 689-698.

[4] Liu Y, Xu T, Jiang W, et al. Single-cell analyses of the oral mucosa reveal immune cell signatures. J Dent Res. 2023, 102(5): 514-524.

[5] Yamaguchi S, Murakami T, Satoh M, et al. Associations of dental health with the progression of hippocampal atrophy in community-dwelling individuals: The ohasama study. Neurology. 2023, 101(10): e1056-e1068.

[6] Zhao C, Kuraji R, Ye C, et al. Nisin a probiotic bacteriocin mitigates brain microbiome dysbiosis and Alzheimer's disease-like neuroinflammation triggered by periodontal disease. J Neuroinflammation. 2023, 20(1): 228.

[7] Zhou LJ, Lin WZ, Liu T, et al. Oral pathobionts promote ms-like symptoms in mice. J Dent Res. 2023, 102(2): 217-226.

[8] Lacerda RHW, Vieira AR. Dental anomalies and genetic polymorphisms as predictors of maxillofacial growth in individuals born with cleft lip and palate. J Dent Res. 2023, 102(9): 979-987.

[9] Li J, Momen-Heravi F, Wu X, et al. Mechanism of METTL14 and m6A modification of lncRNA MALAT1 in the proliferation of oral squamous cell carcinoma cells. Oral Dis. 2023, 29(5): 2012-2026.

[10] Wang E, Guo Y, Gao S, et al. Long non-coding RNAs MALAT1 and NEAT1 in non-syndromic orofacial clefts. Oral Dis. 2023, 29(4): 1668-1679.

[11] Chen Z, Jie Y, Qiu Z, et al. Expression profile and bioinformatics analysis of circular RNAs in tongue squamous cell carcinoma. Oral Dis. 2023, 29(2): 458-468.

[12] Arslan Bozdag L, Acik L, Ersoy HE, et al. PDCD4 and MIR-21 are promising biomarkers in the follow-up of OED in liquid biopsies. Oral Dis. 2023. DOI: 10.1111/odi.14817.

[13] Kwon EJ, Kim HJ, Woo BH, et al. Profiling of plasma-derived exosomal RNA expression in patients with periodontitis: A pilot study. Oral Dis. 2023, 29(4): 1726-1737.

[14] Deng L, Huo PC, Feng MT, et al. miR-27a-5p alleviates periodontal inflammation by targeting phosphatase and tensin homolog deleted on chromosome ten. Mol Oral Microbiol. 2023, 38(4): 309-320.

[15] Abraham D, Singh A, Goyal A. Symptomatic irreversible pulpitis induces increased levels of human nlrp3 in gingival crevicular fluid compared to saliva: A case control observational study. J Endod. 2023. DOI: 10.1016/j.joen. 2023.08.013.

[16] Casarin RCV, Salmon CR, Stolf CS, et al. Salivary annexin A1: A candidate biomarker for periodontitis. J Clin Periodontol. 2023, 50(7): 942-951.

[17] Cela I, Caponio VCA, Capone E, et al. LGALS3BP is a potential target of antibody-drug conjugates in oral squamous cell carcinoma. Oral Dis. 2023. DOI: 10.1111/odi.14719.

[18] Zheng Q, Li W, Zhang Y, et al. Circulatingmetabolites and dental traits: A mendelian randomization study. J Dent Res. 2023, 102(13): 1460-1407.

[19] Chu Z, Zhao T, Zhang Z, et al. Untargeted metabolomics analysis of gingival tissue in patients with severe periodontitis. J Proteome Res. 2024, 23(1): 3-15.

[20] Wang S, Li K, Zhao T, et al. Oral tongue squamous cell carcinoma diagnosis from tissue metabolic profiling. Oral Dis. 2023. DOI: 10.1111/odi.14696.

[21] Raksakmanut R, Thanyasrisung P, Sritangsirikul S, et al. Prediction of future caries in 1-year-old children via the salivary microbiome. J Dent Res. 2023, 102(6): 626-635.

[22] Liu S, Song Q, Zhang C, et al. Saliva microbiome alterations in dental fluorosis population. J Oral Microbiol. 2023, 15(1): 2180927.

[23] Cleaver LM, Carda-Dieguez M, Moazzez R, et al. Novel bacterial proteolytic and metabolic activity associated with dental erosion-induced oral dysbiosis. Microbiome. 2023, 11(1): 69.

[24] Lin X, Li Q, Hu L, et al. Apical papilla regulates dental follicle fate via the OGN-Hh pathway. J Dent Res. 2023, 102(4): 431-439.

[25] Yao L, Li F, Yu C, et al. Chronological and replicative aging of CD51(+)/PDGFR-alpha(+) pulp stromal cells. J Dent Res. 2023, 102(8): 929-937.

[26] Jiang WD, Zhu PQ, Zhang T, et al. PRRX1(+) MSCs enhance mandibular regeneration during distraction osteogenesis. J Dent Res. 2023, 102(9): 1058-1068.

[27] Jin A, Xu H, Gao X, et al. ScRNA-Seq reveals a distinct osteogenic progenitor of alveolar bone. J Dent Res. 2023, 102(6): 645-655.

[28] Huang Y, Han Q, Peng X, et al. Disaggregated nano-hydroxyapatite(DnHAP)with inhibitory effects on biofilms and demineralization. Journal of Dental Research. 2023, 102(7): 777-784.

[29] Xu Y, You Y, Yi L, et al. Dental plaque-inspired versatile nanosystem for caries prevention and tooth restoration. Bioact Mater. 2023, 20: 418-433.

[30] Huang X, Zhang M, Chang L, et al. Application study of novel eggshell/Ag combined with pit and fissure sealants. Int J Nanomedicine. 2023, 18: 2911-2922.

[31] Han Y, Dal-Fabbro R, Mahmoud AH, et al. GelMA/TCP nanocomposite scaffold for vital pulp therapy. Acta Biomater. 2024, 173: 495-508.

[32] Wen Z, Shi X, Li X, et al. Mesoporous TiO(2) coatings regulate ZnO nanoparticle loading and Zn(2+) release on titanium dental implants for sustained osteogenic and antibacterial activity. ACS Appl Mater Interfaces. 2023, 15(12): 15235-15249.

[33] Yan Y, Lin X, Yue X, et al. Accuracy of 2 direct digital scanning techniques-intraoral scanning and stereophotogrammetry-for complete arch implant-supported fixed prostheses: A prospective study. J Prosthet Dent. 2023, 130(4): 564-572.

[34] Li L, Chen H, Li W, et al. Design of wear facets of mandibular first molar crowns by using patient-specific motion with an intraoral scanner: A clinical study. The Journal of Prosthetic Dentistry. 2023, 129(5): 710-717.

[35] Yan Y, Yue X, Lin X, et al. A completely digital workflow aided by cone beam computed tomography scanning to maintain jaw relationships for implant-supported fixed complete dentures: A clinical study. The Journal of Prosthetic Dentistry. 2023, 129(1): 116-124.

[36] Li R, Xu T, Wang Y, et al. Accuracy of zirconia crowns manufactured by stereolithography with an occlusal full-supporting structure: An in vitro study. The Journal of Prosthetic Dentistry. 2023, 130(6): 902-907.

[37] Fu WT, Zhu QK, Li N, et al. Clinically oriented cbct periapical lesion evaluation via 3D CNN algorithm. J Dent Res. 2024, 103(1): 5-12.

[38] Cai J, Deng Y, Min Z, et al. Revealing the representative facial traits of different sagittal skeletal types: Decipher what artificial intelligence can see by Grad-CAM. Journal of Dentistry. 2023, 138.

[39] Du M, Liang K, Zhang L, et al. Deep-learning-based metal artefact reduction with unsupervised domain adaptation regularization for practical CT images. IEEE Trans Med Imaging. 2023, 42(8): 2133-2145.

[40] Tao B, Xu J, Gao J, et al. Deep learning-based automatic segmentation of bone graft material after maxillary sinus augmentation. Clin Oral Implants Res. 2023. DOI: 10.1111/clr.14221.

[41] Chen G, Qin J, Amor BB, et al. Automatic detection of tooth-gingiva trim lines on dental surfaces. IEEE Trans Med Imaging. 2023, 42(11): 3194-3204.

# 七、免疫学研究进展

彭凌霄　王冰晶　曹雪涛

中国医学科学院基础医学研究所

　　2023 年，生命科学和医学领域新进展层出不穷，在免疫学重要研究领域和相关前沿方向上，我国科研人员取得了诸多研究成果，在免疫学理论创新和技术转化应用方面获得了系列突破。本文总结了 2023 年国内免疫学研究领域的代表性研究成果，共同回顾过往并展望未来发展。

## （一）新冠病毒感染免疫研究进展

新冠病毒（SARS-CoV-2）自 2019 年暴发以来，在全球范围内与其相关的免疫学研究备受瞩目，人们一直努力揭示人体对这一病毒的免疫应答机制以及如何利用这些信息来优化疫苗设计和接种方法。体液免疫是机体抵御病毒感染和疫苗保护性产生的重要来源，因此机体应对不同新冠毒株感染的体液应答差异、不同疫苗产生的保护力、针对不同表位的抗体反应受到了学界的重点关注。研究新冠病毒及疫苗引发的免疫应答为研究者设计疫苗和优化免疫策略提供了良好的参照，也为研究体液免疫反应的多样性提供了窗口。通过对新冠病毒暴露者（感染、感染后康复、接种疫苗）血液样本进行转录组、蛋白质组、代谢组和免疫库等的系统性解析，研究者们分析了新冠病毒暴露后不同阶段的免疫反应，揭示了血液生态系统在新冠病毒暴露下的动态景观及标志物，有助于了解新冠疫苗产生保护力的机理及对病情的预警[1,2]。另外，通过对新冠病毒暴露者的抗体进行结构功能分析，研究者们发现新冠原始株病毒感染能够诱导广谱的中和抗体，并且针对病毒 RBD 蛋白的抗体具有相对更广谱高效的中和活性[3-5]。此外，北京大学曹云龙团队通过高通量单细胞 V（D）J 测序以及深度突变扫描技术，从抗体表位层面深入研究了免疫印记现象，为全球新冠病毒疫苗的更新和使用策略提供了重要的理论指导依据[5]。

人工智能（AI）在当今的科研领域扮演着越来越重要的角色，尤其是在免疫学研究方面，其影响力和贡献日益凸显。AI 以其强大的数据处理能力、深度学习算法以及模式识别功能，正在深刻地改变并推动着免疫学研究的进程。利用人工智能技术，北京邮电大学王光宇团队和澳门科技大学张康团队合作提出了一种通用的蛋白质功能分析框架 UniBind，通过分析全球流感数据库中的 600 多万个病毒序列，UniBind 可预测何种突变会导致病毒的传染力增加，或使病毒对抗体或疫苗产生抗性。此外，基于可溶性 ACE2 可作为诱饵蛋白中和 SARS-CoV-2 感染这一事实，UniBind 采用了计算机模拟演化的方法，筛选了一系列候选蛋白，并联合生物合作团队开展"干湿结合"实验，验证了 AI 设计的高亲和力 ACE2 受体诱饵分子具有防治当前和未来病毒变体的广泛潜力。此工作为蛋白质与蛋白质复合物的亲和力分析提供了一个通用计算框架，并为未来疫情的早期监控及加速疫苗研发奠定了基础[6]。中国医学科学院程涛团队还开发了一个基于多个血浆分子标志物及临床指标的联合机器学习模型，实现了对奥密克戎患者复阳的提前预警，并获得了国家发明专利授权[2]。mRNA 疫苗被用于对抗新冠病毒的传播，但其具有的不稳定性带来了较高的储存及运输门槛。因此，百度研究院的团队提出了一种 mRNA 疫苗设计算法 LinearDesign，能在极短的时间内找出针对 SARS-CoV-2 刺突蛋白的具有更高稳定性和免疫原性的最佳 mRNA 疫苗序列设计。这项工作为 mRNA 疫苗和其他基于 mRNA 的药物设计提供了一个及时而有前途的工具[7]。

总体而言，当前新冠病毒免疫学研究正逐步揭示机体对抗该病毒的复杂过程，包括不同类型的免疫细胞参与、抗体持续性和功能变化，以及免疫记忆形成机制等。尽管"终身免疫"的问题尚未得到明确解答，但研究进展已显著提高了人类对新冠病毒免疫防御的理解，为后续公共卫生策略的制定及疫情防控措施的优化奠定了坚实基础。

### （二）固有免疫和适应性免疫应答研究进展

固有免疫在机体防御体系中占据着至关重要的地位，它是生物体抵御外来病原微生物侵袭的第一道屏障，在个体生命的初期阶段即已形成并时刻保持警戒状态，无须预先接触特定病原体就能启动保护机制。此外，固有免疫具备广泛的防御范围，能有效地对各种类型的病原微生物，包括细菌、病毒、真菌和寄生虫等，实施普遍性的防御。这一特性主要得益于固有免疫细胞的模式识别受体（pattern recognition receptor，PRR），它们能够识别并结合多种病原体所共有的病原相关分子模式（pathogen-associated molecular pattern，PAMP），从而实现对不同病原微生物的非特异性清除与抑制作用，为后续的适应性免疫反应争取宝贵的时间和准备条件。固有免疫是维护生物体内环境稳定，防止感染性疾病发生的关键组成部分。因此，研究固有免疫与病原体及其代谢产物的相互作用及固有免疫信号通路对于疾病的治疗有重要的意义。

山东大学高成江团队发现，真菌侵染能通过引发 STING 从内质网到包裹病原体的吞噬体膜的转位，从而阻断酪氨酸激酶 Src 对下游激酶 Srk 的募集与活化，导致宿主抗真菌免疫反应的抑制。该研究揭示了 STING 负调节抗真菌免疫反应的机制，为治疗真菌感染提供了新的免疫治疗靶点[8]。北京大学蒋争凡团队揭示了 ARMH3 作为桥梁分子能引导 PI4KB 与 STING 相互作用。具体来说，PI4KB 在被 ARMH3 招募至 STING 后，通过生成 PI4P，这一磷脂分子对于驱动 STING 从高尔基体向内体的定向转移至关重要，并且在维持 STING 激活所必需的特定脂膜环境方面发挥着重要作用。由此，PI4KB 通过上述作用方式支持了 STING 激活的高效和稳定性[9]。清华大学张从刚团队将分子 T0901317 鉴定为一种能够靶向 cGAMP 降解的小分子抑制剂，其能通过激活 LXR 信号从而上调 cGAMP 降解酶 SMPDL3A 的表达来抑制 STING 天然免疫反应，并且独立于由其他的 STING 激动剂激活的 STING 天然免疫反应。从而为针对性地抑制因 cGAS-STING 通路异常激活引发的免疫反应提供了新的解决途径，同时也为一系列与之相关的自身免疫疾病、衰老现象以及神经炎症等疾病的诊疗提供了关键靶标与创新治疗策略[10]。大连医科大学杨庆凯团队发现精胺作为一种内源性代谢小分子，可通过凝聚细胞内非染色质 DNA 并稳定 cGAS-DNA 结合以激活 cGAS 下游通路，从而发挥抗病毒和抗癌的作用。山东大学赵伟团队也在研究精胺及亚精胺调节 cGAS 活性的生理相关性时发现，精胺和亚精胺及多胺分解代谢关键酶 SAT1 能通过诱导 B-DNA 到 Z-DNA 的构象转换，从而改变 DNA 与 cGAS 的亲和力以调节 cGAS 活性。这两个研究都揭示了多胺类代谢小分子能通过调节 cGAS 活性从而促进细胞自我与非自我的识别机制，为治疗 cGAS 活性异常相关疾病提供了治疗靶点[11,12]。

厦门大学韩家淮团队通过其前期对 PELO 调控天然免疫应答作用的研究，进一步揭示 PELO 通过有效激发 NLR 蛋白的 ATPase 功能，对 NLR 蛋白的寡聚体装配及激活过程施加调控，进而介入由 NLR 家族蛋白所驱动的多种免疫炎症反应的调控[13]。北京大学夏朋延团队将 Nur77 蛋白鉴定为全新的脂多糖胞内受体，证明了其能通过同时结合 LPS 和线粒体 DNA 促进 NLRP3 的活化，阐明了桥接 caspase-11 活化引发 NLRP3 活化的中间机制，有望为败血症提供新的药物治疗靶点[14]。

南京大学徐强团队揭示了 IL-17 信号通路中的后门激活机制：IL-17A 诱导 SHP2 高表达，随后形成的 IL-17R-Act1-SHP2 复合物介导 IL-17R 信号自激活。该机制不仅促进了炎症的快速加剧，而且确保其长期存续，对抗 IL-17 疗法形成了抵抗效应。此项研究填补了长期以来关于 IL-17 炎症演变为慢性状态机制的知识空白，揭示了针对该自发激活机制进行干预的潜在治疗价值[15]。清华大学张永辉团队发现了靶细胞内部的磷抗原能通过发挥"分子胶水"作用，促进 BTN3A1 和 BTN2A1 在靶细胞内的结合，并诱导靶细胞胞外的 BTN3A1 与 BTN2A1 表位暴露，从而使其能有效地与 γδ TCR 结合，最终实现对 γδ T 细胞的激活，对 γδ T 细胞高效的免疫监视能力作出了解释[16]。上海交通大学医学院上海市免疫学研究所 Florent Ginhoux 与刘兆远团队成功构建了一套详尽的小鼠树突状细胞（dendritic cell，DC）亚群分类与谱系发育的综合理论框架，这一框架明确指出，DC3 作为一类独特的树突状细胞谱系，其身份独立性体现在其发育起源、表型特征、转录组学特征、转录因子调控依赖性，以及功能表现等多个层面。尤为重要的是，DC3 被揭示为连接固有免疫与适应性免疫响应之间的新型"桥梁"单元，对于理解免疫系统的复杂交互作用具有重大意义[17]。中国科学院李汉杰团队通过绘制产前免疫细胞发育的时空动态图谱，揭示了多种巨噬细胞亚型在发育历程中所展现出的分化起源、空间分布、功能属性，以及转录调控机制。这一研究不仅为深入探究人类巨噬细胞群体的内在异质性与发育路径提供了时空动态高分辨率图谱，而且极大地增进了对这些细胞在个体发育各阶段中所扮演的不同角色及其调控机制的理解[18]。

适应性免疫由辅助性 T 细胞（$T_H$）、细胞毒性淋巴细胞（cytotoxic T lymphocyte，CTL）、调节性 T 细胞（$T_{reg}$）和 B 细胞介导，对于病原体的清除和免疫稳态的维持至关重要。适应性免疫在不同疾病的发生发展过程中扮演着至关重要的角色，其复杂而精细的运作机制不仅构成了机体防御体系的核心部分，而且对疾病的发生、发展、治疗及预防具有深远影响。因此，T 细胞和 B 细胞作为适应性免疫组分，其分化成熟过程和调节机制受到免疫学界的广泛关注。中国科学院王莹与时玉舫团队揭示了胸腺基质微环境中油酸可利用性如何在 T 细胞发育过程中施加表观遗传影响，从而预先设定这些细胞日后向调节性 T 细胞（$T_{reg}$）分化的可能性。这一发现开辟了理解 T 细胞分化命运调控的新视角，并揭示了调控这一进程的新机制[19]。北京大学肖俊宇团队解析了 FcμR 与分泌型 IgM 核心区形成的复合物结构，揭示了 FcμR 识别不同形式 IgM 的分子机制，为深入理解 IgM 的生物学功能奠定了基础[20]。上海交通大学叶菱秀团队成功在生理条件下观测到抗体多样化进程中的稀有 DNA 片段插入现象以及 ±1bp 的缺失或插入事件。全面解读这些片段缺失或插入现象的分子机制对于揭示广谱中和抗体的生成原理至关重要，从而为研发广谱中和抗体提供了崭新的视角，同时为诸如 HIV 等疫苗的设计提供了理论基础[21]。

细胞死亡在生物体内起着至关重要的作用，它参与并保障了从个体发育到成体稳态维持的多个生物学过程，是维持生命体内环境稳定、功能协调和疾病防御的重要机制。对细胞死亡机制的深入研究不仅有助于揭示生命现象的本质，也为开发针对多种疾病的预防、诊断和治疗方法提供了理论依据和潜在靶点。南方医科大学龚神海团队发现患者粪便中肠道粪副拟杆菌及其衍生代谢物刺芒柄花素（formononetin，FMN）的含量与妊娠败血症进程呈负相关关系；并且该团队将异质核糖核蛋白 UL2（hnRNPUL2）鉴定为

FMN 的负向调控蛋白受体，并阐释了在脓毒症的发展过程中，巨噬细胞内的 hnRNPUL2 发生由细胞质向胞核的迁移，随后与 *Nlrp3* 基因的启动子区域发生结合，触发了巨噬细胞焦亡的过程[22]。北京生命科学研究所邵峰团队基于前期研究对加工 Pro-IL-18 的蛋白的猜想，证明了非经典炎症小体通路下的 caspase-4/5 具备切割加工 Pro-IL-18 的能力，从而回答了 Pro-IL-18 与其加工蛋白 caspase-1 表达谱具有巨大差异的问题，丰富了人们对于焦亡机制的认知。邵峰团队还在该研究中联合中国科学院生物物理研究所丁璟珒团队解析了 caspase-4 与 Pro-IL-18 复合物的精确三维结构，为 caspase 酶活性调控机制及其底物识别机制的研究贡献了新见解[23]。他们还在另一项研究中共同揭示了 IpaH7.8 特异性识别 GSDMB 和 GSDMD 两种焦亡蛋白的结构基础，破解了 GSDMB 可变剪接调控细胞焦亡活性的精确分子机理[24]。中国科学院生物物理研究所陈畅团队研究表明凋亡细胞和凋亡囊泡产生的 $H_2S$ 能修饰 $T_H17$ 细胞内关键的硫化氢作用蛋白 Sep15，Sep15 通过调控 STAT1/STAT3 蛋白的磷酸化和入核，从而抑制 $T_H17$ 细胞分化，发挥调控免疫稳态作用[25]。

### （三）肿瘤免疫研究进展

近年来，肿瘤与机体免疫系统的相互作用研究越来越受到重视，不仅揭示了肿瘤免疫逃逸的复杂网络与相关机制，也推动了一系列创新免疫疗法的应用研究。

肿瘤微环境（tumor microenvironment，TME）是一个复杂且动态的生态系统，由多种细胞类型、非细胞成分及生物分子相互交织而成，共同影响肿瘤的发生、发展、逃逸、侵袭、转移和对治疗的响应。研究肿瘤微环境的成分间相互作用机制、塑造及维持机制对肿瘤治疗靶点的发现具有重要意义。中国科学院分子细胞科学卓越创新中心赵允研究团队携手复旦大学罗敏、卢智刚、高海课题组，共同揭示了粒细胞样髓系来源抑制细胞（PMN-MDSC）表面的关键功能性受体 CD300ld 在肿瘤引发的免疫抑制中扮演的核心角色。他们的研究表明，CD300ld 通过激活 STAT3-S100A8/A9 信号轴，上调 PMN-MDSC 向肿瘤部位的募集及其对 T 细胞免疫应答的抑制作用，这两方面合力构建并强化了有利于肿瘤生长的免疫抑制微环境。而当 CD300ld 功能被阻断时，PMN-MDSC 的募集显著减少，其免疫抑制能力亦随之下降，导致原本抑制性的肿瘤相关免疫微环境发生转变，转变为更加活跃的抗肿瘤状态，从而展现出广泛的抗肿瘤效应[26]。海军军医大学袁继行教授团队专注于揭示肿瘤细胞在向肝脏转移过程中与肝脏组织微环境的相互作用机制，他们创新性地揭示了 ERMAP/Gal-9/dectin-2 这一不依赖于抗体的非典型吞噬信号通路，该通路专一性地增强了库普弗细胞（Kupffer cell，KC）对肿瘤细胞的吞噬作用，从而有效地抑制了肿瘤向肝脏的转移进程。因此，通过策略性地激活 ERMAP/Gal-9/dectin-2 信号轴，有望提升库普弗细胞的吞噬效能和肿瘤免疫机能，为临床应对转移性肝癌的治疗与预防提供崭新的思路与潜在的干预手段[27]。浙江大学姚雨石课题组观察到甲型流感病毒（influenza A virus，IAV）感染康复后，小鼠肺部能够建立起持续性的抗肿瘤防御能力。他们的研究表明，经 IAV 暴露的肺部常驻巨噬细胞展现出训练免疫的关键特性，表现为吞噬功能增强和对肿瘤细胞杀伤力提高。这些发现共同揭示了组织内定植的、经过训练的巨噬细胞在特定器官中具有长效抗肿瘤先天免疫功能，并提示通过调控这类组织驻留巨噬细胞的训练免疫状态,有可能发展出一种具有长远疗效的抗肿瘤策略[28]。上海交通大学邓刘福团队揭示了 DC 内部 RIG-I-MAVS 信号通路在天然免疫识别中执行一项"非常规"职能,即它对肿瘤环境下的抗肿瘤免疫反应起到抑制作用。具体来说,当 DC 中 MAVS 功能缺失时,会促使 IL-12 白介素的表达上调,而不依赖于通常与抗病毒反应相关的 I 型干扰素。这种 IL-12 的升高能显著提升 DC 的功能性,增强其与 T 细胞的相互作用,从而强有力地助推肿瘤免疫治疗的效果。这项研究不仅为深入理解 DC 在肿瘤背景下响应规律提供了全新的视角,还指明了克服肿瘤对免疫治疗耐药性的潜在靶标,为优化和设计更有效的肿瘤免疫疗法提供了理论依据[29]。中国科学技术大学魏海明、郑小虎、田志刚、黄光明、钱叶本研究团队发现,在肿瘤组织微环境中,自然杀伤细胞(nature killer cell,NK 细胞)出现了表面膜突起丢失的现象,导致其无法有效识别并攻击肿瘤细胞,从而丧失了原本的抗肿瘤功能。为了深入探究这一现象,研究团队创新性地开发了"单个免疫细胞膜质谱检测技术"。应用该技术,他们揭示 NK 细胞膜上关键组分——鞘磷脂的显著减少是造成 NK 细胞表面突起丢失的主要原因。这一研究成果揭示了肿瘤实现免疫逃逸的一种全新机制,即肿瘤组织微环境通过影响 NK 细胞膜结构完整性来规避免疫监视。这一发现为基于 NK 细胞的肿瘤免疫治疗策略提供了崭新的理论依据与潜在的干预靶点,有望推动该领域治疗方法的革新与发展[30]。北京大学张泽民研究团队在对肿瘤微环境的深入探究中,成功辨识出一种在肿瘤内部显著富集且表现出潜在功能障碍的 NK 细胞亚群,将其命名为 TaNK 细胞。此类细胞的特点在于细胞毒性颗粒表达量偏低,而抑制性受体及应激相关基因的表达则相对较高。值得注意的是,TaNK 细胞在多种癌症类型中数量的增多与患者较差的预后及对免疫治疗,特别是免疫检查点阻断(immune checkpoint blockade,ICB)疗法的抵抗性之间存在明显关联。通过扩大样本规模开展更深入的研究,预期将进一步验证 TaNK 细胞在肿瘤进展及对 ICB 治疗反应中的具体功能角色。这些研究成果不仅揭示了 TaNK 细胞在临床实际中所起的作用,也为基于 NK 细胞的免疫疗法提供了新的认知视角。同时,结合生物信息学分析与实验数据,研究揭示髓样细胞在 NK 细胞功能调控中占据核心地位。具体来说,LAMP3 阳性的树突状细胞(LAMP3$^+$DC)被视为关键调节成分,可能对 CD56$^{dim}$CD16$^{hi}$ 亚群的 NK 细胞功能产生抑制效应。这一发现为理解 TME 中 NK 细胞活动的复杂调控网络及制定针对性的免疫干预策略提供了宝贵线索[31]。中山大学马骏、孙颖、邝栋明团队鉴定出定位于类三级淋巴样结构中的一类新细胞亚群——CD27$^+$IgD$^+$IgM$^+$ 先天样 B 细胞(ILBs),并揭示了吉西他滨联合顺铂(GP)化疗引起肿瘤细胞释放的 DNA 片段可通过激活 TLR9 信号诱导 ILB 的产生,进而通过 ICOSL-ICOS 信号轴促进 I 型辅助性 T 细胞(T$_H$1)和滤泡辅助性 T 细胞(T$_{FH}$)的扩增,并促进细胞毒性 CD8$^+$T 细胞的杀伤功能;并且,GP 化疗引起肿瘤细胞释放的 DNA 片段还可激活肿瘤细胞的 STING-type-I-interferon 通路,上调肿瘤细胞 MHC-I 的表达。他们的研究揭示了 GP 化疗可增强免疫系统对肿瘤细胞的有效识别和杀伤,从而调控鼻咽癌免疫微环境的新机制,为建立鼻咽癌联合治疗新策略提供了重要理论依据[32]。中国医学科学院黄波团队报道了肿瘤病人体内芳香烃受体(AhR)能够调控巨核红系祖细胞分化更倾向于巨核细胞,从而使肿瘤患者血小板生成增多,而红细胞产生减少。该研究阐明了 AhR 在肿瘤相关贫血和血小板增多方面的关键作用，具有重要理论意义和临床价值[33]。中山大学苏士成团队研究揭示了位于脉络丛的脉络丛肥大细胞通过分泌类胰蛋白酶破坏脉络丛上皮细胞的纤毛结构，从而促进脑脊液产生和驱动肿瘤相关脑积水。这一成果对于我们深化理解中枢神经系统内定植免疫细胞的功能及其在特定病理条件下的作用机制具有重要价值[34]。

CD8$^+$T 细胞对于肿瘤的免疫治疗的研究至关重要，因其作为免疫系统对抗肿瘤的核心效应细胞，其功能状态、活化程度及与肿瘤微环境的相互作用直接影响着治疗效果。深入探究 CD8$^+$T 细胞功能状态在肿瘤免疫应答过程中的变化及机制，不仅有助于揭示肿瘤免疫逃逸的策略，更有助于设计和优化以 CD8$^+$T 细胞为基础的免疫疗法，以期实现更精准、更有效的肿瘤治疗。清华大学董晨团队揭示了 TGF-β-BCL6 与 IL-2-BLIMP1 两条信号通路间的相互拮抗关系，以及它们拮抗调控抗肿瘤 CD8$^+$T 细胞 $T_{prog}$/$T_{term}$ 特征基因的转录，进而调控 $T_{prog}$ 向 $T_{term}$ 细胞分化的过程。这一研究为创新研发包括抗肿瘤 T 细胞过继疗法、细胞因子疗法以及免疫检查点阻断疗法在内的联合治疗策略提供了坚实的理论支撑[35]。南京医科大学刘星吟团队揭示了肠道内肠道微生物来源的代谢物吲哚-3-乳酸（ILA）一方面通过增强树突状细胞 IL12a 增强子区域周围的 H3K27ac 富集和染色质可及性来促进 DC 的 IL12a 产生，从而启动 CD8$^+$T 细胞的抗肿瘤活性；另一方面也可以通过与 CD8$^+$T 细胞的染色质绝缘子蛋白 CTCF 相互作用，改变染色质的可及性，调控 CD8$^+$T 细胞中 CTCF 与转录活性边界的差异结合并降低 CD8$^+$T 细胞中调节胆固醇代谢的重要基因 *Saa3* 的表达，进而降低 CD8$^+$T 细胞的胆固醇水平，从而增强肿瘤浸润 CD8$^+$T 细胞分泌 IFN-γ 和 GzmB 而起到杀伤肿瘤细胞的功能[36]。中山大学韩辉团队展示了在肿瘤浸润的 CD8$^+$ T 细胞中，丝裂霉素 2（mitomycin2，MFN2）通过与内质网嵌入的 Ca$^{2+}$-ATP 酶 SERCA2 相互作用，增强了线粒体-内质网（endoplasmic reticulum，ER）接触，有利于线粒体所需的 Ca$^{2+}$ 流入。同时，MFN2 有助于 SERCA2 在线粒体-ER 接触点回收 Ca$^{2+}$，从而防止线粒体中 Ca$^{2+}$ 过度积累，保障线粒体 Ca$^{2+}$ 的平衡和细胞存活。通过增加 CD8$^+$ 细胞中的 MFN2 来提高线粒体-ER 接触，可以提高癌症免疫疗法的效果。因此，该研究揭示了一个调节肿瘤浸润的 CD8$^+$T 细胞代谢适应性的缓冲机制，并凸显了通过靶向 MFN2 以优化 T 细胞功能的治疗潜力[37]。北京大学曾泽贤团队等发现小鼠肿瘤细胞葡萄糖转运体 1（Glut1）失活会导致肿瘤氧化磷酸化水平（OXPHOS）上升并产生过量的活性氧化物（reactive oxygen species，ROS），从而促进 CTL 通过 TNFα 执行的肿瘤细胞杀伤。并且，由于 Glut1 在肿瘤细胞和 CTL 的表达谱差异，抑制 Glut1 对 CTL 功能的影响相对较小。这一研究为肿瘤免疫疗法提供了新靶点和新思路[38]。上海交通大学医学院上海市免疫学研究所邹强研究团队发现膳食果糖以 mTORC1 依赖性方式启动脂肪细胞中瘦素的产生，并增强 CD8$^+$T 细胞的抗肿瘤反应，并发现高血浆瘦素水平与肺癌患者抗肿瘤 T 细胞反应的改善相关，这表明靶向果糖-瘦素轴在肺癌免疫治疗中具有潜力[39]。

肿瘤治疗新手段的研究对于推进肿瘤治疗的精准化、个性化，克服耐药性，扩大治疗范围，创新治疗手段，提高早期诊断与预后评估能力，以及推动基础研究与转化医学发展等方面均具有重大意义。这不仅是当前肿瘤研究的前沿热点，也是提升肿瘤患者生存率和生活质量的关键所在。中山大学苏士成团队表明自然生成的环状 RNA 能够通过非传统方式翻译隐藏的抗原肽，从而展现出显著的免疫原性。这项研究着重指出了利用肿瘤特异性环状 RNA 作为基础，研发具有高效能的抗原导向癌症疫苗（包括肽疫苗与环状 RNA 疫苗）的巨大治疗潜力[40]。ICB 治疗研究旨在利用药物解除免疫系统对肿瘤杀伤的抑制状态，激活 T 细胞攻击癌细胞，突破传统疗法局限，显著改善难治性、复发性癌症疗效，实现持久应答，为个性化精准治疗提供新路径，且部分患者可获长期生存，对癌症治疗范式产生革命性影响。中山大学邝栋明教授课题组首次报道了 IgG 在肝癌 PD-1/L1 治疗中通过 IFN-γ-ST6Gal-I 依赖性途径被唾液酸化修饰，随后结合到 II 型 Fc 受体 DC-SIGN 从而抑制巨噬细胞 I 型干扰素产生的负反馈调节机制，并提出了阻断 IgG 唾液酸化及其与 DC-SIGN 的互作联合 ICB 的肿瘤治疗方案[41]。嵌合抗原受体（chimeric antigen receptor，CAR）细胞技术旨在通过基因工程技术赋予免疫细胞精确识别并摧毁特定肿瘤细胞的能力，作为癌症治疗新技术在血液肿瘤中展现出显著疗效，推动精准与个体化医疗发展。浙江大学张进团队前期借助 T 细胞特异性的 CD3ζ-CAR（T-CAR）构建的第一代 CAR-macrophage 在实体肿瘤的治疗中实现了靶向性，但是仍然具有 M1 极化水平不能稳定维持的缺点。他们通过串联 CD3ζ 和 TIR 信号结构域构建了抗原依赖性极化的第二代 iPSC 来源的 CAR-macrophage（CAR-iMAC），具有更高的靶向抗肿瘤功效的同时能分泌更高水平的促炎因子，并且能更稳定地维持 M1 极化水平。张进团队还阐明了其抗原依赖性极化和激活，以及通过"胞葬"作用杀伤肿瘤的机制，为 CAR-iMAC 应用于实体肿瘤的免疫细胞治疗提供了更加坚实的理论基础[42]。清华大学江鹏课题组合作揭示了肿瘤细胞衍生的延胡索酸如何通过调控浸润肿瘤的 CD8$^+$T 细胞活性及其效应功能，导致抗肿瘤免疫反应受到抑制的机制。研究进一步指出，通过提高肿瘤微环境中延胡索酸的水解水平，可以显著提升 CAR-T 细胞在抗肿瘤治疗中的效力[43]。

## （四）区域免疫研究进展

中枢与外周免疫器官的免疫学属性，相较于人体内其他关键功能性器官（如肝、肠道、肺、大脑等）呈现出显著差异。这些器官因其独特的构造、生理机能及特殊的组织微环境，定居着特定的细胞群体，从而塑造了各自的地域性免疫特性。这些特性与相关器官所涉疾病的发生与演变过程紧密相关。针对疾病频发器官区域免疫特性的研究有利于加深对机体免疫功能及其在生理病理过程中的全面理解，推动免疫与疾病研究领域以及疾病免疫防治技术的进展。浙江大学医学院沈啸、史鹏研究团队揭示了肾髓质巨噬细胞与肾小管的特殊互动方式：这些巨噬细胞能够通过延伸伪足穿越上皮细胞层，直接探入肾小管腔内，以探测并捕获尿液中的颗粒物质。研究进一步观察到，这些巨噬细胞的跨管伪足持续进行着动态伸缩活动，以扫描尿液成分。甚至部分巨噬细胞还会主动进入肾小管腔内，护送颗粒物排出肾脏。研究对比了肾脏皮质和髓质巨噬细胞在数量、形态、行为、转录组表达及功能上的显著差异，对理解免疫细胞与上皮组织界面的相互作用作出了重要补充。此项研究首次提供了直接证据，证明同一器官内部不同亚解剖区域的驻留免疫细胞受其微环境独特影响，形成特征性印记。此外，肾巨噬细胞的跨管行为提示其在应对尿路源性微生物和抗原时具备快速响应能力[44]。湖南大学涂海军团队研究发现肠道肌肉中肠道 GABA 神经元能通过 GABA 信号调节肠道肌肉细胞的神经多肽分泌，从而病原菌防御信息传递至肠道上皮细胞，进而通过肠道中保守的 PMK-1/p38 MAPK 信号通路促进肠道天然免疫功能与肠道防御。该研究揭示了一个由肠道 AVL/DVB 神经元、肠道肌肉组织以及肠上皮细胞共同构成的解剖学与功能学整合单位，其在生理状态下对肠上皮屏障的完整性和肠道稳态维持起着关键作用。这一发现为干预肠道病原体感染疾病及炎症反应相关的胃肠道疾病提供了理论依据与潜在策略[45]。

中国科学技术大学朱书课题组发现了十二指肠中 GSDMD 可以被食物抗原诱导表达的 Caspase-3/7 剪切 N 端产生 p13 片段，并入核辅助增强了 STAT1 对 Ciita 的转录调节，上调肠道上皮细胞（intestinal epithelial cell，IEC）的二类分子水平，诱导调节性的 $T_{reg}1$ 细胞介导食物耐受，为食物过敏的治疗手段提供了新思路[46]。西湖大学徐和平团队发现转录因子 RXRγ 在 ILC2 细胞中充当分子检查点，决定了小肠中 ILC2 激活的阈值。在正常生理状态下，RXRγ 发挥抑制作用，限制小肠 ILC2 对轻微刺激的过度响应，从而有效防止过敏性炎症的发生。当面临严重感染时，机体释放的大量预警信号迅速抑制 RXRγ 的表达，随之而来的是胞内胆固醇外排减少，导致中性脂质在细胞内积聚，这一系列变化有利于小肠 ILC2 细胞的扩增及其介导的 2 型免疫反应的增强[47]。此外，徐和平团队还联合天津医科大学周洁团队发现多巴胺能限制 ILC2 激活以抑制肺部的过敏性炎症。该研究揭示了多巴胺在维持肺脏免疫平衡中所发挥的关键保护作用，并提示了局部应用多巴胺或其 DRD1 受体激动剂对过敏性哮喘可能具有显著的治疗潜力，为过敏性哮喘治疗提供了新视角[48]。

### （五）免疫相关疾病研究进展

免疫相关疾病是指因机体免疫系统功能异常，导致对自身组织或外来抗原过度反应或反应不足，引发一系列病理状态的疾病。对此类疾病的研究不仅能深化对免疫应答过程的认知，也能推动对疾病的早期诊断与精准治疗，提升患者生存质量。浙江大学周青、俞晓敏团队合作发现了 IL-1R1 新发错义突变在慢性复发性多发骨髓炎患者中存在。他们阐明了致病机制的同时，设计了一种 IL-1 抑制剂疗法，能更有效治疗 IL-1 介导的疾病。这项工作提供了对 IL-1 驱动疾病的分子见解和潜在的药物，以提高治疗 IL-1 驱动疾病的效力和特异性[49]。浙江大学蔡志坚团队揭示了肥胖可导致巨噬细胞内的拟素化 E2 结合酶 UBE2M 表达上调，并通过诱导 E3 泛素连接酶 TRIM21 的拟素化修饰，增强其与底物蛋白 VHL 的结合，促进 VHL 的泛素化降解，从而导致 VHL 介导的 HIF-1α 泛素化降解被抑制，进一步加重了 HIF-1α 的累积并促进了下游 IL-1β 的转录和后续的炎症反应，最终通过抑制脂肪酸氧化和胰岛素受体底物 1 的表达使肥胖症恶化以及带来相关的代谢紊乱[50]。南京大学王丽蕊课题组发现在代谢功能障碍相关脂肪性肝炎（metabolic dysfunction-associated steatohepatitis，MASH）中，肝脏中增多的免疫细胞可产生更多的乙酰胆碱激活并上调肝实质细胞中的钙离子通道蛋白 CHRNA4，促进钙离子内流，激活肝实质细胞炎症信号通路，促进炎症基因的表达以及炎症因子的释放，加速 MASH 的发展[51]。中南大学罗湘杭团队阐明了骨髓中的 CD7$^+$ 单核细胞能够特异性浸润到皮下脂肪组织，通过效应因子 FGL2 激活米色脂肪细胞的产热程序，从而促进能量消耗。随着减重时间的延长，该细胞群逐渐进入静息状态，而骨髓微环境因子 FLT3L 刺激能重新活化该细胞群，再次发挥对抗体重反弹的作用[52]。中国医学科学院程涛团队发现了免疫调节性中性粒细胞祖细胞有助于预测干细胞移植接受者发生急性移植物抗宿主病的风险，并且他们的研究提供了人类接受移植后 HSPC 再生过程的见解，为移植后早期发生急性移植物抗宿主病的高危患者的识别提供了新思路[53]。厦门大学陈小芬和钟力团队发现 TREM2 作为一种新的补体系统抑制因子能与补体启动蛋白 C1q 高亲和力结合，有效地阻碍补体级联反应的触发，降低小胶质细胞对神经突触的补体介导的吞噬作用，有助于在阿尔茨海默病（Alzheimer's disease，AD）的病理背景下维持神经突触结构的稳定性。这些科研成果揭示了 TREM2 作为 AD 关键风险基因，通过抑制补体驱动的突触丧失来对抗疾病进展。这一发现为 AD 发病机理的认知及针对性治疗方案的创新提出了新思路[54]。上海交通大学张臻团队揭示了淋巴管内皮细胞在发生心肌梗死后通过上调 Tbx1 表达，从而调控下游促进淋巴管生成基因的上调及细胞因子 Ccl21 和表面黏附分子 Icam1 的上调，分别促进免疫耐受性树突状细胞和 $T_{reg}$ 的募集，进而促进促修复性巨噬细胞的增加和自身反应性 $CD8^+$ T 细胞的抑制，以维持心肌梗死后的心脏中存在的免疫抑制微环境[55]。空军军医大学朱平团队研发了一种系统方法，分析了强直性脊柱炎（ankylosing sporidylitis，AS）及其他自身免疫性疾病患者体内蛋白修饰谱，从中识别与自身反应性新生抗原产生相关的蛋白质翻译后修饰，进一步加深对 AS 等自身免疫性疾病发病机制的理解。该研究首次揭示了自身免疫病"环境-代谢物-新修饰-新抗原"的致病新机制、新理论，为代谢物修饰形成新生抗原、诱发自身免疫病病因病理学研究奠定了基础，并对建立 AS 等免疫病自身抗原特异性筛查和针对性治疗策略具有重要意义[56]。

## （六）总结与展望

审视 2023 年间我国免疫学界在国际顶级学术平台所刊发的一系列具有广泛影响力的论著成果，可以看到我国免疫学研究不仅保持了近年来稳健上升的总体趋势，更在一系列基本科学问题上生动展现了独特的学科风貌与竞争优势。随着科学技术的迅猛发展与革新，免疫学研究领域正以前所未有的广度与深度经历着一场深刻变革，使其探究范围日益丰富多元，研究手法愈发精密细致。这股科技推动力不仅拓宽了对免疫系统复杂性的认知边界，更在微观至宏观各个层面上揭示了免疫反应的精妙机制与动态变化。

此外，技术进步为免疫学研究提供了更为先进的实验工具和分析平台。晶体学和结构生物学技术的迅猛发展使得研究者能够在纳米级别观察到抗体结合模式和表位特异性、受体-配体间的相互作用、细胞内信号传导通路的细微结构，极大地提升了对免疫反应微观层面理解的精度[3,4,20,23,24]。跨学科融合的趋势也在推动免疫学研究的多样化与精细化，计算生物学、生物信息学、机器学习和人工智能的崛起为免疫学研究带来了强大的数据处理和模型构建能力。海量的基因组、转录组、表观基因组，以及免疫组库数据得以被高效整合与深度挖掘，助力科学家揭示免疫相关基因网络的调控机制、预测免疫细胞亚群的功能角色，以及解析个体间免疫反应差异的遗传基础[1,2,4-6,17,18,31,32,53]。

# 参 考 文 献

[1] Yu S, Lin Y, Li Y, et al. Systemic immune profiling of Omicron-infected subjects inoculated with different doses of inactivated virus vaccine. Cell, 2023, 186(21): 4615-4631.

[2] Wang H, Liu C, Xie X, et al. Multi-omics blood atlas reveals unique features of immune and platelet responses to SARS-CoV-2 Omicron breakthrough infection. Immunity, 2023, 56(6): 1410-1428.

[3] Ju B, Zhang Q, Wang Z, et al. Infection with wild-type SARS-CoV-2 elicits broadly neutralizing and protective antibodies against omicron subvariants. Nat Immunol, 2023, 24(4): 690-699.

[4] Wang R, Han Y, Zhang R, et al. Dissecting the intricacies of human antibody responses to SARS-CoV-1 and SARS-CoV-2 infection. Immunity, 2023, 56(11): 2635-2649.

[5] Yisimayi A, Song W, Wang J, et al. Repeated Omicron exposures override ancestral SARS-CoV-2 immune imprinting. Nature, 2024, 625(7993): 148-156.

[6] Wang G, Liu X, Wang K, et al. Deep-learning-enabled protein-protein interaction analysis for prediction of SARS-CoV-2 infectivity and variant evolution. Nat Med, 2023, 29(8): 2007-2018.

[7] Zhang H, Zhang L, Lin A, et al.: Algorithm for optimized mRNA design improves stability and immunogenicity. Nature, 2023, 621(7978): 396-403.

[8] Chen T, Feng Y, Sun W, et al.: The nucleotide receptor STING translocates to the phagosomes to negatively regulate anti-fungal immunity. Immunity, 2023, 56(8): 1727-1742.

[9] Fang R, Jiang Q, Jia X, et al. ARMH3-mediated recruitment of PI4KB directs Golgi-to-endosome trafficking and activation of the antiviral effector STING. Immunity, 2023, 56(3): 500-515.

[10] Hou Y, Wang Z, Liu P, et al. SMPDL3A is a cGAMP-degrading enzyme induced by LXR-mediated lipid metabolism to restrict cGAS-STING DNA sensing. Immunity, 2023, 56(11): 2492-2507.

[11] Wang L, Li S, Wang K, et al. Spermine enhances antiviral and anticancer responses by stabilizing DNA binding with the DNA sensor cGAS. Immunity, 2023, 56(2): 272-288.

[12] Zhao C, Ma Y, Zhang M, et al. Polyamine metabolism controls B-to-Z DNA transition to orchestrate DNA sensor cGAS activity. Immunity, 2023, 56(11): 2508-2522.

[13] Wu X, Yang ZH, Wu J, et al. Ribosome-rescuer PELO catalyzes the oligomeric assembly of NOD-like receptor family proteins via activating their ATPase enzymatic activity. Immunity, 2023, 56(5): 926-943.

[14] Zhu F, Ma J, Li W, et al. The orphan receptor Nur77 binds cytoplasmic LPS to activate the non-canonical NLRP3 inflammasome. Immunity, 2023, 56(4): 753-767.

[15] Luo Q, Liu Y, Shi K, et al. An autonomous activation of interleukin-17 receptor signaling sustains inflammation and promotes disease progression. Immunity, 2023, 56(9): 2006-2020.

[16] Yuan L, Ma X, Yang Y, et al. Phosphoantigens glue butyrophilin 3A1 and 2A1 to activate Vγ9Vδ2 T cells. Nature, 2023, 621(7980): 840-848.

[17] Liu Z, Wang H, Li Z, et al. Dendritic cell type 3 arises from Ly6C(+)monocyte-dendritic cell progenitors. Immunity, 2023, 56(8): 1761-1777.

[18] Wang Z, Wu Z, Wang H, et al. An immune cell atlas reveals the dynamics of human macrophage specification during prenatal development. Cell, 2023, 186(20): 4454-4471.

[19] Lin L, Hu M, Li Q, et al. Oleic acid availability impacts thymocyte preprogramming and subsequent peripheral T (reg) cell differentiation. Nat Immunol, 2024, 25(1): 54-65.

[20] Li Y, Shen H, Zhang R, et al. Immunoglobulin M perception by FcμR. Nature, 2023, 615(7954): 907-912.

[21] Hao Q, Zhan C, Lian C, et al. DNA repair mechanisms that promote insertion-deletion events during immunoglobulin gene diversification. Sci Immunol, 2023, 8(81): eade1167.

[22] Chen X, Wu R, Li L, et al. Pregnancy-induced changes to the gut microbiota drive macrophage pyroptosis and exacerbate septic inflammation. Immunity, 2023, 56(2): 336-352.

[23] Shi X, Sun Q, Hou Y, et al. Recognition and maturation of IL-18 by caspase-4 noncanonical inflammasome. Nature, 2023, 624(7991): 442-450.

[24] Wang C, Shivcharan S, Tian T, et al. Structural basis for GSDMB pore formation and its targeting by

IpaH7.8. Nature, 2023, 616(7957): 590-597.

[25] Ou Q, Qiao X, Li Z, et al. Apoptosis releases hydrogen sulfide to inhibit Th17 cell differentiation. Cell Metab, 2024, 36(1): 78-89.

[26] Wang C, Zheng X, Zhang J, et al. CD300ld on neutrophils is required for tumour-driven immune suppression. Nature, 2023, 621(7980): 830-839.

[27] Li J, Liu XG, Ge RL, et al. The ligation between ERMAP, galectin-9 and dectin-2 promotes Kupffer cell phagocytosis and antitumor immunity. Nat Immunol, 2023, 24(11): 1813-1824.

[28] Wang T, Zhang J, Wang Y, et al. Influenza-trained mucosal-resident alveolar macrophages confer long-term antitumor immunity in the lungs. Nat Immunol, 2023, 24(3): 423-438.

[29] Wu L, Hong X, Yang C, et al. Noncanonical MAVS signaling restrains dendritic cell-driven antitumor immunity by inhibiting IL-12. Sci Immunol, 2023, 8(90): eadf4919.

[30] Zheng X, Hou Z, Qian Y, et al. Tumors evade immune cytotoxicity by altering the surface topology of NK cells. Nat Immunol, 2023, 24(5): 802-813.

[31] Tang F, Li J, Qi L, et al. A pan-cancer single-cell panorama of human natural killer cells. Cell, 2023, 186(19): 4235-4251.

[32] Lv J, Wei Y, Yin JH, et al. The tumor immune microenvironment of nasopharyngeal carcinoma after gemcitabine plus cisplatin treatment. Nat Med, 2023, 29(6): 1424-1436.

[33] Zhou L, Wu D, Zhou Y, et al. Tumor cell-released kynurenine biases MEP differentiation into megakaryocytes in individuals with cancer by activating AhR-RUNX1. Nat Immunol, 2023, 24(12): 2042-2052.

[34] Li Y, Di C, Song S, et al. Choroid plexus mast cells drive tumor-associated hydrocephalus. Cell, 2023, 186(26): 5719-5738.

[35] Sun Q, Cai D, Liu D, et al. BCL6 promotes a stem-like CD8(+)T cell program in cancer via antagonizing BLIMP1. Sci Immunol, 2023, 8(88): eadh1306.

[36] Zhang Q, Zhao Q, Li T, et al. Lactobacillus plantarum-derived indole-3-lactic acid ameliorates colorectal tumorigenesis via epigenetic regulation of CD8(+)T cell immunity. Cell Metab, 2023, 35(6): 943-960.e949.

[37] Yang JF, Xing X, Luo L, et al. Mitochondria-ER contact mediated by MFN2-SERCA2 interaction supports CD8(+)T cell metabolic fitness and function in tumors. Sci Immunol, 2023, 8(87): eabq2424.

[38] Wu L, Jin Y, Zhao X, et al. Tumor aerobic glycolysis confers immune evasion through modulating sensitivity to T cell-mediated bystander killing via TNF-α. Cell Metab, 2023, 35(9): 1580-1596.

[39] Zhang Y, Yu X, Bao R, et al. Dietary fructose-mediated adipocyte metabolism drives antitumor CD8(+)T cell responses. Cell Metab, 2023, 35(12): 2107-2118.

[40] Huang D, Zhu X, Ye S, et al. Tumour circular RNAs elicit anti-tumour immunity by encoding cryptic peptides. Nature, 2024, 625(7995): 593-602.

[41] Wu RQ, Lao XM, Chen DP, et al. Immune checkpoint therapy-elicited sialylation of IgG antibodies impairs antitumorigenic type I interferon responses in hepatocellular carcinoma. Immunity, 2023, 56(1): 180-192.

[42] Lei A, Yu H, Lu S, et al. A second-generation M1-polarized CAR macrophage with antitumor efficacy. Nat Immunol, 2024, 25(1): 102-116.

[43] Cheng J, Yan J, Liu Y, et al. Cancer-cell-derived fumarate suppresses the anti-tumor capacity of CD8(+)T cells in the tumor microenvironment. Cell Metab, 2023, 35(6): 961-978.

[44] He J, Cao Y, Zhu Q, et al. Renal macrophages monitor and remove particles from urine to prevent tubule obstruction. Immunity, 2024, 57(1): 106-123.

[45] Liu J, Zhang P, Zheng Z, et al. GABAergic signaling between enteric neurons and intestinal smooth muscle promotes innate immunity and gut defense in Caenorhabditis elegans. Immunity, 2023, 56(7): 1515-1532.

[46] He K, Wan T, Wang D, et al. Gasdermin D licenses MHCII induction to maintain food tolerance in small intestine. Cell, 2023, 186(14): 3033-3048.

[47] Zang Y, Liu S, Rao Z, et al. Retinoid X receptor gamma dictates the activation threshold of group 2

innate lymphoid cells and limits type 2 inflammation in the small intestine. Immunity, 2023, 56(11): 2542-2554.

[48] Cao Y, Li Y, Wang X, et al. Dopamine inhibits group 2 innate lymphoid cell-driven allergic lung inflammation by dampening mitochondrial activity. Immunity, 2023, 56(2): 320-335.

[49] Wang Y, Wang J, Zheng W, et al. Identification of an IL-1 receptor mutation driving autoinflammation directs IL-1-targeted drug design. Immunity, 2023, 56(7): 1485-1501.

[50] Lu X, Kong X, Wu H, et al. UBE2M-mediated neddylation of TRIM21 regulates obesity-induced inflammation and metabolic disorders. Cell Metab, 2023, 35(8): 1390-1405.

[51] Pan C, Liu J, Gao Y, et al. Hepatocyte CHRNA4 mediates the MASH-promotive effects of immune cell-produced acetylcholine and smoking exposure in mice and humans. Cell Metab, 2023, 35(12): 2231-2249.

[52] Zhou HY, Feng X, Wang LW, et al. Bone marrow immune cells respond to fluctuating nutritional stress to constrain weight regain. Cell Metab, 2023, 35(11): 1915-1930.

[53] Huo Y, Wu L, Pang A, et al. Single-cell dissection of human hematopoietic reconstitution after allogeneic hematopoietic stem cell transplantation. Sci Immunol, 2023, 8(81): eabn6429.

[54] Zhong L, Sheng X, Wang W, et al. TREM2 receptor protects against complement-mediated synaptic loss by binding to complement C1q during neurodegeneration. Immunity, 2023, 56(8): 1794-1808.

[55] Wang W, Li X, Ding X, et al. Lymphatic endothelial transcription factor Tbx1 promotes an immunosuppressive microenvironment to facilitate post-myocardial infarction repair. Immunity, 2023, 56(10): 2342-2357.

[56] Zhai Y, Chen L, Zhao Q, et al. Cysteine carboxyethylation generates neoantigens to induce HLA-restricted autoimmunity. Science, 2023, 379(6637): eabg2482.

# 八、药学研究进展

杜冠华　王守宝　袁天翊　张　雯　宋俊科
中国医学科学院药物研究所

2023 年的医药行业虽然寒冬犹在，但"回暖"的信号也在持续增强。这一年创新药的研发热情日益高涨，1 类新药临床注册申请（investigational new drug application，IND）受理品种同比增长为近 5 年新高。2023 年 8 月，国务院常务会议集中通过《医药工业高质量发展行动计划（2023-2025 年）》《医疗装备产业高质量发展行动计划（2023-2025 年）》两部医疗产业高质量发展规划，从医药工业和医疗装备产业两方面补短板，给予全链条支持。在这一年，全国药监系统启动实施药品安全巩固提升行动，全方位筑牢药品安全底线。人工智能（AI）制药、核酸药物等新兴技术与研发方向正在为制药行业带来新的变革。

## （一）2023 年我国药学研究的主要进展

### 1. 创新药的研发热情日益高涨

2023 年，国家药品监督管理局药品审评中心共批准了 40 个 1 类创新药品种。这些创新药涵盖了多个治疗领域，体现了我国在药物研发方面的广泛布局和深厚实力。这些药物的获批，为临床医生提供了更多治疗选择，也为患者带来了新的希望。全年 40 个创新药中，有 9 个品种（22.5%）通过优先审评审批程序获准上市。优先审评审批程序旨在加快具有重大临床价值药物的审批进程，这些药物通常在治疗严重疾病方面显示出显著的疗效或能够满足未被满足的医疗需求。例如，某些新型抗癌药物通过这一程序迅速进入市场，为癌症患者提供了新的治疗选择。

在 40 个创新药中，有 13 个品种（32.5%）通过附条件批准上市程序获准。这些药物通常在早期临床试验中显示出较好的疗效和安全性，但仍需进一步的临床数据支持。附条件批准上市程序允许这些药物在满足特定条件的情况下提前上市，为急需治疗的患者提供了早期治疗机会，同时要求企业继续进行后续研究，以确保药物的长期安全性和有效性。

在 40 个创新药中，有 8 个品种（20%）在临床研究阶段纳入了突破性治疗药物程序。突破性治疗药物程序的设立，旨在加速具有显著临床优势的新药的开发和审批过程。这些药物通常在早期临床试验中显示出较高的治疗效果或具有突破性的治疗机制。通过这一程序，国家药品监督管理局药品审评中心能够更早介入药物的研发过程，与企业合作解决研发中的关键问题，加速药物的上市进程。

2023 年，有 4 个新冠治疗药物（10%）通过特别审批程序批准上市。新冠疫情的持续影响，使得新冠治疗药物的研发和审批成为全球关注的焦点。特别审批程序的设立，旨在应对公共卫生紧急情况，快速响应疫情需求。这些新冠治疗药物的快速获批，为疫情防控提供了有力支持，也为患者提供了更多的治疗选择。

另外，中药的传承与创新发展也在 2023 年得到了大力支持。中药作为中华传统医学的重要组成部分，具有悠久的历史和丰富的临床经验。我国通过多项措施，支持和推动中药新药的研发和上市。这些中药新药不仅在治疗效果上取得了突破，还在现代科学研究的基础上进行了成分分析和作用机制研究，为中药的现代化和国际化奠定了基础。

总体来看，2023 年中国在药物研发方面取得了显著成绩。这些成绩不仅为保障公众健康、推动医药产业发展提供了有力支持，也为我国药物研发工作的科学化、规范化和国际化奠定了坚实基础。未来，我国将继续秉持科学、严谨、透明的原则，不断推动药物研发工作向前发展，为实现"健康中国"战略目标贡献力量。

2. 紧跟新兴前沿技术，药学步入全面创新阶段

2023 年我国新药研发进入全面创新阶段，多家制药企业和科研机构涉足细胞/基因治疗、核酸药物、偶联药物、蛋白降解、核药、人工智能（AI）制药等领域。

2023 年我国原研细胞免疫疗法 2 款新药成功上市：6 月伊基奥仑赛注射液获批上市，其是全球首个全人源靶向 BCMA CAR-T 产品，用于治疗复发或难治性多发性骨髓瘤成人患者；11 月纳基奥仑赛注射液 CNCT19 细胞注射液获批上市，该药物具有全球独特的 CD19 scFv（HI19a）结构和国际领先的生产制造工艺，用于治疗成人复发或难治性 B 细胞急性淋巴细胞白血病，也是首款具有中国全自主知识产权的 CD19 CAR-T 细胞治疗产品。

2023 年 12 月由亘喜生物研发的 FasTCAR-T GC012F 获批开展难治性系统性红斑狼疮的 1/2 期新药临床试验，该药物是基于亘喜生物专有的 FasTCAR 平台开发的 B 细胞

成熟抗原（BCMA）和 CD19 双靶点自体 CAR-T 产品。另外针对难治性系统性红斑狼疮，恩瑞恺诺公司利用独特的 HTAS-RVTM 递送系统和优异的 NK 细胞扩增和冻存制剂技术，开发了 CAR-NK 细胞治疗药物 KN5501。该药物通过靶向 CD19 来治疗复发/难治的系统性红斑狼疮，已完成 4 例重度系统性红斑狼疮患者的 CAR-NK 回输治疗。

基因增补疗法是通过载体将目的基因导入体内组织，表达功能完整的蛋白质，从而补充/替换功能异常的蛋白，达到基因治疗的目的。2023 年中国开展了 22 项基因增补疗法的临床研究。体内 CRISPR 疗法是一种基因编辑疗法，2023 年国家药品监督管理局药品审评中心先后批准 2 项 CRISPR 疗法临床试验申请，包括本导基因公司的 BD111，用于治疗单纯疱疹病毒型角膜炎（HSK）；尧唐生物 YOLT-201 注射液，用于治疗甲状腺素运载蛋白淀粉样变性（ATTR）。

2023 年 11 月石药集团自主研发的化学 1 类新药 SYH2053 注射液获批开展临床试验，该小干扰 RNA（siRNA）药物通过偶联 N-乙酰半乳糖胺（GalNAc）实现肝脏靶向递送 siRNA，以 PCSK9 为靶点，治疗成人原发性高胆固醇血症或混合型血脂异常。

2023 年抗体偶联药物（antibody-drug conjugates，ADC）领域非常活跃，ADC 是通过一个化学链将具有生物活性的小分子药物连接到单抗上，单抗作为载体将小分子药物靶向运输到目标细胞中。在中国开展的 ADC 药物临床试验超过 1000 项，涉及药品企业超过百家，国产 ADC 海外交易金额超过百亿元，说明了 ADC 技术及研发管线在我国已高度成熟。

放射性核素偶联药物（radionuclide drug conjugate，RDC，简称核药）是指含有放射性核素可以用于诊断或治疗的特殊药物，其主要由介导靶向定位作用的抗体或小分子、连接臂、螯合物和放射/成像因子（放射性同位素）构成。RDC 具备精准靶向性、强效杀伤肿瘤细胞的作用。2023 年国内 RDC 药物获得临床试验批准，如 HRS-4357、镥[$^{177}$Lu]氧奥曲肽注射液；诊断用核药 HRS-9815、镓[$^{68}$Ga]伊索曲肽注射液等。

在药物研发领域，人工智能（AI）制药是一个新兴领域，尤其是在药物研发早期阶段，利用各种数据库，运用机器学习、深度学习、大型语言模型等人工智能技术，进行药物靶点发现与挖掘、药物分子虚拟筛选、药物分子设计与优化等，从而达到缩短研发周期、降低成本、提升早期药物发现成功率的目的。我国也在 AI 制药领域进行了全面布局，2023 年 6 月，由英矽智能自主研发的抗纤维化小分子候选药物"INS018_055"作为全球首款由生成式人工智能完成新颖靶点发现和分子设计的候选药物进入 II 期临床试验阶段，已完成 II 期临床试验首例患者给药。

**3. 药品研发和审评工作更加规范，助推新药研发再上新台阶**

为了持续提升新药研发工作的科学性和规范性，我国加大了新药研发相关指导原则的制修订力度。2023 年国家药品监督管理局药品审评中心新发布指导原则 60 个，修订指导原则 74 个。这些指导原则涵盖了新药研发、临床试验设计、药物安全性评价等多个方面，为药品企业和科研机构提供了详尽的指导。不仅有助于规范药品研发和审评工作，也为推动医药行业的健康发展提供了有力支持

为了推动 ICH Q13 指导原则在我国的实施，发布了国内首个《化药口服固体制剂连

续制造技术指导原则（试行）》。在完善真实世界证据指导原则体系方面，继先前发布的关于真实世界证据和数据评价的技术要求后，今年又发布了《药物真实世界研究设计与方案框架指导原则（试行）》和《真实世界证据支持药物注册申请的沟通交流指导原则（试行）》两项技术指导原则。

在加快完善放射性治疗药物评价体系方面，制定并发布了《放射性体内治疗药物临床评价技术指导原则》《放射性治疗药物非临床研究技术指导原则》《放射性标记人体物质平衡研究技术指导原则》《放射性化学仿制药药学研究技术指导原则》4 项技术指导原则，以推动相关产品的研发和上市。

在细胞和基因治疗技术评价体系方面，发布了肿瘤主动免疫治疗产品、人源性干细胞、溶瘤病毒、基因治疗治疗血友病等 5 项技术指导原则。

首次将"以患者为中心"和基于"动物法则（animal rule）"的药物注册理念纳入指导原则，标志着我国药物研发策略进入了新阶段。同时，继续完善创新药物研发的共性技术要求，发布了新药III期临床试验前药学沟通交流、化药复方药物临床试验设计、新药获益-风险评估、临床试验期间安全性信息评价、药物性肝损伤、单臂试验临床应用等指导原则。

围绕构建和完善"三结合"审评证据体系的工作任务，针对中药研发中的瓶颈和热点、难点问题，以问题为导向，不断创新工作方法，依托中药监管科学研究，广泛开展学术交流，充分发挥外部专家的作用，结合审评案例总结规律，研究形成技术标准。2023年，发布了《基于人用经验的中药复方制剂新药药学研究技术指导原则（试行）》等五项指导原则。同时，聚焦具有中医药治疗临床优势和特点的适应证，起草并制定了糖尿病视网膜病变、紧张型头痛、小儿便秘等适应证的临床研究技术指导原则，加快符合中药特点的疗效评价审评标准体系建设。

为了更好地解决公众及特殊群体的用药需求，提高常见疾病药物研发评价体系的覆盖率，加快儿童用药的研发进程，制定并发布了《生理药代动力学模型在儿科人群药物研发中应用的的技术指导原则》和《成人用药数据外推至儿科人群的定量方法学指导原则（试行）》。为解决特殊群体用药吞咽困难，制定发布了《咀嚼片（化学药品）质量属性研究技术指导原则（试行）》。为加强说明书和标签的规范管理，制定发布了《化学药品说明书及标签药学相关信息撰写指导原则（试行）》等 4 项技术指导原则。

在推动新药研发过程中，我国不仅关注药物的疗效和安全性，还注重研发过程中的科学性和创新性。为了推动新药的研发，科研机构和药品企业进行了多种形式的合作和交流，通过这些合作，解决了新药研发中的技术瓶颈和临床试验设计等问题，加速了新药的研发进程。例如，针对新药研发中的技术瓶颈和临床试验设计等问题，专家们进行专题研讨，提供专业指导，推动新药研发的科学化和规范化。

除了对新药研发的支持，我国还注重新药的全生命周期管理。建立了药物上市后的风险监测和评价体系，确保新药在上市后能够持续监测其疗效和安全性。通过数据分析和临床研究，及时发现并解决新药在使用过程中出现的问题，保障患者用药的安全性和有效性。例如，针对某些新药在大规模使用后出现的副作用和不良反应，及时采取措施，调整用药指南和说明书，确保用药的科学性和安全性。

在药品审评报告的公开透明方面，我国也取得了显著进展。通过公开新药注册审评报告，极大地提高了药品审评工作的透明度。这不仅有助于药品企业了解药品审评的标准和流程，优化自身的研发和申报工作，也为社会公众提供了详细的药品信息，增强了公众对药品有效性和安全性的信心。

### （二）重点领域有待加快创新发展，加快我国药学研究全方位提升

#### 1. 新药研发的源头创新和国际竞争力依然薄弱

近些年来，我国在新药研发方面的创新能力逐年增强，多个自主研发药物成功走向临床。然而在关键核心技术方面，我国的药物研发仍存在短板，国际竞争力有待加强。比如在癌症治疗药物研发方面，我国作为世界上人口最多的国家，承担着沉重的癌症治疗负担，因此国家和科研机构、制药企业在癌症药物研发方面投入了大量时间和金钱。目前，中国在该领域已取得了跨越式的发展，在抗肿瘤药物全球临床试验版图中，中国占据了近 1/3。但在创新方面，受限于时间与研发成本等因素，我国药物研发仍主要集中于"模仿"或"快速跟进"药物策略，这导致众多药物靶标出现了重复和重叠，在一定程度上限制了行业创新与发展。有报道显示，全球高达 70%的药物研发新靶点在中国尚未有产品进入临床阶段。

在药物研发方面，我国科研院所、制药企业与临床的合作不够深入，这导致了临床发现的一些潜在药物干预靶点较难得到转化，这也限制了首创类药物的发现。这类药物的发现依赖于新的分子靶点发现和新型药物设计，但目前在我国，临床医生和基础科学家之间沟通合作不足，制药公司在新生物标志物或靶点发现方面存在局限性，这都阻碍了我国创新药物的研发进程。

目前我国的大多数制药企业与欧美公司相比，新药研发仍处于初级阶段，在未来，应进一步加强产学研合作，加强基础科研与临床医生合作，在创新性药物研发、新技术新方法开发等方面不断进步。

#### 2. 中医药是中国传统医学的重要宝藏，亟待守正创新，推动其现代化

在中药和天然产物研究方面，2023 年研究者取得了诸多突破性进展，相关研究报道刊登在世界顶级刊物上，为中药的现代化应用提供更多的证据支持。在临床研究方面，通过随机、双盲、安慰剂对照临床试验，明确在基础治疗上加用中药通心络胶囊可以显著改善心肌梗死患者的临床预后，降低死亡率；采用多中心、双盲、随机对照研究，再次证明连花清瘟治疗新冠肺炎的有效性和安全性；依托全国 35 个医学中心，完成老字号中药贴膏——骨通贴膏的前瞻性真实世界研究，系统阐述了骨通贴膏和非甾体抗炎药物治疗膝骨关节炎的有效性和安全性差异。

在临床前研究方面，成功发现雷公藤红素、片仔癀等的新药效作用，揭示去氧胆酸、黄芪甲苷等天然产物的新作用机制。这对于中药及天然产物的进一步开发利用具有重要意义。

中药是我国的重要医药宝藏，在对已有中药进行机制探讨和疗效确证的同时，发现新的技术方法、新的药物也十分重要。在对中药研究的技术方面，研究者们一直在努力

创新，为中药研究提供更加坚实的基础。由北京交通大学周雪忠、南京信息工程大学甘晓与国外研究者合作，开发了一种预测中药疗效的中医药网络医学理论，发现中药"辨证论治"的传统治疗原则可以通过中药与疾病症状在蛋白质网络上的拓扑邻近关系解释，并通过真实世界临床数据验证，首次探索建立了解释中药治疗系统原理的科学理论，并结合真实世界临床数据进行了有效性验证。

### 3. 我国药学研究和服务体系但仍落后于社会需求

2023 年我国药物临床试验登记总量首次突破 4000 项，临床试验实施效率进一步改善。这说明在政策扶持和药学研究体系不断完善的背景下，我国新药研发呈现稳步发展态势。在鼓励创新政策的引导下，儿童用药、罕见病药物以及医学影像学和放射性药物等小众领域的研发变得更为活跃，在一定程度上填补相关药物的空白。

然而我国药学研究和服务体系仍需要进一步完善，以满足更多的社会需求。首先是 1 类创新药物的总体研发仍处于早期阶段，成功走向市场的我国自主创新 1 类药物仍较少，对于一些疾病仍需依赖进口药物，患者的治疗存在不利因素。

## （三）我国药学研究的发展方向和趋势

### 1. 通过政策引领和技术促进，努力为创新药物提供良好发展环境

近年来，我国在药学研究领域的改革力度不断加大，旨在优化药物研发和审批环境，为创新药物提供坚实的平台。首先，在政策层面，我国陆续出台了一系列鼓励创新的政策文件。这些政策文件不仅为药品企业和科研机构提供了明确的指导，还通过实际的扶持措施，降低了创新药物研发的风险和成本。

其次，在审批流程上，我国不断优化和简化药物审批程序，通过设立绿色通道和优先审批机制，加快了药物上市的速度。特别是在新冠疫情期间，面对突发公共卫生事件的需求，我国迅速组织审评资源并优化审评程序，高效推进新冠疫苗和治疗药物的应急审评审批工作。这不仅展示了我国在应对突发公共卫生事件中的快速反应能力和科学决策水平，也为未来的药物研发和审批提供了宝贵的经验。

此外，我国还加强了药物研发的国际合作与交流，积极引进国际先进技术和经验，提升国内药物研发水平。通过与国际知名药企和科研机构的合作，我国在药物研发的各个环节，包括基础研究、临床试验、生产制造等方面，都取得了显著进展。这种国际合作不仅有助于提升我国药物研发的国际竞争力，也为全球医药事业的发展贡献了中国智慧和中国力量。

### 2. 强化基础研究对医药事业创新驱动的支撑

基础研究是医药事业创新的源泉和动力。为了提升我国药物研发的创新能力，近年来，我国不断加大对基础研究的投入和支持力度。基础研究的强化，不仅有助于揭示疾病的发生和发展机制，为药物研发提供科学依据，也为新药创制提供了丰富的靶点和路径。

首先，我国在基础研究的资金投入方面实现了大幅增长。这些资金不仅支持了大量基础研究项目的开展，也为青年科学家的成长提供了良好的科研环境和条件。国家鼓励

科研机构和高校进行高水平的基础研究，在多个重大疾病领域取得了一系列原创性成果，为新药研发奠定了坚实基础。

其次，我国在基础研究领域不断完善科研体制和机制，通过科研体制改革，激发科研人员的创新活力，推动科研资源的合理配置和高效利用。此外，我国还注重科研成果的转化应用，通过建立产学研合作平台，促进基础研究成果向实际应用的转化。例如，在抗肿瘤药物研发领域，多个基础研究成果经过转化，已经进入临床试验阶段，并有望在未来几年内上市。

### 3. 积极探索药学科学发展新模式，推动一流药学研究体系建设

我国积极探索药学科学发展的新模式，在推进世界一流药学研究体系建设方面，始终坚持与时俱进。建设世界一流的药学研究体系，不仅需要先进的科研设施和技术，更需要科学的管理和创新的机制。

首先，我国在药学研究基础设施建设方面投入巨大，建设了一批具有国际领先水平的科研平台和实验室。这些科研平台不仅为科学家们提供了先进的研究设备和条件，也为国际合作提供了良好的硬件基础。

其次，我国在药学研究的管理和机制创新方面也进行了积极探索。通过建立科学合理的科研评价体系，鼓励原创性研究和突破性创新。我国还加强了科研团队的建设，注重多学科交叉和团队协作，提升科研创新能力。例如，近年来我国在生物医药领域的多学科交叉研究，已经取得了一系列重要成果，这些成果不仅推动了药物研发的进展，也为未来的药学科学发展提供了新的方向。

此外，我国还积极探索药学科学发展的新模式，通过引进国际先进理念和方法，提升药学研究的科学性和创新性。例如，在临床试验设计和数据管理方面，我国积极借鉴国际先进经验，建立科学规范的临床试验体系，确保药物研发的科学性和可靠性。

### 4. 中医药产业规模显著提升，现代化之路任重道远

中医药是中华传统医学的重要组成部分，具有悠久的历史和丰富的临床经验。近年来，随着国家对中医药发展的重视和支持，中医药产业规模显著提升，成为我国医药产业的重要组成部分。然而，中医药的现代化之路仍任重道远。

首先，中医药产业规模的提升，得益于国家政策的支持和引导。近年来，国家出台了一系列支持中医药发展的政策文件，从政策层面为中医药产业的发展提供了坚实保障。此外，通过设立中医药专项科研基金，支持中医药基础研究和临床应用研究，推动中医药创新发展。

其次，在中医药国际化方面，我国也取得了显著进展。通过加强国际合作和交流，推动中医药走向世界。例如，通过举办国际中医药学术会议，向世界展示中医药的独特魅力和临床价值，提升中医药的国际影响力。

然而，中医药的现代化发展仍面临诸多挑战。首先，中医药的标准化和规范化亟待加强。由于中医药理论的复杂性和多样性，中药材的质量控制和标准化生产面临挑战。其次，中医药的科学研究和临床应用需要更多的证据支持，通过科学研究揭示中医药的

作用机制，提供循证医学的证据，提升中医药的可信度和接受度。此外，中医药人才的培养和队伍建设也亟待加强，通过现代教育手段，培养高素质的中医药人才，为中医药的发展提供人才保障。

### （四）药理学研究创新成果推动药学向前发展

#### 1. 药物靶点创新研究突出，支撑创新药快速发展

现代药物研究已经进入了以药物靶点为主要作用机制的认识阶段，药物靶点的发现、确证和药物的研发关系密切，成为药物创新研究的关键技术和核心内容。新的药物靶点的发现，极大地丰富了药物研发的潜在方向。例如，在癌症治疗领域，科学家们发现了一些特定的蛋白质和基因突变，这些发现为靶向药物的研发提供了新的思路。通过靶向这些特定的分子，研究人员能够设计出更具针对性和有效性的药物，提高治疗效果并减少副作用。

此外，药物靶点研究的创新性还体现在对已有靶点的深入理解和应用上。2023年，我国药理学家通过大量的实验研究，深入揭示了某些靶点在疾病发生和发展过程中的具体作用机制。

（1）我国科学家成果揭示了 B 类 GPCRs 新型小分子药物靶点的偏向性激活机制，相关研究发表于 *Nature* 杂志上。这些研究不仅为药物研发提供了科学依据，也为临床治疗提供了新的策略。

（2）在肿瘤免疫微环境中，存在大量抑制免疫的髓系细胞群体。病理性激活的中性粒细胞，也被称为多形核髓系来源的抑制细胞（PMN-MDSC），是免疫抑制微环境的重要组成部分，具有强烈抑制淋巴细胞杀伤的作用，并通过多种途径参与肿瘤进展。2023年，中国研究团队在 *Nature* 杂志上报道了一种在 PMN-MDSC 上特异性高表达的肿瘤免疫抑制受体——CD300ld，为肿瘤免疫治疗提供了一个全新的理想候选靶点。研究指出，CD300ld 功能高度保守，是调控 PMN-MDSC 募集及其免疫抑制功能的关键受体。靶向CD300ld 能够通过抑制 PMN-MDSC 的募集和功能，重塑肿瘤免疫微环境，从而产生广谱抗肿瘤效果。

（3）我国科学家综合运用单细胞核转录组、神经组织学和神经电生理等技术手段，发现了一群在年老灵长类动物脊髓中特异存在的全新 CHIT1 阳性小胶质细胞亚型。这类细胞通过旁分泌 CHIT1 蛋白激活运动神经元中的 SMAD 信号，进而驱动运动神经元衰老，而维生素 C 能够有效抑制 CHIT1 诱导的运动神经元衰老。

（4）肠道细菌产生的 DPP4 可以作为宿主同工酶进入人体，降解宿主的胰高血糖素样肽-1（GLP-1），从而诱导糖耐量异常。同时，研究团队还发现，常用的糖尿病治疗药物西格列汀无法有效抑制这种菌源 DPP4 的活性，因此体内菌源 DPP4 的富集会显著降低西格列汀的临床治疗效果。这一发现对于进一步理解糖尿病的发病机制以及如何提高药物疗效具有重要意义。如果能够找到抑制菌源 DPP4 酶活性的方法，则有望提高现有药物的疗效，甚至开发出新的治疗手段。

药物靶点研究的进展，直接推动了创新药物的快速发展。2023年，多款基于新靶点

的创新药物进入临床试验阶段，并取得了初步的临床效果。这些创新药物的研发，不仅为患者提供了新的治疗选择，也为我国药物研发能力的提升做出了重要贡献。通过持续的创新和探索，我国在药物靶点研究领域的成果，将进一步推动药学事业的全面发展。

### 2. 药物作用机制研究不断深入，为药物的临床应用提供指导

认识药物的作用机制能够更好地指导临床用药，对于实现合理用药，提高治疗效果，减少不良反应和药源性疾病具有重要意义。近些年来，我国药理学家在药物作用机制的研究方面不断深入、取得突破，为临床药物的应用提供指导并为现有药物适应证扩大奠定了基础。

（1）氯胺酮是快速起效的抗抑郁药物，并且其药效时长可达到其自身半衰期的近100倍。针对该现象，浙江大学研究团队揭示了氯胺酮通过"滞留"于大脑反奖赏中心——外侧缰核神经元上的谷氨酸受体，免于被快速代谢，从而持续阻断外侧缰核神经元的簇状放电，达到长效抗抑郁效果，该成果发表在 Science 杂志上。这项研究结果为临床上更低剂量使用氯胺酮、发挥更持久疗效提供了理论指导，也为新型药物的设计提供了新的思路。

（2）小檗碱是作用广泛的"神药"，其药效作用广泛，且关于小檗碱作用机制的研究繁多。目前临床使用小檗碱主要是用于治疗肠炎、痢疾等肠道疾病，起到抗炎、杀菌作用。但是小檗碱抗炎作用确切靶点是什么，没有明确结论。2023年5月，北京协和医学院研究团队利用基于活性的蛋白质组分析（ABPP）技术，挖掘出小檗碱的主要抗炎靶点 EIF2AK2，并进行了确证。该工作对于进一步明确小檗碱的作用机制和靶点，提供了试验基础，并在一定程度上，为小檗碱后续临床合理使用提供了参考，也为相关药物的研发提供了新的思路。

### 3. 生命科学基础研究为药物创新奠定持续发展的基础

生命科学研究作为药学研究的基础科学，药理学研究直接关系到对生命科学的认识，关系到人类健康过程的认识和调控。在基础研究方面，科学家们通过多学科交叉研究，揭示了多个重要的生物学机制。例如，通过对细胞信号传导路径的研究，科学家们发现了一些关键的调控节点，这些节点在疾病发生和发展过程中起着至关重要的作用。这些基础研究成果，为药物研发提供了新的靶点和途径，极大地推动了药物创新的发展。

（1）昼夜节律紊乱与睡眠障碍和精神抑郁相关，严重时可能导致肿瘤、糖尿病等重大疾病的发生和发展。由于缺乏对生物节律调节机制的深入理解，目前国际上尚未研发出针对节律紊乱性疾病的有效治疗药物。我国科学家发现，大脑视交叉上核（SCN）神经元的初级纤毛，这一细胞"天线"样结构，每24小时伸缩一次，犹如生物钟的指针。初级纤毛可能通过调控 SCN 区神经元的"同频共振"来调节节律，其机制与 Shh 信号通路密切相关。因此，SCN 神经元的初级纤毛可能作为机体中的"中央生物钟"的结构基础，参与生物钟内稳态的维持，而靶向 SCN 初级纤毛的 Shh 信号通路可能成为治疗与昼夜节律紊乱相关疾病的潜在策略。

（2）光是生命最重要的外部环境因素之一，能够调节一系列重要的生理与病理过程。

人造光，特别是夜间光污染，是代谢紊乱的高危因素，会显著增加糖尿病等代谢性疾病的风险。然而，光对血糖代谢调节的生物学机制尚不清楚。我国科学家揭示了光调控小鼠和人类血糖代谢的神经机制。在动物模型中，研究发现光信号被眼内的视网膜固有光敏神经节细胞（ipRGC）接收后，通过下丘脑视上核 AVP 神经元、脑干孤束核 GABA 抑制性神经元，最终通过交感神经传递到棕色脂肪组织。光通过这一多级神经环路抑制棕色脂肪的交感神经活动，减少脂肪组织对血糖的消耗，降低产热，导致机体血糖代谢能力下降。更为重要的是，该研究还发现在人类中存在类似的光感受调节血糖代谢的机制。蓝光污染显著降低人体对血糖的消耗能力。这一发现揭示了一条全新的"眼-脑-外周脂肪轴"调节机制，介导了光对血糖代谢和产热的影响，为防治光污染导致的糖代谢紊乱相关疾病提供了理论依据和潜在的干预靶点。

基础研究的突破性进展，不仅为药物创新提供了丰富的科学资源，也为医药产业的持续健康发展提供了坚实的基础。通过不断深化对生命科学的认识，科学家们能够发现更多的药物靶点和调控机制，为新药研发提供源源不断的创新动力。此外，基础研究的进展还为临床治疗提供了新的策略和方法，通过将基础研究成果转化为临床应用，可以更好地服务于患者，提升医疗水平。

## 参 考 文 献

[1] 国家药品监督管理局.2023 年度药品审评报告. (2024-02-04) [2024-06-07]. https://www.nmpa. gov.cn/xxgk/fgwj/ gzwj/gzwjyp/20240204154334141.html.

[2] Zhao LH, He Q, Yuan Q, et al. Conserved class B GPCR activation by a biased intracellular agonist. Nature. 2023, 621: 635-641.

[3] Wang C, Zheng X, Zhang J, et al. CD300ld on neutrophils is required for tumour-driven immune suppression. Nature. 2023, 621: 830-839.

[4] Sun S, Li J, Wang S, et al. CHIT1-positive microglia drive motor neuron ageing in the primate spinal cord. Nature. 2023, 624: 611-620.

[5] Wang K, Zhang ZW, Hang J, et al. Microbial-host-isozyme analyses reveal microbial DPP4 as a potential antidiabetic target. Science. 2023, 381(6657): eadd5787.

[6] 国家自然科学基金委员会.2023 年度中国科学十大进展发布. (2024-02-29) [2024-06-07]. https://www.ncsti.gov.cn/kjdt/lbt/202403/t20240301_150077.html.

# 九、中医药研究进展

王伽伯 迟 莉

首都医科大学中医药学院

2023 年，国家、中医药行业管理机构及相关科技部门采取系列举措，推动了中医药行业积极发展。国家中医药管理局、国家药品监督管理局发布《古代经典名方目录（第二批）》，公布了第二批古代经典名方目录 217 首和 32 首方剂的关键信息表，以加快推动古代经典名方中药复方制剂上市。国家中医药管理局等机构倡议和指导建立大湾区中医药高地建设协作机制，支持香港首家中医医院及特区政府中药检测中心建设，与澳门特区政府签署合作协议，推动粤港澳中医药人员、中成药互联互通等。由中国中医科学院和中国中医药循证医学中心共同负责建立的国际传统医学临床试验注册平台（International Traditional Medicine Clinical Trial Registry，ITMCTR）正式成为世界卫生组织（World Health Organization，WHO）临床试验注册一级平台，接受包括中医、针灸、推拿、草药、补充和替代药物等传统医学领域的干预性和观察性的临床试验注册，旨在促进传统医学临床研究的公开透明、助力传统医学证据的高质量产出，提升传统医学临床证据质量。国家相关政策的出台，加快了中医药事业的发展和与壮大。本文总结 2023年我国中医药行业所取得的重要科技成果。

## （一）中医诊治心血管疾病的主要进展

心肌梗死是全球范围内致死和致残的主要疾病之一。ST 段抬高心肌梗死（ST-segment elevation myocardial infarction，STEMI）患者面临较高的院内死亡率、心肌无复流和再灌注损伤风险，目前缺乏特异性治疗药物。由中国医学科学院阜外医院杨跃进教授牵头开展了"中国通心络治疗急性心肌梗死心肌保护研究（CTS-AMI）"的临床试验，发现在 STEMI 指南推荐的治疗基础上，加用通心络胶囊可以显著改善中国 STEMI患者 30 天和 1 年的临床预后，特别是在降低心源性死亡和严重并发症方面疗效显著，证实通心络胶囊具有改善 STEMI 患者临床结局的能力[1]。

黄芪甲苷（astragaloside IV）是中药黄芪的有效活性物质，能显著逆转实验性慢性心衰模型的不良重构。中国协和医科大学药用植物研究所张卫东教授等团队以astragaloside IV 为先导化合物，筛选出了新的小分子 HHQ16，发现其通过特异性结合并靶向降解 lnc4012/9456，抑制 NF-κB p65 核转位，从而逆转心肌肥大和心衰。该研究深入阐述了黄芪甲苷衍生物 HHQ16 治疗梗死后心力衰竭的作用和机制[2]。

## （二）中医诊治脑血管疾病的主要进展

卒中是我国成人首位致死致残性疾病。血塞通软胶囊（以三七总皂苷为主要成分）中西医结合治疗方案在卒中神经保护治疗中已有广泛使用。首都医科大学吉训明院士团队、中国医学科学院孙晓波教授团队、北京中医药大学高颖教授团队等共同开展了"血塞通软胶囊治疗缺血性卒中患者有效性和安全性的随机双盲对照研究"，对患者受益与风险进行评价。研究证实，对于缺血性卒中发病后 14 天内的患者，在常规药物治疗的基础上，加用血塞通软胶囊可显著改善患者在 3 个月时的神经功能结局，且未增加不良事件的发生风险。相关疗法同年获得美国专利授权，体现了中西药联合应用治疗缺血性脑卒中的临床价值[3]。

## （三）中医诊治呼吸系统疾病的主要进展

中国中医科学院黄璐琦院士团队联合中国科学院微生物研究所高福院士团队等以化湿败毒方为研究对象，采用整合药理学策略，围绕抗病毒、抗炎两个关键药效途径，深入解析了源于化湿败毒方的活性成分治疗新冠病毒感染的作用靶点及作用途径，明确了化湿败毒方治疗新型冠状病毒感染的"7 种成分、5 个靶点、2 条途径"的"团队协同"

作用机制，展示了中药复方"多成分、多靶点、多途径"治疗疾病的整体作用特点及独特优势[4]。

广州医科大学附属第一医院国家呼吸系统疾病临床医学研究中心钟南山院士率领其团队采用多中心、双盲、随机对照研究，发现连花清瘟胶囊可使新冠患者的症状改善或缓解的中位时间缩短至 4 天左右，再次证明连花清瘟胶囊在轻至中度新冠肺炎患者中具有较好的有效性和安全性[5]。

### （四）中医诊治消化系统疾病的主要进展

非酒精性脂肪性肝炎（non-alcoholic steatohepatitis，NASH）是一种以肝脂代谢紊乱为特征的慢性肝病。最近的报道强调了甘油三酯和二甘油三酯蓄积对 NASH 的贡献，而与 NASH 发病机制相关的其他血脂仍未被探讨。近日，来自中国药科大学的研究者们发现五味子木脂素可以通过调节 NASH 小鼠模型脂代谢相关酶 CES2A 和 CYP4A14 来减轻肝损伤，从而改善非酒精性脂肪性肝炎，为该病的治疗提供了新的思路[6]。

脓毒症引起的肝损伤被认为是重症监护病房的关键问题。肠道菌群在脓毒症引起的肝损伤中起着至关重要的作用。中药复方八味败毒散是从 8 种传统中药（人参、百合、黄精、金银花、沙棘、杏仁、桔梗和柏皮）提取的有效成分组合物。澳门大学健康科学院梁丽娴教授、广州中医药大学第二附属医院（广东省中医院）谢莹教授和北京中医药大学信息中心陈建新教授课题组，应用网络药理学来预测八味败毒散的可能机制，发现中药复方八味败毒散和肠道菌群约氏乳杆菌（*Lactobacillus johnsonii*）可能是治疗脓毒症和脓毒症引起的肝损伤的新型益生元和益生菌。该研究为治疗败血症提供了一种新的思路和治疗手段[7]。

非酒精性脂肪性肝病（nonalcoholic fatty liver disease，NAFLD）通常以胆汁酸（bile acid，BA）稳态被破坏为特征。然而，某些胆汁酸在 NAFLD 中的确切作用知之甚少。上海中医药大学李后开教授及中国科学院上海药物研究所谢岑教授共同研究，观察到 NAFLD 患者的血清猪去氧胆酸（hyodeoxycholic acid，HDCA）水平低于健康受试者，与 NAFLD 严重程度呈负相关，并且 NAFLD 小鼠的肝脏和肠道含量持续降低。动物实验发现 HDCA 通过促进过氧化物酶体增殖物激活受体 α（peroxisome proliferator-activated receptor alpha，PPARα）的核内定位，导致肝脏脂肪酸氧化增强，从而减轻小鼠 NAFLD，其机制是 HDCA 与 RAN 蛋白直接结合，阻碍了 RAN/CRM1/PPARα 输出异源三聚体的形成，导致核内 PPARα 的积累。该研究提示 HDCA 是一种有前景的 NAFLD 治疗药物[8]。

大卫·朱利叶斯（David Julius）因发现辣椒素受体（transient receptor potential vanilloid，TRPV）获 2021 年诺贝尔生理学或医学奖，但辣椒素广泛的生物学功能和药理学机制有待进一步阐明。上海中医药大学附属普陀医院/上海市普陀区中心医院刘成研究员团队和上海中医药大学附属曙光医院陈红专教授团队率先解析 TRPV1-SARM1（sterile alpha and TIR motif containing 1）互作在肝星状细胞活化和肝脏炎症及其纤维化形成中发挥关键调控作用[9]。该研究为中药化学生物学的发展及肝纤维化干预新靶标的发现提供了新思路。

## （五）中医诊治泌尿系统疾病的主要进展

肾脏病是一个全球公共卫生问题。针对慢性肾脏病的临床干预措施非常有限。小檗碱（berberine，BBR）是中药黄连的主要活性成分之一，临床上常用于治疗肠道感染。中国医学科学院药物研究所和北京协和医院联合科研团队研究表明，口服 BBR 可通过改变肠道微生物群的组成和抑制肠道来源的尿毒症毒素的产生而显著改善慢性肾脏病，提示 BBR 可能是一种具有显著潜力的治疗药物[10]。

## （六）中医治疗神经免疫系统疾病的主要进展

帕金森病是一种神经退行性疾病。上海中医药大学陈红专教授团队和上海交通大学医学院虞志华教授团队的研究揭示了辣椒素通过激活 *TRPV1* 改善小胶质细胞代谢稳态和炎症调控的新机制。载脂蛋白 E 基因（*ApoE4*）的 ε4 等位基因已被确定为包括阿尔茨海默病在内的许多神经退行性疾病的遗传风险因素。研究发现，辣椒素可以激活 *TRPV1*，进而挽救 ApoE4 神经元的脂质代谢损伤和由 AKT-mTOR 途径破坏引起的自噬缺陷，而 *TRPV1* 基因缺陷加剧了 *ApoE4* 小鼠的识别记忆障碍和 tau 蛋白的病理状态[11]。该研究为阿尔茨海默病的干预新靶标发现提供了思路。

五子衍宗丸是经典补肾方剂。山西中医药大学柴智教授团队探讨了五子衍宗丸对帕金森病模型小鼠的保护作用及其可能机制，发现五子衍宗丸可改善帕金森病模型小鼠的运动症状和病理损伤，可能与调节帕金森小鼠未折叠蛋白反应介导的信号通路和抑制内质网应激介导的神经元凋亡通路有关[12]。

骨关节炎是一种常见的退行性关节疾病。传统中成药贴膏剂如骨通贴膏是常见的经皮给药方法。中国医学科学院翁习生教授牵头完成了首个中成药贴膏的前瞻性真实世界研究。研究表明，骨通贴膏在减轻膝关节疼痛和改善患者生活质量方面具有良好效果，并且接触性皮炎的发生率较低，特别适合于老年、虚弱、有心血管和胃肠道合并症的患者[13]。

## （七）中医治疗肿瘤的主要进展

雷公藤红素是从传统药物中分离出来的具有抗肿瘤作用的药用产物。中国科学院上海药物研究所张豪教授、上海交通大学张翱及徐颖教授发现雷公藤红素可以通过共价靶向过氧化物氧化还原酶 1（peroxiredoxin 1，PRDX1）抑制结直肠癌。该团队解析的高分辨率晶体结构揭示了雷公藤红素与 PRDX1 独特的共价结合模式，并据此合成了新型衍生物 19-048。进一步的研究发现雷公藤红素和 19-048 均能有效抑制结直肠癌细胞增殖，对携带 *PRDX1* 敲除结直肠癌细胞的异种移植裸鼠的抗肿瘤效果显著降低[14]。该研究为阐述雷公藤红素抗肿瘤的作用及机制提供了证据。

小样本临床试验结果显示片仔癀可缓解结直肠癌晚期患者症状，然而相关机制尚不明确。香港中文大学于君教授团队基于肠道微生物群和代谢物探究了片仔癀抑制结直肠癌的机制。研究发现，片仔癀可剂量依赖性地抑制氧化偶氮甲烷/葡聚糖硫酸钠盐（azoxymethane/dextran sodium sulfate，AOM/DSS）及 ApcMin/+两种结直肠癌小鼠模型结直肠癌的发展，其机制和增加肠道菌群多样性、升高益生菌丰度、降低致病菌丰度、促进保护性代谢物生成、抑制致癌和炎症通路等有关[15]。该研究为阐释片仔癀在结直肠癌治疗中的作用机制提供了实验证据。

## （八）针灸推拿学的主要进展

慢性自发性荨麻疹是一种难治的过敏性皮肤病，临床医生常使用针刺来改善患者症状，但缺乏高质量临床证据。成都中医药大学李瑛教授团队开展了针刺治疗慢性自发性荨麻疹的多中心、临床随机对照试验。研究纳入 330 例慢性荨麻疹患者。结果表明，针刺能显著降低荨麻疹 7 天活动度评分（urticaria activity score over 7 days，UAS7）的得分，改善患者荨麻疹症状，证实了针刺治疗过敏性疾病（非疼痛类疾病）的疗效[16]。

妊娠恶心呕吐是孕早期高发疾病。针刺疗法和多西拉敏-吡哆醇均被应用于妊娠患者的止呕治疗，但二者是否有协同作用缺乏高质量证据。黑龙江中医药大学第一附属医院吴效科教授组建中西医国际合作团队，开展了针药结合治疗中、重度妊娠呕吐的多中心、临床随机对照试验。结果显示针药结合不但能够增强疗效，且可以减少化学药的用量，从而起到减轻副作用的效果。研究为针刺治疗中、重度妊娠呕吐提供了高质量循证医学证据，为相关指南更新奠定了基础[17]。

## （九）中药资源研究的主要进展

中药金钱白花蛇具有祛风、通络、止痉等功效，其基原为银环蛇。银环蛇的毒液以神经毒为主，其毒蛋白具有广泛的生理活性和较高的医用价值。成都中医药大学陈士林研究员等团队对银环蛇的神经调节蛋白演化机制进行研究，发现其基因组大小超过 15 亿对碱基对（1.58Gbp），由 18 条染色体组成，其重叠群（contig）N50 值和骨架序列（scaffold）N50 值分别为 7.53Mbp（百万碱基对）和 149.8Mbp。研究团队还应用转录组、蛋白质组、染色质构象捕获测序和染色质免疫沉淀测序（chromatin immunoprecipitation sequencing，ChIP-seq）分析等技术，揭示了毒蛋白表达的关键转录调控因子及相关染色质空间构象[18]。该研究有助于促进抗蛇毒血清的产业开发、毒蛋白驱动药物的发现和中药材金钱白花蛇的药品质量控制研究。

天津中医药大学田晓轩副研究员团队与中国中医科学院黄璐琦院士、蒋超副研究员团队合作，将 DNA mini-barcode、DNA metabarcoding 和物种界定方法相结合，提出一种新型基原多样性评估策略。根据此策略以广地龙为例进行分析，发现 19 个采样点的 5376 个野生广地龙样品具有高度的种间和种内生物多样性。除正品广地龙 *Amynthas aspergillum* 外，结合形态学及线粒体基因组学证据，另有其他 8 个分类操作单元（MOTU）作为伪品被发现。该研究还发现，即使是 *Amynthas aspergillum* 的不同遗传亚组，其化学成分和生物活性也存在显著差异。通过调查后续 2796 份地龙饮片，发现可通过固定地理产区，获得相对稳定的远盲蚓属 *Amynthas* 物种组成[19]。该研究所提出的生物鉴定策略可作为天然药物质量控制的新方法，并为野生天然药物的就地保护和育种基地建设提供指导。

### （十）中药研究新方法的建立

中国中医科学院黄璐琦院士团队与多家单位合作，在全球最大的药用植物叶绿体基因组数据库的基础上，整合了来自药用植物的 462 个核基因组以及 2434 个样本的转录组，构建和发布了中药多维度核酸数据库，以及基因结构、序列、功能注释和相关分析工具，为药用植物核酸数据资源研究提供了整合药用植物组学平台 IMP（Integrated Medicinal Plantomics，https://www.bic.ac.cn/IMP/#/）。该平台的建立打破了原有中药核酸数据资源散落在不同数据库、处理标准不统一，从而无法共享和进一步挖掘利用的局面，对加快药用植物系统发育研究和鉴定方法的开发，解析药用植物分子代谢途径，以及挖掘中药新资源具有重要意义。

中医药现代化的两个关键方面是确定中药的有效成分和阐明有效成分与靶点之间的作用机制。因此，建设一个全面、高可靠性的中医数据库是十分必要的。中山大学智能工程学院陈语谦教授团队建立了世界最大的中医药数据库 TCM Bank，该库包括了 9192 种草药，61 966 种成分，15 179 个靶标，32 529 种疾病。他们针对中西药之间可能发生的不良反应，设计了一个新颖算法的技术，也在两个现实世界的公共药物相互作用（drug-drug interaction，DDI）数据集上提出了两个模型：3DGT-DDI 和 SA-DDI，来预测两种药物化合物之间的相互作用。数据集的实验已经证明 3DGT-DDI 和 SA-DDI 在两个公共 DDI 数据集上可以实现精确预测性能[20]。

辨证论治是中医临床诊疗疾病的重要方法，但其科学内涵有待揭示。北京交通大学计算机与信息技术学院周雪忠教授、南京信息工程大学人工智能学院甘晓博士及美国东北大学 Albert-László Barabási 教授等建立了基于网络医学理论的中药症状临床疗效预测及机制分析方法。研究发现中药、症状关系及其临床疗效可通过中药与症状在蛋白质网络上的拓扑邻近关系进行阐释，并通过真实世界临床数据得以验证。该研究对揭示辨证论治临床疗效的共性机制具有重要价值，研究论文 2023 年 10 月发表于 *Science Advances*，美国 Live Science、Medical Xpress 等国际媒体进行了专题报道[21]。

精准解析中药代谢的组织空间异质性对于阐明中药复杂化学物质体系及其作用模式具有重要意义。中国药科大学李萍教授和李彬教授团队突破中药复杂化学成分空间分布成像技术瓶颈，系统构建了基于质谱成像的空间代谢组学新技术，可以高灵敏、高覆盖、高分辨解析中药复杂化学成分空间分布异质性及其体内外空间代谢规律。通过该方法，研究者揭示了桔梗皂苷等中药活性成分组织分布、代谢累积、合成基因表达的空间特异性，定量可视化阐释了小檗碱等中药活性成分在机体组织器官微区中的空间分布特征及代谢规律[22-24]。该研究促进了空间代谢组学技术的完善与发展，为诠释中药科学内涵提供了全新视角。

中药往往介导体内间接途径发挥药效作用[25,26]，其直接作用靶标较难明确。既往关于中药作用靶标的研究多依赖于"单一"靶点识别技术，尚缺乏系统的靶点识别策略。天津中医药大学孙成鹏教授团队整合亲和色谱、生物素标记、靶向代谢组学等技术，构建复合式靶点"性垂钓"研究策略，以中药活性分子为探针，揭示蟛蜞菊内酯、木犀草素、泽泻醇 B 等中药活性成分调控糖原合成酶激酶-3（Glycogen synthase kinase 3，GSK-3）介导核因子-κB（nuclear factor kappa-light-chain-enhancer of activated B，NF-κB）和核因子-E2 相关因子 2（nuclear factor erythroid derived 2-like 2，Nrf2）信号通路缓解炎症介导的急性肺损伤和肾损伤的作用靶标—可溶性环氧化物水解酶（soluble epoxide hydrolase，sEH）[27-30]。该研究为中药功效科学内涵的诠释提供了新范式。

针对中药制造产业数字化、智能化升级过程中"测什么、怎么测、如何控"的难题，北京中医药大学吴志生教授团队建立了"以性味关键质量属性智能辨识为核心的中药智能制造质控指标体系""以在线检测传感器-制造过程智能建模为核心的中药智能制造技术体系"和"以信息融合-多元过程能力智能评估为核心的中药智能制造能力评价体系"，为中药智能制造提供人工智能驱动的系统性解决方案。该研究突破中药生产过程多工艺单元传递、多传感器在线控制与信息融合等多项中药智能制造关键技术，在国内外具有独创性[31-34]。

## 参 考 文 献

[1] Yang Y, Li X, Chen G, et al. Traditional Chinese medicine compound (Tongxinluo) and clinical outcomes of patients with acute myocardial infarction: The CTS-AMI randomized clinical trial. JAMA. 2023, 330(16): 1534-1545.

[2] Wan J, Zhang Z, Wu C, et al. Astragaloside IV derivative HHQ16 ameliorates infarction-induced hypertrophy and heart failure through degradation of lncRNA4012/9456. Signal Transduct Target Ther. 2023, 8(1): 414.

[3] Wu L, Song H, Zhang C, et al. Efficacy andsafety of Panax notoginseng Saponins in the treatment of adults with ischemic stroke in China: A randomized clinical trial. JAMA Netw Open. 2023, 6(6): e2317574.

[4] Xu H, Li S, Liu J, et al. Bioactive compounds from Huashi Baidu decoction possess both antiviral and anti-inflammatory effects against COVID-19. Proc Natl Acad Sci U S A. 2023, 120(18): e2301775120.

[5] Zheng JP, Ling Y, Jiang LS, et al. Effects of Lianhuaqingwen Capsules in adults with mild-to-moderate coronavirus disease 2019: an international, multicenter, double-blind, randomized controlled trial. Virol J. 2023, 20(1): 277.

[6] Xue L, Liu K, Yan C, et al. Schisandra lignans ameliorate nonalcoholic steatohepatitis by regulating aberrant metabolism of phosphatidylethanolamines. Acta Pharm Sin B. 2023, 13(8): 3545-3560.

[7] Fan X, Mai C, Zuo L, et al. Herbal formula BaWeiBaiDuSan alleviates polymicrobial sepsis-induced liver injury via increasing the gut microbiota Lactobacillus johnsonii and regulating macrophage anti-inflammatory activity in mice. Acta Pharm Sin B. 2023, 13(3): 1164-1179.

[8] Zhong J, He X, Gao X, et al. Hyodeoxycholic acid ameliorates nonalcoholic fatty liver disease by inhibiting RAN-mediated PPARα nucleus-cytoplasm shuttling. Nat Commun. 2023, 14(1): 5451.

[9] Tao L, Yang G, Sun T, et al. Capsaicin receptor TRPV1 maintains quiescence of hepatic stellate cells in the liver via recruitment of SARM1. J Hepatol. 2023, 78(4): 805-819.

[10] Pan L, Yu H, Fu J, et al. Berberine ameliorates chronic kidney disease through inhibiting the production of gut-derived uremic toxins in the gut microbiota. Acta Pharm Sin B. 2023, 13(4): 1537-1553.

[11] Wang C, Lu J, Sha X, et al. TRPV1 regulates ApoE4-disrupted intracellular lipid homeostasis and decreases synaptic phagocytosis by microglia. Exp Mol Med. 2023, 55(2): 347-363.

[12] Li YR, Fan HJ, Sun RR, et al. Wuzi Yanzong pill plays a neuroprotective role in Parkinson's disease mice via regulating unfolded protein response mediated by endoplasmic reticulum stress. Chin J Integr Med. 2023, 29(1): 19-27.

[13] Wang Y, Li D, Lv Z, et al. Efficacy and safety of Gutong Patch compared with NSAIDs for knee

osteoarthritis: A real-world multicenter, prospective cohort study in China. Pharmacol Res. 2023, 197: 106954.

[14] Xu H, Zhao H, Ding C, et al. Celastrol suppresses colorectal cancer via covalent targeting peroxiredoxin 1. Signal Transduct Target Ther. 2023, 8(1): 51.

[15] Gou H, Su H, Liu D, et al. Traditional medicine Pien Tze Huang suppresses colorectal tumorigenesis through restoring gut microbiota and metabolites. Gastroenterology. 2023, 165(6): 1404-1419.

[16] Zheng H, Xiao XJ, Shi YZ, et al. Efficacy of acupuncture for chronic spontaneous urticaria : A randomized controlled trial. Ann Intern Med. 2023, 176(12): 1617-1624.

[17] Wu XK, Gao JS, Ma HL, et al. Acupuncture and doxylamine-pyridoxine for nausea and vomiting in pregnancy : A randomized, controlled, 2×2 factorial trial. Ann Intern Med. 2023, 176(7): 922-933.

[18] Xu J, Guo S, Yin X, et al. Genomic, transcriptomic, and epigenomic analysis of a medicinal snake, Bungarus multicinctus, to provides insights into the origin of Elapidae neurotoxins. Acta Pharm Sin B. 2023, 13(5): 2234-2249.

[19] Xing Z, Gao H, Wang D, et al. A novel biological sources consistency evaluation method reveals high level of biodiversity within wild natural medicine: A case study of Amynthas earthworms as "Guang Dilong". Acta Pharm Sin B. 2023, 13(4): 1755-1770.

[20] Lv Q, Chen G, He H, et al. TCMBank-the largest TCM database provides deep learning-based Chinese-Western medicine exclusion prediction. Signal Transduct Target Ther. 2023, 8(1): 127.

[21] Gan X, Shu Z, Wang X, et al. Network medicine framework reveals generic herb-symptom effectiveness of traditional Chinese medicine. Sci Adv. 2023, 9(43): eadh0215.

[22] Sun R, Tang W, Li P, et al. Development of an efficient on-tissue epoxidation reaction mediated by urea hydrogen peroxide for MALDI MS/MS imaging of lipid C=C location isomers. Analytical Chemistry. 2023, 95(43): 16004-16012.

[23] Sun S, Tang W, Li B. Authentication of single herbal powders enabled by microscopy-guided *in situ* auto-sampling combined with matrix-assisted laser desorption/ionization mass spectrometry. Analytical Chemistry. 2023, 95(19): 7512-7518.

[24] Tang W, Zhang Y, Li P, et al. Evaluation of intestinal drug absorption and interaction using quadruple single-pass intestinal perfusion coupled with mass spectrometry imaging. Analytical Chemistry. 2023, 95(6): 3218-3227.

[25] 王伽伯, 肖小河. 中药的间接调控作用与间接作用型中药的创新发展. 中国中药杂志. 2021. 46(21): 5443-5449.

[26] 张旻昱, 高连印, 刘文兰, 等. 细胞外囊泡的中药药理作用及其与中医"气"的研究进展. 药学学报. 2023, 58(11): 3222-3229.

[27] Zhang J, Zhang M, Huo XK, et al. Macrophage inactivation by small molecule wedelolactone via targeting sEH for the treatment of LPS-induced acute lung injury. ACS Cent Sci. 2023, 9(3): 440-456.

[28] Zhang J, Zhang WH, Morisseau C, et al. Genetic deletion or pharmacological inhibition of soluble epoxide hydrolase attenuated particulate matter 2.5 exposure mediated lung injury. J Hazard Mater. 2023, 458: 131890.

[29] Zhang J, Luan ZL, Huo XK, et al. Direct targeting of sEH with alisol B alleviated the apoptosis, inflammation, and oxidative stress in cisplatin-induced acute kidney injury. Int J Biol Sci. 2023, 19(1): 294-310.

[30] Zhang J, Zhang R, Li W, et al. IκB kinase β (IKKβ): Structure, transduction mechanism, biological function, and discovery of its inhibitors. Int J Biol Sci. 2023, 19(13): 4181-4203.

[31] Ma C, Ma L, Wang Z, et al. Original end-to-end smart diagnosis framework of systematic critical quality attributes meets FDA standards of phytomedicine by biosensor and multi-information fusion coupled with AI algorithm. Green Chemistry. 2023, 25(1): 384-398.

[32] Ma L, Li N, Wang J, et al. Advances in application and innovation of microfluidic platforms for pharmaceutical analysis. Trac-Trends in Analytical Chemistry. 2023, 160.

[33] Ma LJ, Zhang J, Lin L, et al. Data-driven engineering framework with AI algorithm of Ginkgo Folium

tablets manufacturing. Acta Pharmaceutica Sinica B. 2023, 13(5): 2188-2201.

[34] Li Q, Zeng J, Ma L, et al. Successive challenge for multi-batch overall pharmaceutical manufacturing control from two-step digital process to OQC strategy by integrated intelligent algorithm. Journal of Industrial Information Integration. 2023, 33.

# 十、抗肿瘤免疫治疗新进展

张 寒 王佑春

中国医学科学院医学生物学研究所

恶性肿瘤是严重威胁人类健康的重大疾病。根据世界卫生组织国际癌症研究机构（International Agency for Research on Cancer，IARC）发布的最新全球癌症负担数据显示[1]，2022 年全球新增癌症病例数达 2000 万例，癌症死亡人数为 970 万例；预计到 2050 年，全球新增癌症病例将超过 3500 万例，相比 2022 年激增 77%。此外，中国癌症负担数据显示[2]，2020 年我国癌症相关死亡总人数较 2005 年增加 21.6%，而生命损失年数（years of life lost，YLL）同比 2005 年增加 5%。尽管中国癌症发病率与世界平均水平接近并低于高收入国家，但死亡率却远高于全球平均水平及高收入国家；这种差异很大程度上是由于我国多数主要癌症的 5 年生存率较低所致[2]。2023 年 10 月，国家卫生健康委员会等 13 个部门联合制定了《健康中国行动——癌症防治行动实施方案（2023-2030 年）》，其中特别指出在加强癌症筛查与诊疗力度的基础上加快重大科技攻关，并加强癌症防治创新成果的推广应用。此外，党的十九届五中全会制定了 2035 年要实现的远景目标，并树立了"创新"在我国现代化建设全局中的核心地位。作为事关国计民生和国家安全的战略性高科技产业，生物医药创新已成为我国战略的重要组成部分。

目前医药市场上的创新药主要包括三大模式，分别为 First-in-Class、Fast-Follower 与 Me-Too。其中，针对新型靶点或具有独特作用机制的药物，根据其在全球范围内是否具备领先临床开发地位分为 First-in-Class（首创新药）与 Fast-Follower（快速追踪）；Me-Too 则指与已获批药物具有相同靶点和类似作用机制的药物[3]。与 First-in-Class 相比，Fast-Follower 与 Me-Too 的最大优势在于大大缩短了研发周期、提高了成药性，并降低了失败风险。截至 2021 年 7 月 1 日，我国共有 2251 款在研药物，其中 Fast-Follower 与 Me-Too 药物分别占 26% 与 51%，表明我国的创新药研发仍处于起步阶段[3]。尽管如此，IQVIA 人类数据科学研究所（IQVIA Institute for Human Data Science）发布的最新年度报告指出[4]，总部位于中国的临床试验启动比例从 2013 年的 3% 大幅上升至 2023 年的 28%，凸显出我国在全球医药研发领域的重要地位。其中，免疫疗法是当下肿瘤治疗领域中最具前景的发展方向之一，以单克隆抗体（单抗）、嵌合抗原受体 T 细胞免疫疗法（chimeric antigen receptor T-cell immunotherapy，CAR-T）、重组蛋白药为代表的抗肿瘤免疫疗法取得了令人鼓舞的成绩。2023 年，多款国产原研抗癌新药相继获批并成功进入欧美市场，这标志着我国抗肿瘤免疫治疗技术取得了新突破，而且为肿瘤患者提供了更多的治疗选择与生存机会。据此，对 2023 年我国抗肿瘤免疫治疗新进展进行总结与思考将为新形势下的抗肿瘤创新药研发与技术突破提供宝贵经验与启示。

**（一）2023 年中国抗肿瘤免疫治疗研究的主要进展**

**1. 两款生物 I 类抗肿瘤单抗获批上市，癌症患者迎来治疗新希望**

随着 1997 年全球第一款以 CD20 为靶点的单抗药利妥昔（商品名：美罗华）问世后，基于单抗的靶向药物在癌症治疗领域扮演着不可或缺的角色。近几年，单抗类靶向新药的研发更是突飞猛进、优化升级、不断出新。2023 年，在政府与行业的共同努力下，我国共有两款生物 1 类抗肿瘤单抗获批上市。

（1）阿得贝利单抗：中国首款用于广泛期小细胞肺癌的 PD-L1 抑制剂

2023 年 3 月，恒瑞医药自主研发的人源化抗 PD-L1 单抗阿得贝利注射液（商品名：艾瑞丽）获批上市[5]，成为中国首个用于联合卡铂与依托泊苷一线治疗广泛期小细胞肺癌的 PD-L1 抑制剂，由此打破了进口 PD-L1 抑制剂在该领域的垄断地位。相比进口 PD-L1 抑制剂的 IgG1 抗体类型，阿得贝利单抗采用独特的 IgG4 抗体并进行了 Fc 段 234A/235A 定点改造与 Fab 段 *S228P* 突变改造，在确保疗效的同时降低或消除了抗体依赖性细胞介导的细胞毒性作用（antibody-dependent cell-mediated cytotoxicity，ADCC）、抗体依赖性吞噬作用（antibody-dependent cellular phagocytosis，ADCP）及抗体依赖性细胞因子释放效应（antibody-dependent cytokine release，ADCR），有效避免了对正常细胞的损伤，具有良好的安全性。该药也是迄今为止 PD-L1 抑制剂联合化疗取得的最长中位总生存时间，达到了 15.3 个月[6]。阿得贝利单抗的研发从抗体选择到改造没有沿袭进口 PD-L1 抑制剂的研发思路，而是突破性选择 IgG4 抗体类型并进行改造，在追求抗肿瘤疗效的同时最大限度地避免毒副反应，为小细胞肺癌患者提供了更加安全有效的"中国方案"。

（2）泽贝妥单抗：中国首款靶向 CD20 的抗体新药

由博锐生物自主研发的泽贝妥单抗注射液（商品名：安瑞昔）是一款新型差异化的人鼠嵌合型抗 CD20 单抗，适应证为 CD20 阳性的弥漫大 B 细胞性淋巴瘤（diffuse large B-cell lymphoma，DLBCL）。该药历经 16 年研发于 2023 年 5 月获批上市[7]，成为我国首款靶向 CD20 的 1 类生物创新药。DLBCL 是一类起源于 B 淋巴细胞的恶性侵袭性肿瘤，也是非霍奇金淋巴瘤中最常见的类型[8]。既往以第一代利妥昔单抗为基础的方案是治疗 DLBCL 的基石，但仍有 30%～40%患者在治疗后发展为复发/难治性（relapsed or refractory，R/R）淋巴瘤[9]。因此，临床上亟须完全缓解率更高且无进展生存期更长的治疗方案。作为第三代靶向 CD20 的生物制剂，泽贝妥单抗在结构上进行了氨基酸调整并减少了抗体 Fc 段的岩藻糖基化，使其诱导产生的 ADCC 活性较利妥昔单抗提升约 10 倍，且具有更大的分布容积与更加持久的 B 细胞清除作用。同样，来自全国 43 个研究中心的头对头Ⅲ期临床试验表明，泽贝妥单抗相比于利妥昔单抗具有更高的完全缓解率与安全性、患者长期生存获益突出。泽贝妥单抗的研发与上市标志着 CD20 单抗已迈入全面国产化时代，且有望为我国 DLBCL 患者提供一个更优效的治疗选择。

**2. 国产原研 CAR-T 产品获批上市，中国细胞治疗进展频频刷新**

CAR-T 细胞疗法是指通过基因修饰技术将带有肿瘤抗原识别结构域及 T 细胞激活

信号的遗传物质转入 T 细胞，并将改造后的 T 细胞回输至患者体内攻击癌细胞的一种新型抗肿瘤疗法。迄今为止，CAR-T 疗法被认为是最具潜力的攻克血液恶性肿瘤的疗法之一，并在白血病和淋巴瘤治疗领域取得了突破性进展。自从 2013 年我国首次开展 CAR-T 细胞治疗临床试验以来，中国 CAR-T 细胞治疗临床研究数量稳步递增。截至 2021 年 11 月 15 日，中国已注册 714 项 CAR-T 细胞治疗临床研究，远高于美国同期水平，并已成功上市两款靶向 CD19 的 CAR-T 细胞治疗产品，分别是阿基仑赛注射液（商品名：奕凯达）与瑞基奥仑赛注射液（商品名：倍诺达）[10]。其中，阿基仑赛是将美国凯特研发的 CAR-T 产品 Yescarta 进行技术转移并获得授权在中国进行本地化生产的 CAR-T 产品；瑞基奥仑赛是在美国 Juno 医疗 JCAR017 工艺平台的基础上由药明巨诺自主研发的 CAR-T 产品。2023 年，我国细胞治疗领域再添两款国产原研 CAR-T 细胞产品。

（1）伊基奥仑赛：全球首款全人源靶向 B 细胞成熟抗原的 CAR-T 产品

2023 年 6 月，用于治疗 R/R 多发性骨髓瘤（multiple myeloma，MM）的伊基奥仑赛注射液（商品名：福可苏）获批上市[11]，成为国内继阿基仑赛与瑞基奥仑赛后第三款获批上市的 CAR-T 产品，也是全球首款靶向 B 细胞成熟抗原（B-cell maturation antigen，BCMA）的全人源 CAR-T 细胞治疗药。由于 BCMA 在 MM 患者的全病程中呈现高表达，BCMA 被认为是截至目前最成功的抗 MM 成药靶点之一。伊基奥仑赛的创新点在于采用了全人源化的全表位设计。该结构不仅使抗体与抗原紧密结合，还可让 CAR-T 细胞在患者体内持久存续并在短时间内得到深度缓解[12,13]。除血液肿瘤外，伊基奥仑赛也在不断探索与积极拓展其他适应证，如自身免疫性疾病。近日，伊基奥仑赛注射液获批了难治性全身型重症肌无力的临床试验申请[14]，并有望为更多疾病患者带来生存获益[15]。

（2）纳基奥仑赛：中国首款靶向成人白血病的 CAR-T 产品

纳基奥仑赛注射液（商品名：源瑞达）是国内首个具有自主知识产权的靶向 CD19 的 CAR-T 产品，于 2023 年 11 月获批上市[16]。该药物用于治疗成人 R/R 急性 B 淋巴细胞白血病（acute B-cell lymphoblastic leukemia，B-ALL），并被国家药品监督管理局药品审评中心纳入"突破性治疗药物"。不同于常用的 FMC63 结构，纳基奥仑赛在 CAR 中采用了全球独特的 CD19 单链可变片段（single-chain variable fragment，scFc）HI19a 结构并联合共刺激分子 4-1BB（CD137）。该结构不仅对 CD19 具有高亲和力与高特异性，而且在保持强效持久的抗肿瘤作用的同时提升了药物安全性[17]。在一项纳入 36 例 R/R B-ALL 成人患者的关键性临床研究中，31 例（86.1%）患者在输注纳基奥仑赛后 3 个月内达到微小残留病阴性的总体完全缓解、24 例（66.7%）患者获得完全缓解，且不良反应可控；此外，无论患者是否进行后续同种异体造血干细胞移植治疗，纳基奥仑赛都为患者带来持续的长期缓解，其中 6 例患者持续缓解期超过 12 个月、最长缓解期超过了 15 个月[17]，为 R/R B-ALL 患者争取到更多等待合适供体的时间。

截至 2023 年 12 月 31 日，全球已有 10 款 CAR-T 产品获批上市，其中有 4 款在中国获批（表 1）。除了百时美施贵宝/蓝鸟生物的 Abecma、传奇生物/强生的 Carvykti 及伊基奥仑赛选择了 BCMA 靶点，其余 7 款产品均靶向 CD19。在适应证方面，所有 CAR-T

**表 1 截至 2023 年 12 月 31 日全球获批上市的 CAR-T 产品**

| CAR-T 产品 | 企业 | 靶点 | 适应证 | 上市国家或地区 |
|---|---|---|---|---|
| 阿基仑赛（奕凯达） | 复兴凯特 | CD19 | 1）既往接受二线或以上系统性治疗后 R/R 大 B 细胞淋巴瘤（large B-cell lymphoma, LBCL）成人患者；2）一线免疫化疗无效或在一线免疫化疗后 12 个月内复发的 LBCL 成人患者 | 中国 |
| 瑞基奥仑赛（倍诺达） | 药明巨诺 | CD19 | 1）既往接受二线或以上系统性治疗后 R/R LBCL 成人患者；2）既往接受二线或以上系统性治疗后的 R/R FL 成人患者；3）儿童及年轻成人 R/R B-ALL | 中国 |
| 伊基奥仑赛（福可苏） | 驯鹿生物 | BCMA | 既往经过至少三线治疗后进展（至少使用过 1 种蛋白酶体抑制剂及免疫调节剂）的 R/R MM 成人患者 | 中国 |
| 纳基奥仑赛（源瑞达） | 合源生物 | CD19 | 成人 R/R B-ALL | 中国 |
| Tisagenlecleucel（Kymriah） | 诺华 | CD19 | 1）R/R B-ALL 的儿童和年轻成人患者（25 岁以下）；2）既往接受二线及以上系统治疗的 R/R LBCL 成人患者；3）接受二线或多线治疗的 R/R FL 成人患者 | 美国、欧盟、加拿大、澳大利亚等 |
| Axicabtagene ciloleucel（Yescarta） | 凯特 | CD19 | 1）既往接受过二线及以上系统治疗的 R/R LBCL 成人患者；2）一线免疫化疗无效或在一线免疫化疗后 12 个月内复发的 LBCL 成人患者；3）既往接受过 2 种或多种系统疗法的 R/R FL 成人患者 | 美国、欧盟、加拿大 |
| Brexucabtagene autoleucel（Tecartus） | 凯特 | CD19 | R/R MCL 及 R/R pre-B-ALL 成人患者 | 美国、欧盟 |
| Lisocaatagene maraleucel（Breyanzi） | 百时美施贵宝 | CD19 | 既往接受过 2 种或多种系统疗法的 R/R LBCL 成人患者 | 美国 |
| Idecabtagene vicleucel（Abecma） | 百时美施贵宝/蓝鸟生物 | BCMA | 既往接受过 4 种或 4 种以上治疗的 R/R MM 成人患者 | 美国 |
| Ciltacabtagene autoleucel（Carvykti） | 传奇生物/强生 | BCMA | 既往接受过 4 种或 4 种以上治疗的 R/R MM 成人患者 | 美国、欧盟 |

产品均集中在血液恶性肿瘤治疗领域。近日得悉，国产第 5 款原研 CAR-T 产品泽沃基奥仑赛（商品名：赛恺泽）已于 2024 年 2 月获批上市，成为继伊基奥仑赛之后第二款靶向 BCMA 的 CAR-T 细胞产品，用于治疗既往经过至少三线治疗后进展的 R/R MM 成人患者。此外，国内还有多款 CAR-T 产品正处于临床试验阶段，未来有望为更多癌症患者带来新希望。

3. 国产抗肿瘤免疫原研药敲开欧美市场，国际化进程显著提速

在国家政策的大力支持下，我国创新药研发管线数量持续上升，随之带来的内卷现象也愈发严重，存在多家企业齐聚同一靶点进行研发的现象。尽管如此，内卷的加剧也推动了国产原研药的出海，在近几年数据陡然加速。2019 年 11 月，百济神州自主研发的 BTK 抑制剂泽布替尼（商品名：百悦泽）成为首个在美获批上市的抗癌新药，由此实现了国产创新药自主出海的零突破。在刚刚过去的 2023 年，我国创新药出海项目迎来爆发式增长，其中肿瘤免疫治疗领域的创新药表现十分抢眼，先后登陆欧美市场。

替雷利珠单抗（商品名：百泽安）是神州生物自主研发的一款人源化 IgG4 抗 PD-1 单克隆抗体，于 2019 年在我国获批上市，主要用于一线治疗晚期非鳞状非小细胞肺癌

患者。2023 年 9 月，替雷利珠单抗正式获得获欧盟批准，作为单药治疗既往接受过含铂化疗的不可切除、局部晚期或转移性食管鳞状细胞癌的成人患者，成为首个成功出海的国产 PD-1 单抗。此外，我国首个获批上市的靶向 PD-1 的特瑞普利单抗（商品名：拓益）也于 2023 年 10 月获得美国食品药品监督管理局（Food and Drug Administration，FDA）批准作为单药用于复发或转移性鼻咽癌含铂治疗后的二线及以上治疗，以及其与顺铂和吉西他滨联合用于一线治疗成人转移性或复发性局部晚期鼻咽癌患者。作为君实生物研发的具有完全自主知识产权的 PD-1 单抗，特瑞普利单抗不仅成为首个获得美国 FDA 批准用于治疗鼻咽癌的药物，也是首款获得美国 FDA 认可的国产 PD-1 抗体药物。据悉，君实生物在欧盟、英国、澳大利亚也提交了特瑞普利单抗上市的申请，并在美洲、中东、北非、东南亚等地超过 50 个国家达成了授权合作。国产 PD-1 单抗陆续进军欧美市场不仅是国际上对中国新药研发、临床试验、生产能力及质量的认可，也标志着我国医药生物技术正在向国际水平迈进。

尽管新型免疫与靶向治疗层出不穷，化学治疗（chemotherapy）依然是癌症尤其是高异质性肿瘤治疗的中流砥柱。然而，化疗药物在清除肿瘤细胞的同时会导致正常细胞损伤，其中尤以骨髓抑制导致的中性粒细胞减少症最为严重。中性粒细胞减少程度、持续时间与继发感染直接影响抗肿瘤治疗的疗效并严重影响患者的预后转归。为此，临床上常采用"升白药"，即重组人粒细胞集落刺激因子（recombinant human granulocyte colony-stimulating factor，rhG-CSF）进行防治。然而，第一代短效 rhG-CSF 半衰期短，需频繁给药，给患者增加很多痛苦；第二代采用聚乙二醇（polyethylene glycol，PEG）修饰技术的长效 PEG-rhG-CSF 活性低于短效 rhG-CSF，且易引发过敏反应。鉴于此，由亿一生物自主研发的艾贝格司亭 α 注射液（商品名：亿立舒）于 2023 年 5 月和 11 月先后在我国与美国获批上市[18]，成为首个中美同时获批的第三代长效 rhG-CSF 产品。与第一代及第二代产品不同，艾贝格司亭 α 是基于 Fc 融合蛋白技术，由中国仓鼠卵巢（chinese hamster ovary，CHO）细胞表达的 rhG-CSF 二聚体。该药不仅去除了 PEG，降低了过敏反应，还采用了成本更高的哺乳动物细胞进行生产，使其产物与人体天然的 G-CSF 更为接近、活性更好。2024 年 3 月，艾贝格司亭 α 获得欧盟批准，成为了首个在中国、美国和欧盟获批上市的创新生物药。

### 4. 肿瘤免疫治疗疗效预测产品取得新突破

随着免疫检查点抑制剂（immune checkpoint inhibitor，ICI）在抗肿瘤治疗中的日益成熟，免疫治疗疗效预测相关生物标志物的研究也备受关注。在过去十几年中，肿瘤突变负荷（tumor mutation burden，TMB）作为一个新兴的生物标志物已被证实与肿瘤免疫治疗（如 CTLA-4、PD-1、PD-L1 抗体等）的疗效密切相关[19,20]。据此，美国 FDA 先后批准了多个适用于不同癌症的"大 panel"（二代测序中的术语，指可同时检测几百甚至上千个基因，因此检测范围更广、能够涵盖更多的基因变异形式，从而提供更加全面的检测结果。）的 TMB 检测产品[21,22]。2020 年，我国首个关于 TMB 检测及临床应用的中国专家共识正式发布。专家围绕 TMB 的定义、临床意义、检测标准化及其与免疫治疗相关标志物的联合应用等提出了 8 点 TMB 检测及应用共识，旨在提高 ICI 治疗疗效预测的准确性与可靠性[23]。与此同时，国内相继审批通过了多个"小 panel"（二代测序中的术语，指可同时检测几个到十几个基因，因此检测范围和数量相对较小，主要针对特定的治疗目标。）的 TMB 检测试剂盒，但检测基因数目少且位点有限，难以全面揭示肿瘤的伴随突变。2023 年 10 月，世和基因自主研发的"非小细胞肺癌组织 TMB 检测试剂盒（可逆末端终止测序法）"通过了中国国家药监局的审查获批上市[24]。该试剂盒用于体外定性检测 *EGFR* 基因突变阴性和 *ALK* 阴性的非鳞状非小细胞肺癌患者经福尔马林固定的石蜡包埋组织样本，通过高通量测序技术检测 425 个关键基因并计算出 TMB，由此预测肿瘤免疫药物的疗效。本产品是国内肿瘤基因检测行业的首个高通量基因测序大 panel 产品，也是首个肿瘤免疫治疗疗效预测新标志物产品。该试剂盒的获批不仅是肿瘤基因检测领域的里程碑事件，也标志着高通量基因测序技术在体外诊断产品领域取得的重大突破。

### （二）中国肿瘤免疫治疗技术及药物研发的优势与痛点

#### 1. 本土肿瘤治疗相关产业强势崛起，但自主创新药研发与发达国家仍有差距

近几年，聚焦创新的生物科技公司在中国大批涌现并在肿瘤治疗领域十分活跃。多数公司以引进欧美研发的授权项目为起点，同时积极打造自主创新的管线。纵观目前处于临床试验阶段的靶点种类与数量，中国的创新水平仍落后于发达国家。2005～2021年，我国共获批 103 种用于成人抗肿瘤治疗的药物，其中仅有 35 种是 First-in-Class 药物；此外，在 11 种用于血液肿瘤治疗的 First-in-Class 药物中，有 9 种是由国外制药公司开发的[25]。相比之下，美国 FDA 药品评价与研究中心（Center for Drug Evaluation and Research，CDER）公布的数据显示，仅在 2015～2023 年美国就获批了 37 种 First-in-Class 抗肿瘤新药[26]。导致该差距的主要原因是 First-in-Class 药物从研发初始到最终商业落地是极其漫长与困难的，其痛点在于漫长的试错过程、高昂的研发成本与较低的临床试验成功率等。除了需要具备足够的源头创新与核心技术外，大量资金与时间投入通常是 First-in-Class 研发受困的主要因素。针对于此，第一，可通过人工智能（artificial intelligence，AI）控制研发成本；第二，注重差异化扶持与加快上市速度是打造竞争优势的关键；最后，鼓励研发与商业化协作、成立合资公司加速新技术转化应用也是推动肿瘤免疫治疗技术发展与实现 First-in-Class 布局的有效途径之一。

#### 2. 抗癌新药研发力度加大，但肿瘤免疫学基础研究相对薄弱

随着人们健康意识的提高与医疗水平的进步，肿瘤治疗市场潜力巨大，且未来几年都将保持快速增长的态势。尽管中国加大了抗癌创新药的研发力度并在国际市场上崭露头角，但相比欧美国家仍存在一定差距，如免疫靶点同质化严重、源头创新不足、关键核心技术相对滞后等。导致这些差距的主要原因之一是肿瘤免疫学领域的基础研究相对薄弱，尚未形成完整统一的肿瘤免疫学理论体系。肿瘤与免疫之间的复杂关系仍是目前肿瘤免疫治疗研究中的一大难题。人体免疫系统不仅具有清除肿瘤细胞的能力，还可对部分肿瘤细胞的生物学特性进行重塑，即"肿瘤免疫编辑"，如肿瘤细胞通过下调 MHC Ⅰ类分子或肿瘤抗原表达、分泌某些免疫抑制分子、形成肿瘤免疫抑制微环境等机制逃避

机体免疫监视[27]。尽管针对免疫检查点的抗肿瘤免疫疗法可增强免疫介导的肿瘤杀伤，并在既往治疗无效的癌症患者中产生持久反应，但只有一小部分患者从中受益[28]，这表明肿瘤与免疫之间存在着高度复杂的相互作用。因此，加强高通量检测分析方法的应用、采用 AI 整合生物大数据与多组学数据、建立肿瘤与机体免疫的互作模型将有助于发现免疫治疗新靶点、突破免疫治疗技术瓶颈并制定免疫治疗新策略。

3. 新药临床试验持续创新发展，但临床试验资源紧张、临床研究型人才短缺

临床试验是新药获批上市过程中最为关键的环节，其实施质量直接影响患者用药安全与有效性评估。相较欧美国家，我国临床试验发展历程较短，但在各监管部门与行业的共同努力下，我国临床试验的质量得到了显著提升。据 2009～2023 年 7 月美国 FDA 核查中美两国研究中心结果分析发现，我国临床试验实施质量呈现逐年上升的趋势，且 2016 年之后的核查结果已优于美国；此外，利用中国临床试验数据支持中美两国获批上市的抗肿瘤新药也逐年递增[29]。尽管如此，我国临床试验仍存在诸多短板。由于国产新药临床试验申报数量急剧增加，而境外上市药品进入中国市场也亟须在国内进行临床验证，这就导致国内临床试验资源极为紧张，主要表现在临床研究型人才匮乏、高水平临床试验机构紧缺、临床试验及管理人员积极性不高、受试者招募困难等。针对上述问题，我国需要设立临床研究型人才的相关专业，建立健全临床研究的政策法规与服务平台，鼓励并支持医疗及研究机构开展临床试验，同时提高全社会对临床试验的正确认识。

## （三）新形势下抗肿瘤药物研发的发展方向与挑战

在过去 20 年中，中国癌症发病与治疗的整体格局发生了显著改变。国产新药获批数量与临床试验数量呈现加速上升态势，且已初步建成药物创新体系。这标志着我国创新能力日益增强并逐步成为技术创新主体。作为肿瘤领域最具前景的治疗方向之一，抗肿瘤免疫疗法在未来的发展仍面临诸多挑战。

1. 突破抗肿瘤免疫创新药的发展瓶颈，向 First-in-Class 研发模式转变

针对创新药研发周期长、投资与风险高、成功率与回报率低的特点，许多中国药企在创业初期都选择风险小、研发速度快的 Fast-Follower 或 Me-Too 药物，但该模式不仅降低资源使用效率，还严重阻碍原始创新。2023 年 12 月 12 日，北京大学肿瘤医院沈琳教授团队发表了题为《中国肿瘤研究和诊治现状》的综述[30]，其中就抗肿瘤新药研发进行了深入探讨。文章指出，针对 PD-1、PD-L1 等靶点仍是中国抗肿瘤靶向药物研发的重点，但越来越多的研究者已经将注意力开始向探索替代剂型或与具有协同效应的新靶向药物的组合转变；此外，中国的细胞治疗研究处于全球研究的前沿，但大多数细胞疗法多集中在血液肿瘤方面[30]。由于实体瘤普遍缺乏特异性肿瘤抗原且具有更高的肿瘤异质性与更复杂的肿瘤免疫微环境及物理屏障，CAR-T 疗法在实体瘤领域中研发难度明显加大。截止目前，全球范围内尚无获批用于实体瘤治疗的 CAR-T 产品。因此，如何在实体瘤领域开创 CAR-T 细胞疗法是未来面临的最紧迫的挑战之一。此外，CAR-T 细胞治疗在改善靶点选择、精准调控、功能增强、合成生物学和通用设计方面仍存在挑战，

未来亟须在这些方面突破瓶颈，以期获得更好的临床疗效。

除了传统抗肿瘤免疫疗法外，我国目前还在新型抗癌免疫治疗，如纳米介导的光动力免疫治疗[31]、工程化细菌生物膜囊泡介导的肿瘤免疫治疗[32]等领域取得突破性进展。在此基础上，进一步加大研发投入、重视前瞻性与战略性的技术原始创新、加强各地政府与企业间以及国际间的合作、建立创新的临床试验整合平台、进一步完善和制定相关政策法规等都将推动我国抗肿瘤免疫创新药向 First-in-Class 模式转变。

2. 探索在研药物及传统药物的新适应证，优化药物联合治疗方案

未来抗肿瘤药物创新研究的另一个发展方向是挖掘在研药物的新适应证、探索药物联合剂量并制定新型治疗方式组合。其中，药物联合治疗包括在肿瘤发生发展的不同阶段采用不同的药物组合，或者根据肿瘤的分型、分期及病理特征选择不同的治疗方式组合，如化学药物+免疫治疗、化学药物+靶向治疗，或者不同靶点联合治疗等。在此基础上，进一步优化给药周期、探索最优给药频率、完善药物疗效评估体系、建立完善的肿瘤患者随访制度等都将是新形势下抗肿瘤创新疗法的重要发展方向。另一方面，积极探索具有抗癌功效的传统中药与天然药物也是未来抗肿瘤创新药研发的方向之一。作为我国药物研究领域最具优势与特色的方向，多款抗癌中成药已获批上市。然而，很多中药成分及天然产物的作用靶标与作用机制不明确，由此限制了进一步研发与走向海外。因此，优化药物活性成分的提取与纯化方法、明确活性物质的靶点与作用机制、推出传统药物与现代疗法的联合治疗方案都将为中医药传承创新发展提供新机遇。

3. 完善癌症多学科诊疗体系，为更多患者提供全方位医疗服务

新形势下的抗肿瘤药物研发应以患者为核心，进一步提高对患者的精准诊断与治疗水平。在此基础上，进一步完善癌症诊疗体系、加强抗肿瘤治疗疗效评估、改善患者预后、关注患者长期用药安全与生物质量是中国抗肿瘤药物研发的重心。目前，各大医院、制药及诊断/影像公司以及直接面向患者（direct to patient，DTP）药房等正携手为患者提供一站式诊疗服务。未来，将有越来越多的机构参与到癌症诊疗体系的建设中，如 AI 与数字化公司、数据集成商、保险公司等，多学科抗肿瘤诊疗体系的建立将为癌症患者提供更加全面的诊断与风险评估、制定更加个性化的精准用药方案，并提高天价抗癌药物的获得与可使用性。

总之，抗肿瘤免疫治疗正逐步改变癌症患者的治疗方式与选择，并有望成为未来肿瘤治疗领域的主流疗法。2023 年中国肿瘤免疫治疗行业取得了突破性进展并即将迈出新步伐。随着生物技术的发展与肿瘤治疗理念的更迭，未来在创新性抗肿瘤免疫治疗技术及药物研发方面将引入更多的全新靶点、攻克"卡脖子"技术难题、填补基础研究与新药研发间的缺口、寻找耐药机制、探索新型药物组合、开展高质量临床试验，最终开创安全有效的抗肿瘤免疫新疗法。

## 参 考 文 献

[1] WHO.Global cancer burden growing, amidst mounting need for services. Saudi Med J. 2024, 45(3):

326-327.

[2] Qi J, Li M, Wang L, et al. National and subnational trends in cancer burden in China, 2005-20: An analysis of national mortality surveillance data. Lancet Public Health. 2023, 8(12): e943-e955.

[3] Li G, Liu Y, Hu H, et al. Evolution of innovative drug R&D in China. Nat Rev Drug Discov. 2022, 21(8): 553-554.

[4] IQVIA Institute for Human Data Science.Global trends in R&D 2024: activity, productivity, and enablers. (2024-02-22) [2024-09-22]. https://www.iqvia.com/es-co/insights/the-iqvia-institute/reports-and-publications/reports/global- trends-in-r-and-d-2024-activity-productivity-and-enablers.

[5] 国家药品监督管理局. 2023 年 03 月 03 日药品批准证明文件送达信息发布. (2023-03-03) [2024-09-03].https://www.nmpa.gov.cn/zwfw/sdxx/sdxxyp/yppjfb/20230303112530165.html.

[6] Wang J, Zhou C, Yao W, et al. Adebrelimab or placebo plus carboplatin and etoposide as first-line treatment for extensive-stage small-cell lung cancer(CAPSTONE-1): A multicentre, randomised, double-blind, placebo-controlled, phase 3 trial. Lancet Oncol. 2022, 23(6): 739-747.

[7] 国家药品监督管理局. 国家药监局批准泽贝妥单抗注射液上市. (2023-05-17)[2024-09-17]. https://www.nmpa.gov.cn/zhuanti/cxylqx/cxypxx/20230517152922112.html.

[8] 中华人民共和国国家卫生健康委员会. 淋巴瘤诊疗指南(2022 年版). 中国肿瘤临床与康复. 2023, 30(3): 135-158.

[9] Poletto S, Novo M, Paruzzo L, et al. Treatment strategies for patients with diffuse large B-cell lymphoma. Cancer Treat Rev. 2022, 110: 102443.

[10] Hu Y, Feng J, Gu T, et al. CAR T-cell therapies in China: Rapid evolution and a bright future. Lancet Haematol. 2022, 9(12): e930-e941.

[11] 国家药品监督管理局. 国家药监局附条件批准伊基奥仑赛注射液上市. (2023-06-30) [2024-09-30]. https://www. nmpa.gov.cn/zhuanti/cxylqx/cxypxx/20230630195006116.html.

[12] Keam S J. Equecabtagene autoleucel: First approval. Mol Diagn Ther. 2023, 27(6): 781-787.

[13] Li C, Qiu LG, Wang D, et al. Efficacy outcomes and characteristics of patients with multiple myeloma (MM) who achieved sustained minimal residual disease negativity after treatment with equecabtagene autoleucel (Eque-cel, CT103A) in fumanba-1. 65th ASH Annual Meeting & Exposition. 2023.12.11; https://ash.confex.com/ash/2023/webprogram/Paper173427.html.

[14] 国家药品监督管理局药品审评中心. 临床试验默示许可. (2024-01-25)[2024-12-30]. https://www.cde. org.cn/main/xxgk/listpage/9f9c74c73e0f8f56a8bfbc646055026d.

[15] Tian D S, Qin C, Dong M H, et al. B cell lineage reconstitution underlies CAR-T cell therapeutic efficacy in patients with refractory myasthenia gravis. EMBO Mol Med. 2024, 16(4): 966-987.

[16] 国家药品监督管理局. 国家药监局附条件批准纳基奥仑赛注射液上市. (2023-11-08) [2024-09-08]; https://www. nmpa.gov.cn/zhuanti/cxylqx/cxypxx/20231108092415187.html.

[17] Wang Y, Wei X, Yan D, et al. Sustained remission and decreased severity of CAR T-Cell related adverse events: A pivotal study report of CNCT19 (inaticabtagene autoleucel) treatment in adult patients with relapsed/refractory B-Cell acute lymphoblastic leukemia (R/R B-Cell ALL) in China. Blood. 2022, 140(Supplement 1): 1598-1600.

[18] 国家药品监督管理局. 2023 年 05 月 09 日药品批准证明文件送达信息发布. (2023-05-09). [2024-09-09]. https://www.nmpa.gov.cn/zwfw/sdxx/sdxxyp/yppjfb/20230509161235124.html.

[19] Chan T A, Yarchoan M, Jaffee E, et al. Development of tumor mutation burden as an immunotherapy biomarker: Utility for the oncology clinic. Ann Oncol. 2019, 30(1): 44-56.

[20] Meri-Abad M, Moreno-Manuel A, Garcia S G, et al. Clinical and technical insights of tumour mutational burden in non-small cell lung cancer. Crit Rev Oncol Hematol. 2023, 182: 103891.

[21] Mosele F, Remon J, Mateo J, et al. Recommendations for the use of next-generation sequencing (NGS) for patients with metastatic cancers: A report from the ESMO Precision Medicine Working Group. Ann Oncol. 2020, 31(11): 1491-1505.

[22] Necchi A, Spiess P E, Costa de Padua T, et al. Genomic profiles and clinical outcomes of penile squamous cell carcinoma with elevated tumor mutational burden. JAMA Netw Open. 2023, 6(12):

e2348002.

[23] 中国抗癌协会肿瘤标志专业委员会遗传性肿瘤标志物协作组, 中国抗癌协会肿瘤病理专业委员会分子病理协作组. 肿瘤突变负荷检测及临床应用中国专家共识(2020 年版). 中国癌症防治杂志. 2020, 12(5): 485-494.

[24] 国家药品监督管理局. 非小细胞肺癌组织 TMB 检测试剂盒(可逆末端终止测序法)获批上市. (2023-10-12)[2024-10-12]; https://www.nmpa.gov.cn/ylqx/ylqxjgdt/20231012153634120.html.

[25] Zhang Y, Wagner A K, Guan X. Newly approved cancer drugs in China - innovation and clinical benefit. Nat Rev Clin Oncol. 2023, 20(3): 135-136.

[26] FDA's Center for Drug Evaluation and Research. Advancing health through innovation: New drug therapy approvals, 2015-2023; https://www.fda.gov/drugs/development -approval-process-drugs/novel-drug-approvals-fda

[27] Schreiber R D, Old L J, Smyth M J. Cancer immunoediting: Integrating immunity's roles in cancer suppression and promotion. Science. 2011, 331(6024): 1565-1570.

[28] Alspach E, Lussier D M, Miceli A P, et al. MHC-Ⅱ neoantigens shape tumour immunity and response to immunotherapy. Nature. 2019, 574(7780): 696-701.

[29] 房虹, 侯怡如, 黄慧瑶, 等. 基于科学监管体系的中国药物临床试验实施质量国际评估比较. 中华肿瘤杂志. 2023, 45: 1-7.

[30] Lu Z, Chen Y, Liu D, et al. The landscape of cancer research and cancer care in China. Nat Med. 2023, 29(12): 3022-3032.

[31] He M, Zhang M, Xu T, et al. Enhancing photodynamic immunotherapy by reprograming the immunosuppressive tumor microenvironment with hypoxia relief. J Control Release. 2024, 368: 233-250.

[32] Zheng P, He J, Fu Y, et al. Engineered bacterial biomimetic vesicles reprogram tumor-associated macrophages and remodel tumor microenvironment to promote innate and adaptive antitumor immune responses. ACS Nano. 2024, 18(9): 6863-6886.

# 十一、公共卫生研究进展

廖春晓　杜海平　王　波　吕　筠　李立明

北京大学公共卫生学院 北京大学公众健康与重大疫情防控战略研究中心

自 2019 年 7 月健康中国行动实施以来, 我国已步入构建健康中国的新征程, 旨在全面应对影响健康的挑战, 加强对重点人群的保护, 防控重大疾病。进入 2023 年, 我国进入疾控事业高质量发展的新时代, 人均预期寿命继续提升, 主要健康指标居于中高收入国家前列, 进一步彰显了健康中国行动实施以来的显著成效。2023 年也是全面贯彻党的二十大精神的开局之年, 是实施"十四五"规划承上启下的关键之年。在《"十四五"国民健康规划》的引领下, 我国公共卫生领域将继续优化资源配置、提升服务能力、强化科技创新, 努力构建更加完善、高效、可持续的公共卫生体系, 同时还要积极应对人口老龄化、传染病和慢性病双重负担等挑战, 推动公共卫生服务向全方位、全周期健康管理转变。本文总结 2023 年度我国公共卫生领域取得的重要研究进展和优势, 对标《"十四五"国民健康规划》和 2035 年远景目标纲要分析不足, 并展望未来的发展方向和趋势。

**（一）传染性疾病研究进展**

　　1. 流感的病原学和疫苗研究

　　自 2021 年以来，全球范围内的高致病性禽流感 H5N1 活动显著加剧，导致了野生鸟类和家禽的大规模死亡，并引发了哺乳动物的偶发感染。2023 年，我国香港地区的研究团队通过流行病学、空间分析和基因组学研究，揭示了复发性高致病性禽流感 H5N1 病毒的起源变化及其病毒生态与进化的显著转变[1]。研究指出，2016～2017 年和 2020～2021 年是两个关键的复发事件，促成了 2021～2022 年 H5N1 病毒的出现和随后的泛动物传播。2016～2017 年的动物疫情起源于亚洲，其中复发性高致病性禽流感 H5 宿主呈地方性流行。2020～2021 年，非洲家禽中出现了 2.3.4.4b 种 H5N8 病毒，其特征是突变改变了 HA 结构和受体结合。研究表明高致病性禽流感的病毒传播中心已向亚洲外转移，由于高致病性禽流感在野生鸟类中的持久性增加，推动了地理和宿主范围的扩展，加速了传播速度。因此，在家禽中实施有效的消除策略仍然是限制未来疫情暴发的关键。

　　2022 年我国曾报告了 H3N8 禽流感病毒导致的两例人类感染病例，2023 年又报告了一例致死病例，H3N8 病毒在鸡群中广泛存在，但其人畜共患特性尚不完全明了。研究表明，H3N8 病毒能够有效感染并在人体支气管上皮和肺上皮细胞中复制，且人类分离株在小鼠和雪貂中表现出较高的毒性并引发严重的病理变化。从重度肺炎患者身上分离出的 H3N8 病毒已经具备了通过呼吸道飞沫传播的能力，并通过氨基酸置换（PB2-E627K）获得了对人类受体的结合偏好[2]。这一发现提示了新出现的 H3N8 禽流感病毒仍然可能存在大规模感染的风险。

　　针对流感病毒的基因变异研究提供了重要的理论依据，有助于理解流感病毒的传播和流行特征。研究者对 2012～2023 年淄博市分离的 39 株 H3N2 流感毒株的血凝素（HA）基因进行了测序分析，发现这些毒株在 A、B、C、E 等抗原区均出现了氨基酸变异，D 区相对保守。尤其是自 2016 年起，所有毒株的受体结合位点左壁均发生 N225D 突变，2019～2020 年间部分毒株的前壁还发生了 T135K 和 S137F 变异。与世界卫生组织（World Health Organization，WHO）推荐的疫苗株相比，各年度分离株在糖基化位点上发生了增加或缺失现象，主要集中在 A 区抗原位点。研究表明，淄博市 H3N2 亚型流感病毒的 HA 基因表现出多分支进化特征，并与推荐疫苗株存在一定的遗传距离[3]，提示抗原匹配度可能下降，为流感防控和疫苗更新提供了重要依据。

　　为更好地指导我国流感预防控制和疫苗使用工作，中国疾病预防控制中心在 2024 年发布了《中国流感疫苗预防接种技术指南（2023—2024）》[4]。更新了本年度三价和四价流感疫苗组分，分为流感病毒灭活疫苗、流感病毒减毒活疫苗和流感病毒重组疫苗。按照疫苗所含组分，分为三价和四价流感疫苗，其中三价流感疫苗组分含有 A（H3N2）亚型、A（H1N1）pdm09 亚型和 B 型流感病毒株的一个系，四价流感疫苗组分含 A 亚型与三价流感疫苗相同，以及 B（Victoria）系、B（Yamagata）系。

　　近年来，针对流感病毒快速进化导致疫苗效力降低的问题，研究者们致力于开发能够提供广泛和持久保护的通用流感疫苗。当前的研究主要集中在以 HA 为靶位的疫苗设计上，特别是针对 HA 的保守区域，如茎部和特定的保守表位。相比于 HA 头部的高变异性，HA 茎部结构高度保守，能够引发广泛的免疫反应。此外，基于 HA 全蛋白、串联 HA 及结合其他保守表位的疫苗设计也显示出良好的潜力。重组蛋白疫苗、纳米颗粒疫苗和病毒样颗粒（virus-like particle，VLP）疫苗是目前研究中应用最为广泛的类型，部分研究已在动物模型中取得了极具潜力的结果[5]。然而，尽管初步试验数据表明这些疫苗能够在病毒攻击后提供交叉保护，是否能够在临床上实现对所有流感病毒株的广泛保护，仍需更多临床研究验证。

为了支持 WHO 流感指南的更新，我国学者研究统计了 6 种抗病毒药物：扎那米韦、奥司他韦、拉尼米韦、巴洛沙韦、金刚烷胺和金刚烷乙胺的暴露后预防用药效果，共有 11 845 条记录中的试验被纳入了本系统综述和网络荟萃分析，共涉及 19 096 名患者（不同试验涉及平均年龄为 6.75～81.15 岁）。结果表明，扎那米韦、奥司他韦、拉尼米韦和巴洛沙韦药物可能显著减少高风险人群中症状性流感的发生（扎那米韦：RR 0.35，95%CI：0.25~0.50；奥司他韦：RR 0.40，95%CI：0.26~0.62；拉尼米韦：RR 0.43，95%CI：0.30~0.63；巴洛沙韦：RR 0.43，95%CI：0.23~0.79；证据确定性中等），奥司他韦、拉尼米韦、巴洛沙韦和金刚烷胺可能降低无症状和有症状流感的风险（证据确定性中等）。暴露后使用扎那米韦、奥司他韦、拉尼米韦或巴洛沙韦降低高风险人群对季节性流感病毒和新型甲型流感病毒引发的症状性流感的风险[6]。

### 2. 长新冠和广谱新冠病毒疫苗研发

尽管对长新冠（long COVID）的定义在不同国家和机构之间存在差异，但普遍认为长新冠对多个系统造成影响，包括免疫、呼吸、心血管、神经心理等。这些长期后遗症的发病率估计在 10%～30%，全球受影响的人数已超过 6500 万[7]，并且这一数字还在不断增加。

长新冠的主要特征是持续的全身性炎症和免疫系统异常，这些异常表现为多种症状的重叠和多样性，包括慢性疲劳、呼吸困难、认知障碍、情绪障碍和肌肉骨骼痛等，且症状可能在急性期结束后数月甚至更长时间内持续存在[8]。我国学者评估了轻症新冠康复患者三个时间点不同组织中新冠病毒 RNA 的持续存在情况，及其与长期新冠症状的相关性。研究结果表明，残留的新冠病毒可在轻症新冠康复患者中持续存在，康复后病毒 RNA 检出者存在长期新冠症状的风险是未检出者的 5.17 倍（OR：5.17，95%CI：2.64～10.13）说明残存的新冠病毒与长期新冠症状存在显著关联[9]。

为应对新冠病毒的迅速变异，我国研究团队针对新型冠状病毒变异株的广谱 mRNA 疫苗 RQ3013（S 蛋白嵌合体）开展了临床前评估[10]。RQ3013 在小鼠、仓鼠和非人灵长类动物中引发了强大的免疫反应，能够诱导产生高滴度的抗体，这些抗体对新冠病毒野生型、B.1.1.7（Alpha）、B.1.351（Beta）、B.1.617.2（Delta）和后来出现的 Omicron 变异株具有广泛的交叉中和能力。在小鼠和非人灵长类动物中，两剂 RQ3013 保护了上呼吸道和下呼吸道免受新冠病毒及其变异株的感染。

为深入探究加强免疫策略的安全性和有效性，我国研究者开展了一项随机对照试验。该试验评估了康希诺 mRNA 疫苗（CS-2034）作为异源加强与国药灭活疫苗（BBIBP-CorV）同源加强在成人中的安全性和免疫原性，以及对 Omicron BA.5 亚型的保护效果[11]。受试者为至少 6 个月以前接种了三剂灭活疫苗的健康成人，以 3∶1 的比例分配接种 CS-2034 或 BBIBP-CorV，研究表明，mRNA 疫苗 CS-2034 和灭活疫苗 BBIBP-CorV 作为第四针加强免疫后耐受性良好。相比于同源加强免疫，mRNA 疫苗 CS-2034 异源加强对于有症状的 Omicron 变异株感染有更强的免疫应答和更好的保护效果。

我国研究者通过假病毒试验评估了不同疫苗接种策略对新冠病毒变体的中和抗体水平[12]。研究者采集了 175 名参与者的血清样本，根据接种策略将研究对象分成了 7 组，比较不同组别的血清中和抗体水平。研究结果表明，使用包含早期 Omicron 亚型的嵌合受体结合域二聚体疫苗（ZF2202）进行加强免疫或者 Omicron BA.5.2/BF.7 亚型流行期发生突破性感染，均可产生针对新变异株（包括 BQ.1、BQ.1.1 和 XBB.1.5）的交叉中和抗体。

为诱导黏膜免疫应答和实现单剂量无创接种，实现更有效、更低成本的疫苗使用，我国学者开发了一种可吸入的单剂量干粉气溶胶新冠疫苗，可诱导有效的全身和黏膜免疫反应[13]。该疫苗将含有蛋白质霍乱毒素 B 亚基的组装纳米颗粒封装在最佳空气动力学尺寸的微胶囊内，纳米颗粒表面可展示新冠病毒受体结合域抗原。动物实验结果显示，该疫苗可诱导快速、长期和高效的"黏膜-体液-细胞"三重免疫应答，为新冠病毒感染提供有效保护，该疫苗同时具备原型株和 Omicron 抗原成分，扩展了针对循环变异株及 Omicron 变异株传播的抗体反应广度。

### 3. 猴痘防控与疫苗研发

自 2022 年起，猴痘疫情在非洲部分地区开始呈现高发态势，并逐渐蔓延至多个国家，共有 121 个国家相继出现病例。截至 2024 年 8 月，全球范围内已累计报告实验室确诊病例达 102 997 例[14]，2024 年 5 月非洲报告了新的变种 Ⅰb 更加剧了猴痘疫情风险，Ib 变异株的临床症状更重、致死率更高。由于疫情的持续蔓延和新变异株的出现，WHO 于 2024 年 8 月 14 日再次宣布猴痘疫情为国际关注的突发公共卫生事件（PHEIC）[15]，强调各国需加强防控措施和疫苗接种以应对这一威胁。

2022 年 9 月我国报告首例猴痘输入病例，2023 年 6 月开始出现本土猴痘疫情[16]，表明我国仍面临猴痘暴发的风险。专家指出中国应对猴痘要借鉴其他国家和地区经验，英国将猴痘纳入法定报告传染病，全科医生必须向地方公共卫生部门报告猴痘病例，美国实施的是追踪密切接触者进行猴痘感染风险评估，然后进行有针对性的疫苗接种策略[17]。2023 年 9 月 20 日我国将猴痘列为《中华人民共和国传染病防治法》规定的乙类传染病，便于快速发现猴痘患者并建立完整的密切接触者追踪系统。加强猴痘监测是重要的猴痘防控手段之一，特别是对高风险人群，同时还需要通过加强健康教育和对高风险人群进行筛查来减轻恐惧。我国在猴痘防控中应学习其他国家的成功经验，包括高效的医疗系统和高风险人群的针对性疫苗接种计划。

国家传染病医学中心（复旦大学附属华山医院）和中华预防医学会感染病防控分会联合发布了《猴痘公众防护指南（2023）》，提供了猴痘病毒传播、易感人群、潜伏期和预防措施的详细信息[18]。该指南指出，猴痘病毒可通过接触感染动物或食用未充分煮熟的感染动物传播；人际传播主要通过接触患者的皮肤或黏膜损伤、口腔分泌物、呼吸道飞沫及被病毒污染的物品，也可能通过性接触、母婴传播或院内传播。易感人群包括与猴痘患者有密切接触的人群（如男男性行为者）、卫生工作者、儿童、孕妇，以及免疫力低下者。感染后，症状通常在 5～21 天内出现，大部分在 6～13 天内。预防措施包括避免与确诊病例的密切接触，如有怀疑应及时就医；避免接触可能携带猴痘病毒的动物，如啮齿类、灵长类和有袋类动物，并避免食用或处理野生动物，普通人群目前不需接种疫苗。该指南作为国内首部面向公众的猴痘防护指南，提供了科学、客观的猴痘防护要点，有助于公众在面临感染风险时采取有效措施，降低感染及严重病例的发生。

在猴痘疫苗研发方面，我国研究者通过抗原结构指导的多表位嵌合策略，创新性地设计了一种"二合一"猴痘病毒重组蛋白疫苗（DAM），该免疫原基于单链二聚体猴痘病毒细胞外包膜病毒抗原 A35 与细胞内成熟病毒抗原 M1 的二价融合[19]。小鼠模型实验表明，与联合免疫策略相比，DAM 疫苗可实现单一免疫原对猴痘病毒两种感染性病毒粒子的全面保护，其对猴痘病毒的中和能力是传统减毒活疫苗的 28 倍，同时，铝佐剂的 DAM 疫苗实现了对致死剂量痘苗病毒感染小鼠的完全保护，并表现出极高的安全性。中试规模的生产证实了 DAM 的高产率和纯度，表明具有极大的生产放大潜能和工业化潜力，为猴痘病毒的防控提供了更为安全和可规模化的替代性疫苗方案。

### （二）慢性非传染性疾病研究进展

#### 1. 慢性非传染性疾病的病因和发病机制

围绕影响我国居民健康的主要慢性非传染性疾病，研究者开展了一系列病因学研究，从遗传、环境到行为与生活方式，多维度系统评价了各种因素对一般人群中心脑血管疾病等其他多种慢性病的健康影响，确定了在中国人群中特有且具有重要公共卫生学意义的病因学证据。

多基因风险评分（polygenic risk score，PRS）是量化疾病遗传易感性的常用工具，但其能否在我国人群中更好地识别早发心血管病暂且未知。为此，我国研究者基于中国慢性病前瞻性研究（China Kadoorie Biobank，CKB）项目中 10 万余人的全基因组分型数据，整合心血管病及其危险因素的跨血统遗传关联信息，评价了 PRS 与综合生活方式对早、晚发心血管病的交互作用。研究结果发现遗传和生活方式对早发心血管病风险的加法交互作用，提示针对具有高遗传风险的年轻人促进健康生活方式将获得更大的预防收益。以早发冠心病结果为例，在高遗传风险人群中，生活方式改善关联的风险下降是低遗传风险人群的 14.7 倍[20]。研究提供了 PRS 在风险识别和指导干预两方面的额外价值。

在环境暴露方面，我国学者依托多国多城市研究平台，收集了 19 个国家或地区、372 个城市的空气污染与人群健康数据，首次在全球水平评估了细颗粒物（$PM_{2.5}$）和臭氧（$O_3$）复合暴露对每日居民死亡的交互作用。研究结果发现，按 $O_3$ 浓度的四分位数从低到高分层，$PM_{2.5}$ 浓度每升高 $10\mu g/m^3$，总死亡风险依次增加 0.47%、0.70% 和 1.25%。

按 $PM_{2.5}$ 浓度的四分位数从低到高分层，$O_3$ 浓度每升高 $10\mu g/m^3$，总死亡风险依次增加 0.04%、0.19%、0.29%[21]。研究提示，对这两种污染物暴露开展协同治理的策略具有多方面的益处，对于大气污染治理和健康防护政策制定具有重要意义。为探索亚细颗粒物（$PM_1$）和细颗粒物（$PM_{2.5}$）长期暴露与高血压住院风险的潜在因果关联，我国研究者开展了一项因果推断研究，研究发现长期 $PM_1$ 暴露的高血压住院风险比 $PM_{2.5}$ 暴露高 6.0%～11.0%。颗粒物污染的改善有助于降低 1～2 年内的高血压住院风险[22]。该研究为 $PM_1$ 暴露与高血压的潜在因果关联提供了本土化证据和分析思路，也为未来我国空气污染标准和相关公共卫生政策制定提供了科学参考。

围绕行为及生活方式与心血管疾病及其他慢性病的关联，我国学者基于 CKB 项目的 36 万余名参与者平均 12 年的随访数据，发现成年早期身体质量指数（BMI）与心血管疾病发生风险存在单调递增的剂量反应关系，并且这种关联独立于成年期的体重变化，研究强调了在成年早期进行体重管理和肥胖预防的重要性[23]。

另外一项基于 CKB 项目的全表型组关联研究，对 21 万余名男性和 30 万余名女性十余年的观察随访，建立了婚姻状况和 500 多种相关疾病的全表型组风险关联图谱。研究结果发现婚姻状况在男性中会影响 13 种疾病的发生，在女性中影响 9 种疾病的发生，没有伴侣的男性和女性面临更多的健康挑战，且无伴侣造成的不利健康影响在男性中更为突出[24]。研究为不同婚姻状态男性与女性制定针对性的卫生政策和干预措施提供科学依据。

在饮食与精神健康方面，我国学者基于鄞州健康人群队列开展前瞻性的研究，发现居民饮用水中的金属和非金属元素与抑郁和焦虑发病率上升有显著的关联，多吃绿叶蔬菜和水果可能会减轻饮用水中金属和非金属元素对精神障碍的影响。鉴于我国居民精神障碍的负担日益加重，研究对于减轻抑郁和焦虑的疾病风险具有潜在的公共卫生学意义[25]。

2. 慢性非传染性疾病的风险预测

由于居民不健康生活方式流行等原因，加之人口老龄化加速，我国心血管病患病率处于持续上升阶段。国家卫生健康委员会联合多个部门制定了《健康中国行动——心脑血管疾病防治行动的实施方案（2023—2030）》提出坚持以基层为重点，预防为主，中西医并重，创新体制机制和工作模式，推进"以治病为中心"向"以人民健康为中心"转变，建立覆盖全国的心脑血管疾病综合防控和早诊早治体系[26]。对尚无心血管疾病的个体评估未来心血管疾病风险，确定高危人群，开启生活方式干预和他汀药物治疗，是目前心血管病一级预防的重要措施之一。我国研究者基于 CKB 项目探索了针对心血管病非高风险人群进行定期风险再评估的适宜频率方案，为更经济有效地开展心血管风险分层管理和一级预防提供了循证依据。研究结果发现对低风险、中低风险和中高风险人群分别采用间隔 6 年、3 年和 2 年再评估的频率方案是最佳方案，支持了更精准地开展心血管疾病风险分层管理和一级预防[27]。

筛查癌症高危人群已成为通过发现早期病例或易感人群来降低癌症发病率和死亡率的有效手段，利于有针对性地开展更有效的治疗和干预策略，提高总体生存率。我国是鼻咽癌高流行地区，每年新发病例数占全球 47%。中晚期患者占我国新发鼻咽癌患者的 70% 以上，而筛查可将早诊率从 20% 左右提高至 70% 以上[28,29]。我国学者针对高丰度的 B 细胞 EB 病毒抗原表位，设计了涵盖 87 个高水平抗原表位的多肽库，筛选了鼻咽癌的新型生物标志物 *BNLF2b* 基因表达的多肽片段（P85）的血清抗体 Ab，具有最高的诊断性能（曲线下面积 AUC：0.97），与现有标准的 EB 病毒双抗体筛查方法相比具有更高的灵敏度、特异度和阳性预测值[30]。

### 3. 慢性非传染性疾病防控措施的效果评价

高血压是全球范围内的重大公共卫生问题，而富钾代盐作为一种能够有效降低血压的减盐策略备受关注。最近 WHO 报告显示，实现"到 2025 年将钠摄入量减少 30%"的全球目标仍面临巨大的困难和挑战，迫切需要适合患有或不患有高血压或心血管疾病个体的降低钠摄入量策略[31]。我国研究者发布了 DECIDE（diet, exercise and cardiovascular health）-盐试验的最新结果，该试验为一项为期 2 年的多中心整群随机试验，对我国四省市 48 所养老机构中的 611 名血压正常的老年人（55 岁以上）进行了分析，研究结果发现代盐组比常规食盐组高血压发病风险降低 40%（调整后风险比 HR：0.6，95%CI：0.39～0.92），但未增加低血压发病风险[32]。研究将富钾代盐的获益和风险证据延伸到血压正常人群，提示富钾代盐应作为一项全人群减盐策略，助力我国高血压的防控。

我国是全世界肥胖人数最多的国家。替尔泊肽（Tirzepatide）是一种每周注射一次的 GIP/GLP-1 受体激动剂，通过减少热量摄入和调节食欲来减少食物摄入、降低体重并降低脂肪含量。为评估替尔泊肽在肥胖或超重且伴有合并症的中国成人中减重的有效性与安全性，我国学者开展了一项随机、双盲、安慰剂对照的多中心Ⅲ期临床试验，研究发现第 52 周时接受替尔泊肽 10mg 和 15mg 皮下注射组体重相比基线分别降低 13.6%（95%CI：11.4%～15.8%）和 17.5%（95%CI：15.3%～19.7%），均显著优于安慰剂组（降低 2.3%）。该研究为替尔泊肽治疗肥胖领域提供了中国证据[33]。

胃癌是中国癌症相关死亡的主要原因，幽门螺杆菌影响着全球 40% 以上的人口，是胃癌的主要风险因素。我国研究者开展了一项大规模胃癌预防整群随机对照试验，研究结果发现接受幽门螺杆菌根除治疗的个体胃癌发病率降低 14%，在成功根除幽门螺杆菌的个体中，胃癌发病率的降低 19%。研究系统评价在大规模社区人群中根除幽门螺杆菌感染的有效性和可行性，为胃癌一级预防策略制定提供了关键证据[34]。为了探索更精准的胃癌防控策略，满足精准医学时代浓缩适宜人群和优化资源配置的需求，我国学者探讨了胃黏膜病变进展和胃癌发生风险的遗传易感性，通过构建胃癌 PRS，评价对不同遗传风险人群根除幽门螺杆菌感染等一级预防手段的胃癌预防效果，为制定胃癌精准防控策略提供了新思路。研究发现 PRS 居于上四分位数的高遗传风险人群可通过接受根除幽门螺杆菌感染降低其胃癌发生风险[35]。提示一级预防可降低因遗传易感导致的胃癌超额发生风险，支持基于遗传风险优化胃癌一级预防适宜人群，在宿主遗传学层面为指导构建胃癌精准预防策略和促进资源合理配置提供了重要证据。

### （三）全民健康覆盖

2023 年 9 月，WHO 和世界银行联合发布了《2023 年全民健康覆盖全球监测报告》，指出在为世界各地人民提供高质量、负担得起和方便的卫生保健服务方面，全球严重停滞不前。在过去 20 年中，只有不到 1/3 的国家提高了卫生服务覆盖率和减少了灾难性自费医疗支出。2021 年，约有 45 亿人（占全球人口的一半以上）无法充分获得基本卫生服务，并且该数据尚未反映新冠疫情可能造成的长期影响。与此同时，自费医疗支出造成的经济困难持续恶化，灾难性自费医疗支出（即自费医疗支出超过家庭预算的 10%）继续上升，约 11 亿人（约占全球人口的 14%）自付医疗费用超出家庭预算的 10%，全球约有 13 亿人因自付医疗费而陷入贫困或变得更为贫困。为实现全民健康覆盖目标，报告呼吁应大力调整卫生系统方向，实行初级卫生保健方针，促进公平获得卫生保健服务和财务保护，并投资于强大的卫生信息系统[36]。

我国国家卫生健康委员会 2023 年 10 月发布《2022 年我国卫生健康事业发展统计公报》显示，基本公共卫生服务项目人均财政补助标准从 2021 年的 79 元提高至 2022 年的 84 元。2022 年内在基层医疗卫生机构接受健康管理的 65 岁及以上老年人数 12 708.3 万，接受健康管理的高血压患者人数 11 236.3 万，接受健康管理的 2 型糖尿病患者人数 3791.5 万。与 2021 年相比，我国孕产妇死亡率从 16.1/10 万下降到 15.7/10 万，婴儿死亡率从 5.4‰ 下降到 5.0‰，5 岁以下儿童死亡率从 7.1‰ 下降到 6.8‰。我国初级保健体系建设投入力度持续加大，政策体系不断完善，妇女和儿童健康水平整体明显提高[37]。

随着我国老龄化趋势的持续加剧，老年人群的心理健康问题、意外伤害风险，以及多种疾病共存（共病）的现象日益凸显，已成为不容忽视的社会问题。老年人在面对身体机能下降、社会角色转变等多重挑战时，往往更容易出现孤独、抑郁等心理问题。同时，由于生理机能衰退，他们也更易遭受跌倒、中风等意外伤害。此外，共病现象在老年人群中普遍存在，进一步增加了治疗难度和管理复杂性。因此，关注并解决老年人群的这些问题，对于提升老年人的生活质量、促进社会和谐具有重要意义。2023 年底，我国研究者发布 *Universal Health Coverage in China*（《中国全民健康覆盖研究报告》），系统回顾了我国全民健康覆盖取得的重大成就、存在的差距、当前面临的挑战，并提出了促进我国在 2030 年实现全民健康覆盖目标的政策建议。报告显示近 20 年来，我国在生殖、孕产妇、新生儿和儿童健康、传染病以及服务能力领域，服务覆盖情况与高收入国家相当，并且不平等现象有所减少。但是，在慢性病防治、精神卫生服务、康复服务和姑息治疗等服务覆盖方面仍存在一定差距。近 10 年来慢性病风险因素控制进展较为缓慢，大多数慢性病服务覆盖率不及高收入国家。同时，灾难性医疗支出发生率和因病致贫率有较大改进空间。基于卫生系统概念框架，并根据国际经验和中国国情，报告提出了一套可行的政策建议：①建立以初级保健为重点的卫生服务体系，重塑提供者的激励和问责机制，优先考虑预防；②利用数字工具支持改变行为改变；③利用现代化信息传播方式，传播健康信息，培育健康观念；④完善多层次医疗保障体系，加强处于贫困线边缘人群的财务风险保护；⑤建立持续有效的多部门合作机制，促进"健康融入所有政策"；⑥构建更加符合中国国情的全民健康覆盖的监测评估体系[38]。

### （四）同一健康

自 20 世纪以来，以全球健康安全为核心的生物安全风险逐渐加剧，新发与再发传染病、食品安全、环境变化以及抗生素耐药性等问题日益突出，人类、动物与环境三者是一个密不可分的整体，单一学科或组织已无法应对和处理如此复杂的问题。同一健康（One Health）策略是当前国际上公认的解决这些问题的有效途径，它强调通过跨学科、跨部门、跨地区的合作与交流来保障人类、动物和环境的健康。2023 年 4 月，联合国粮食及农业组织、联合国环境规划署、WHO 和世界动物卫生组织联合发布 "One Health" 联合行动计划（2022—2026 年），旨在整合系统和能力，以便我们能够更好地共同预防、预测、发现和应对健康威胁[39]。这一倡议的最终目标是改善人类、动物、植物和环境的健康，同时促进可持续发展。2023 年底，四方联合发布 *A Guide to Implementing The One Health Joint Plan of Action at National Level*，为将 "同一健康" 理论转化为行动提供了实际指导[40]。

目前，猴痘首次在全世界不同地理区域的非流行和流行国家同时报告引起了 WHO 的高度重视，并且多国同时采取了严格的预防和控制措施。2024 年 8 月 14 日，WHO 再次宣布猴痘疫情构成国际关注的突发公共卫生事件。围绕猴痘病毒的潜在全球风险区域及其关键驱动因素，我国研究者收集全球猴痘发生位点，结合了气象、生态地形、人为和宿主等影响因素，开展了一项模型预测研究。结果发现人为因素是此次猴痘流行的关键驱动因素，同时潜在风险区域显示，人口密度大可能驱动猴痘在更大的范围内流行。世界范围内众多人口密集、交通发达、移民率高的大城市都面临着猴痘的高风险。该研究结果可为通过 "同一健康" 理念制定有效的猴痘预防和控制策略提供关键信息[41]。

### （五）面临的挑战和展望

我国公共卫生事业进入新发展阶段，发展环境面临深刻复杂变化，新的机遇和挑战形势下，公共卫生领域将紧密结合我国 "十四五" 规划和 2035 年远景目标，坚持新发展理念，以 "全民健康" 为目标，着力解决公共卫生领域下述 4 个方面的重大需求。

#### 1. 重视新发突发传染病应对和重大疫情防控

突发传染病的挑战主要体现在病毒变异的复杂性以及跨物种传播的风险不断增加，要求宏观上及时调整防控策略。近年来，高致病性禽流感 H5N1、H3N8 病毒全球扩散及频繁复发，在动物病媒中的持久性加剧了人类感染的风险。因此需要建立全球监测和快速响应系统，增强国际和地区间的公共卫生合作，并加强对病媒的监测、实施更精细的生物安全措施，及时更新疫苗株，亟须开发广谱疫苗以提供更广泛和持久的保护[42]。同时，长新冠的多系统影响和长期后遗症，进一步凸显了传染病防控的复杂性和长期性。猴痘疫情的全球传播和新变异株的出现增加了防控难度，特别是新变异株可能带来更高的致病性，更加需要加强筛查和监测能力。为了应对这些挑战，必须加强多学科合作，推动新型广谱疫苗、长效疫苗和诊断技术的研发，完善监测与应急响应机制，并制定更具针对性的防控策略，特别是对高危人群的保护，以有效遏制重大疫情的暴发和传播。

### 2. 建设人群队列支撑慢性病系统流行病学研究

高质量和代表性人群队列及其生物样本库平台是慢性病危险因素研究的基础资源，应作为战略性大型科学设施长期持续投入。通过整合人群队列、生物样本资源库及在此基础上衍生的多组学数据资源，以及国家或地区范围的医学信息系统，建成一个开放共享和高效利用的国家人群研究平台，实施标准化的数据存储和可持续的共享机制，为我国系统流行病学研究提供重要平台支撑。在慢性病系统流行病学研究方面，通过整合环境、生态、遗传、社会经济因素及人群社会行为等数据，并结合基因组、表观组、代谢组等多维数据，在多水平、多层次上深入研究疾病发生风险，梳理疾病危险因素的复杂交互作用（特别是基因-环境交互作用）与综合致病机制，能够为慢性病防控提供高质量证据。

### 3. 加强慢性病综合防控并推动成果转化

近年来，我国慢性病如心脑血管疾病、癌症、慢性呼吸系统疾病、糖尿病等的发病率和死亡率持续上升，已成为公共卫生领域的一大挑战。特别是随着人口老龄化程度的加剧，慢性病医疗费用的负担将进一步加重。我国 60 岁及以上老年人，慢性病的患病率超过 78%，且不少人同时患有两种以上慢性疾病。这种双重压力对公共卫生系统提出了更高要求。应建立和完善慢性病防治网络体系，加强各部门之间的信息共享和协作机制，推动慢性病防治工作从单一部门向多部门协作转变，形成合力。加强慢性病领域的科学研究，加强科研成果转化和推广应用力度，推动新技术、新方法在临床实践中的广泛应用。

### 4. 关注人类、动物和自然环境的同一健康

当前我国居民健康呈现多种健康影响因素交织、多种疾病威胁并存的复杂局面。目前任何一个单独的学科、机构、组织、国家都无法解决当前复杂的公共卫生问题。只有坚持"同一健康"理念，将人类健康、动物健康、环境健康三者统一为有机整体，才能真正实现人类卫生健康共同体这一目标[43]。在我国实施"同一健康"策略，对于提升我国公共卫生体系水平、降低新发健康威胁风险具有重要作用。目前我国在落实"同一健康"方针上仍存在诸多问题，如学科之间的壁垒仍然存在，数据共享与整合不通畅。为此，应鼓励多部门共同参与，加强国家、区域和全球协作，优化资源配置，完善数据共享机制，建立"同一健康"监测系统，利用大数据、云计算等现代信息技术手段，提高数据的处理能力和分析能力，为"同一健康"相关研究提供有力支持。

## 参 考 文 献

[1] Xie R, Edwards K M, Wille M, et al. The episodic resurgence of highly pathogenic avian influenza H5 virus. Nature, 2023, 622(7984): 810-817.

[2] Sun H, Li H, Tong Q, et al. Airborne transmission of human-isolated avian H3N8 influenza virus between　ferrets. Cell, 2023, 186(19): 4074-4084.

[3] 刘超, 许进, 张群, 等. 2012—2023 年淄博市 H3N2 亚型流感病毒血凝素基因特征分析. 病毒学报, 2024: 1-5.

[4] 中国疾病预防控制中心. 中国流感疫苗预防接种技术指南(2023—2024). 中国病毒病杂志, 2024, 14(1): 1-19.

[5] 邓玉莹, 刘书珍, 李岚舒, 等. 基于甲型流感病毒血凝素及联用其他保守表位的通用流感疫苗研究进展. 中华微生物学和免疫学杂志, 2023(11): 813-822.

[6] Zhao Y, Gao Y, Guyatt G, et al. Antivirals for post-exposure prophylaxis of influenza: A systematic review and network meta-analysis. The Lancet, 2024, 404(10454): 764-772.

[7] 石胜军, 乔晓红, 沈朝斌. 长新冠的免疫机制. 中华传染病杂志, 2024, 42(1): 56-61.

[8] Li J, Zhou Y, Ma J, et al. The long-term health outcomes, pathophysiological mechanisms and multidisciplinary management of long COVID. Signal Transduct Target Ther, 2023, 8(1): 416.

[9] Zuo W, He D, Liang C, et al. The persistence of SARS-CoV-2 in tissues and its association with long COVID symptoms: A cross-sectional cohort study in China. Lancet Infect Dis, 2024, 24(8): 845-855.

[10] Tan S, Zhao J, Hu X, et al. Preclinical evaluation of RQ3013, a broad-spectrum mRNA vaccine against SARS-CoV-2 variants. Sci Bull (Beijing), 2023, 68(24): 3192-3206.

[11] Wu J D, Li J X, Liu J, et al. Safety, immunogenicity, and efficacy of the mRNA vaccine CS-2034 as a heterologous booster versus homologous booster with BBIBP-CorV in adults aged ≥18 years: A randomised, double-blind, phase 2b trial. Lancet Infect Dis, 2023, 23(9): 1020-1030.

[12] Dai L, Duan H, Liu X, et al. Omicron neutralisation: RBD-dimer booster versus BF.7 and BA.5.2 breakthrough infection. The Lancet, 2023, 402(10403): 687-689.

[13] Ye T, Jiao Z, Li X, et al. Inhaled SARS-CoV-2 vaccine for single-dose dry powder aerosol immunization. Nature, 2023, 624(7992): 630-638.

[14] World Health Organization. 2022-24 Mpox (Monkeypox) Outbreak: Global Trends. (2024-08-28) [2024-08-30]. https://worldhealthorg.shinyapps.io/mpx_global/.

[15] World Health Organization. WHO Director-General declares mpox outbreak a public health emergency of international concern. (2024-08-14) [2024-08-30]. https://www.who.int/news/item/14-08-2024-who-director-general-declares-mpox-outbreak-a-public-health-emergency-of-international-concern.

[16] 中国疾病预防控制中心. 将猴痘纳入乙类传染病管理的政策解读. (2023-09-15)[2024-08-30]. https://www.chinacdc.cn/jkzt/crb/zl/szkb_13037/jswj/202309/t20230916_269544.html.

[17] Zhao T, Wu Z. Prevention of a potential mpox outbreak in China. The Lancet, 2023, 402(10407): 1038-1039.

[18] 复旦大学附属华山医院国家传染病医学中心, 中华预防医学会感染性疾病防控分会. 猴痘公众防护指南(2023). 中华传染病杂志, 2023, 41(10): 623-630.

[19] Wang H, Yin P, Zheng T, et al. Rational design of a 'two-in-one' immunogen DAM drives potent immune response against mpox virus. Nat Immunol, 2024, 25(2): 307-315.

[20] China Kadoorie Biobank Collaborative Group. Joint impact of polygenic risk score and lifestyles on early- and late-onset cardiovascular diseases. Nat Hum Behav, 2024.

[21] Liu C, Chen R, Sera F, et al. Interactive effects of ambient fine particulate matter and ozone on daily mortality in 372 cities: Two stage time series analysis. BMJ, 2023, 383: e75203.

[22] Zhang Y, Chen S, Wei J, et al. Long-term PM(1) exposure and hypertension hospitalization: A causal inference study on a large community-based cohort in South China. Sci Bull (Beijing), 2024, 69(9): 1313-1322.

[23] Chen Y, Yu W, Lv J, et al. Early adulthood BMI and cardiovascular disease: A prospective cohort study from the China Kadoorie Biobank. The Lancet Public Health, 2024.

[24] Xiao M, Li A, Wang Y, et al. A wide landscape of morbidity and mortality risk associated with marital status in 0.5 million Chinese men and women: A prospective cohort study. Lancet Reg Health West Pac, 2024, 42: 100948.

[25] Zhou S, Su M, Shen P, et al. Association between drinking water quality and mental health and the modifying role of diet: A prospective cohort study. BMC Med, 2024, 22(1): 53.

[26] 国家心血管病中心. 中国心血管健康与疾病报告2023概要. 中国循环杂志, 2024, 39(7): 625-660.

[27] Sun Z, Ma Y, Yu C, et al. One-size-fits-all versus risk-category-based screening interval strategies for cardiovascular disease prevention in Chinese adults: A prospective cohort study. Lancet Reg Health West

Pac, 2024, 49: 101140.

[28] Chan K, Woo J, King A, et al. Analysis of plasma Epstein-Barr virus DNA to screen for nasopharyngeal cancer. N Engl J Med, 2017, 377(6): 513-522.

[29] Ji M F, Sheng W, Cheng W M, et al. Incidence and mortality of nasopharyngeal carcinoma: Interim analysis of a cluster randomized controlled screening trial(PRO-NPC-001)in southern China. Ann Oncol, 2019, 30(10): 1630-1637.

[30] Li T, Li F, Guo X, et al. Anti-Epstein-Barr virus BNLF2b for mass screening for nasopharyngeal cancer. N Engl J Med, 2023, 389(9): 808-819.

[31] World Health Organization. Massive efforts needed to reduce salt intake and protect lives . (2023-03-09)[2024-08-30].https://www.who.int/news/item/09-03-2023-massive-efforts-needed-to-reduce-salt-intake-and-protect-lives.

[32] Zhang X, Yuan Y, Li C, et al. Effect of a salt substitute on incidence of hypertension and hypotension among normotensive adults. J Am Coll Cardiol, 2024, 83(7): 711-722.

[33] Zhao L, Cheng Z, Lu Y, et al. Tirzepatide for weight reduction in Chinese adults with obesity: The SURMOUNT-CN randomized clinical trial. JAMA, 2024, 332(7): 551-560.

[34] Pan K F, Li W Q, Zhang L, et al. Gastric cancer prevention by community eradication of *Helicobacter pylori*: A cluster-randomized controlled trial. Nat Med, 2024, 30(11): 3250-3260.

[35] Xu H M, Han Y, Liu Z C, et al. *Helicobacter pylori* treatment and gastric cancer risk among individuals with high genetic risk for gastric cancer. JAMA Netw Open, 2024, 7(5): e2413708.

[36] World Health Organization. Billions left behind on the path to universal health coverage . (2023-09-18)[2024-08-28]. https://www.who.int/news/item/18-09-2023-billions-left-behind-on-the-path-to-universal-health-coverage.

[37] 规划发展与信息化司. 2022 年我国卫生健康事业发展统计公报. (2023-10-12) [2024-08-26]. http://www.nhc.gov.cn/guihuaxxs/s3585u/202309/6707c48f2a2b420fbfb739c393fcca92.shtml.

[38] Yip W, Fu H, Jian W, et al. Universal health coverage in China part 1: Progress and gaps. The Lancet Public Health, 2023, 8(12): e1025-e1034.

[39] World Health Organization. Quadripartite call to action for One Health for a safer world. (2023-03-27) [2023-07-08]. https://www.who.int/news/item/27-03-2023-quadripartite-call-to-action-for-one-health-for-a-safer-world.

[40] World Health Organization. A guide to implementing the One Health Joint Plan of Action at national level.(2023-12-06)[2024-08-26]. https://www.who.int/publications/i/item/9789240082069.

[41] Gao S, Zeng Z, Zhai Y, et al. Driving effect of multiplex factors on Mpox in global high-risk region, implication for Mpox based on one health concept. One Health, 2023, 17: 100597.

[42] Yang J, Lin S, Shu Y. Challenges and strategies for influenza response after COVID-19 pandemic. Infectious Diseases & Immunity, 2024, 4(2): 51-55.

[43] 陆家海, 赵白鸽. 2021.同一健康: 应对人类健康挑战新策略.中国可持续发展评价报告.北京: 社会科学文献出版社

# 第四章　中国 2023 年度重要医学进展

## 一、遴选背景及方法介绍

魏晓瑶　高东平

中国医学科学院医学信息研究所

科技创新是助推卫生健康事业发展的核心动能，科学有效的科技成果评价有助于营造科技创新良好生态。为客观评价我国医学界的科技贡献，导引中国医学科技创新的发展方向，中国医学科学院坚持"四个面向"，持续探索可体现医学科技成果特点的分类评价体系。作为中国医学科学院学术咨询委员会发挥高端智库作用的重要举措之一，"中国年度重要医学进展"连续第五年发布。

本次"中国 2023 年度重要医学进展"坚持科学客观的医学科技评价导向，更加突出直接指标，更加强化情报学视域下量化评价基础上的多维综合评价，聚焦我国学者在 2023 年度取得的重要成果，这些成果对当前和未来可能产生重要影响，具有较高国际关注度或应用潜力。遴选采取多维量化与广义内容评价相结合的量化技术路线，以定量计算为主、定性分析为辅，无偏倚纳入多源数据建立候选成果数据库，包括我国学者在 2023 年度发表的医学研究论文、获批上市的国产药物产品、获批上市的国产创新医疗器械产品等多方面，累计收集成果数据多达 33 万余条。在此基础上，由中国医学科学院医学信息研究所研究团队进行量化计算，形成"中国 2023 年度重要医学进展"备选成果清单，提交全体学部委员通讯评议，由执委会审定，最终有 43 项重要进展入选（见表 1）。

相比去年，本年度的遴选思路与方法做了进一步优化和创新。在遴选方面，研究团队根据"大医学"发展规律和医学科技成果特点，构建了基于反映成果学术影响力、同行认可度、特殊关注度等的关键分析指标评价体系，分学部开展多维分析指标量化评价和广义内容分析。

**表 1　中国 2023 年度重要医学进展（共 43 项）**

一、临床医学领域（10 项）

1. 发现 *BNLF2b* 基因编码多肽的总抗体作为一种全新的鼻咽癌标志物可显著提升鼻咽癌筛查效能

2. 发现伴有大核心梗死的急性缺血性脑卒中患者急诊血管内取栓治疗有明显获益

3. 急性脑出血症状发作后数小时内强化降压及对其他生理参数的组合性管理可以改善脑出血患者的功能预后

4. 特瑞普利单抗联合化疗治疗复发或转移性鼻咽癌较单纯化疗可显著提高 3 年总生存率

5. 发现替罗非班可有效治疗急性脑卒中

6. 证实"双艾"药物组合作为晚期肝细胞癌一线治疗方案可显著延长无进展生存期和总生存期

7. 无近视儿童夜间使用 0.05%阿托品滴眼液可延缓近视发生

8. 肠道菌群介导的核苷酸合成减弱了直肠癌对新辅助放化疗的反应

9. 口服强的松不能提高反复种植失败患者的活产率，反而可能增加生化妊娠丢失和早产的风险

10. 多项研究为 HR+/HER2-晚期乳腺癌治疗提供药物治疗新方案

二、口腔医学领域（2 项）

1. 揭示生物应力调控继发性恒牙牙板启动发育的分子机制

2. 自主式口腔种植牙机器人的研制及临床应用

三、基础医学与生物学领域（12 项）

1. 发现阻断内源性逆转录病毒重新激活和扩散可缓解机体衰老

2. 开发化学小分子诱导策略实现小鼠多能干细胞转化为全能干细胞

3. 构建单细胞分辨率的食蟹猴大脑皮层细胞空间分布图谱

4. 揭示 H3N8 禽流感病毒在人类中的适应性突变

5. 构建早发性卵巢功能不全突变景观并揭示女性生殖衰老的遗传密码

6. 揭示优势等级下降导致抑郁样行为的关键神经机制

7. 揭示光感知调控葡萄糖代谢的神经机制

8. 发现青少年精神健康障碍共有的神经机制

9. 揭示新冠病毒受体结合域"趋同演化"的机制

10. 揭示阿片类药物成瘾相关的免疫学机制

11. 揭示膜打孔蛋白家族成员 Gasdermin D 的非焦亡功能在小肠维持食物免疫耐受中的重要性

12. 发现 DNA 柔性在抗体基因超突变中的生理功能

四、药学领域（5 项）

1. 揭示小檗碱通过抑制肠道菌产生的尿毒症毒素改善慢性肾病的机理

2. 揭示复方八味败毒散可增加肠道菌群约氏乳杆菌及调节巨噬细胞抗炎活性减轻败血症引起的肝损伤

3. 伊基奥仑赛注射液获批上市

4. 纳鲁索拜单抗注射液获批上市

5. 纳基奥仑赛注射液获批上市

五、卫生健康与环境领域（7 项）

1. 证实食用富钾低钠盐比逐步减少普通盐供应对减少老年人群主要心血管病事件更有效

2. 基于随访数据揭示新冠康复者两年后的免疫持久性和交叉免疫反应特征

3. 基于大规模队列研究全面描述中国院外心脏骤停的发病过程和治疗结果

4. 揭示以家庭为基础的幽门螺旋杆菌传播管理的重要性

5. 基于大规模队列研究发现健康生活方式可延缓老年人记忆力衰退

6. 发现年度 AI 综合眼病辅助筛查有助于更多早期眼病患者的检出和及时转诊

7. 证实孕妇暴露于高浓度 $PM_{2.5}$ 与新生儿先天性心脏缺陷相关

六、生物医学工程与信息领域（7 项）

1. 构建了一种嵌合甲型流感病毒的抗原肽递送系统

2. 构建了高性能的高分子/碳纳米管复合纤维人工韧带

3. 基于"中华家系 1 号"标准物质提出多组学分析的质量控制指标和整合方法

4. 提出基于特定生命阶段中性粒细胞的骨髓靶向药物递送系统

5. 单光子发射及 X 射线计算机断层成像系统获批

6. 人体肺部气体多核磁共振成像系统获批

7. 腹腔内窥镜单孔手术系统获批

# 二、临床医学重大进展解读

孙晓北　李　玲

中国医学科学院医学信息研究所

**成果 1：发现 *BNLF2b* 基因编码多肽的总抗体作为一种全新的鼻咽癌标志物可显著提升鼻咽癌筛查效能**

来自厦门大学、中山市人民医院的研究人员联合在 *The New England Journal of Medicine* 杂志发表题为 "Anti–Epstein–Barr Virus BNLF2b for Mass Screening for Nasopharyngeal Cancer" 的文章[1]，该研究通过对鼻咽癌和健康对照者血清中抗 EB 病毒抗体谱进行系统研究，发现了一个全新的鼻咽癌血清学标志物：*BNLF2b* 基因编码多肽的总抗体（简称 "P85-Ab"）。P85-Ab 灵敏度、特异性和阳性预测值均更高，可显著提升鼻咽癌筛查的效能、成本效益和可接受度，有助于扩大鼻咽癌筛查的覆盖面，提升鼻咽癌早诊、早治率，最终降低鼻咽癌的疾病负担。

**研究背景：** 对无症状患者进行 EB 病毒（EBV）DNA 或抗体的人群筛查，提高了鼻咽癌的诊断和患者的生存率。然而，即使在 EBV 流行的地区，当前筛查策略的阳性预测价值也并不令人满意。

**研究方法：** 研究设计了一个代表 EBV 编码序列的高级 B 细胞表位肽库，以鉴定新的鼻咽癌血清学生物标志物。经过回顾性病例对照研究，通过大规模前瞻性筛选项目验证了新型生物标志物抗 *BNLF2b* 总抗体（P85-Ab）的性能，并与标准的双抗体筛选方法（EBV EBNA1-IgA 和 VCA-IgA）进行了比较。

**研究结果：** P85-Ab 是鼻咽癌筛查中最有前途的生物标志物，具有较高的敏感性（94.4%；95%CI：86.4～97.8）和特异性（99.6%，95%CI：97.8～99.9）。在前瞻性队列的 24 852 名合格参与者中，确诊了 47 例鼻咽癌（38 例早期）。P85-Ab 比双抗体法敏感性、特异性更高 [ 97.9% vs 72.3%，比值 1.4（95%CI：1.1～1.1）、98.3% vs 97.0%；1.01（95%CI：1.01～1.02）]，更高的阳性预测值[10.0% vs 4.3%；比值 2.3（95%CI：1.8～2.8）]。P85-Ab 与双抗体法联合治疗的阳性预测值显著提高至 44.6%（95%CI：33.8%～55.9%），敏感性为 70.2%（95%CI：56.0%～81.4%）。

**研究结论：** 研究结果提示，P85-Ab 是一种很有前途的鼻咽癌筛查的新型生物标志物，比标准的双抗体方法具有更高的敏感性、特异性和阳性预测价值。

**研究意义：** P85-Ab 的发现为鼻咽癌筛查提供了新的手段，显著提高了鼻咽癌筛查的效率和成本效益，也有助于提高民众的认可度、接受度和参与度，将有利于扩大筛查规模。

**成果 2：发现伴有大核心梗死的急性缺血性脑卒中患者急诊血管内取栓治疗有明显获益**

来自首都医科大学附属北京天坛医院、贵州医科大学附属医院的研究人员联合在

*The New England Journal of Medicine* 杂志发表题为"Trial of Endovascular Therapy for Acute Ischemic Stroke with Large Infarct"的文章[2]，该研究通过开展大核心梗死的前循环大血管闭塞患者血管内治疗的多中心、随机对照研究（ANGEL-ASPECT），发现在发病 24h 内的急性前循环大血管闭塞且 CT-ASPECTS 评分 3～5 分或核心梗死体积 70～100ml 的患者中，血管内治疗（取栓组）在改善患者 90 天功能预后（90 天 mRS 移位）方面显著优于单纯药物治疗组。研究为大核心梗死患者的急诊血管内取栓治疗提供了高级别循证依据。

**研究背景：** 在大面积梗死的急性中风病例中，血管内治疗的作用尚未得到在不同人群中的广泛研究结果。

**研究方法：** 在中国开展了一项多中心、前瞻性、开放标签、随机试验，研究对象是前循环急性大血管闭塞患者，Alberta 卒中项目早期 CT 评分为 3～5 分（范围为 0～10，评分越低表示梗死越严重）或核心梗死体积为 70～100ml。以 1∶1 的比例，随机分配患者接受血管内治疗+药物治疗，或仅接受药物治疗。主要结果是 90 天时的改良 Rankin 量表评分（评分范围为 0～6 分，分数越高表示残疾程度越严重）。主要目的是确定两种治疗方法在 90 天后的改良 Rankin 量表评分分布是否发生变化。次要结局包括改良 Rankin 量表 0～2 分和 0～3 分。主要安全性结局是：随机分组后 48h 内出现症状性颅内出血。

**研究结果：** 共有 456 名患者入选，其中 231 人被分配到血管内治疗组，225 人为药物治疗组。两组患者中约有 28% 接受了静脉溶栓治疗。在第二次中期分析后，由于血管内治疗疗效显著，试验提前结束。90 天后，改良 Rankin 量表的评分分布出现了变化，血管内治疗比单纯药物治疗的疗效更好。在 90 天时，观察到改良 Rankin 量表的评分分布向更好的预后方向转变，血管内治疗显著优于单纯药物治疗（generalized odds ratio，1.37；95%CI：1.11～1.69；$P$=0.004）。血管内治疗组 230 例患者中有 14 例（6.1%）出现症状性颅内出血，药物治疗组 225 例患者中有 6 例（2.7%）出现症状性颅内出血（RR，2.07；95%CI：0.79～5.41；$P$=0.12）；出现任何颅内出血的患者分别为血管内治疗组 113 例（49.1%）和药物治疗组 39 例（17.3%），（RR，2.71；95%CI：1.91～3.84，$P$<0.001）。次要结果与主要分析结果基本一致。

**研究结论：** 在中国进行的一项临床研究中，大面积脑梗塞患者在 24h 内接受血管内治疗的疗效优于单纯药物治疗，但颅内出血更多。

**研究意义：** ANGEL-ASPECT 研究最终证实了血管内治疗对于伴有大核心梗死的急性前循环大血管闭塞患者优于单纯药物治疗，为大核心梗死患者的取栓治疗贡献了高质量的循证证据，为进一步改写国际指南奠定了重要基础。

**成果 3：急性脑出血症状发作后数小时内强化降压以及对其他生理参数的组合性管理可以改善脑出血患者的功能预后**

来自四川大学华西医院等单位的研究人员联合在 *The Lancet* 杂志发表题为"The Third Intensive Care Bundle with Blood Pressure Reduction in Acute Cerebral Haemorrhage Trial（INTERACT3）：An International Stepped Wedge Cluster Randomised Controlled Trial"

的文章[3]，该研究通过国际多中心、终点盲法、阶梯式群组随机对照试验，表明在急性脑出血症状发作后数小时内，与常规管理方案相比，强化降压、控制血糖、降低体温和抗凝纠正的组合性管理方案，可以改善脑出血患者的功能预后。研究成果为急性脑出血的治疗提供了高级别的证据支持。

**研究背景：** 急性自发性脑出血是最严重、治疗手段最少的卒中类型，与高收入国家比较，脑出血在低收入和中等收入国家中有更高的发生率，造成严重的个人、社会和经济负担。目前有明确证据支持的治疗策略相关研究，进展缓慢。目前临床上广泛应用的早期降压治疗是最有希望的治疗措施，但之前的大型临床试验的结果并不一致，导致各国临床指南的证据等级和推荐等级均为中等。由于其他的药物和手术治疗方案，均未从大型随机对照试验中取得明确的证据，因此临床上认为积极治疗的作用不大。

**研究方法：** 该研究是在 9 个中低收入国家（巴西、中国、印度、墨西哥、尼日利亚、巴基斯坦、秘鲁、斯里兰卡和越南）和 1 个高收入国家（智利）的 121 家医疗中心开展的国际多中心、终点盲法、阶梯式群组随机对照试验，纳入超过 7000 例脑出血患者。按国家和在研究期间 12 个月预计招募的患者人数进行分层，使用排列块将医院集中随机分配到 3 个实施顺序。这些顺序有 4 个时期，规定了医院从对照常规护理程序到组合式照护措施的干预实施的顺序，以循序渐进的方式对不同的患者群进行干预。为了避免数据污染，在完成常规护理对照期之前，对现场隐瞒干预、顺序和分配期的细节。组合式照护措施包括早期强化降低收缩压（目标<140mmHg），严格控制血糖（无糖尿病患者目标为 6.1～7.8mmol/L，糖尿病患者目标为 7.8～10.0mmol/L），解热治疗（目标体温≤37.5℃），在这些变量异常的患者治疗后 1h 内快速逆转华法林相关抗凝（目标国际正常化比< 1.5）。根据具有可用结果数据的改良意向治疗人群进行分析（即排除研究期间退出的位点）。主要结局是功能恢复，由盲态保持研究人员在 6 个月时用改良 Rankin 量表[mRS；范围 0（无症状）至 6（死亡）]进行测量，使用比例有序逻辑回归进行分析，以评估 mRS 上的得分分布，并对集群（医院所在地）、每个时期的集群分组，以及时间（自 2017 年 12 月 12 日起 6 个月）进行校正。

**研究结果：** 2017 年 5 月 27 日至 2021 年 7 月 8 日期间，206 家医院接受了资格评估，其中 10 个国家的 144 家医院同意加入并被随机分配到试验中，但 22 家医院在开始招募患者之前退出，另一家医院因未获得监管批准而退出，其招募患者数据也被删除。2017 年 12 月 12 日至 2021 年 12 月 31 日，共 10 857 名患者接受了筛查，但 3821 名患者被排除在外。总体而言，改良意向治疗人群包括在 121 家医院登记的 7036 名患者，其中 3221 名被分配到组合式照护组，3815 名被分配给常规护理组，主要结局数据可用于组合式照护组的 2892 名患者和常规护理组的 3363 名患者。

组合式照护组功能不良的可能性较低（共同优势比 0.86）。在一系列敏感性分析中，包括对国家和患者变量的额外校正（0.84），以及对缺失数据使用多个输入的不同方法，组合式照护组 mRS 评分的有利变化总体上是一致的。与常规护理组相比，组合式照护组的患者发生的严重不良事件更少（16.0% vs 20.1%）。

**研究结论：** 研究证实在急性脑出血症状发作后数小时内强化降压及对其他生理参数的组合性管理可以改善脑出血患者的功能预后。

**研究意义**：该研究是迄今为止脑出血领域全球最大规模的随机对照试验，首次作为高级别循证依据发现脑出血的有效治疗方案研究。

**成果 4：特瑞普利单抗联合化疗治疗复发或转移性鼻咽癌较单纯化疗可显著提高 3 年总生存率**

来自中山大学肿瘤防治中心的研究人员在 *The Journal of the American Medical Association* 杂志发表题为 "Toripalimab Plus Chemotherapy for Recurrent or Metastatic Nasopharyngeal Carcinoma the JUPITER-02 Randomized Clinical Trial" 的文章[4]，该研究通过国际多中心、双盲、随机对照III期临床研究发现，与单纯化疗组（单用吉西他滨-顺铂）相比，特瑞普利单抗联合吉西他滨-顺铂能显著提高复发或转移性鼻咽癌一线治疗的无进展生存期和总生存期，3 年总生存率达到 64.5%，死亡风险下降了 37%，且安全性可控。研究更新了既往复发或转移性鼻咽癌患者 3 年总生存期获益记录。

**研究背景**：确定与单独使用吉西他滨-顺铂相比，特瑞普利单抗联合吉西他滨-顺铂作为 RM-NPC 的一线治疗是否能显著提高无进展生存期和总生存期。

**研究方法**：JUPITER-02 是一项国际、多中心、随机、双盲的 3 期研究，在 npc 流行地区进行，包括中国大陆、台湾，以及新加坡。从 2018 年 11 月 10 日至 2019 年 10 月 20 日，来自 35 个参与中心的 289 例 RM-NPC 患者在 RM 环境下未进行全身化疗。干预措施：患者随机（1：1）接受特瑞普利单抗[240 mg（$n = 146$）]或安慰剂（$n = 143$）联合吉西他滨-顺铂治疗长达 6 个周期，随后维持托利帕单抗或安慰剂治疗，直到疾病进展、无法忍受的毒性或完成 2 年治疗。主要结局：通过盲法独立中心评价无进展生存期。次要终点包括客观缓解率、总生存期、研究者评估的无进展生存期、缓解持续时间和安全性。

**研究结果**：入组 289 例患者[中位年龄 46 例（IQR，38～53 岁）；17%女性]，在最终的无进展生存分析中，特瑞普利单抗治疗的无进展生存期明显长于安慰剂（中位，21.4 个月 vs 8.2 个月；HR，0.52；95%CI：0.37～0.73）。中位生存期随访为 36.0 个月，与安慰剂相比，特瑞普利单抗显著改善了总生存期（风险比 HR，0.63；95%CI：0.45～0.89；双侧 $P = 0.008$）。特瑞普利单抗组的中位总生存期未达到，而安慰剂组为 33.7 个月。在 PD-L1（程序性死亡配体 1）高表达和低表达的亚组中，特瑞普利单抗对总生存率的影响一致，有利于特瑞普利单抗。两组间所有不良事件、3 级及以上不良事件和致命不良事件的发生率相似。然而，不良事件导致特瑞普利单抗或安慰剂停药（11.6% vs 4.9%）、免疫相关不良事件（54.1% vs 21.7%）和 3 级或以上免疫相关不良事件（9.6% vs 1.4%）在特瑞普利单抗组中更为常见。

**研究结论**：与单独化疗相比，特瑞普利单抗化疗作为 RM-NPC 的一线治疗提供了具有统计学意义和临床意义的无进展生存期和总生存期益处，并且具有可控的安全性。这些发现支持使用特瑞普利单抗加吉西他滨-顺铂作为该患者群体的新护理标准。

**成果 5：发现替罗非班可有效治疗急性脑卒中**

来自陆军军医大学第二附属医院（新桥医院）的研究人员在 *The New England Journal*

*of Medicine* 杂志发表题为 "Tirofiban for Stroke Without Large or Medium-sized Vessel Occlusion" 的文章[5]，该研究通过前瞻性、多中心、双盲、双模拟随机对照试验发现，对于新近发作或进展的急性缺血性卒中（acute ischemic stroke，AIS）患者、无大或中型颅内血管闭塞患者、不适合再灌注治疗或溶栓后症状恶化患者，静脉注射替罗非班比低剂量阿司匹林更有可能获得良好预后。研究结果在国际上为急性非大、中血管闭塞性卒中治疗提供了新的高级别循证医学证据。

**研究背景**：急性缺血性脑卒中是危及我国居民健康的重大致残致死疾病。目前，快速血管再通恢复血供是缺血性脑卒中治疗的基石。自 1995 年起，急性缺血性卒中救治相继取得革命性突破，包括静脉溶栓及血管介入治疗，从适用的颅内血管来看，静脉溶栓适用于各直径闭塞的急性缺血性卒中急性期治疗，而血管介入治疗仅能在急性颅内大、中血管闭塞性卒中患者开展。然而，由于静脉溶栓狭窄的治疗时间窗（发病 4.5h 内）及禁忌证，我国静脉溶栓率不足 10%。此外，即使进行静脉溶栓，仍有约 2/3 患者无法获益，对于占比更高的非大中血管闭塞性卒中，尤其是其中临床症状较重的患者，常因超过静脉溶栓时间窗、栓禁忌又不能采用血管内介入治疗而缺乏有效的治疗手段，中远期预后较差，成为患者长期致残的主要原因。进一步探索有效的治疗方法、减少此类患者的致死致残，既是一个关键的科学问题，又是一个重大的社会经济问题。

**研究方法**：本研究为多中心、双盲、双模拟的随机对照试验，在全国的 117 家中心纳入了 1177 名具有致残性症状（定义为国家卫生研究院卒中量表评分为 5 或更高，并至少有一肢体轻度到重度致残）的非大中血管闭塞性患者。患者将随机接受静脉注射替罗非班（加口服安慰剂）或口服阿司匹林（每日 100mg，加静脉注射安慰剂）2 天；所有患者随后直到第 90 天都继续口服阿司匹林。主要有效性终点是极佳功能预后，定义为 90 天修订版 Rankin 量表上 0 或 1 的得分，即患者可以回归正常生活[范围从 0（无症状）到 6（死亡）]。次要终点包括 90 天时的功能独立性和生活质量得分。主要安全性终点是死亡和症状性颅内出血。

**研究结果**：本研究纳入非大中血管闭塞性致残性卒中受试者 1177 名，其中 606 名受试者被分配到替罗非班组，571 名受试者被分配到阿司匹林组。两组间基线资料均衡，其中位发病到随机化时间约为 11h，研究人群存在小梗死（基线中位 ASPECTS 评分为 9 分）、重症状（基线中位 NIHSS 评分为 9 分）的临床特点。其研究结果显示，替罗非班组和阿司匹林组分别有 29.1% 和 22.2% 的患者获得极佳功能预后（矫正相对风险 1.26，95%CI：1.04～1.53，$P$=0.02）。在安全性方面，该研究发现，尽管替罗非班组症状脑出血发生率略高于阿司匹林组（1.0% vs 0%），两组死亡率无显著差异（3.8% vs 2.6%）。

**研究结论**：针对非大血管闭塞性致残性卒中患者，静脉替罗非班治疗可以显著提高极佳功能比例。

**研究意义**：RESCUE-BT2 研究进一步证实了替罗非班对具有相似特征的致残性急性非大血管闭塞性卒中患者治疗的有效性和安全性。该研究作为一项里程碑式随机对照研究，以多中心、大样本证实了替罗非班针对致残性急性非中大血管闭塞性卒中患者的有效性及安全性，为目前尚缺乏有效治疗手段的这一类患者提供了一项易得、安全、有效的积极抗板治疗新策略。*The New England Journal of Medicine* 同期发表评述，称该研究打开了 GP Ⅱb/Ⅲa 受体拮抗剂类药物在脑卒中领域研究的大门。研究成果写入《2023年中国卒中学会缺血性脑血管病临床管理指南》，获得 Ⅱb 级推荐。

**成果 6：证实"双艾"药物组合作为晚期肝细胞癌一线治疗方案可显著延长无进展生存期和总生存期**

来自南京中医药大学金陵医院的研究人员在 *The Lancet* 杂志发表题为"Camrelizumab Plus Rivoceranib Versus Sorafenib as First-line Therapy for Unresectable Hepatocellular Carcinoma（CARES-310）：A Randomised，Open-label，International Phase 3 Study" [6] 的文章，该研究通过卡瑞利珠单抗"艾瑞卡"联合阿帕替尼"艾坦"（"双艾"）一线治疗晚期不可切除肝细胞癌的国际多中心、Ⅲ期临床研究表明，相较于索拉非尼对照组，"双艾"组合一线治疗晚期肝细胞癌可显著延长无进展生存期和总生存期，且在不同亚组中具有完全一致的获益。该研究为免疫检查点抑制剂联合小分子 TKI 类药物一线治疗晚期肝癌提供了高级别的证据支持。

**研究背景：**探讨卡瑞利珠单抗联合阿帕替尼作为不可切除肝细胞癌患者一线治疗的有效性和安全性。

**研究方法：**这项随机、开放标签的国际Ⅲ期临床试验在全球 13 个国家和地区的 95 个研究地点进行。既往未接受过任何全身治疗的不可切除或转移性肝细胞癌患者被随机分配（1：1）接受卡瑞利珠单抗 200mg 静脉注射联合阿帕替尼 250mg 口服每日 1 次或索拉非尼 400mg 口服每日 2 次的治疗，最终对二者的无进展生存期进行比较。

**研究结果：**543 例患者被随机分配到卡瑞利珠单抗联合阿帕替尼组（272 人）或卡瑞利珠单抗联合索拉非尼组（271 人）。在无进展生存期的初步分析中，中位随访时间为 7.8 个月（IQR 为 4.1～10.6）。与索拉非尼相比，卡瑞利珠单抗联合阿帕替尼显著改善了中位无进展生存期[5.6 个月（95%CI：5.5～6.3）与 3.7 个月（95%CI：2.8～3.7）；HR 0.52（95%CI：0.41～0.65）；单侧 $p<0.0001$]。在总生存期的中期分析中，中位随访时间为 14.5 个月（IQR 为 9.1～18.7）。与索拉非尼相比，卡瑞利珠单抗联合阿帕替尼组的中位总生存期显著延长[22.1 个月（95%CI：19.1～27.2）与 15.2 个月（95%CI：13.0～18.5）；HR 0.62（95%CI：0.49～0.80）；单侧 $p<0.0001$]。最常见的 3 级或 4 级治疗相关不良事件为高血压[卡瑞利珠单抗联合阿帕替尼组有 102 例（38%），索拉非尼组有 40 例（占 15%）]、掌跖红斑感觉不良综合征[33 例（12%）和 41 例（15%）]、天冬氨酸转氨酶升高[45 例（17%）和 14 例（5%）]，丙氨酸转氨酶升高[35 例（13%）和 8 例（3%）]。卡瑞利珠单抗联合阿帕替尼组 66 例（24%）患者和索拉非尼组 16 例（6%）患者报告了治疗相关的严重不良事件。2 例患者发生了治疗相关死亡：卡瑞利珠单抗联合阿帕替尼组 1 例（死因为多器官功能障碍综合征），索拉非尼组 1 例（死因为呼吸衰竭和循环衰竭）。

**研究结论：**卡瑞利珠单抗联合阿帕替尼在不可切除肝细胞癌患者治疗中的无进展生存期和总生存期方面优于卡瑞利珠单抗联合索拉非尼治疗，该疗法为该人群提供一种新的、有效的一线治疗选择。

**研究意义：**该研究为免疫检查点抑制剂联合小分子 TKI 类药物一线治疗晚期肝癌提

供了高级别的证据支持。

### 成果 7：无近视儿童夜间使用 0.05%阿托品滴眼液可延缓近视发生

来自香港中文大学的研究人员在 *The Journal of the American Medical Association* 杂志发表题为"Effect of Low-concentration Atropine Eyedrops vs Placebo on Myopia Incidence in Children：The LAMP2 Randomized Clinical Trial"[7]的文章，该研究通过随机、安慰剂对照、双盲试验表明，在 4～9 岁无近视的儿童中，与安慰剂相比，夜间使用 0.05%阿托品滴眼液可显著降低近视发生率，2 年内快速近视偏移受试者比例更低，而 0.01%浓度阿托品滴眼液效果与安慰剂效果无差异。

**研究背景**：评价 0.05%和 0.01%浓度的低浓度阿托品滴眼液延缓近视发作的疗效。

**研究方法**：这项随机、对照、双盲临床试验共招收 474 名 4～9 岁的非近视儿童，其睫状肌麻痹后等效球镜在+1.00D～0.00D 之间，散光小于−1.00D（双眼平均），屈光参差小于 2.00D，并且父母中至少有一位等效球镜度数超过−3.00D。该研究排除了患有眼部疾病（如白内障、先天性视网膜疾病、弱视、斜视）的儿童，以及以前使用阿托品或哌仑西平、角膜塑形镜或其他光学方法控制近视的儿童和对阿托品过敏及患有全身性疾病（如内分泌、心脏、呼吸系统疾病）、发育异常的儿童。所有入选的受试者以 1∶1∶1 的随机比例在基线访视时接受 0.05%阿托品、0.01%阿托品或安慰剂滴眼液，每晚一次。受试者在相同的时间进行相同的随访检查方案：在基线后 2 周进行监测，然后在基线后 4 个月、8 个月、12 个月、16 个月、20 个月和 24 个月进行随访。主要结局是 2 年内近视的累计发生率（定义为睫状肌麻痹后任意眼等效球镜至少−0.50D）和快速近视漂移（定义为等效球镜至少 1.00D 的近视漂移）受试者的百分比。次要结局包括 2 年内等效球镜和轴长的变化。探索性结局包括近视发生的时间和调节、瞳孔直径和视力的变化。不良事件包括需要使用变色眼镜或渐进性多焦镜、畏光、过敏性结膜炎和住院。

**研究结果**：在 474 例随机患者中，353 例（74.5%）完成了试验。0.05%阿托品组 2 年累计近视发生率为 28.4%（33/116），0.01%阿托品组为 45.9%（56/122），安慰剂组为 53.0%（61/115）（$P<0.001$）。0.05%阿托品组 2 年出现快速近视漂移的受试者百分比为 25.0%（29/116），0.01%阿托品组为 45.1%（55/122），安慰剂组为 53.9%（62/115）（$P<0.001$）。与安慰剂组相比，0.05%阿托品组 2 年累积近视发生率[差异 24.6%（95%CI：12.0%～36.4%）]和快速近视漂移患者百分比[差异 28.9%（95%CI：16.5%～40.5%）]显著降低。与 0.01%阿托品组相比，0.05%阿托品组 2 年累积近视发生率[差异 17.5%（95%CI：5.2%～29.2%）]和快速近视漂移患者百分比[差异 20.1%（95%CI：8.0%～31.6%）]显著降低。0.01%的阿托品组和安慰剂组在 2 年累积近视发生率和快速近视漂移患者的百分比方面无显著性差异。畏光是最常见的不良事件，0.05%阿托品组报告了 15 例（12.9%），0.01%阿托品组报告了 23 例（18.9%），安慰剂组报告了 14 例（12.2%）。

**研究结论**：在 4～9 岁非近视的儿童中，与安慰剂相比，2 年内每晚使用 0.05%阿托品滴眼液可降低近视发生率和快速近视漂移的受试者百分比；0.01%阿托品与安慰剂之间的差异无统计学意义。未来需要进一步的研究来重复这一结论，以了解该结果能否表明近视得到延缓或预防，并评估长期药物安全性。

**研究意义**：该研究表明低浓度阿托品有助于延缓近视发生，为延缓儿童近视发生提供了有效解决方案。

### 成果 8：肠道菌群介导的核苷酸合成减弱了直肠癌对新辅助放化疗的反应

来自北京大学肿瘤医院的研究人员在 *Cancer Cell* 杂志发表题为 "Gut Microbiota-mediated Nucleotide Synthesis Attenuates The Response to Neoadjuvant Chemoradiotherapy in Rectal Cancer" [8] 的文章，该研究通过宿主-菌群相互作用角度的研究发现，普通拟杆菌介导的核苷酸合成可通过促进肿瘤细胞的 DNA 修复影响局部晚期直肠癌新辅助治疗的疗效。研究揭示了肠道微生物影响直肠癌新辅助治疗疗效的机制，证实了在肿瘤治疗过程中研究肿瘤细胞和肠道微生物交互作用的重要性。

**研究背景**：新辅助放化疗（nCRT）伴全肠系膜切除术已成为局部晚期直肠癌（LARC）公认的标准治疗方法。然而，接受 nCRT 的患者中只有 15%～27% 达到病理完全缓解，20%～40% 表现为很少或没有缓解。因此，迫切需要努力破译 LARC 对 nCRT 反应的机制。

**研究方法**：在这项纵向研究中，研究人员对 126 名中国 LARC 患者前瞻性收集的 353 份粪便标本进行了 16S rRNA 测序。

**研究结果**：该研究发现患者接受 nCRT 后肠道微生物多样性降低。多组学数据整合显示，普通拟杆菌（*Bacteroides vulgatus*）介导的核苷酸生物合成与 LARC 患者的 nCRT 耐药性有关，而对 nCRT 无反应的肿瘤的特征是 DNA 修复和核苷转运相关基因表达上调。补充核苷或普通拟杆菌灌胃处理可以保护癌细胞免受 5-氟尿嘧啶或放疗的影响。研究人员分析 735 例患者的 2205 份血清样本后发现，尿酸是接受 nCRT 治疗的 LARC 患者的潜在预后标志物。

**研究结论**：本研究揭示了肠道菌群介导的核苷酸生物合成在直肠癌对 nCRT 的反应中具有重要作用，并强调了在癌症治疗过程中破译癌细胞和肠道微生物之间的相互作用的重要性。

**研究意义**：提出了直肠肿瘤对放化疗的反应可由肠道微生物群介导的核苷酸生物合成调节的概念，本研究的数据强调了考虑癌细胞和肠道微生物群之间的相互作用对于深入了解癌症患者对临床治疗反应的机制的重要性。

### 成果 9：口服强的松不能提高反复种植失败患者的活产率，反而可能增加生化妊娠丢失和早产的风险

来自上海交通大学医学院附属仁济医院的研究人员在 *The Journal of the American Medical Association* 杂志发表题为 "Prednisone vs Placebo and Live Birth in Patients with Recurrent Implantation Failure Undergoing *in vitro* Fertilization: A Randomized Clinical Trial" [9] 的文章，该研究通过多中心、双盲、随机对照临床研究发现，助孕后发生反复种植失败的患者，口服强的松（10mg/d）并不能改善其活产率，反而可能增加生化妊娠丢失和早产的风险。研究结果为反复种植失败患者的临床诊疗决策提供了高级别循证医学证据。

**研究背景**：探讨强的松是否能够提高反复种植失败患者的活产率。

**研究方法**：该研究对象为全国 8 家生殖医学中心的 715 例反复种植失败患者，按照

1∶1 随机分配至强的松组或安慰剂组，自冻融胚胎移植周期内膜准备起始日开始服用研究药物（强的松 10mg 或相匹配的安慰剂）至孕 12 周。主要结局指标为活产率，次要结局指标包括生化妊娠率、胚胎种植率、临床妊娠率、妊娠丢失率，同时关注孕产期并发症、新生儿出生体重、出生缺陷等安全性指标。

**研究结果：**该研究共纳入 715 名女性，平均年龄 32 岁。口服强的松组活产率为 37.8%（135/357），安慰剂组活产率为 38.8%（139/358），两组间无显著差异[RR，0.97（95%CI：0.81～1.17）；$P$=0.78]。研究人员还发现，口服强的松可能增加生化妊娠和早产的风险。强的松组的生化妊娠损失率高于安慰剂组（17.3% vs 9.9%，$P$=0.04），强的松组的早产率也高于安慰剂组（11.8% vs 5.5%，$P$=0.04）。两组的生化妊娠率、临床妊娠率、胚胎种植率、孕产期并发症、出生缺陷和其他不良事件的发生率，以及新生儿出生体重均无显著差异。

**研究结论：**在复发性植入失败的患者中，与安慰剂相比，使用强的松治疗并没有改善活产率。数据表明，使用强的松可能会增加早产和生化妊娠损失的风险。临床治疗中，不建议医生推荐强的松 10mg 用于反复种植失败患者的治疗。

**研究意义：**这一研究不仅为数百万反复种植失败患者的临床诊疗决策提供了高级别的循证医学依据，同时对于目前反复种植失败的经验性治疗乱象也将起到警示作用。

**成果 10：多项研究为 HR+/HER2-晚期乳腺癌治疗提供药物治疗新方案**

来自国家癌症中心的研究人员在 *The Lancet Oncology* 杂志和 *Acta Pharmaceutica Sinica B* 杂志上分别发表题为 "Dalpiciclib Plus Letrozole or Anastrozole Versus Placebo Plus Letrozole or Anastrozole as First-line Treatment in Patients with Hormone Receptor-positive，HER2-negative Advanced Breast Cancer（DAWNA-2）：A Multicentre，Randomised，Double-blind，Placebo-controlled，Phase 3 Trial" [10]和 "Entinostat，A Class I Selective Histone Deacetylase Inhibitor，Plus Exemestane for Chinese Patients With Hormone Receptor-positive Advanced Breast Cancer：A Multicenter，Randomized，Double-blind，Placebo-controlled，Phase 3 Trial" [11]的两篇文章，该成果通过两项随机、双盲、安慰剂对照Ⅲ期试验分别发现，达尔西利联合来曲唑或阿那曲唑可能是 HR+/HER2-晚期乳腺癌患者的一种新的标准一线治疗方法；恩替诺特联合依西美坦显著改善了内分泌治疗后病情进展的晚期 HR+/HER2-乳腺癌患者中位无进展生存期。为中国晚期乳腺癌患者提供了多种新的药物治疗选择。

**文章一：**

**研究背景：**达尔西利联合芳香化酶抑制剂来曲唑或阿那曲唑来治疗 HR+/HER2-晚期乳腺癌患者的疗效和安全性尚不清楚。

**研究方法：**DAWNA-2 是一项随机、双盲、安慰剂对照的Ⅲ期临床试验，在中国的 42 家医院进行。符合条件的患者年龄为 18～75 岁，处于任何绝经状态，ECOG 表现评分为 0～1，病理证实为 HR+/HER2-局部晚期或转移性乳腺癌患者。456 例患者按照 2∶1 比例随机分组接受达尔西利+来曲唑/阿那曲唑（302 例）或安慰剂+来曲唑/阿那曲唑（153 例）治疗。达尔西利口服 150mg，每日 1 次，用药 3 周之后停药 1 周，每 4 周为一个周期；来曲唑每日口服 2.5mg；阿那曲唑每日口服 1mg。主要研究终点是研究者评估的无进展生存（PFS）（预设单侧 $P \le 0.0076$ 为优效）。次要研究终点为盲法独立审查委员会（BIRC）评估的 PFS、总生存（OS）、客观缓解率（ORR）、临床获益率（CBR）、缓解持续时间（DoR）和安全性。

**研究结果：** 该研究在 2019 年 7 月 19 日至 2020 年 12 月 25 日期间，筛选了 580 名患者，其中 456 名符合条件，并随机分配到达尔西利组（$n=303$）或安慰剂组（$n=153$）。截至数据截止日期（2022 年 6 月 1 日），中位随访时间为 21.6 个月（IQR 18.3～25.9），达尔西利组 303 例患者（1 名患者因不符合试验资格，未接受治疗）中有 103 例（34%）、安慰剂组 153 例患者中有 83 例（54%）出现疾病进展或死亡。达尔西利组的中位无进展生存期显著长于安慰剂组[30.6 个月（95%CI：30.6～未达到）和 18.2 个月（95%CI：16.5~22.5）；分层风险比 0.51（95%CI：0.38~0.69）]。达尔西利组 302 例患者中有 271 例（90%）报告了 3 级或 4 级不良事件，安慰剂组 153 例患者中有 18 例（12%）报告了 3 级或 4 级不良事件。3 级或 4 级最常见的不良事件是中性粒细胞减少[达尔西利组 259 例（86%），安慰剂组无]和白细胞减少[201 例（67%），无]。达尔西利组有 36 例（12%）患者报告了严重不良事件，安慰剂组有 10 例（7%）患者报告了严重不良事件。发生了两例与治疗相关的死亡，均发生在达尔西利组。

**研究结论：** 该研究结果表明，达尔西利联合来曲唑或阿那曲唑可能是激素受体阳性、HER2 阴性晚期乳腺癌患者的一种新的标准一线治疗方法，是目前治疗方案的另一种选择。

**研究意义：** 这项阳性结果为 CDK4/6 抑制剂联合内分泌一线治疗 HR+/HER2-晚期乳腺癌提供了新的医学循证，让全世界再次看到了中国智慧和中国"达"案。

**文章二：**

**研究背景：** 恩替诺特联合依西美坦在 HR+晚期乳腺癌中的治疗疗效和安全性尚不清楚。

**研究方法：** 该多中心Ⅲ期临床试验，患者按照 2∶1 比例随机分组接受恩替诺特联合依西美坦 25mg/天（$n=235$）或安慰剂 5mg/周（$n=119$）治疗，为期 28 天周期。主要研究终点为独立放射委员会（IRC）评估的无进展生存期（PFS）。

**研究结果：** 研究共入组了 354 例患者，中位年龄为 52 岁（范围 28～75 岁），其中 222 例（62.7%）为绝经患者。ECOG 评分为 0 分和 1 分的比例分别为 53.7%和 46.3%。CDK4/6 抑制剂和氟维司群之前分别在 23 例（6.5%）和 92 例（26.0%）患者中使用。恩替诺特组和安慰剂组的中位数 PFS 分别为 6.32 个月（95%CI：5.30~9.11）和 3.72 个月（95%CI：1.91~5.49）（HR，0.76；95%CI：0.58~0.98；$P=0.046$）。恩替诺特组和安慰剂组分别有 154 例（65.5%）和 23 例（19.3%）患者出现了 3 级及以上不良事件。最常见的 3 级及以上治疗相关的不良事件分别为中性粒细胞减少（103 例，43.8%）、血小板减少（20 例，8.5%）和白细胞减少（15 例，6.4%）。

**研究结论：** 与单用依西美坦相比，恩替诺特联合依西美坦能显著改善 HR+晚期乳腺癌患者 PFS，且安全性总体可控。

**研究意义：** 该联合方案有望成为中国 HR+晚期乳腺癌患者一种治疗新选择。

# 参 考 文 献

[1] Li T, Li F, Guo X, et al. Anti-epstein-barr virus BNLF2b for mass screening for nasopharyngeal cancer.N Engl J Med. 2023, 389(9): 808-819.

[2] Huo XC, Ma GT, Tong X , et al. Trial of endovascular therapy for acute ischemic stroke with large infarct. N Engl J Med.2023, 388: 1272-1283.

[3] Ma L, Hu X, Song LL , et al. The third intensive care bundle with blood pressure reduction in acute cerebral haemorrhage trial (INTERACT3): an international stepped wedge cluster randomised controlled trial.The Lancet. 2023, 402(10395): 27-40.

[4] Mai HQ, Chen QY, Chen DP, et al. Toripalimab plus chemotherapy for recurrent or metastatic nasopharyngeal carcinoma the JUPITER-02 randomized clinical trial.JAMA. 2023, 330(20): 1961-1970.

[5] Zi WJ, Song JX, Kong WL, et al. Tirofiban for stroke without large or medium-sized vessel occlusion.N Engl J Med. 2023, 388(22): 2025-2036.

[6] Qin S, Chan SL, Gu S, et al. Camrelizumab plus rivoceranib versus sorafenib as first-line therapy for unresectable hepatocellular carcinoma (CARES-310): A randomised, open-label, international phase 3 study. The Lancet. 202, 402(10408): 1133-1146.

[7] Yam JC, Zhang XJ, Zhang Y, et al. Effect of low-concentration atropine eyedrops vs placebo on myopia incidence in children: The LAMP2 randomized clinical trial. JAMA. 2023, 329(6): 472-481.

[8] Teng H, Wang Y, Sui X, et al. Gut microbiota-mediated nucleotide synthesis attenuates the response to neoadjuvant chemoradiotherapy in rectal cancer. Cancer Cell. 2023, 41(1): 124-138.

[9] Sun Y, Cui L, Lu Y, et al. Prednisone vs placebo and live birth in patients with recurrent implantation failure undergoing *in vitro* fertilization: A randomized clinical trial. JAMA. 2023, 329(17): 1460-1468.

[10] Zhang P, Zhang Q, Tong Z, et al. Dalpiciclib plus letrozole or anastrozole versus placebo plus letrozole or anastrozole as first-line treatment in patients with hormone receptor-positive, HER2-negative advanced breast cancer (DAWNA-2): a multicentre, randomised, double-blind, placebo-controlled, phase 3 trial. The Lancet Oncology. 2023, 24(6): 646-657.

[11] Xu B, Zhang Q, Hu X, et al. Entinostat, a class I selective histone deacetylase inhibitor, plus exemestane for Chinese patients with hormone receptor-positive advanced breast cancer: A multicenter, randomized, double-blind, placebo-controlled, phase 3 trial. Acta pharmaceutica Sinica. B. 2023, 13(5): 2250-2258.

# 三、口腔医学重大进展解读

秦 奕

中国医学科学院医学信息研究所

**成果 1：揭示生物应力调控继发性恒牙牙板启动发育的分子机制**

来自首都医科大学、中南大学湘雅医院等机构的研究人员在 *Journal of Dental Research* 杂志发表题为 "Fibulin-1 Regulates Initiation of Successional Dental Lamina" [1] 的文章。

该研究揭示了乳牙萌出导致的颌骨内应力释放引发继发性恒牙牙板启动发育的机制，发现位于继发性恒牙牙板和乳牙之间的特定成纤维细胞亚型是维持牙板稳态的关键细胞群，在生物应力介导的 RUNX2 信号作用下，该细胞群分泌的纤维蛋白-1 维持了继发性恒牙牙板干细胞在颌骨内的稳态，从而阐明了乳牙萌出带来的应力节律调控干细胞稳态的关键机制。该研究鉴定出核心细胞群为牙颌稳态精准调控及牙颌再生提供了关键策略。

**研究背景**：人类继发性恒牙牙板在胚胎期已在颌骨内形成，但在儿童期才开始发育为恒牙胚，继发性恒牙牙板干细胞如何在颌骨内维持静止或启动发育是关键科学问题。研究团队前期发现小型猪是研究恒牙替换的良好模型，乳牙快速生长产生的生物应力可以抑制替换恒牙牙板的发育，乳牙萌出带来的应力释放可以激活替换恒牙牙板的发育。然而，应力以及其下游的 RUNX2 信号如何维持继发性恒牙牙板在颌骨内的稳态尚不清楚。

**研究方法**：本研究采用小型猪为动物模型，通过显微解剖获得在恒牙启动发育前后继发性恒牙牙板及周围间充质样本，进而进行了单细胞联合空间转录组测序分析。使用 Flexcell FX-5000 应力加载系统对下颌骨切片施加机械力，另外采用了纤维蛋白-1 重组蛋白和抗纤维蛋白-1 抗体进行功能实验。

**研究结果**：首先利用单细胞联合空间转录组测序分析，获得了小型猪继发性恒牙牙板和周围间充质启动发育前后的单细胞图谱及时空异质性，进而鉴定出位于继发性恒牙牙板和乳牙之间的特定成纤维细胞亚型（dental follicle mesenchyme between the deciduous tooth and the SDL of the permanent tooth，DFDP）是维持继发性恒牙牙板稳态的关键细胞群。该细胞群在生物应力介导的 RUNX2 信号作用下，通过分泌关键蛋白纤维蛋白-1 维持了继发性恒牙牙板干细胞在颌骨内的稳态。

**研究结论及意义**：该研究阐明了乳牙萌出带来的应力节律变化调控牙板干细胞稳态的关键机制，发现颌骨内应力介导的 RUNX2-纤维蛋白-1 信号轴是维持稳态的关键，该研究鉴定出核心细胞群为牙颌稳态精准调控及牙颌再生提供了关键策略。

**成果 2**：自主式口腔种植牙机器人的研制及临床应用

来自空军军医大学（第四军医大学）等机构的研究人员在 *The Journal of Prosthetic Dentistry* 杂志发表题为 "Implant Placement with An Autonomous Dental Implant Robot：A Clinical Report" [2]的文章。

该研究使用自主式口腔种植机器人完成 2 颗相邻种植体的植入并进行了术后即刻修复，取得了令患者满意的治疗效果。该研究探索了机器人辅助口腔种植手术的有效性和安全性，证实了机器人技术在提高种植体植入精度方面的潜力，为口腔种植机器人的发展和应用提供临床参考。

**研究背景**：理想的种植体植入位置是实现良好修复效果、功能和种植长期成功的基础，而种植体植入偏差过大可能导致一系列并发症的产生，因此种植体的植入精度很重要。自由手种植依赖于医生的经验，使得种植精度具有不确定。虽然静态和动态导航技术已应用于种植手术，但是两种方式都有其各自的局限性。静态导航技术无法在术中调整种植体的位置和角度，还会影响窝洞预备过程中钻针和颌骨的冷却，而且也依赖于医生的经验；动态导航手术中医生需要持续观察屏幕，而且手术仍然是通过医生抓持种植手机完成的，对术者的技术水平有较高要求。

**研究方法**：为了解决上述弊端，帮助医生更精准地完成种植手术，研究者团队研发出了自主式口腔种植机器人，通过了动物实验证实了种植机器人的可行性和安全性。本研究介绍了使用自主式口腔种植机器人进行2颗相邻种植体的植入和术后即刻修复的临床流程，机器人在医生的控制和监督下自主完成整个手术过程。

**研究结果：** 自主式口腔种植机器人同时具备静态导航和动态导航技术的优点，同时又克服了两者的缺点。在手术过程中，外科医生只需要实时关注屏幕上显示的钻针位置和角度，而不用观察手术区域，同时可以根据手术情况更改种植体的规划位置。种植手机通过机械臂进行控制和物理限位，不需要医生抓取，从而降低了医生经验不足对种植精度的影响，并能有效降低医生的疲劳感。

**研究结论：** 在医生的监督下，自主式口腔种植机器人可以精准、微创、安全地完成种植手术，取得令患者满意的手术和修复效果。

**研究意义：** 通过发展智能化的医疗手术器械，可以有效帮助基层医生精准完成种植手术，缓解我国牙齿缺失人数基数大而种植医生不足的难题，提高我国数字化口腔种植整体技术水平。

参 考 文 献

[1] Li G, Li Q, Shen Z, et al. Fibulin-1 regulates initiation of successional dental lamina.Journal of Dental Research. 2023, 102(11): 1220-1230.

[2] Li ZW, Xie R, Bai SZ , et al.Implant placement with an autonomous dental implant robot: A clinical report. The Journal of Prosthetic Dentistry. 2023, S0022-3913(23): 124-125.

# 四、基础医学与生物学重大进展

杨 渊 袁子焰

中国医学科学院医学信息研究所

### 成果1：发现阻断内源性逆转录病毒重新激活和扩散可缓解机体衰老

来自中国科学院北京基因组研究所（国家生物信息中心）、中国科学院动物研究所等机构的研究人员在 *Cell* 杂志发表题为 "Resurrection of Endogenous Retroviruses During Aging Reinforces Senescence"[1]的文章，发现了衰老细胞中表观遗传去抑制（如异染色质减少）导致基因组中内源性逆转录病毒的转录激活并翻译出病毒蛋白，进而包装成为病毒颗粒并驱动细胞和器官衰老的重要现象，为衰老相关疾病的防治提供了全新的线索和思路。

**研究背景：** 在人类演化史上，病毒与人类协同进化。其中，内源性逆转录病毒（endogenous retrovirus，ERV）元件是数百万年前远古逆转录病毒入侵整合到人类基因组的遗迹，占据人类基因组序列的 8%左右。在胚胎发育后期，由于表观遗传等因素影响，基因组中的 ERV 元件通常处于沉默抑制状态。细胞衰老是机体衰老及各种衰老相关疾病发生发展的重要诱因，但是在衰老过程中，沉睡在人类基因组中的 ERV 元件能否逃脱宿主的监视而被再度唤醒还未可知。

**研究方法和结论**：该研究基于自主建立的系统衰老研究体系，综合运用多维表观基因组、转录靶向操控、单分子成像、病毒学、免疫学、化学生物学和分子病理学等交叉技术，发现衰老细胞中表观遗传去抑制（如异染色质减少）导致基因组中 ERV 的转录激活并翻译出病毒蛋白，进而包装成为病毒颗粒。一方面，衰老细胞中 ERV 的反转录产物通过激活 cGAS-STING 天然免疫通路诱发细胞衰老和炎症；另一方面，衰老细胞释放的 ERV 病毒颗粒可通过旁分泌或体液介导的方式在器官、组织、细胞间有效传递并放大衰老信号，最终使得年轻细胞因受"感染"而老化。进一步的机制研究表明，ERV 反转录产物在宿主细胞细胞质中的出现，会激活初始细胞及被感染细胞中固有的病毒防御机制。这种本能的细胞抗病毒反应意在降低病毒的损害，然而恰恰是这些防御性机制促进了细胞早衰。

**研究意义**：研究系统定义并揭示了衰老诱导的内源性逆转录病毒复活（AIR-ERV）可以作为细胞、器官乃至机体衰老的驱动力及度量标志物，为衰老的程序化、级联放大和可干预性提供了全新的理论依据，为人类衰老的科学评估和预警、衰老及衰老相关疾病的防治提供了全新的线索和思路。

### 成果 2：开发化学小分子诱导策略实现小鼠多能干细胞转化为全能干细胞

来自清华大学等机构的研究人员在 *Nature* 杂志发表题为"Induction of Mouse Totipotent Stem Cells by A Defined Chemical Cocktail"[2]的文章，采用新型化学诱导策略，实现将小鼠多能干细胞诱导成具备转变为完整有机体潜能的全能干细胞（ciTotiSCs），证明了从非生殖细胞体外产生全能干细胞的可行性。

**研究背景**：内在的全能型代表着一个细胞能够产生包括胚胎组织和胚胎外组织，并最终形成一个有机体的能力。在小鼠中，只有来自 2 细胞胚胎的受精卵和卵裂球才是真正的全能干细胞（TotiSCs），其能够在胚胎和胚胎外组织中产生所有分化的细胞并形成一个完整的有机体。然而，在没有生殖细胞的情况下，是否以及如何在体外诱导、构建出能维持细胞全能性的细胞仍然具有挑战性。

**研究方法和结论**：研究使用 3000 种化合物对带有 2C-特异性报告基因 MERVL-tdTomato 的小鼠胚胎细胞（mESC）进行处理。发现有 23 种化合物可以有效提高 tdTomato 的表达量，即意味着这些小分子能够诱导细胞全能性基因的转录与表达。但这些诱导全能性的细胞并不能够有效存活或者维持细胞全能性。因此，研究将上述筛选中选取出的效果最好的 7 个小分子（group Ⅰ）与 7 种增强细胞存活、增殖、重编程和分化抑制的小分子（group Ⅱ）进行组合。最终得到了 TTNPB、1-Azakenpaulllone、WS6 三种小分子的组合药物（TAW），诱导的细胞与 2C 阶段细胞更为接近，实现了从 mESC 产生并维持了化学诱导全能性干细胞（ciTotiSCs）。进一步在体外和小鼠早期胚胎中测试经 TAW 诱导后干细胞的分化潜力发现，这些细胞不仅在培养皿中表现出具备全能干细胞的特点，而且在体内还可分化成胚内和胚外谱系，具备发育成胎儿和周围卵黄囊和胎盘的潜力。

**研究意义**：研究设计并筛选到了由 TTNPB、1-Azakenpaulllone、WS6 三种化合物组合成的化学分子药物（TAW），成功实现了化学诱导全能干细胞 ciTotiSCs 的诱导和维持，在转录组、表观基因组、代谢组、胚胎和胚胎外谱系的发育潜力方面与小鼠全能 2C 期胚胎非常相似。研究表明能够在实验室中保持诱导所产生细胞的全能性（胚内和胚外分化潜力），从而使更多关于生命起源的科学研究成为可能。

### 成果 3：构建单细胞分辨率的食蟹猴大脑皮层细胞空间分布图谱

来自中国科学院脑科学与智能技术卓越创新中心、深圳市腾讯计算机系统有限公司、临港实验室、深圳华大生命科学研究院、中国科学院上海营养与健康所等机构的研究人员在 Cell 杂志发表题为"Single-cell Spatial Transcriptome Reveals Cell-type Organization in The Macaque Cortex"[3]的文章，研究绘制了食蟹猴大脑全皮层的细胞类型分类树和三维单细胞空间分布图谱，揭示了细胞类型组成和灵长类脑区层级结构之间的关系，提供了目前最完整的灵长类大脑的单细胞及空间转录组数据。

**研究背景：**灵长类大脑神经细胞数量巨大，它们相互连接形成了复杂而精细、支撑高级认知和行为的特定神经环路；这些细胞和环路的异常导致了多种脑疾病。猕猴的大脑由约 60 亿个神经细胞组成，作为最接近人的模式动物，具有更高的认知和社会能力，同时具有更大的皮层和更多细胞类型。因此，解析猕猴皮层中细胞亚型的组成及其空间分布规律，对于阐明灵长类乃至人类大脑的组织规律至关重要。

**研究方法和结论：**研究团队通过 Stereo-seq 技术采集了猕猴大脑 161 张厚度为 10μm 切片的空间转录组数据，并结合高通量单细胞核转录组测序技术 DNBelab C4 snRNA-seq，获取了百万级别的猕猴大脑皮层单细胞核转录组数据。通过对猕猴大脑皮层的 143 个脑区中单个细胞的基因表达及状态、空间信息进行联合分析，研究团队绘制了全球首个食蟹猴大脑全皮层的三维单细胞图谱，并且绘制了细胞类型分类树，描述了兴奋性神经元、抑制性神经元和非神经元细胞在大脑各皮层和区域的特异性。值得注意的是，研究人员发现在视觉和身体感觉系统中，各种细胞类型的区域分布与脑区层级组织之间存在相关性。进一步通过与已公开发表的人脑和鼠脑的单细胞数据进行跨物种比较，还发现了灵长类特有的兴奋性神经元细胞，并且这些细胞高表达与人类疾病相关的基因，包括控制语言能力发展的基因 FOXP2、神经发育异常相关基因 DCC 和 EPHA3 等。

**研究意义：**研究定义了迄今为止最全面的灵长类大脑皮层细胞类型及其分子特征，同时定位了不同细胞类型的空间分布，为系统分析细胞类型在皮层内各层面特异和区域特异的分布，以及基因表达特征提供了目前最完整的灵长类大脑数据，为人脑功能、脑疾病、脑机接口等脑科学领域研究的基础认知提供参考。研究产生的数据资源库现已实现公开共享（https://macaque.digital-brain.cn/spatial-omics）。

### 成果 4：揭示 H3N8 禽流感病毒在人类中的适应性突变

来自中国科学院微生物研究所、中国农业大学等机构的研究人员在 Cell 杂志发表题为 "Airborne Transmission of Human-isolated Avian H3N8 Influenza Virus Between Ferrets"[4]的文章，研究证明 H3N8 亚型禽流感病毒能够在由正常人支气管上皮细胞及肺上皮细胞构建的类器官模型中感染和复制，发现从人感染者中分离的 H3N8 毒株毒力更强，从重症感染者分离出的 H3N8 毒株可在雪貂间通过气溶胶传播。研究结果为防控 H3N8 亚型流感病毒人际大流行奠定了理论基础。

**研究背景**：禽流感病毒对全球公共卫生构成着持续威胁，H1 和 H3 亚型流感病毒可引发人间流感大流行。因此，新型 H1 或 H3 亚型禽流感病毒在禽群中的流行和人间感染需要引起高度重视。2022～2023 年，我国相继出现 3 例人感染 H3N8 病毒病例。目前 H3N8 病毒已在我国主要养鸡省份形成流行，进一步增加了病毒"溢出性"感染人类的威胁，但其人畜共患特征尚不清楚。

**研究方法和结论**：研究团队从人类感染者和从鸡群中分别分离了 H3N8 毒株，并在人类呼吸道类器官模型和哺乳动物模型中进行了感染实验。结果显示，相比鸡来源的 H3N8 病毒，人源 H3N8 病毒能够在人气管上皮细胞、肺泡上皮细胞发生有效感染和复制，而且人源病毒的感染能力显著强于鸡源病毒。在哺乳动物模型中，H3N8 病毒能够在小鼠、雪貂的呼吸系统有效复制，人源病毒甚至可引起重度肺炎、病毒性脑炎。进一步的病毒全基因组分析显示，人源 H3N8 病毒在 HA 蛋白受体结合域发生了人样细胞受体结合性增强的 G228S 变异，PB2 蛋白发生了提高聚合酶活性的 E627K/V 变异，表明 H3N8 禽流感病毒能够快速适应哺乳动物宿主，引起感染发病。此外，鸡源 H3N8 病毒虽然能够感染雪貂但并不能在雪貂间有效传播，而人源 H3N8 病毒可以在雪貂间有效接触传播，其中引起人重度肺炎的毒株 A/Henan/4-10/2022 能够发生空气传播。同时，人群普遍缺乏针对新型 H3N8 病毒的抗体，季节性 H3N2 流感疫苗对 H3N8 病毒无交叉保护。因此新型 H3 亚型禽流感病毒形成人间大流行的风险很高。

**研究意义**：研究对我国出现的 H3N8 亚型禽流感病毒公共卫生风险进行了系统的预警研究，揭示了 H3N8 亚型禽流感在哺乳动物间空气传播的分子机制，为防控新型 H3 亚型流感病毒人间大流行奠定了理论基础。

### 成果 5：构建早发性卵巢功能不全突变景观并揭示女性生殖衰老的遗传密码

来自复旦大学附属妇产科医院、山东大学、复旦大学等机构的研究人员在 *Nature Medicine* 杂志发表题为 "Landscape of Pathogenic Mutations in Premature Ovarian Insufficiency" [5]的文章，系统分析了 1030 例早发性卵巢功能不全（POI）患者携带的致病变异，绘制了 POI 致病变异全景图，发现了 20 个新的卵巢衰老相关基因，揭示了卵巢生理性衰老的遗传调控，为其干预治疗提供了方向和靶点，也为临床开展常规 POI 遗传学筛查和病因诊断提供了理论依据。

**研究背景**：近年来，我国不孕不育率持续攀升，生殖衰老和生育需求的矛盾日益凸显，如何实现女性生殖衰老的早诊早治是提高出生人口数量和质量的关键。早发性卵巢功能不全是最常见的女性生殖衰老性疾病，是导致女性生育力下降的主要原因之一。遗传因素是 POI 的重要致病因素，对 POI 高风险人群进行遗传学筛查，实现诊断关口前移，有助于为患者提供适时生育咨询，并指导远期健康管理。

**研究方法和结论**：研究基于国际最具规模的卵巢衰老队列和"华表"全外显子公共数据库，系统分析了 1030 例 POI 女性携带的致病变异，绘制了 POI 致病变异全景图，并鉴定出 20 个新的卵巢衰老相关基因。研究共发现 23.5%（242/1030）POI 患者携带致病性变异，较以往报道的基因变异率提高近 10%。同时，研究还发现原发性闭经患者较继发性闭经患者，携带基因变异的总比例以及双等位基因变异比例均显著升高，提示基因变异对卵巢功能缺陷的严重程度具有累积效应。此外，通过通路富集分析，发现 DNA 损伤修复、氧化应激、脂代谢，以及线粒体疾病相关基因变异在 POI 患者中显著富集。

**研究意义**：研究绘制了迄今为止最大样本的 POI 患者基因变异全景图，将基因变异在特发性 POI 中的病因贡献度从 15%提升至 23.5%，为临床开展常规 POI 遗传学筛查和病因诊断提供了理论依据。由于早绝经和 POI 具有相似的遗传模式，该研究亦有助于揭示女性生理性生殖衰老的遗传调控机制。

### 成果 6：揭示优势等级下降导致抑郁样行为的关键神经机制

来自浙江大学等机构的研究人员在 *Cell* 杂志发表题为 "Neural Mechanism Underlying Depressive-like State Associated With Social Status Loss"[6]的文章，研究构建了基于心理应激的社会地位下调导致抑郁的动物模型，发现社会等级的意外降低会激活外侧缰核脑区诱导抑郁样行为，另一方面外侧缰核通过抑制小鼠内侧前额叶皮层神经元的活性，降低小鼠的社会竞争能力。

**研究背景**：社会竞争渗透于社会生活的方方面面，极大地影响着个体的行为和情绪反应。流行病学的统计显示，优势地位的降低是导致抑郁症的一个尤为突出的风险因素。不仅是人，动物等级或领地的丧失也能导致类抑郁状态。这表明人类和动物之间存在一种系统发育上的保守机制，可以解释由于失去社会地位而引起的抑郁或类似抑郁的行为模式。然而，由于缺乏合适的动物模型，这种社会心理现象背后的神经机制在哺乳动物物种中基本上未被探索，阐明这一现象背后的神经机制是预防和治疗此类抑郁症的关键所在。

**研究方法和结论**：研究基于非暴力的社会竞争——钻管测试 5，建立了优势等级丧失诱导抑郁样行为的动物模型——"意外挫败"的行为范式，并揭示了该过程的神经环路机制：在高等级鼠输给熟悉的低等级对手的"意外挫败"过程中，触发负性奖赏预测误差（reward prediction error，RPE），也就是预期的胜利与现实的失败间的落差，进而激活脑内编码负面情绪的"反奖赏中心"外侧缰核。外侧缰核的过度活跃一方面会诱发动物抑郁样表型，另一方面通过抑制调控社会竞争的背内侧前额叶皮层 5～7，进一步降低小鼠的竞争能力，正反馈下调优势等级。这一神经环路机制介导了等级跌落导致抑郁状态过程中社会脑和情绪脑的动态相互作用。

**研究意义**：研究构建了基于心理应激的社会地位下调导致抑郁的动物模型，阐释了社会竞争挫败和等级地位下降导致抑郁症的神经机制，揭示了控制社会竞争行为与情绪状态环路之间的相互作用，有助于发现由社会竞争压力所导致的心理和生理健康问题的来源，为社会竞争压力导致的抑郁症提供了预防和治疗的新见解。

### 成果 7：揭示光感知调控葡萄糖代谢的神经机制

来自中国科学技术大学等机构的研究人员在 *Cell* 杂志发表题为 "Light Modulates Glucose Metabolism by A Retina-hypothalamus-brown Adipose Tissue Axis"[7]的文章。研究揭示了光作用于视网膜自感光神经调节细胞，经视神经至下丘脑再到交感神经作用的外周棕色脂肪组织，实现机体葡萄糖代谢的神经调控机制。

**研究背景**：光是地球生命体的赖以生存和发展的最重要环境因素之一。既往流行病学研究显示，人造光源的光照模式可以扰乱哺乳动物的昼夜节律，对血糖等造成负面影响，进而影响新陈代谢并产生严重疾病。但是光对机体代谢的调节是否直接通过昼夜节律干扰仍然未知。虽然研究表明哺乳动物的感光器官主要为视网膜光感受器，除激活传统的视杆和视锥光感受器之外，光还可直接激活内在光敏性视网膜神经节细胞（ipRGCs）。因此有待研究进一步探索光感调控集体葡萄糖代谢过程中涉及的神经环路、外周靶器官等神经调节机制。

**研究方法和结论**：研究团队首先通过小鼠和人类的葡萄糖耐受性测试（GTT），发现两者的机体葡萄糖耐受水平在光照下明显降低。通过对兴奋性病变的进一步检测显示，上述过程由光直接激活支配下丘脑视上核（SON）的 ipRGCs 来显著降低小鼠的葡萄糖耐量（GT）。通过基因工程手段，研究团队逐一使视网膜各类感光细胞丧失感光能力，发现光诱发血糖不耐受由 ipRGC 感光独立介导，结合大量神经环路示踪和操控手段，上述通路被具体解析为 ipRGC 感光后，SON 中的加压素神经元投射到脑室旁核，再经孤束核中的 γ-氨基丁酸能（GABA）神经元，最后投射到棕色脂肪组织（BAT）。这种神经回路的光激活通过 β3 肾上腺素能信号直接阻断 BAT 中的适应性产热，从而降低 GT。此外，研究还对人的光感血糖耐受性调节进行了测试。通过使用 ipRGC 敏感的蓝光与 ipRGC 不敏感的红光，研究发现蓝光照射下人的血糖耐受性显著下降，进一步的研究中，被试者处于热中性温度环境中，结果显示光不再压抑血糖耐受。这些结果提示，光降低人的血糖耐受性可能也由 ipRGC 感知光线且通过影响棕色脂肪组织的活性介导。

**研究意义**：通过一系列的基因工程手段，研究发现光能显著压抑棕色脂肪组织的温度，进一步研究确定了光降低血糖耐受性是通过压抑脂肪组织消耗血糖的产热所导致，这种光诱导的葡萄糖不耐受或由 ipRGC-SON-BAT 通路介导。与这些发现一致的是，光也会降低人体的葡萄糖代谢，压制棕色脂肪组织产热。研究揭示了人造光与哺乳动物代谢失调间的深层联系，提示现代人健康生活应关注光环境健康，并提出了一种潜在的预防和治疗光影响糖代谢紊乱的策略。

### 成果 8：发现青少年精神健康障碍共有的神经机制

来自复旦大学等机构的研究人员在 *Nature Medicine* 杂志发表题为 "A Shared Neural Basis Underlying Psychiatric Comorbidity"[8] 的文章。研究构建了一个可表征长期跨精神健康风险的神经精神病理学（NP）因子，并进一步发现 NP 因子与突触维持相关基因的突变相关，其可能导致前额叶环路的发育紊乱，从而引起大脑执行功能受损。该结果揭示了广泛存在的精神障碍共病现象的神经病理学基础。

**研究背景**：多种精神疾病的共存，被称为精神共病症，由于其高患病率和长期影响，已经引起了大量关注。患有精神共病症的个体通常会经历较差的结果，并且在各种认知和行为领域存在严重缺陷。其中，许多精神疾病在青春期呈现发病高峰，这与共病症的特征吻合。据世界卫生组织统计，全球 10～19 岁的人群中，约 14.3%患有精神健康障碍；中国 2021 年的一项调查显示，6～16 岁在校学生中，抑郁、焦虑等精神障碍疾病的总患病率约为 17.5%。既往研究证据显示，一般的精神病理学因素（p 因素）导致不同精神疾病的脆弱性更高，但这一因素对其他潜在影响因子的解释能力有限，且无法解释多种精神病理背后的神经认知过程。因此，如何确定多种精神障碍之间共有的神经病理学起源，深入解析其神经生物学机制，将为精神健康领域的跨疾病精准诊疗提供临床指导。

**研究方法和结论**：研究团队通过对 2000 名从青春期到成年早期人类个体的大型纵向神经影像学队列（IMAGEN）进行研究，结合任务态功能连接组学和大脑-行为预测模型，连接体来定义跨外化和内化症状的神经精神病理学（NP）因素，首次确定了一个与多种精神健康风险相关的大脑活动模式，并证明这种 NP 因素可能代表一个统一的、由遗传决定的，前额叶皮层的环路发育紊乱，进而引起执行功能受损。研究还揭示了这种 NP 因素在从青春期前到成年早期的多个发育时期的可重复性，且有关研究结论在多个独立大型群体队列数据中（ABCD 和 HCP），以及静息状态连接组和临床样本（ADHD-200 样本和分层项目）中同样适用。

**研究意义**：研究确定了多种精神健康障碍症状的可重复和一般的神经基础，连接了来自行为、神经影像学和遗传基质的多维证据。这些证据有助于开发全新的针对精神障碍共病的干预措施，同时为跨疾病诊断及分层治疗提供了重要的理论基础，特别是为从青少年时期开始的早期心理预防提供更多的科学依据。

### 成果 9：揭示新冠病毒受体结合域"趋同演化"的机制

来自北京大学、北京昌平实验室等机构的研究人员在 *Nature* 杂志发表题为 "Imprinted SARS-CoV-2 Humoral Immunity Induces Convergent Omicron RBD Evolution"[9] 的文章。研究通过对不同免疫背景人群分离得到的抗体进行大规模中和测定和逃逸图谱表征，以及基于上述数据建立的计算模型，系统地探究了新冠病毒受体结合域（RBD）"趋同演化"的机制，并前瞻性地对病毒未来突变演化方向进行了预测。

**研究背景**：自新冠病毒奥密克戎（Omicron）变异株出现以来，其子代的持续进化导致了大量变体井喷式地出现，这些变体显示出较 BA.5 更多的生长优势，即已有的大量中和抗体药物和康复者血浆已经被趋同进化的奥密克戎子代逃逸。尽管这些子代的进化过程并不相同，但它们的 RBD 上的突变往往汇集在几个热点上。这种突变位点趋同进化的动力和目的，以及对体液免疫的影响并不清楚。这给新冠疫情的防控带来严峻的考验，趋同演化现象的形成机制及演化终点亟待深入探究。

**研究方法和结论**：研究团队通过对不同免疫背景人群中分离得到的抗体进行了大规模中和测定和逃逸图谱表征，发现奥密克戎病毒趋同进化产生的变异株几乎逃逸了目前所有中和抗体（NAb）药物、疫苗接种者或康复者血浆，包括来自 BA.5 突破感染者血浆，但同时保持足够的血管紧张素转化酶 2（ACE2）结合能力。由于体液免疫印迹的存在，奥密克戎亚型变体突破感染后产生的抗体减少了 NAb 结合位点的多样性，特别是发生 BA.5 突破感染，这提示基于 BA.5 变异株研发的疫苗加强针可能无法对新出现的变异株产生有效的交叉保护效果。研究团队基于抗体的大规模中和测定和逃逸图谱表征数据进行了建模，对奥密克戎趋同演化的方向进行了合理预测。模型显示，尽管这些新突变株，特别是其中的 XBB、BQ.1.1 和 CH.1.1 等支系具有前所未有的免疫逃逸能力，研究团队此前筛选出的广谱中和抗体药物组合 SA55+SA58，特别是 SA55，仍可强效中和所有主要突变株和未来短期内可能流行的突变株，且能同时具有治疗和预防作用。

**研究意义：** 研究系统地阐述了新冠病毒受体结合域 RBD 趋同演化的机制，并前瞻性地对病毒未来突变演化方向进行了预测，为广谱疫苗和抗体药物的设计与研发提供了理论与数据支持。此外，研究基于深度突变扫描（DMS）准确推断收敛 RBD 突变，并通过构建收敛假病毒突变体预见 BA.2.75/BA.5 亚变体的进化趋势。同时，研究还筛选出针对目前主要突变株和未来短期内可能流行突变株具有治疗和预防作用的广谱中和抗体药物组合，为不适合接种疫苗的老年人、免疫缺陷人群等群体提供替代的防护策略。

**成果 10：揭示阿片类药物成瘾相关的免疫学机制**

来自厦门大学、西安交通大学等机构的研究人员在 *Cell* 杂志发表题为 "Opioid-induced Fragile-like Regulatory T Cells Contribute to Withdrawal" [10] 的文章。研究揭示了阿片类药物成瘾人群的外周免疫微环境变化，建立起脆弱样调节性 T 细胞与成瘾行为的免疫学关联，表明外周免疫功能紊乱导致的中枢结构重塑是诱发阿片类药物戒断症状的重要因素。基于此，研究还提出通过免疫干预方式治疗阿片类药物成瘾的策略。

**研究背景：** 阿片类药物在医疗上被用于缓解疼痛，但其不当使用可能导致使用者对药物产生依赖乃至上瘾，断药后可诱发强烈的戒断症状。目前，全球约有 3000 万阿片类药物滥用者，给公共卫生健康带来沉重负担。此前，药物成瘾被归因于缺乏自制力，随着研究深入，其被重新定义为一种慢性复发性脑病。阿片类药物会导致免疫抑制，并可诱发免疫激活。T 细胞及其衍生的细胞因子可通过不同途径影响大脑功能，并参与多种疾病的发生发展，因此，从神经免疫角度评估阿片类药物对中枢神经系统和外周免疫系统的交互影响，对阐明外周免疫与阿片类药物成瘾行为之间的关联及机制具有重要意义。

**研究方法和结论：** 研究团队首先收集了 21 例阿片类药物成瘾人群和 20 例健康对照人群外周血单核细胞样本。通过质谱流式、转录组测序及流式细胞检测发现，成瘾人群免疫力低下主要与免疫细胞过度耗竭相关，同时还发现一群高表达 IFN-γ 和 HIF1-α 脆弱样调节性 T 细胞在阿片类药物戒断中起作用。同期的小鼠海洛因急性戒断实验证实，全身缺氧症状是诱导传统调节性 T 细胞向脆弱样调节性 T 细胞转变的关键因素。阿片类药物促使神经元分泌趋化因子 Ccl2，下调星型胶质细胞 Fabp7 表达引起血脑屏障通透性增加，二者共同趋化脆弱样调节性 T 细胞向伏隔核的聚集，导致伏隔核突触结构异常，影响阿片类药物戒断行为。

**研究意义：** 研究揭示了成瘾人群外周免疫微环境变化，建立起脆弱样调节性 T 细胞与成瘾戒断行为的免疫学联系，表明了外周免疫功能紊乱导致的中枢结构重塑，是诱发阿片类药物戒断症状的重要因素。研究强调了成瘾治疗应超越大脑范围，提出了通过远端免疫治疗靶向对抗中枢神经系统功能障碍的可能，打开了免疫干预治疗阿片类药物成瘾的通道。

**成果 11：揭示膜打孔蛋白家族成员 Gasdermin D 的非焦亡功能在小肠维持食物免疫耐受中的重要性**

来自中国科学技术大学附属第一医院、中国科学技术大学等机构的研究人员在 *Cell*

杂志发表题为 "Gasdermin D Licenses MHCII Induction to Maintain Food Tolerance in Small Intestine"[11]的文章。研究揭示了膜打孔蛋白家族成员 Gasdermin D（GSDMD）在前端小肠肠上皮细胞（IEC）中，经食物抗原诱导剪切产生 13kD 片段并入参与细胞核内调控第二类主要组织相容性复合体（MHCII）的表达水平，从而诱导调节性 Tr1 细胞的上调产生食物耐受的机制。

**研究背景：** IEC 是宿主细胞与大量外来抗原之间的主要屏障，但目前尚不清楚肠上皮细胞如何诱导针对病原体的保护性免疫，并同时保持对食物的免疫耐受。GSDMD 是引发细胞焦亡的蛋白，近年来引起了学界广泛关注。当细胞受到病原体相关分子模式（PAMP）或损伤相关分子模式（DAMP）刺激时，细胞内的信号受体会激活半胱氨酸蛋白酶（Caspase）家族成员 1/4/5/8/11，诱导 GSDMD 的 N 端裂解并生成 p30 片段，从而引发细胞裂解，并通过炎性小体形成，引发细胞焦亡和炎症因子释放。这些功能主要是在探索髓系细胞时发现的，但 GSDMD 的非细胞焦亡功能及其在肠道中富集后产生的特殊生理作用仍待阐明。

**研究方法和结论：** 研究团队对生理条件下不同组织细胞中的 GSDMD 进行蛋白印迹分析发现，只有 IEC 种显示出一种独特的约 13kD 的片段。进一步研究显示，该片段源自 GSDMD 的 N 端，由 GSDMD 的 D88 处被 Caspase-3/7 切割生成。随后，这种 13kD 的片段转运至细胞核，诱导小肠上段中的 IEC 进行 MHCII 分子转录。13kD 片段的缺失将导致肠上皮细胞中 MHCII 分子表达减少，进而导致 1 型调节细胞（Tr1）的减少。由于 Tr1 细胞被认为是诱导食物耐受性的关键，因此进一步通过小鼠体内食物耐受模型证实，GSDMD 通过促进宿主食物耐受性的建立在肠道中发挥着生理作用。具体机制为，在食物诱导条件下，由 GSDMD 的 N 端切割产生的 13kD 片段在核孔复合体的协助下入核，增强 STAT1 对 CIITA 的转录调控，上调 IEC 中 MHCII 分子表达，这又反过来引发 Tr1 细胞增加，最终诱导食物耐受性形成。

**研究意义：** 研究阐释了小肠食物耐受的新分子机制，为治疗食物过敏提供了新的思路。同时，研究也揭示了膜打孔蛋白家族成员 D 的非经典细胞焦亡功能，GSDMD 的这种同一免疫分子的不同功能取决于其剪切形式。该研究体现了同一免疫分子的功能两面性，对深入研究和理解先天免疫具有突破性意义。

### 成果 12：发现 DNA 柔性在抗体基因超突变中的生理功能

来自上海市免疫学研究所、中国科学院分子细胞科学卓越创新中心等机构的研究人员在 *Cell* 杂志发表题为 "Mesoscale DNA Feature in Antibody-coding Sequence Facilitates Somatic Hypermutation"[12]的文章。研究建立了体外检测抗体基因超突变的新方法，破解了抗体基因互补决定区（CDR）偏好突变的分子基础，揭示了抗体基因编码序列 DNA 柔性在抗体基因超突变谱式中的重要生理功能。

**研究背景：** 抗体是适应性免疫系统中的关键效应分子，面对复杂的外界环境，机体的免疫系统需要通过抗体多样化机制产生庞大的抗体分子，从而特异性地识别和清除病原体。抗体多样化的一般步骤为：核酸内切酶 RAG 介导的 V（D）J 重排过程；或胞苷脱氨酶 AID 起始的体细胞超突变（SHM）和抗体类型转换（CSR）过程。体细胞超突变可在抗体基因可变编码区引入高频突变，但超突变在抗体可变区外显子上并非均匀分布，且偏好性积累只出现在可变区中的互补决定区（CDR），这种偏好性超突变背后的生化机制尚无全面解释。

**研究方法和结论**：研究团队经通过经典生化方法联合高通量测序技术，建立了体外检测抗体基因突变的新体系，发现 AID 酶活反应重现了小鼠体内抗体基因突变谱式。通过进一步的 DNA 底物扩展，发现 CDR 突变偏好在使用体细胞高频突变（SHM）作为抗体主要多样化策略的四足动物中高度保守。小鼠体内抗体基因的 DNA 序列随机置换实验显示，不同 DNA 序列上下文中可能存在某种未知的中尺度顺式因子，用于调控突变频率作用。经分子动力学模拟和多种单分子生化实验，分析抗体基因序列特征以及突变谱式，研究团队发现抗体基因 CDR 编码区 DNA 柔性促进了偏好性突变的发生，抗体基因编码序列具有调控 AID 突变靶向的非编码功能。

**研究意义**：研究系统揭示了抗体 CDR 偏好性突变背后的生化机制，指明了抗体基因编码序列 DNA 柔韧性的生理作用，为 DNA 力学性质参与调控细胞生命过程提供了例证。该研究解决了困扰免疫学界多年的难题，为优化现有动物模型及推动下一代抗体基因人源化动物模型构筑提供了底层理论。

**参 考 文 献**

[1] Liu XQ, Liu ZP, Wu ZM, et al.Resurrection of endogenous retroviruses during aging reinforces senescence.Cell, 2023, 186(2): 287-304.

[2] Hu YY, Yang YY, Tan PC, et al.Induction of mouse totipotent stem cells by a defined chemical cocktail.Nature, 2023, 617(7962): 792-797.

[3] Chen A, Sun YD, Lei Y, et al.Single-cell spatial transcriptome reveals cell-type organization in the macaque cortex.Cell, 2023, 186(17): 3726-3743.

[4] Sun HL, Li H, Tong Q, et al.Airborne transmission of human-isolated avian H3N8 influenza virus between ferrets.Cell, 2023, 186(19): 4074-4084.

[5] Ke HN, Tang SY, Guo T, et al.Landscape of pathogenic mutations in premature ovarian insufficiency.Nature Medicine, 2023, 29(2): 483-492.

[6] Fan ZX, Chang JR, Liang YL, et al.Neural mechanism underlying depressive-like state associated with social status loss.Cell, 2023, 186(3): 560-576.

[7] Meng J, Shen J, Li G, et al. Light modulates glucose metabolism by a retina-hypothalamus-brown adipose tissue axis. Cell. 2023, 186(2): 398-412.

[8] Xie C, Xiang S, Shen C, et al. A shared neural basis underlying psychiatric comorbidity. Nature Medicine. 2023, 29(5): 1232-1242.

[9] Cao Y, Jian F, Wang J, et al. Imprinted SARS-CoV-2 humoral immunity induces convergent omicron RBD evolution. Nature. 2023, 614(7948): 521-529.

[10] Zhu Y, Yan P, Wang R, et al. Opioid-induced fragile-like regulatory T cells contribute to withdrawal. Cell. 2023, 186(3): 591-606.

[11] He K, Wan T, Wang D, et al. Gasdermin D licenses MHCⅡ induction to maintain food tolerance in small intestine. Cell. 2023, 186(14): 3033-3048.

[12] Wang Y, Zhang S, Yang X, et al. Mesoscale DNA feature in antibody-coding sequence facilitates somatic hypermutation. Cell. 2023, 186(10): 2193-2207.

# 五、药学重大进展解读

魏晓瑶　杜然然

中国医学科学院医学信息研究所

**成果 1：揭示小檗碱通过抑制肠道菌产生的尿毒症毒素改善慢性肾病的机理**

来自中国医学科学院药物研究所等单位的研究人员在 *Acta Pharmaceutica Sinica B* 杂志发表题为 "Berberine Ameliorates Chronic Kidney Disease Through Inhibiting The Production of Gut-derived Uremic Toxins in The Gut Microbiota" 的文章[1]，该研究首次阐明了小檗碱通过抑制肠道菌产生的尿毒症毒素改善慢性肾病的机理，提示小檗碱可以作为一种潜在的慢性肾脏病治疗药物，为其肾病适应证的开发和作用机制研究提供新证据。

**研究背景：**慢性肾病是全球重大公共卫生问题，发病率约为 10%，目前在临床上无法治愈。慢性肾病的进展特征是肾脏的调节和过滤能力逐渐丧失，病情恶化将发展成为慢性肾功能不全、肾衰竭、尿毒症，最终导致患者血清中积累大量尿毒症毒素，如氮代谢产物、胺类、酚类、吲哚类等，需要透析治疗提高生存质量。因此，清除尿毒症毒素是慢性肾病各阶段治疗的主要难点和挑战。由于肠道微生物毒性小分子代谢产物（尿毒症毒素）可由肠道进入血液而引起慢性肾病，因此，通过干预肠道菌来改善慢性肾病成为一种新策略。其中，探索药物通过调节"肠-肾"代谢通路而减少尿毒症毒素具有重要意义。

**研究方法和结论：**研究团队提出了小剂量、长时间口服细胞毒药物卡培他滨的节拍化疗模式，其可通过抗血管生成、杀伤肿瘤干细胞等机制持续抑制肿瘤，同时提高机体耐受性。研究证明小檗碱对慢性肾病有显著的治疗效果。小檗碱可降低腺嘌呤诱导的慢性肾病模型大鼠的血清肌酐和血尿素氮，并改善慢性肾病进程。由于小檗碱在肠道难吸收，其作用机理可能是通过与肠道菌相互作用而对慢性肾病产生疗效。研究发现服用小檗碱可以降低大鼠肠道甲酚菌的丰度并抑制肠道菌的酪氨酸-对甲酚代谢通路，增加产丁酸菌的丰度和粪便中的丁酸含量，进而降低肠道中的尿毒素富集。

**研究意义：**该研究提示小檗碱可以作为一种潜在的慢性肾脏病治疗药物，为其肾病适应证的开发和作用机制研究提供新证据。

**成果 2：揭示复方八味败毒散可增加肠道菌群约氏乳杆菌及调节巨噬细胞抗炎活性减轻败血症引起的肝损伤**

来自澳门大学、广州中医药大学第二附属医院、北京中医药大学、澳门科技大学等单位的研究人员在 *Acta Pharmaceutica Sinica B* 杂志发表题为 "Herbal Formula BaWeiBaiDuSan Alleviates Polymicrobial Sepsis-induced Liver Injury Via Increasing The Gut Microbiota *Lactobacillus johnsonii* and Regulating Macrophage Anti-Inflammatory Activity in Mice" 的文章[2]，该研究提示约氏乳杆菌可以作为治疗败血症及其引起的肝损伤的益生元和益生菌，为败血症治疗提供了一种新的思路和方法。

**研究背景：**败血症被广泛认为是一种全身器官功能障碍并危及生命的严重的感染性

疾病，由宿主对感染的炎症反应引起。抗生素是败血症初期治疗的有效药物。然而，抗生素的不当使用可能会导致耐多药感染和死亡。因此，有必要探索新的靶向治疗策略。肠-肝轴是指肠道和肝脏之间的微生物、代谢和免疫相互作用的双向关系，通过门静脉和胆道树双向连接。在过去的 20 年里，人们已经很好地了解了败血症期间关键器官（如肝脏和肠道）之间的相互作用和器官间的交流。然而，败血症性肝损伤与不良的临床结果相关。因此，目前正在研究败血症期间肠道和肝脏损伤的发病机制，在肠道和肝脏之间建立物理屏障的治疗提供了更有效的预防和治疗策略。脓毒症引起的肝损伤被认为是重症监护病房的一个关键问题。肠道菌群在脓毒症引起的肝损伤中起着至关重要的作用。中药复方八味败毒散（BaWeiBaiDuSan）是从八种传统中药（人参、百合、黄精、金银花、沙棘、杏仁、桔梗和柏皮）提取的有效成分。在这项研究中，我们旨在研究八味败毒散治疗是否可以通过调节肠道微生物群来逆转败血症引起的肝损伤。

**研究方法和结论：**研究团队应用网络药理学来预测八味败毒散的可能机制。运用盲肠结扎和穿刺手术用于诱导脓毒症和相关损伤。并应用粪便菌群移植和 16S rRNA PacBio 单分子实时测序用于验证肠道微生物群的作用。通过使用氯膦酸盐脂质体和抗白细胞介素-10 受体小鼠抗体探索肠道菌群减轻脓毒症损伤的潜在机制。结果显示复方八味败毒散和肠道微生物群约氏乳杆菌 L.johnsonii 是一种新型益生元和益生菌，可用于治疗 SILI。其潜在机制至少部分是通过约氏乳杆菌依赖性免疫调节和白细胞介素-10+M2 巨噬细胞的产生。研究发现中药复方八味败毒散可以促进小鼠肠道菌群约氏乳杆菌生长，进而激活肠道巨噬细胞抗炎活性，增强肠道完整性。

**研究意义：**该研究提示约氏乳杆菌可以作为治疗败血症及其引起的肝损伤的益生元和益生菌，为败血症治疗提供了一种新的思路和方法。

**成果 3：伊基奥仑赛注射液获批上市**

2023 年 6 月，国家药品监督管理局通过优先审评审批程序附条件批准南京驯鹿生物医药有限公司申报的伊基奥仑赛注射液（商品名：福可苏）上市。该药品用于治疗复发或难治性多发性骨髓瘤成人患者，既往经过至少 3 线治疗后进展（至少使用过一种蛋白酶体抑制剂及免疫调节剂）。

**研究背景：**多发性骨髓瘤是一种恶性浆细胞疾病，产生单克隆免疫球蛋白，侵犯并破坏邻近的骨组织。常见临床表现包括引起疼痛和/或骨折的溶骨性病变、肾功能不全、高钙血症、贫血和反复感染。对于大多数患者而言，常用的一线治疗可以使患者的病情稳定 3～5 年，但也有少部分患者在初治时表现为原发耐药，病情不能得到有效控制。另外，对于治疗有效的大多数初治患者，在经过疾病稳定期后也会不可避免地进入复发、难治阶段。因此，该种疾病仍然存在着大量未被满足的临床需求，而 CAR-T 疗法作为一种革命性的治疗手段，有望给这种疾病带来新的临床治疗方案。

**研究结果：**伊基奥仑赛作为全人源靶向 B 细胞成熟抗原 CAR-T 含有全人源的单链可变片段独特结构，可绕过宿主潜在的抗 CAR 免疫原性，保持抗肿瘤的活性。研究显示，全人源靶向 B 细胞成熟抗原 CAR-T 3 个月抗药物抗体发生率为 2.6%，远低于鼠源 CAR-T 的 21% 和羊驼来源 CAR-T 的 31.3%。此外，伊基奥仑赛还可通过降低免疫原性，从而减少 CAR-T 细胞的裂解或者被吞噬，可延长 CAR-T 细胞在体内存续的持久性。研究显示，伊基奥仑赛回输后，中位存续时间 307 天，50%患者在输注 1 年后仍能检测到 CAR-T 细胞。伊基奥仑赛注射液是一种自体免疫细胞注射剂，系采用慢病毒载体将靶向 B 细胞成熟抗原的嵌合抗原受体基因整合入患者自体外周血 CD3 阳性 T 细胞后制备。回输患者体内后，通过识别多发性骨髓瘤细胞表面的全人源靶向 B 细胞成熟抗原靶点杀伤肿瘤细胞。

**研究意义：**伊基奥仑赛注射液的上市为复发或难治性多发性骨髓瘤成人患者提供了新的治疗选择。

### 成果 4：纳鲁索拜单抗注射液获批上市

2023 年 9 月 5 日，国家药品监督管理局通过优先审评审批程序附条件批准上海津曼特生物科技有限公司申报的纳鲁索拜单抗注射液（商品名：津立生）上市。该药品用于治疗不可手术切除或手术切除可能导致严重功能障碍的骨巨细胞瘤成人患者。

**研究背景：**原发性骨肿瘤是一组具有高度异质性的恶性肿瘤，其包含 50 多种病理亚型，临床特征及生物学行为各不相同。一旦发生远处转移，原发性骨肿瘤往往对传统化疗及放疗敏感性欠佳，缺乏有效治疗手段，临床预后较差。而骨巨细胞瘤（giant cell tumor of bone，GCTB）是一种较为常见的原发性骨肿瘤，又称破骨细胞瘤。作为一种具有较强的侵袭性的肿瘤，GCTB 表现为在长骨的干骺端和骺部或脊柱、骶骨的偏心融骨性病变。病变表现为高度血管化和侵袭性融骨性病变，并且边界模糊以及过渡区较宽。总体来说，GCTB 是一种低度恶性或潜在恶性的肿瘤，相较于常见的肺癌、肝癌，生存率较高，但却会给患者带来长期困扰，导致生存质量下降。

**研究结果：**在 2022 年 3 月，石药集团方面宣布纳鲁索拜单抗在治疗不可切除或手术困难的 GCTB 的关键临床试验中达到预设终点。这项 II 期单臂关键注册临床研究（JMT103CN03）共纳入 139 名 GCTB 受试者，主要疗效指标为肿瘤反应率（基于组织学反应和 12 周内影像学评估结果）。结果显示，纳鲁索拜单抗对此类患者有较好的临床疗效，肿瘤反应率高达 93.5%，起效时间较快；纳鲁索拜单抗治疗后提高了可以手术切除的 GCTB 患者比例；此外，GCTB 患者疼痛程度得到缓解，生活质量得到改善。不仅如此，纳鲁索拜单抗针对不可切除或手术困难的 GCTB 患者治疗的另一项研究 JMT103CN03-1 也显示出良好疗效。JMT103CN03-1 研究是一项基于真实世界数据的回顾性研究，收集患者接受地舒单抗或非地舒单抗治疗的真实世界医疗环境的临床数据作为两个外部对照组，结合 JMT103CN03 研究的结果，对 JMT103 单臂试验组与两个外部对照组的疗效进行比较。根据 JMT103CN03-1 的研究结果，纳鲁索拜单抗的肿瘤反应率显著优于非地舒组，同时呈现出高于地舒单抗组的趋势；与此同时，纳鲁索拜单抗也显示出了良好的安全耐受性。

**研究意义：**纳鲁索拜单抗注射液为重组全人源抗核因子-κB 受体活化因子配体（RANKL）单克隆抗体，通过与细胞表面的 RANKL 特异性结合，抑制 RANKL 活性，从而抑制其参与介导所引起的骨质溶解和肿瘤生长。该品种的上市为患者提供了新的治疗选择。

### 成果 5：纳基奥仑赛注射液获批上市

2023 年 11 月 7 日，国家药品监督管理局通过优先审评审批程序附条件批准合源生物科技（天津）有限公司申报的纳基奥仑赛注射液（商品名：源瑞达）上市。该药品用于治疗成人复发或难治性 B 细胞急性淋巴细胞白血病。

**研究背景：** B 细胞急性淋巴细胞白血病是最常见的急性淋巴细胞白血病，成人 B 细胞急性淋巴细胞白血病初治后复发率高，约 60% 的患者会进展到复发或难治阶段，中位总生存时间仅 2～6 个月，严重危及患者生命，临床缺乏有效治疗手段，近 30 年生存无显著改善，存在巨大的未被满足的临床需求，亟须新的有效治疗手段延长患者生存时间和提高患者生活质量。

**研究结果：** 此项新药上市获批是基于一项纳基奥仑赛注射液用于治疗成人复发或难治性 B 细胞急性淋巴细胞白血病的单臂、开放、多中心关键性临床研究结果。该关键性临床研究数据展示出持久的高缓解率和显著降低的 CAR-T 治疗相关毒性严重程度：持久的高缓解率，总体缓解率达 82.1%，中位随访 9.3 个月时，中位缓解持续时间未达到；显著降低的 CAR-T 治疗相关毒性严重性；持久的高缓解率和安全性明显优于现有治疗手段。纳基奥仑赛注射液是通过基因修饰技术将靶向 CD19 的嵌合抗原受体（CAR）表达于 T 细胞表面而制备成的自体 T 细胞免疫治疗产品。输注至体内后会与表达 CD19 的靶细胞结合，激活下游信号通路，诱导 CAR-T 细胞的活化和增殖并产生对靶细胞的杀伤作用。

**研究意义：** 纳基奥仑赛注射液是首款拥有中国自主知识产权靶向 CD19 的 CAR-T 产品，也是首款在中国获批上市白血病治疗领域的 CAR-T 产品。该品种的上市为复发或难治性 B 细胞急性淋巴细胞白血病成人患者提供了新的治疗选择。

参 考 文 献

[1] Pan LB, Yu H, Fu J, et al. Berberine ameliorates chronic kidney disease through inhibiting the production of gut-derived uremic toxins in the gut microbiota. Acta Pharm Sin B, 2023, 13(4): 1537-1553.

[2] Fan XQ, Mai CT, Zuo L, et al. Herbal formula BaWeiBaiDuSan alleviates polymicrobial sepsis-induced liver injury via increasing the gut microbiota *Lactobacillus johnsonii* and regulating macrophage anti-inflammatory activity in mice. Acta Pharm Sin B, 2023, 13(8): 3575-3576.

## 六、卫生健康与环境领域重大进展解读

殷 环

*中国医学科学院医学信息研究所*

### 成果 1：证实食用富钾低钠盐比逐步减少普通盐供应对减少老年人群主要心血管病事件更有效

来自北京大学、北京大学第一医院的研究人员在 *Nature Medicine* 杂志发表题为"Salt

Substitution and Salt-supply Restriction for Lowering Blood Pressure in Elderly Care Facilities：A Cluster-randomized Trial"[1]的文章，研究基于中国 48 家养老机构中的老年人群，评价采用富钾低钠盐替换普通食盐和逐步减少厨房供盐量两种减盐策略的有效性和安全性，证实了在中国集体养老人群中，富钾低钠盐不仅可以有效降低血压，而且可以显著减少主要心血管病事件。

**研究背景**：高血压是中国居民发生心血管病的最主要危险因素。大量研究表明，过多摄入钠和过低摄入钾均会升高血压，是高血压发生的重要因素。早在 2013 年，世界卫生组织即将减盐列为预防慢性病的三大"最佳措施"之一。然而，世界卫生组织的最新报告表明，实现"到 2025 年将钠摄入量减少 30%"的全球目标仍面临巨大的困难和挑战。

食用富钾低钠盐作为一种减盐策略，在降低钠摄入的同时，增加钾的摄入，实现"双重降压"。该团队既往研究显示，患有脑卒中或未控制的高血压人群摄入低钠盐可显著降低脑卒中、心血管事件和全因死亡。然而，上述结论是否可以向更广泛的人群推论，仍缺乏证据。加之既往研究均排除了患有肾病或正在服用保钾药物的研究对象，富钾低钠盐向全人群推广是否会增加高钾血症风险，仍不十分清楚。此外，为了探索更为安全有效的减盐策略，研究团队开发了"阶梯式逐步减少厨房供盐"的创新干预策略，试图让人们在不知不觉中实现减少钠盐的摄入。该研究旨在同时评价两种减盐策略——用富钾低钠盐替换普通食盐和逐步减少厨房供盐量——的有效性和安全性。

**研究方法**：研究于 2017～2020 年期间在山西省长治县和阳城县、陕西省西安市，以及内蒙古自治区呼和浩特市 4 地共选取 48 所养老机构中开展。研究采用 2×2 析因、整群随机对照设计，将养老机构按所在地区分层随机分配到如下 4 组中的一组：①12 家养老院用低钠盐替换厨房中的普通盐，同时逐步减少向厨房提供低钠盐；②12 家养老院仅用低钠盐替换厨房中的普通盐；③12 家养老院仅逐步减少厨房供盐；④12 家养老院不干预厨房用盐。干预为期 2 年，于第 6 个月、12 个月、18 个月和 24 个月分别进行随访。最终纳入 1612 名符合入组条件（55 岁以上且测量了基线血压）的入住老人作为评价干预效果的研究对象，平均年龄 71 岁，76%为男性，平均基线血压 137.5mmHg/80.5mmHg，24 小时尿钠、尿钾平均分别为 169mmol/日和 27mmol/日。

**研究结果**：在有效性方面，与 24 家仍食用普通盐的养老院老人相比，24 家更换为富钾低钠盐的养老院老人收缩压平均降低 7.1mmHg，主要心血管病事件显著减少 40%。在安全性方面，与食用普通盐的养老院老人相比，更换为富钾低钠盐的养老院老人，化验检出高血钾增加、低血钾减少；两年间仅发生 3 例持续高血钾（血钾>5.5mg/dL），但均未发生不适症状或其他不良反应；化验检出高血钾的 51 人中，发生 2 例死亡，低钠盐组与普通盐组各 1 例，分别死于髋骨骨折后并发症和肺癌。"阶梯式逐步减少厨房供盐"策略未能取得成功，所有观察指标，包括 24 小时尿钠、收缩压、舒张压及主要心血管病事件等在逐步减供组和常规供应组间均未见到显著性差异。

**研究结论**：在中国集体养老人群中，富钾低钠盐不仅可以有效降低血压，而且可以显著减少主要心血管病事件。逐步减少厨房供盐的措施未能取得成功。

**研究意义**：为中国减盐行动选择合适的减盐策略提供了重要的循证决策依据。低钠盐简单、易行、安全、有效，具有很大的公共卫生价值，值得政府、企业和社会各界大力推广。消费者应尽可能采用低钠盐替代普通食盐进行烹饪、调味和腌制食物。

**成果 2：基于随访数据揭示新冠康复者两年后的免疫持久性和交叉免疫反应特征**

来自中国医学科学院病原生物学研究所、中日友好医院、四川大学华西医院、武汉市金银潭医院等的研究人员在 *The Lancet Microbe* 杂志发表题为 "Durability and Cross-reactive Immune Memory to SARS-CoV-2 in Individuals 2 Years After Recovery from COVID-19：A Longitudinal Cohort Study" [2]的文章，通过对新冠康复者进行连续随访、血液样本采集和免疫学分析，研究揭示了 SARS-CoV-2 自然感染后记忆性 B 和 T 细胞可维持 2 年，并可有效识别新冠病毒突变株，而中和抗体反应被明显逃逸。本研究有助于理解新冠病毒自然感染后在无再暴露情况下免疫保护的持久性及交叉免疫反应。

**研究背景**：SARS-CoV-2 感染后免疫持久性以及对突变株的交叉保护作用尚未完全阐明。自然感染人群为回答此科学问题提供了重要的平台。在 2022 年 12 月之前，我国采取动态清零的防控政策，使得研究个体的疫苗接种和感染情况均有明确记录，为相关研究提供了难得的独特样本。在前期研究基础上，研究团队进一步报道了新冠病毒自然感染的免疫特征。

**研究方法**：该研究招募了 2020 年 1 月 7 日至 5 月 29 日从金银潭医院出院的新冠肺炎康复者，分别于 2020 年 6 月 16 日至 2020 年 9 月 3 日（半年随访）、2020 年 12 月 16 日至 2021 年 2 月 7 日（1 年随访）和 2021 年 11 月 16 日至 2022 年 1 月 10 日（2 年随访）进行了连续随访和血液样本的采集，进行免疫学分析。

**研究结果**：结果显示，仅感染未接种疫苗者的中和抗体滴度在感染后半年、1 年和 2 年持续下降，半衰期约为 141 天。奥密克戎亚谱系突变株对自然感染诱导的中和抗体反应产生免疫逃逸。SARS-CoV-2 自然感染 2 年后，在大多数新冠病毒感染康复者仍可检测到记忆 B 细胞并对各突变株存在交叉反应。记忆性 T 细胞反应在感染后 1 年和 2 年期间无明显改变，并可以有效识别奥密克戎突变株。对于感染且接种疫苗者，针对原型株和突变株的记忆 B 细胞反应均高于仅感染未接种疫苗者，而记忆性 T 细胞反应在二者之间无明显差别。

**研究结论**：上述数据表明，SARS-CoV-2 自然感染后记忆性 B 和 T 细胞可维持 2 年，并可有效识别新冠病毒突变株，而中和抗体反应被明显逃逸。

**研究意义**：本研究有助于理解新冠病毒自然感染后在没有再暴露情况下免疫保护的持久性及交叉免疫反应。中国 AIS 患者接受 IVT 和 EVT 的比例有了很大的提高，但与发达国家相比仍有较大差距。不同级别医院的治疗率及患者临床特征存在显著差异，三级医院 IVT 比例低于二级医院。

**成果 3：基于大规模队列研究全面描述中国院外心脏骤停的发病过程和治疗结果**

来自山东大学齐鲁医院、四川省人民医院等的研究人员在 *The Lancet Public Health*

杂志发表题为"Incidence，Process of Care，and Outcomes of Out-of-hospital Cardiac Arrest in China：A Prospective Study of The BASIC-OHCA Registry"[3]的文章，通过全国性、前瞻性、多中心心脏骤停大型队列研究，调查了中国人群心脏骤停发病率、病死率及危险因素，客观展示了我国院外心脏骤停的发病、救治和预后现状，为提高全球心脏骤停患者救治质量和预后提供了重要数据支撑。

**研究背景：** 心脏骤停严重威胁人类生命健康，其致死致残率高，是医学界乃至社会各界广为关注的重大公共卫生问题之一。而我国既往一直缺乏全国性心脏骤停流行病学数据，是影响我国该类疾病防控战略部署、救治质量改进、科技创新转化的"卡脖子"问题之一。2019 年起，由齐鲁医院急诊团队牵头的 BASIC 项目在全国 70 余家院前急救系统（EMS）及医院陆续启动，持续性入组心脏骤停病例，其中，院外心脏骤停（OHCA）调查覆盖人口超 1 亿，是目前我国首个全国性、也是发展中国家最大的心脏骤停注册登记研究。

**研究方法：** 该项目在我国 7 大地理区域的各省/直辖市/自治区建立了 72 个心脏骤停监测与上报网点。从 2019 年 8 月 1 日至 2020 年 12 月 31 日连续入组急诊医疗服务（EMS）人员评估的所有 OHCA 患者。排除所有关键变量缺失的患者，包括复苏意愿、年龄、性别、目击状态、原因、所有护理过程指标和所有测量结果。在本次分析中，我们纳入了 25 个监测点（20 个城市和 5 个农村）的 EMS 机构的数据，覆盖所有服务人口 2020 年全年的数据。使用 Utstein 模板收集和报告数据。

**研究结果：** 我国经 EMS 接诊的 OHCA 发病率为 95.7/10 万人，男性为 114.8/10 万人，女性为 75.7/10 万人。由此推算，我国每年经 EMS 接诊的 OHCA 人数超 75 万例。其中，31.8%的患者接受了心肺复苏（CPR）。排除创伤性病因后，在由疾病导致的 OHCA 患者中，调度员指导的 CPR 实施比例为 11.5%，提示我国在 EMS 调度方面仍需要进一步加强政策性支持和培训，以持续提高其反应能力；旁观者 CPR 实施比例为 20.3%，旁观者使用自动体外除颤器（AED）比例不足 0.1%，提示我国公众 CPR 培训和 AED 布局仍有较大提升空间；EMS 反应时间中位数为 12 分钟，院前肾上腺素使用率为 76.3%、高级气道实施率为 32.8%、低温治疗实施率不足 0.1%，而患者被送入急诊后接受低温治疗的比例仅为 0.4%，接受冠脉造影比例为 0.1%。提示我国 OHCA 在 EMS 和院内急诊救治方面还有待进一步优化和加强。

在患者预后方面，57.3%的患者在现场被宣布死亡，42.7%被转运至急诊。但患者存活出院/存活 30 天率仅为 1.2%，神经功能预后良好率为 0.8%，后两个数据约为发达国家的 1/10，且与既往国内部分地区报道的数据相比，改善尚不显著。

**研究结论：** 研究也显示，我国 OHCA 救治生存链多个环节仍存在不足。中国 OHCA 患者的预后不理想，可能与多种因素有关，既包括我国的不复苏意愿（do not resuscitate，DNR）普及情况、文化传统、风俗习惯等与发达国家的不同，也包括公众参与程度、院前和院内急救信息化建设和人员配置仍存在不足等，这些也为我国进一步在急救医疗体系（院前急救+院内急诊）方面的建设提示了下一步可能的努力方向。更多深层次的原因还需要进一步探索和量化。

**研究意义：** 此项研究向世界系统而客观地展现了发展中国家 OHCA 的发病、救治和预后现状，为提高全球心脏骤停患者救治质量和预后提供了重要数据支撑；持续开展此类调查不仅是提高中国患者预后的重要举措，也将为世界提供宝贵经验。揭示了改善心脏骤停患者预后是一项系统工程，需要全社会（包括政府、公众、EMS、医院等）的共同努力，包括 EMS 快速调度、OHCA 识别和 CPR 远程指导、公众 CPR 培训持续改进、社会媒体宣传、公众急救意识提高、AED 合理布局、急救体系信息化建设和能力培训、急救医护人员社会尊重度和待遇的改善、医保政策的支持等。

### 成果 4：揭示以家庭为基础的幽门螺旋杆菌传播管理的重要性

来自海军军医大学第一附属医院（上海长海医院）、河南省人民医院、南昌大学第一附属医院等的研究人员在 *Gut* 杂志发表题为 "Large-scale，National，Family-based Epidemiological Study on *Helicobacter pylori* Infection in China：The Time to Change Practice for Related Disease Prevention"[4]的文章，研究从大数据角度揭示了幽门螺旋杆菌的家庭聚集现象，发现我国总体家庭感染率为 71.2%，明显高于个体感染率 40.6%（成人感染率为 43.4%，18 岁以下感染率为 20.5%），为推动公众进一步认识"幽门螺旋杆菌家庭管理"的必要性提供了有力数据支撑，为推广"以家庭为单位防控幽门螺旋杆菌感染"新策略提供了循证依据。

**研究背景：** 目前对幽门螺杆菌感染的治疗主要集中在社区的个人医疗层面，但最近提出了以家庭为基础的幽门螺杆菌管理是一种更好的感染控制策略。然而，基于家庭的幽门螺杆菌感染状况、危险因素和传播模式仍有待阐明。

**研究方法：** 研究纳入了 2021 年 9 月至 2021 年 12 月，中国 31 个省份中的 29 个省招募的 10 735 个家庭（31 098 人）。每个家庭有 2 名或以上家庭成员，每年在一起生活连续超过 10 个月。一个家庭可以有一对夫妇，无论是否有子女，也可以有多对不同世代的夫妇，或有子女的单亲，但不限制一个家庭的最大人数。排除标准：①为了确保 $^{13}C$ 尿素呼气试验的准确性和避免假阴性结果，如果任何成员在过去一个月内使用过抗生素，2 周内使用过质子泵抑制剂，或在过去 3 个月内进行过幽门螺杆菌治疗，则排除该家庭；②根除幽门螺杆菌超过 3 个月的家庭成员可以纳入；③其他排除标准为严重的心、肝、肾功能不全和 $^{13}C$ 尿素呼气试验的禁忌证。

对于每个符合条件的家庭，成员被要求使用移动设备完成一份问卷，调查以家庭为基础的幽门螺杆菌感染、相关因素和传播方式。对所有家庭成员进行 $^{13}C$ 尿素呼气试验明确幽门螺杆菌感染状态，并使用 logistic 回归分析以探讨危险因素与幽门螺杆菌感染的关系。研究将含有至少一名 Hp 感染者的家庭定义为 Hp 感染家庭。

**研究结果：** 研究人群的平均年龄为 43.49 岁；男性 13 478 人（43.34%），女性 17 620 人（56.66%）；已婚 24 092 人（77.47%）；儿童及青少年 3781 人，占 12.16%。其中 12 646 例（40.66%）感染幽门螺杆菌，1699 例（13.44%）治疗成功；另有 10 947 人（35.20%）为新发现的感染病例。10 735 个登记家庭的平均家庭规模为 2.90 人；以家庭为基础的感染率为 50.27%～85.06%，平均感染率为 71.21%，明显高于个体感染率 40.6%（成人感染率为 43.4%，18 岁以下感染率为 20.5%）。年龄与幽门螺杆菌感染呈显著相关，感染率最高的年龄组为 31～70 岁。

家庭幽门螺杆菌感染危险因素分析：家庭位置或地理区域（如西北地区 OR=1.83）和家庭规模（如三口之家 OR=1.97）是感染风险增加的独立危险因素（$P<0.001$），一户多代（如三代 OR=0.79）是独立保护因素。个体幽门螺杆菌感染危险因素分析：男性、不居住在西南地区、已婚和居住在农村地区的人，以及报告在路边餐馆用餐较多、接触过受感染家庭成员和先前检测幽门螺杆菌阳性的人感染幽门螺杆菌的风险较高（$P<0.05$）。受教育程度高、食堂就餐多、既往检测阴性者感染风险较低（$P<0.05$）。儿童和青少年幽门螺杆菌感染危险因素分析：与成人相似。如经常到路边餐馆就餐（OR=1.38）增加感染风险（$P<0.05$），饭前便后洗手、避免饮用自来水降低感染风险（$P<0.05$）。儿童和青少年的感染率随着双亲感染而增加（$P<0.001$），感染率从无双亲感染组的 13.57% 上升到双亲感染组的 34.32%（$P<0.001$）。

**研究结论：**我国家庭幽门螺杆菌感染率较高。接触受感染的家庭成员可能是幽门螺杆菌传播的主要来源。

**研究意义：**从大数据角度揭示了 Hp 的家庭聚集现象，其中未成年人的高感染率亦值得重视。为幽门螺杆菌个体治疗向家庭管理的战略转变提供了支持性证据，这一概念对感染控制和相关疾病预防具有重要的临床和公共卫生意义。

### 成果 5：基于大规模队列研究发现健康生活方式可延缓老年人记忆力衰退

来自首都医科大学宣武医院的研究人员在 *British Medical Journal* 杂志发表题为 "Association Between Healthy Lifestyle and Memory Decline in Older Adults： 10 Year，Population Based，Prospective Cohort Study"[5] 的文章，研究发现 6 种健康生活方式（健康的饮食、定期的体育锻炼、积极的社会接触、积极的认知活动、从不或以前吸烟、从不饮酒）与延缓记忆衰退高度相关，并对记忆和生活要素进行了综合评价，研制了全面检测共病、危险因素和脑健康筛查量表，找出了保护老年人记忆的有效方案。

**研究背景：**随着年龄的增长，人的记忆力会不断下降，影响生活质量和工作效率，并增加患痴呆症的风险。既往研究确定了可能影响记忆的因素，包括衰老、载脂蛋白 E（APOE）-ε4 基因型、慢性病和生活方式。其中，生活方式作为一种可改变的行为受到越来越多的关注，因为这一因素相对容易改变，对整体健康和记忆力都有潜在的好处。关于健康生活方式对认知影响的研究越来越多。然而，很少有研究关注它对记忆的影响，而且大多都是横向研究，不足以评估长期健康生活方式和记忆力下降之间的关系。此外，这些研究没有考虑健康生活方式和遗传风险之间的相互作用。因此，考虑到遗传风险，如 APOE-ε4 基因型的存在，需要进行纵向研究来进一步研究可改变的生活方式因素对老年人记忆衰退的影响。

**研究方法：**该研究采用了大型人群队列的数据，参与者来自中国北方、南方和西部具有代表性的地区。研究对象年龄在 60 岁及以上，认知正常，并于 2009 年接受了载脂蛋白 E 基因分型。研究时间跨度长达 10 年，采用线性混合效应模型来描述整体认知和记忆功能的变化趋势，并考察 6 种健康生活方式和 APOE-ε4 状态对 10 年随访期间记忆功能年变化率的影响。

在饮食方面，研究人员记录了参与者每天摄入的 12 种食物（水果、蔬菜、鱼类、肉类、乳制品、盐、油、鸡蛋、谷物、豆类、坚果和茶），当参与者每天摄入适当量的 12 种食物中的至少 7 种作为饮食时，被认为是健康的。对于认知活动（写作、阅读、打牌、麻将和其他游戏）和社交接触（参加会议或参加聚会、拜访朋友或亲戚、旅行和在线聊天），调查了研究对象的参与频率，每周至少两次进行认知活动或社交接触被认为是健康的。

**研究结果**：研究人员共招募了 29 072 名认知功能正常的研究对象，他们在基线时接受了 APOE 基因分型。在 10 年的随访期间，7164 人死亡，3567 人因各种原因停止参与。认知功能正常人群的轨迹表明，尽管整体认知状态保持稳定，但随着时间的推移，记忆力不断下降。*APOE-ε4* 基因携带者的记忆力下降速度比非 *APOE-ε4* 基因携带者快（0.002 点/年，95%可信度）。

研究人员评估了每种二元生活方式对记忆衰退的贡献。结果显示，健康饮食对记忆力的影响最大（$\beta$=0.016，95%CI：0.014～0.017，$P$<0.001），其次是积极的认知活动（$\beta$=0.010，95%CI：0.008～0.012，$P$<0.001）、有规律的体育锻炼（$\beta$=0.007，95%CI：0.005～0.009，$P$<0.001）、积极的社会交往（$\beta$=0.004，95%CI：0.002～0.006，$P$<0.001）、从不吸烟或曾经吸烟（$\beta$=0.004，95%CI：0.000～0.008，$P$=0.026）、从不饮酒（$\beta$=0.002，95%CI：0.000～0.004，$P$=0.048）。此外，还分析了生活方式组与记忆表现之间的关系。研究结果显示，与生活方式不良的参与者相比，生活方式良好和平均的参与者的记忆力下降速度较慢（$P$<0.001）。

评估生活方式和年龄之间的相互作用表明，与生活方式不佳的一组相比，生活方式良好的一组和生活方式一般的一组与年龄相关的记忆力衰退速度较慢。在根据 APOE 基因型进行分层的分析中也得到了类似的结果。在携带 *APOE-ε4* 等位基因的人群和不携带 *APOE-ε4* 等位基因的人群中，随着时间的推移，与平均和不良的生活方式相比，良好的生活方式与更好的记忆表现相关（$P$<0.001）。

**研究结论**：证明坚持健康的生活方式，并结合积极的行为，如从不吸烟或以前不吸烟，不喝酒，健康的饮食，定期体育锻炼，积极的认知活动和社会交往，与较慢的记忆力下降速度有关。在携带 *APOE-ε4* 等位基因的个体中亦是如此。

**研究意义**：这项研究为保护老年人免受记忆力衰退提供重要信息。即采用健康的生活方式可以防止老年人记忆力衰退。

**成果 6：发现年度 AI 综合眼病辅助筛查有助于更多早期眼病患者的检出和及时转诊**

来自北京眼科研究所、中国人民大学的研究人员在 *The Lancet Global Health* 杂志发表题为 "Economic Evaluation of Combined Population-based Screening for Multiple Blindness-causing Eye Diseases in China：A Cost-effectiveness Analysis"[6]的文章，研究利用真实世界证据构建模型，模拟 50 岁以上人群常见致盲眼病全疾病周期的自然发展过程，实现对不同环境下眼病诊疗的成本-效益和成本-效用分析。结果表明，与无筛查模式相比，传统筛查、远程筛查和 AI 辅助筛查均满足世界卫生组织规定的成本效益阈值。其中，年度 AI 综合眼病辅助筛查累积成本最低、效益最高，可帮助有关决策部门合理规划用于眼病防治的预算分配。

**研究背景：** 既往报告指出，2020 年全球有 11 亿人患有未经治疗的视力损害，预计到 2050 年将增至 18 亿。然而，超过 90% 的视力损害是可避免的。解决可预防的视力丧失问题每年可带来 4110 亿美元的经济效益。如何利用现有的、成本效益较高的方法解决可避免的视力损害问题，从而实现改善疾病预后和降低个人及社会经济负担这一目标至关重要。

**研究方法：** 研究团队综合运用眼科学、数据科学、计量经济学等多学科研究手段，兼顾经济学和公共卫生医疗视角，系统地对中国致盲眼病防控各流程中的医疗数据和经济学数据调研，利用真实世界证据（real world evidence，RWE）构建 Markov 模型，模拟了 50 岁以上人群常见致盲眼病（包括年龄相关性黄斑变性、青光眼、糖尿病视网膜病变、白内障和病理性近视）全疾病周期的自然发展过程，利用多源性的眼健康大数据，对眼病筛查、诊断、治疗和随访等过程赋予一系列成本和效益值，对不同环境下眼病诊疗的成本-效益和成本-效用进行分析。

**研究结果：** 与无筛查模式相比，传统筛查、远程筛查和人工智能辅助筛查均满足世界卫生组织规定的成本效益阈值（低于 3 倍人均国内生产总值）。其中，AI 辅助筛查的累积成本最低，效益最高（每名参与 AI 辅助筛查的居民平均减少 6% 的成本，增加了 0.2% 的质量调整生命年，额外避免 1.3% 的盲年）。亚组分析进一步比较了不同筛查间隔（一次性筛查和每 1～5 年筛查）的成本效益，结果发现，年度 AI 筛查有助于更多早期眼病患者的检出和及时转诊，是目前我国成本效果最优的方案。

**研究结论：** 多种联合眼病筛查在中国农村和城市都具有成本效益。AI 加上远程眼科学为促进眼睛健康提供了新的策略。年度 AI 筛查有助于更多早期眼病患者的检出和及时转诊，是目前我国成本效果最优的方案。

**研究意义：** 该研究对目前中国重大致盲性眼病群体防控方案进行卫生经济学评价，是迄今全球已报道的眼病防控领域中最系统、最全面的一次研究，也是全球首个将 "AI 综合眼病辅助筛查" 纳入的卫生经济学研究，为中国人群推荐最具成本效益的眼病筛查-防控策略，并帮助有关决策部门合理规划用于眼病防治的预算分配。

### 成果 7：证实孕妇暴露于高浓度 $PM_{2.5}$ 与新生儿先天性心脏缺陷相关

来自中国医学科学院阜外医院、四川大学华西第二医院、南方科技大学的研究人员在 *Circulation* 杂志发表题为 "Maternal Exposure to $PM_{2.5}$ and The Risk of Congenital Heart Defects in 1.4 Million Births: A Nationwide Surveillance-based Study"[7] 的文章，基于 140 万新生儿中母亲暴露于 $PM_{2.5}$ 和先天性心脏缺陷风险的全国监测研究数据，发现孕妇暴露于高浓度 $PM_{2.5}$，特别是在孕前期间，会增加后代罹患某些类型先天性心脏缺陷（CHD）的风险。这些发现有助于预防 CHD，并强调了改善中国和其他严重污染地区空气质量对公众健康的好处。

**研究背景：** 先天性心脏缺陷是最常见的出生缺陷类型，是世界范围内先天性异常导致婴儿死亡的主要原因。在过去的几十年里，随着工业化和城市化的不断发展，暴露于高浓度的细颗粒物已成为一个严重的公共健康问题。研究在高污染地区母亲暴露于环境细颗粒物与胎儿先天性心脏缺陷之间的关系的证据仍然有限，很少有研究关注孕前暴露。孕前暴露于 $PM_{2.5}$ 与卵泡发育损害、激素稳态干扰女性生殖系统、宫内炎症，以及妊娠期葡萄糖耐受不良和妊娠期糖尿病的发生有关，所有这些过程都可能导致胎盘异常和胎儿发育不良。

**研究方法：** 研究人员采用基于全国出生缺陷监测系统的数据，进行病例对照设计。共纳入 2014～2017 年的 1 434 998 例新生儿，涉及 7335 例冠心病患者，覆盖中国 30 个省、自治区或直辖市。使用基于卫星的 1km 空间分辨率的 $PM_{2.5}$ 浓度来确定每个参与者在孕产期的母亲 $PM_{2.5}$ 暴露值。采用多元 logistic 回归模型计算与母亲 $PM_{2.5}$ 暴露相关的后代 CHDs 的多变量校正比值比和 95%CI，使用 R 语言限制性立方样条分析研究暴露-反应相关性，并进行亚组或敏感性分析以确定可能改变相关性的因素。

**研究结果：** 所有参与者的平均 $PM_{2.5}$ 暴露量为 $56.51\mu g/m^3$。母亲 $PM_{2.5}$ 暴露量每增加 $10\mu g/m^3$，后代患 CHD 的风险就增加 2%，而鼻中隔缺陷是受影响最大的亚型。$PM_{2.5}$ 对 CHD 风险的影响在孕前期更为明显。年龄<35 岁的母亲、生活在北方地区的母亲和生活在低收入地区的母亲对 $PM_{2.5}$ 的暴露更敏感。$PM_{2.5}$ 暴露量与 CHD 总发病数或特定类型呈线性相关。

**研究结论：** 孕妇暴露于高浓度 $PM_{2.5}$，特别是在孕前期间，会增加后代罹患某些类型冠心病 CHD 的风险。

**研究意义：** 这些发现有助于预防 CHD，强调了改善中国和其他严重污染地区空气质量对公众健康的好处。

## 参 考 文 献

[1] Yuan Y, Jin A, Neal B, et al. Salt substitution and salt-supply restriction for lowering blood pressure in elderly care facilities: A cluster-randomized trial. Nat Med. 2023, 29(4): 973-981.

[2] Guo L, Zhang Q, Gu X, et al. Durability and cross-reactive immune memory to SARS-CoV-2 in individuals 2 years after recovery from COVID-19: A longitudinal cohort study. The Lancet Microbe. 2024, 5(1): e24-e33.

[3] Zheng J, Lv C, Zheng W, et al. Incidence, process of care, and outcomes of out-of-hospital cardiac arrest in China: A prospective study of the BASIC-OHCA registry. The Lancet Public Health. 2023, 8(12): e923-e932.

[4] Zhou XZ, Lyu NH, Zhu HY, et al. Large-scale, national, family-based epidemiological study on *Helicobacter pylori* infection in China: The time to change practice for related disease prevention. Gut. 2023, 72(5): 855-869.

[5] Jia J, Zhao T, Liu Z, et al. Association between healthy lifestyle and memory decline in older adults: 10 year, population based, prospective cohort study. BMJ. 2023, 380: e072691.

[6] Liu H, Li R, Zhang Y, et al. Economic evaluation of combined population-based screening for multiple blindness-causing eye diseases in China: A cost-effectiveness analysis. The Lancet Glob Health. 2023, 11(3): e456-e465.

[7] Yuan X, Liang F, Zhu J, et al. Maternal exposure to $PM_{2.5}$ and the risk of congenital heart defects in 1.4 million births: A nationwide surveillance-based study. Circulation. 2023, 147(7): 565-574.

# 七、生物医学工程与信息学重大进展解读

齐　燕

中国医学科学院医学信息研究所

**成果 1：构建了一种嵌合甲型流感病毒的抗原肽递送系统**

来自北京大学等机构的研究人员在 *Nature Biotechnology* 杂志发表题为"An Engineered Influenza Virus to Deliver Antigens for Lung Cancer Vaccination"[1]的文章，开发了一种嵌合抗原肽流感病毒系统——CAP-Flu，用于将与甲型流感病毒（IAV）结合的抗原肽通过吸入递送到肺部，达到治疗肺癌以及防止多种肿瘤向肺部转移的目的。

**研究背景：**早在一百多年前临床上就观察到，有些癌症患者在感染流感后肿瘤会神奇地消失，但代价是肿瘤患者要得一次重感冒。因此，如何将流感病毒转化为治疗癌症的药物而又不危及病人生命，成为医学科技工作者的重点研究方向。另一方面，肿瘤细胞中发生的基因突变会产生新抗原，可以引发肿瘤特异性免疫反应。随着基因组学和蛋白质组学等多组学技术的发展，各种肿瘤的新抗原被源源不断地挖掘和发现，利用化学合成肿瘤新抗原的多肽序列，诱发机体产生肿瘤特异性免疫反应来治疗肿瘤和预防肿瘤复发，也一直是科学家们努力的方向。目前，各种形式的新抗原，例如基于蛋白质、多肽，以及核酸（mRNA、DNA）的疫苗，都已经开展了临床试验。虽然已经发现了许多新抗原，但递送这些新抗原进行肿瘤特异性免疫治疗仍然存在挑战。科学家们开发了多种递送新抗原的方法，包括基于树突状细胞的疫苗、病毒载体疫苗，以及生物材料/纳米材料的疫苗。然而，这些方法受到诸如新表位不良摄取和呈递以及低免疫原性等问题的限制。此外，实体瘤中存在着由肿瘤相关巨噬细胞、T 调节细胞（Tregs）和髓源性抑制细胞富集的免疫抑制性微环境，增加了免疫激活阈值。之前有研究观察到，甲型流感病毒（IAV）感染会带来肿瘤缓解，然而可能导致的严重呼吸系统并发症限制了将 IAV 转化为癌症疗法。在这项最新研究中，研究团队开发了一种从活的但非复制性 IAV 中产生嵌合抗原肽流感病毒（CAP-Flu）的新策略。

**研究方法：**研究团队长期从事基于化学-生物学交叉的新药发现新技术新方法研究，曾经发现基于仿生流感病毒感染后的正常人短期内再感染的几率大大降低这一现象，并基于病毒合成生物学终止密码编码非天然氨基酸的理论，将流感病毒改造为了携带提前终止密码子（premature termination codon，PTC）的病毒，这些病毒具有完全的感染性，但在常规细胞中无法复制。这种携带 PTC 的病毒可以在小鼠、豚鼠和雪貂中诱导强大的体液、黏膜和 T 细胞免疫反应，保护它们免受流感攻击[2]。在这篇最新论文中，研究团队首先在前期研发的 PTC 病毒脂质膜上，通过胆固醇分子嵌合免疫佐剂 CpG 寡聚核苷酸，通过 Click 反应将化学合成的小肽分子偶联到脂膜的 HA 蛋白上。继而借助流感病毒对肺组织的天然嗜好性，经呼吸道将抗原肽高效吸收、均匀分布并紧紧黏附在肺细胞上，使流感病毒成为抗原肽优异的递送系统。

**研究结果：**研究发现，抗原肽嵌合在 PTC 病毒上可高效活化 DC 细胞，表现为抗原

肽的摄取、溶酶体逃逸和细胞膜递呈能力大大提高——24h 后大量的抗原肽被递呈到 DC 细胞表面，同时 DC 细胞相关活化标志及细胞因子分泌也显著增加。研究还发现，尾部静脉注射了黑色素瘤细胞的小鼠，经肺部吸入嵌合了 CpG 的 PTC 病毒后诱发了"非细胞病变的炎症环境"，将感染部位的冷肿瘤变为热肿瘤，大量的 CD4+/CD8+T 细胞浸润在肿瘤组织中，改变了免疫抑制的肿瘤微环境。更重要的是，抗原肽嵌合在 PTC 病毒上可高效诱发肿瘤特异性 T 细胞的扩增和活化，甚至抗原肽特异性 B 细胞活化达到 4 个数量级的提升，机体将抗原肽识别为病毒的有机组成而诱发强烈的后天免疫反应，在小鼠模型上实现了利用流感病毒感染方案治疗肺癌及阻止黑色素瘤细胞向肺部的转移。研究团队进一步对流感病毒基因组进行工程化改造，在 *PB2* 基因序列引入编码抗 PD-L1 纳米抗体的基因，经鼻吸入后，能够仅在感染部位高效表达抗 PD-L1 纳米抗体，在小鼠黑色素瘤肺转移模型中，能够进一步消除免疫抑制性微环境，协同增强抗癌效果。

**研究结论：** 研究证明，CAP-Flu 将肿瘤模型抗原卵清蛋白（OVA）递送到肺部，能够引发强大的抗原摄取，启动先天和适应性免疫反应，并将肿瘤微环境重塑为短暂的炎症状态，从而促进肿瘤特异性细胞毒性 T 细胞浸润到肿瘤中。与单独使用多肽相比，这种结构的疫苗接种产生了树突状细胞对抗原的强烈摄取以及特异性免疫细胞反应，使肿瘤浸润淋巴细胞显著增加。此外，该研究还显示，替换肿瘤新抗原后，可以在结肠癌及乳腺癌肿瘤的肺转移模型上同样实现治疗效果。

**研究意义：** 该研究在小鼠模型上实现了流感病毒感染治疗肺癌而不引起感冒，以及预防黑色素瘤、乳腺癌和结直肠癌向肺部转移的目标，为合成肽引导的肿瘤特异性和个性化免疫治疗提供了一种通用策略。

### 成果 2：构建了高性能的高分子/碳纳米管复合纤维人工韧带

来自复旦大学附属华山医院、复旦大学等机构的研究人员在 *Nature Nanotechnology* 杂志发表题为 "Hierarchical Helical Carbon Nanotube Fibre as A Bone-integrating Anterior Cruciate Ligament Replacement"[3] 的文章，构建了高性能的高分子/碳纳米管复合纤维人工韧带。

**研究背景：** 韧带是一类致密结缔组织，在控制关节运动、维持关节稳定和传递肌肉力量等方面具有重要的作用。然而，日常剧烈活动极易造成原生韧带的撕裂和损伤。全球范围内，每年每 1250 人中就有 1 人需要进行前交叉韧带（anterior cruciate ligament，ACL）重建手术。目前，临床上主要使用自体移植和同种异体移植韧带进行上述韧带重建手术。该类移植物具有高生物活性，易促进新骨组织的生长。然而，这类移植物通常稀缺，并易引起疾病传染和免疫反应。为此，临床上开始广泛使用聚对苯二甲酸乙二醇酯（PET）基人工韧带。此类人工韧带来源丰富，且具有高化学稳定性和高机械强度。然而，该韧带生物活性较弱，在体诱导新骨生长能力差，极易导致骨道扩大和长期植入失效。因此，开发机械强度高且能与宿主骨骼良好整合的人工韧带至关重要。针对上述问题，研究团队通过仿生天然韧带的结构，基于多级螺旋碳纳米管纤维，构建了一类具有微纳米结构的人工韧带（HHF）。

**研究方法：** 研究团队制备了一种新型的取向碳纳米管（CNT）纤维材料，通过模拟韧带的天然多级取向性结构，进行仿生组装，将碳纳米管从纳米尺度制备成宏观尺度的碳纳米管韧带移植物，并且保留了高强度、耐磨、黏弹性适中的特性，此外，纤维之间形成的纳米、微米通道使得碳纳米管韧带表面积远高于传统移植物，具有强大的骨诱导能力。具体地，在 HHF 制备上，研究人员将多层 CNT 纤维两端固定后进行加捻，两端对折后再进行重新加捻。此外，PET 纤维（Kinetic Medical）和碳纤维（Toray Industries）也通过加捻法组装成与 HHF 相同的螺旋结构。

研究共纳入 85 只骨骼成熟的雄性新西兰兔（手术时体重 3～3.5kg），随机分成三组：PET 纤维组（$n=16$）、碳纤维组（$n=16$）和 HHF 组（$n=16$）。在这些组中，PET 和碳纤维移植物具有与 HHF 移植物相同的螺旋结构、直径（1.5mm）和长度（5.0cm）。对每组兔子右膝进行 ACL 重建手术，植入上述不同类型的移植物，术后立即进行肌肉内预防性抗生素注射（80 万 IU 青霉素）和伤口清洁，每天一次，连续 3 天。为了量化人工韧带与宿主骨骼之间的界面强度，研究团队测量了拔出力，即从骨骼中拔出 HHF 植入物所需的结合力，以显示骨结合程度。在生物力学拉出试验中，将兔子分成 5 组：两组分别植入 HHF 移植物 4 周和 13 周，两组植入 PET 移植物 4 周和 13 周，一个对照组未植入移植物；每组 3 只兔子。从每组兔子身上取出股骨-移植物-胫骨复合体，采用电子万能材料测试系统（AGS-X，Shimadzu）进行机械测试。

评估 HHF 在大型动物模型中的体内整合和机械性能对于推进这种材料的人体临床试验是必要的。研究进一步将 HHF 植入绵羊 ACL 重建模型中。选取 9 只健康成年中国湖羊（7 只雄性，2 岁，体重 52.3～55.4kg），在全身麻醉下对右膝实施 ACL 重建术，术后羊分笼活动，做好饲养管理，每 3 天检查伤口消毒一次，14 天拆线，观察羊的步态。并在术后 13 周、9 个月、21 个月，切开关节囊，暴露关节腔，进行形态学检查；解剖膝关节，包括股骨和胫骨，进行进一步检查；标本放入 10%中性福尔马林液中固定以进行组织学检查。另外，为了了解 HHF 如何诱导成骨作用，研究人员在 HHF 和 PET 纤维上培养了 MSC 不同时间，并同时进行了蛋白质组学和转录组学分析，以筛选可能由 HHF 诱导的所有可能的成骨相关蛋白质和基因。

**研究结果：**通过体外和体内试验证实，和 PET 韧带相比，碳纳米管韧带移植物具有更加优秀的生物力学性能，并兼顾生物诱导性，能够通过多条信号通路激活自体骨组织再生长。组织学分析表明，HHF 可以促进成骨细胞和破骨细胞的活性，以增强骨骼建模和重塑，并且在骨整合的早期阶段，HHF 周围和内部可以逐渐形成胶原束。不仅如此，HHF 的微米通道还可以促进血管和神经的形成，这在 PET 移植物中很少发生。更重要的是，在兔、羊的前交叉韧带重建模型中，移植人工韧带 13 周后，其受伤部位所能承受的压力明显增大，并恢复正常站立、行走、奔跑和跳跃等运动能力。

具体地，微型计算机断层扫描成像显示，植入 HHF 后股骨和胫骨隧道均显著变窄，胫骨隧道在 4 周后变窄 29.9%，在 13 周后变窄 41.9%。相比之下，植入 PET 纤维后胫骨隧道在植入 4 周后扩大了 45.0%，在植入 13 周后扩大了 52.1%；植入的碳纤维由于柔韧性差在第 13 周断裂。在拔出力方面，HHF 第 4 周时比同种异体移植物和骨之间的拔出力高 3 倍；第 13 周时的最大拔出力是 PET 韧带的 1.4 倍，碳纤维韧带的 3.6 倍；而且这些值与典型的破坏天然韧带所需的力相似，表明骨移植物整合良好。另外，拔出的 HHF 移植物上有丰富的再生组织,而拔出的 PET 纤维上则仅见光滑表面而没有附着组织。由于 HHF 上骨再生引起的强界面强度,所有 8 只植入 HHF 人工韧带的兔子均恢复健康,并在 ACL 重建手术后 13 周能够完成自由跳跃。超过 21 个月的羊实验观察证实,碳纳米管韧带能够充分恢复关节稳定性,让实验羊能够正常跑跳,进一步验证了骨隧道缺损的持续修复,表明在大型动物模型中同样发生了强劲的成骨作用。

在促进成骨的机制方面,研究人员利用蛋白组学和转录组学等方法系统揭示出,HHF 通过 MAPK、WNT 和 TGF-β 信号通路促进成骨。由于细胞天生对其微环境敏感,HHF 内微纳米多尺度孔道结构及其碳成分可有效促进成骨相关信号通路的上调以及成骨相关蛋白的表达。此外,系统的实验分析表明,人工韧带可以在体内长期使用,并具有良好的生物相容性和安全性。

**研究结论:**研究表明,仿生自天然韧带结构的、分层排列的碳纳米管纤维与宿主骨骼结合得非常好,并且足够坚固,可以用于生成人工韧带。在植入动物体内后可有效促进新骨再生和骨道修复,具有良好的生物相容性和安全性,可在体内长期使用。

**研究意义:**研究通过仿生天然韧带的结构,基于多级螺旋碳纳米管纤维构建了一类具有微纳米结构的人工韧带,这种具有多尺度通道结构的人工韧带为解决韧带-骨关节高动态应力载荷修复的迫切临床问题开辟了新的途径。

### 成果 3:基于"中华家系 1 号"标准物质提出多组学分析的质量控制指标和整合方法

来自复旦大学、国家卫生健康委临床检验中心、中国计量科学研究院等机构的研究人员在 *Nature Biotechnology* 杂志发表题为 "Multi-omics Data Integration Using Ratio-based Quantitative Profiling with Quartet Reference Materials"[4]的文章,提出并证实了基于标准物质的比值相对定量可以有效提升多组学数据整合的质量。

**研究背景:**生物医学研究已经步入大数据和大科学时代。一方面,多组学数据分析已成为生命科学前沿领域最重要的研究工具之一,多维度数据挖掘与整合分析,可以帮助科学家实现从基因组到表型组、贯穿微观和宏观尺度的系统分析,极大提高了人类解读复杂生命系统的能力,为更加深刻、精准地破解肿瘤、遗传病等各类疾病的发病原因与微观机制,寻找更有效的干预手段奠定了重要基础。另一方面,要破解人类健康、生命起源等重大科学问题,需要进行全球合作,开展分布式的国际大科学计划。然而,在生命科学研究中,针对相同研究样本在不同平台、不同实验室、不同批次所产生的组学数据往往存在"批次效应",导致不可重复数据和错误结论,严重影响科研结果的可信度与质量。没有高质量的数据生成、高可靠的数据分析与整合以及全球科学界一致认可的统一标准,多组学数据分析研究就失去了稳固的"地基",全球范围的生命科学国际大科学计划也将无从谈起。如何解决类似的难题?研发国际科学界广泛认可的多组学标准物质至关重要。基于公认的基准——标准物质,统一相关研究的测量标准和数据标准,使得全球不同实验室针对同一类研究的数据可以参比,是生命科学领域能够实质性开展大科学计划的重要前提和基础。

高效的数据集成对于可靠的多组学研究至关重要,在多组学分析中,设计适当的样本聚类或特征识别垂直整合策略是一项挑战。每种多组学整合方法都可以形成一个解决方案，但由于缺乏针对这些复杂过程的多组学"基本事实"和质量控制（quality control，QC）方法，很难评估其可靠性。在成功实现多组学水平、垂直数据整合之前，每种组学测量的质量评估及其水平整合都需要多组学参考材料和相关的质控指标。因此，迫切需要在基因组规模上公开可访问且特征明确的多组学参考材料。值得注意的是，与研究目的相关的 QC 指标对于评估多组学分析的质量也至关重要。整合多组学信息以获得更强大的样本分类器和多层互联分子特征是多组学分析的主要目标。因此，QC 指标应与这两个关键研究目标相关，并且应适合评估从数据生成到多组学数据集成的每种组学类型的性能。

**研究方法**：研究团队几年前启动了 Quartet（"中华家系 1 号"）计划，旨在为多组学分析的质量控制和数据整合提供多组学基本事实和最佳实践。作为全球首套多组学标准物质，"中华家系 1 号"涵盖了同一来源样本的多种分子水平的特性，如 DNA、RNA、蛋白质、代谢物等，旨在客观评估湿实验室在数据生成方面的能力以及用于同一组学类型数据水平整合和多种组学类型数据垂直整合的计算方法的可靠性。广泛收集从多个实验室利用关键技术生成的 Quartet 多组学数据，为评估新实验室、平台、协议和分析工具的性能提供了丰富的资源。根据 Quartet 样本的谱系信息，可以客观地评估横向和纵向数据整合的性能，为常用的多组学整合策略提供了独特的见解。在本文中，研究提出了一种基于比率的定量分析方法用于多组学数据整合，展示了如何使用这一方法将研究样本的绝对特征值相对于同时测量的公共参考样本的绝对特征值进行缩放，从而产生适合跨批次、实验室、平台和组学类型集成的可重复和可比较的数据。研究开发了一个用户友好的数据门户，供社区方便地使用和改进 Quartet 资源（https://chinese-quartet.org/）。

具体地，研究从泰州大型人群队列中的一个同卵双胞胎家庭中招募了 4 名健康志愿者，包括父亲（F7）、母亲（M8）和同卵双胞胎女儿（D5 和 D6），收集他们的外周血后利用 EB 病毒（Epstein-Barr virus，EBV）体外感染方法建立永生化 B 淋巴母细胞系。细胞培养过程中每 72 小时传代一次，传代比例为 1∶4。为获得第一批 DNA 标准物质（批号 20160806），每个细胞系同时采集 $2 \times 10^9$ 个细胞，为了获得第二批多组学标准物质（批号 20171028），每个细胞系收集 $1 \times 10^{10}$ 个细胞。研究先后从多个实验室获取了每位志愿者的 DNA 样本的短/长读全基因组测序数据、甲基化数据、全转录组测序数据、miRNA-seq 数据、基于质谱的蛋白质组学数据和代谢组学数据，179 个重复的微阵列数据和 96 个重复的 RNA-seq 数据。首先进行数据标准化、差异分析等预处理，进而构建参考数据集。为了进行全面的性能评估，在常用的多组学平台上对 Quartet 多组学参考材料进行了分析，包括 7 个 DNA 测序平台、一个 DNA 甲基化平台、2 个 RNA 测序平台、2 个 miRNA 测序平台、9 个基于 LC-MS/MS 的蛋白质组学平台和 5 个基于 LC-MS/MS 的代谢组学平台。除长读 DNA 测序平台外，每个实验室对每种参考材料进行了三次技术重复测量。

研究定义了两个 QC 指标来衡量识别不同样本组之间内在生物学差异的能力，这是组学分析的一个关键目标。使用基于共识的整合策略，针对每种定量组学分析类型的样本对（D5–F7、D5–M8 和 F7–M8 对）之间的差异表达水平，构建了差异表达特征（DEF）

的高置信参考数据集。使用均方根误差（RMSE）定量评估测试数据集与高置信参考数据集的一致性，并进一步探讨了 SNR（信噪比）与检测到的特征数量、特征的可重复性、技术重复的可重复性和 DEF 的 RMSE 之间的关系，以评估定量组学分析中的数据质量。针对横向整合，研究提出了一种基于比率的缩放方法（如 D5、F7 和 M8 作为研究样本），使用通用参考材料（如 D6）来实现同一组学类型的不同数据集的横向整合。研究分析了 Quartet 数据水平整合过程中技术差异这一因素的主导地位，并比较了 Quartet 数据在绝对和比率水平上的差异来源。进而，以基于 Quartet 多样本的 SNR 为指标，定量测量了水平数据整合的质量。此外，通过随机选择不同批次的样本，并使用 4 个样本组中批次的 Jaccard 指数的平均值作为组批次平衡的度量，来表征批次效应水平对水平积分 SNR 的影响。

为了评估特征关系层面的垂直整合性能，研究使用共识投票法构建了 Quartet 交叉组学参考数据集。参考数据集包含一系列高置信度相关特征对，包括 1054 对甲基化-miRNA 对、1134 对甲基化-RNA 对、637 对 miRNA-RNA 对、224 对 RNA-蛋白质对和 29 对蛋白质-代谢物对。多组学数据垂直整合的另一个优势是能够区分临床样本的亚型，这些亚型具有基于单一组学数据无法识别的细微差异。因此，发现样本组之间真正的生物学差异的能力是衡量多组学整合工具和程序性能的关键指标。研究纳入了 6 种水平整合方法进行评估，包括基于比率（ratio）的缩放、ComBat、Harmony、RUVg、z 得分，以及归一化值的直接累计（绝对值）。随后使用了五种广泛接受的垂直整合工具，包括 SNF、iClusterBayes、MOFA+、MCIA 和 intNMF，生成了 30 种水平和垂直整合组合用于绩效评估。使用调整后的兰德指数（adjusted rand index，ARI）QC 指标定量评估多组学水平上垂直数据整合的可靠性。

**研究结果**：研究表明，"中华家系 1 号"不仅具有天然的家系关系，样本之间微小的内在生物学差异可为数据整合提供高灵敏度的可靠性评估。这套基于同一来源细胞系制备的多组学标准物质包含了从 DNA 到 RNA 再到蛋白质的信息流，而且遵循中心法则，可用于验证整合结果是否反映跨组学分子间的逻辑关系。在传统的基于组学标准物质的质量控制中，通常将标准数据集视为"金标准"。然而，这些数据集只能评估高置信基因组区域中的变异和稳定检出的高表达分子特征，并且受到构建时采用的技术平台和分析方法的限制，不适用于对新技术的质量评估。研究提出了不依赖标准数据集而仅基于家系个体间生物学关系的质量评估参数：对于定量组学数据，信噪比（signal-to-noise ratio，SNR）可用于评估测量系统能否识别不同样本组之间的固有生物学差异，这是转录组等定量组学分析的基本目标；对于定性组学数据，同卵双胞胎之间胚系变异的一致率和家系个体间孟德尔符合率，可以实现在全基因组范围内对变异检测准确性的客观、无偏好的质量评估。通过与标准数据集的联合使用，多组学数据的质量控制体系更加完善，为各类新兴技术的质量评估提供了可能。

本次的研究成果最终提出了多组学分析的质量控制指标和整合的最佳实践建议：

- 每种组学数据的产生应包含标准物质，使用标准数据集以及"中华家系 1 号"特有的质量评估指标（信噪比、孟德尔符合率）进行能力验证；
- 定量组学分析需从"绝对"定量向"相对"定量转变，各批次使用固定的标准物质可有效控制批次效应；

· 多组学整合结果的质量可以结合家系信息、中心法则进行评估，如样本分类、跨组学特征关系识别的准确性等。

**研究结论：**在"中华家系 1 号"研发成功之前，全球尚无任何一种生物学标准物质能够具备多组学研究需要的特性。在"中华家系 1 号"的研制过程中，研究团队通过在国内 32 个研究中心运用 24 种主流技术平台对标准物质进行了深入全面的表征，获得了包括基因组、表观基因组、转录组、蛋白组和代谢组在内的多组学大数据。这些标准物质的引入为生物医学研究和临床应用提供了可信赖的计量标准，为高质量、高可靠性的多组学研究提供了坚实基准。在此基础上，研究团队发现，无参考的"绝对"特征量化是多组学测量和数据集成不可重复性的根本原因，并确定了使用通用参考材料进行基于比率的多组学分析的优势。研究团队创建了"比例定量"的多组学测量新模式，提出了一系列质量控制指标，构建了高置信的标准数据集，为多组学技术、实验室性能、分析算法的评估提供了高质量的"基准真值"。

**研究意义：**研究基于"中华家系 1 号"多组学标准物质，提出了不依赖标准数据集而仅基于家系个体间生物学关系的质量评估参数，以及多组学分析的质量控制指标、整合的实践建议，为多组学领域的规范化、标准化发展奠定了基础。

### 成果 4：提出基于特定生命阶段中性粒细胞的骨髓靶向药物递送系统

来自浙江大学的研究人员在 *Nature Nanotechnology* 杂志发表题为 "Neutrophil Hitchhiking for Drug Delivery to The Bone Marrow" [5] 的文章，设计了一种基于特定生命阶段中性粒细胞的骨髓靶向药物递送系统。

**研究背景：**骨相关的疾病，例如骨原位肿瘤或骨转移瘤、骨髓炎、骨质疏松症和骨关节炎等在临床上很常见。随着近几十年医学的高速发展，目前针对各类骨相关疾病已经开发出了对应的治疗药物，但由于血-骨髓屏障的存在，且骨的血液灌注量低，能够进入骨髓的药物量较少，部分骨相关疾病的治疗效果不佳。虽然增加治疗剂量可以提高骨髓中的药物浓度，但这将会导致更大的不良脱靶效应。骨髓来源的中性粒细胞是体内最常见的细胞之一，它们的半衰期仅有十几个小时，大部分的中性粒细胞在血液循环过程中逐渐走向衰老。在此过程中细胞表面 CXCR4 的表达量上调，受到骨髓基质细胞分泌的趋化因子 CXCL12 的刺激，通过 CXCR4/CXCL12 轴重新迁移回到骨髓并凋亡。

**研究方法：**研究假设药物可能通过搭便车的方式有效地运送到骨髓中，从而提高治疗效果，进而提出一种基于特定生命阶段中性粒细胞的骨髓靶向的药物递送系统。首先选择了游离探针药物 FDG，并证明骨髓嗜中性粒细胞（BMTN）确实可以吸收药物并将其带入骨髓；然后选择了两种治疗药物——卡巴他赛（CTX；Jevtana）和特立帕肽（PTH；Forteo）。Jevtana 被批准用于治疗前列腺癌，在乳腺癌中也显示出良好的效果，而 Forteo 被批准用于治疗骨质疏松症。为了减少给药频率，分别制备了 CTX 和 PTH 的聚乳酸-乙醇酸共聚物（PLGA）纳米颗粒，使其具有缓释作用，同时更有利于中性粒细胞的摄取和递送。

具体地，研究使用 6～8 周龄 BALB/c 小鼠（雌性）及 3 月龄 C57BL/6 小鼠（雌性），将小鼠骨髓细胞置于培养箱中培养，分别于 0h、6h、2h 后收集细胞，用 FITC anti-mouse Ly-6G 和 APC anti-mouse CD184（CXCR4）抗体染色 20min，进而用 NovoExpress 软件通过流式细胞术测定细胞纯度，并用 FlowJo 软件进行分析。通过乳化法制备 CTX-NPs 和 PTH-NPs 后，将中性粒细胞与其混合孵育得到 CTX-NPs@NEs 和 PTH-NPs@NEs。接下来，首先使用 Transwell 测量 CTX-NPs@NEs 向 CXCL12（SDF-1α）的迁移能力，然后进行体外抗肿瘤作用分析。最后，用 DiR 标记纳米粒子，将 DiR-NPs 和 DiR-NPs@NEs 静脉注射到小鼠体内，12 小时后对小鼠实施安乐死，收集主要组织（心脏、肝脏、脾脏、肺、肾和骨骼）进行离体成像以进行生物分布分析。

在 CTX-NPs@NEs 对乳腺癌骨转移的抗肿瘤作用实验中，BALB/c 小鼠胫骨近端注射 4T1 Luc 细胞（$3 \times 10^5$ 个/10μl）建立骨转移模型。5 天后，所有荷瘤小鼠随机分为 5 组，分别静脉注射生理盐水、CTX（每次 1.1mg/kg）、CTX-NPs（每次相当于 1.1mg/kg）、中性粒细胞（NEs 组）和 CTX-NPs@NEs（每次相当于 1.1mg/kg）。每隔一定时间，用体内成像系统（IVIS）观察小鼠股骨中的肿瘤进展，并每两天记录腿部周长和小鼠体重。实验结束时，对小鼠实施安乐死，收集主要组织和骨骼进一步研究。使用 TRIzol RNA 分离试剂（Servicebio）提取 T 细胞总 RNA，然后使用 High-Capacity cDNA 逆转录试剂盒（Thermo）进行互补 DNA 合成；使用 Hifair Ⅲ One Step RT-qPCR SYBR Green Kit 进行实时定量聚合酶链式反应。

在 PTH-NPs@NEs 的抗骨质疏松作用实验中，对 3 月龄成熟雌性 C57BL/6 小鼠行双侧卵巢切除术（OVX）及假手术（Sham）。50 天后，小鼠随机分为 5 组：Sham 组（生理盐水，静脉注射）、OVX 组（生理盐水，静脉注射）、PTH 组（每次 30μg/kg，皮下注射）、PTH-NPs 组（每次相当于 30μg/kg PTH，静脉注射）和 PTH-NPs@NEs 组（每次相当于 30μg/kg PTH，静脉注射）。实验治疗 70 天后，处死小鼠，采集血液，用相应试剂盒检测钙、OCN 和 cAMP 水平，并收集股骨和胫骨进行 micro CT 扫描分析。

**研究结果：** 制备的载 CTX 的 PLGA 纳米粒（CTX-NPs）平均粒径为（168±6.3）nm，粒径均匀，表面光滑，CTX 的特征释放曲线证明了 CTX-NPs 具有持续的释药能力，约 29%的 CTX 在 2 天内释放，其余药物在 8 天内持续释放。采用密度梯度离心法从骨髓中分离中性粒细胞，流式细胞术鉴定其纯度约为 91%。透射电子显微镜（TEM）图像显示，CTX-NPs 可在 1h 内被中性粒细胞成功摄取，形成 CTX-NPs@NEs；高效液相色谱（HPLC）检测发现 CTX-NPs@NEs 的载药量高达 2.8μg CTX/$10^6$ 细胞。

在迁移能力上，数据表明 CTX-NPs@NEs 对基质细胞衍生因子 1（SDF-1/CXCL12）产生了积极的反应，中性粒细胞数量显著增加。在短期内，由于 PLGA 的包裹，CTX 对中性粒细胞的影响微乎其微，有望进一步实现 CTX-NPs@NEs 在体内的应用。在 CTX-NPs@NEs 的缓释药物和杀肿瘤细胞能力验证实验中，与对照组相比，CTX-NPs 和 CTX-NPs@NEs 组表现出明显更高的肿瘤细胞杀伤能力。此外，高浓度游离 CTX（10μg/ml）的抗肿瘤作用优于 CTX-NPs@NEs，反映出 PLGA 纳米粒中的 CTX 不会一次性全部释放，使得 CTX 能在骨髓中长时间维持高浓度，从而提高了抗肿瘤效果。

CTX-NPs@NEs 对乳腺癌骨转移的抗肿瘤作用实验中，经过三周的治疗，CTX-NPs@NEs 组小鼠的腿围最小，肿瘤内 4T1 Luc 乳腺癌细胞的生物发光信号被显著抑制。而生理盐水组、CTX 组、CTX-NPs 组和 NEs 组小鼠腿部肿胀，提示肿瘤细胞已突破骨骼。除 Sham 组和 CTX-NPs@NEs 组外，其余各组小鼠股骨和胫骨均被压碎成碎片，骨骼脆弱可能与肿瘤进展过程中钙质的流失有关。然而，CTX-NPs@NEs 可防止骨密度（BMD）的损失，对肿瘤的抑制效果最好。此外，虽然 CTX-NPs@NEs 组小鼠的存活率最好，但它们的体重却有所下降，表明可能存在潜在的毒性。

除了对抗肿瘤骨转移，研究发现中性粒细胞可以作为一种多功能载体，装载多种作用于骨髓的药物，如用于治疗骨质疏松症的特立帕肽，促进成骨细胞生长，抑制破骨细胞生长。体外试验发现，PTH-NPs@NEs 组的碱性磷酸酶（alkaline phosphatase，ALP）mRNA 表达高于对照组和游离 PTH 组，表明该组中的细胞处于早期分化阶段；游离 PTH 和 PTH-NPs@NEs 组的骨钙素（OCN）mRNA 相对表达量增加，表明游离 PTH 和 PTH-NPs@NEs 均有诱导干细胞向成骨细胞分化的作用。但 PTH-NPs@NEs 诱导干细胞分化为成骨细胞和抑制其分化为破骨细胞的能力弱于游离 PTH，这可能与 PLGA 释放缓慢有关，导致 PTH-NPs@NEs 组的前成骨细胞仍处于分化的早期阶段。

上述抗骨质疏松作用实验结果发现，与卵巢切除（OVX）组相比，包含 PTH 的几个组血清中的钙、OCN 和 cAMP 水平均有明显改善，数据表明 PTH-NPs@NEs 可以有效刺激体内成骨细胞的产生。OVX、PTH 和 PTH-NPs 组的股骨均出现明显的骨量丢失，而 PTH-NPs@NEs 组的骨量丢失大大减少。虽然 PTH 和 PTH-NPs 组的小梁骨矿物质密度（BMD）、骨体积分数（BV/TV）和小梁分离度（Tb.Sp）等参数略有恢复，但 PTH-NPs@NEs 组小鼠的治疗效果最好，与 Sham 组相比，这些参数完全恢复。

在 CTX-NPs@NEs 和 PTH-NPs@NEs 的安全性评估实验中，CTX 治疗组由于其自身的毒性，在第 7 天乳酸脱氢酶（LDH）和天冬氨酸氨基转移酶（AST）水平出现差异，而 PTH 治疗组血液基本生化参数的变化无统计学意义。具体来说，与盐水组相比，CTX-NPs 组的 LDH 值和游离 CTX、CTX-NPs 和 CTX-NPs@NEs 组的 AST 值均上调，表明可能存在器官毒性。考虑到 CTX 的骨髓抑制作用，尤其是对中性粒细胞的作用，研究人员还检测了骨髓中中性粒细胞的比例。结果显示，游离 CTX 和 CTX-NPS@NEs 组小鼠在治疗第 7 天出现了严重的骨髓抑制损伤。相反，当用 PTH 代替 CTX 时几乎没有骨髓抑制作用。

**研究结论：**研究设计了一种基于特定生命阶段中性粒细胞的骨髓靶向药物递送系统，利用衰老中性粒细胞返回骨髓凋亡的特点将游离药物或纳米药物高效地递送到骨髓中，实验表明该药物递送系统促进了药效的显著发挥。在乳腺癌骨转移癌模型中利用中性粒细胞递送卡巴他赛显著抑制了肿瘤的生长，在骨质疏松模型中利用中性粒细胞递送特立帕肽可显著增加骨密度、减轻骨质疏松相关指标。

**研究意义：**治疗药物向骨髓的递送效率有限，该研究利用中性粒细胞向骨髓的归巢特性开发了一个新的骨髓靶向药物递送系统，该骨髓靶向药物递送系统利用衰老中性粒细胞返回骨髓凋亡的特点，将游离药物或纳米药物高效地递送到骨髓中，为骨相关疾病的早期诊断与治疗提供了可能的新方案。

**成果 5：单光子发射及 X 射线计算机断层成像系统获批**

由北京永新医疗设备有限公司生产的单光子发射及 X 射线计算机断层成像系统，于

2023 年 11 月 8 日获国家药品监督管理局批复上市（国械注准 20233061628）[6]。

**研究背景：**单光子发射计算机断层成像（single-photon emission computed tomography，SPECT）是临床核医学基础影像技术，也是临床四大影像技术之一。通过将标有放射性核素的药物引入人体后，使用 SPECT 进行体外探测获取放射性核素分布，可以反映脏器功能及血流变化。与 CT、MR 和 X 射线等解剖、形态显像手段不同，SPECT 成像灵敏度高于常规解剖成像，检查快速、准确，能反映分子水平上的生理、病理信息，适用于脏器（组织）功能诊断。SPECT 探测的是放射性核素发射的某种能量的光子，但光子的发射方向是向四周散射的，并非以平行的方式直接照射到晶体，为了对病变部位行准确的空间定位，必须对射线的来源与方向进行控制与整形，完成该任务的重要装置就是 SPECT 的眼睛——准直器。然而，多年来，SPECT 空间分辨率和探测效率严重受限于机械准直器，其成像空间分辨率（临床 SPECT 分辨率约为 1cm）显著落后于其他影像技术。

**研究过程：**2010 年 7 月，清华大学（工程物理系）－北京永新医疗设备有限公司核医学影像联合研究中心成立，旨在发展拥有自主知识产权的大型医疗器械，研究先进的核医学影像技术、用于反恐和环境检测的放射性物质图像定位系统、用于分子影像学的小动物 PET/SPECT/CT 设备和医用 SPECT、SPECT/CT 等仪器及系统。先进 PET 探测器技术是先进核医学影像系统的灵魂。核医学影像联合研究中心团队在多年技术积累和攻关的基础上，基于新兴的 SiPM（硅光电倍增器件）技术，结合当前 PET 探测器的 DOI（作用深度）和 TOF（飞行时间）研究热点方向，成功研制了先进的全四维 DOI-TOF 探测器模块，综合性能指标优于现有商业系统中的探测器模块。基于此 PET 探测器模块技术，核医学影像联合研究中心与永新医疗设备有限公司联合研制的小动物 PET/SPECT/CT 设备已经在华中科技大学同济医学院附属武汉协和医院、天津医科大学总医院等三甲医院使用。

在准直器方面，联合研究中心研发的"SPECTMPH 多针孔准直器"，采用环形筒式设计方案，具有以下 4 个特点：①一体式多针孔准直器，无须更换准直器，通过轴向移动即可实现高分辨率，高灵敏度成像；②通过蒙特卡罗模拟探测器物理效应，优化针孔准直器方案；③基于电火花加工与钨质合金工艺，保证了针孔的高精度；④针孔位置精确的几何刻度，实现了 SPECT 的高分辨率成像。此次获批的 NET632 型可变角双探头单光子发射计算机断层成像设备（SPECT），其核心指标最大计数率达到 560kcps，探测能力业界领先，能为临床诊断提供精准图像支持。除具备传统 SPECT 所有功能外，NET632 还具有多项临床专用功能，包括 NovelTomo 肾脏专用系统、NovelSharp 快速扫描系统、精准一站化自动质控等，整体达到国内领先、国际先进水平。已在山西医科大学第一医院、内蒙古医科大学附属医院等三甲医院应用并取得临床专家的认可。

**成果特征：**该产品由单光子发射计算机断层扫描系统（SPECT）主机（含两个 SPECT 探测器）、CT 主机架、检查床、PDU 服务器、采集客户端工作站、SPECT 采集服务器工作站、CT 采集重建工作站、影像处理工作站、患者定位监视器、SPECT 准直器等组成。该产品临床用于肿瘤、心血管系统、泌尿系统、神经系统疾病的影像学检查及评估，其 SPECT 部分还可单独成像。

**研究意义**：作为国产首台可变角、双探头、通用型 SPECT/CT 一体机，该产品不仅填补了国内空白，而且各项性能指标达到国际先进水平，其临床应用可进一步提升我国肿瘤、缺血性心脏病、肾脏疾病的诊断能力，有助于节省临床资源、降低医疗成本。

**成果 6：人体肺部气体多核磁共振成像系统获批**

由武汉中科极化医疗科技有限公司生产的磁共振成像系统，于 2023 年 8 月 16 日获国家药品监督管理局批复上市（国械注准 20233061160）[7]。

**研究背景**：肺癌是肺部支气管黏膜或腺体的恶性肿瘤。我国肺癌发病率高，根据世界卫生组织国际癌症研究机构数据，2020 年我国肺癌新发病例为 82 万，位居新发癌症病例第一。早期肺癌 5 年生存率在 70%以上，晚期肺癌五年生存率低于 10%，因此肺癌早发现、早诊断、早治疗对提高肺癌患者生存率至关重要。目前临床上常用的胸部影像检查设备如 X 射线机、CT 和 PET 等都存在电离辐射；磁共振检测设备无电离辐射，但无法对肺部空腔进行成像。因为传统磁共振以人体中的水质子为信号源，而人体肺部内多是气体和空腔组织，且肺部组织中氢核含量低，其水质子的浓度比正常组织低约 1000 倍，导致传统 MRI 存在视觉"盲区"，无法实现早期肺部病变精准筛查。如何将肺部"黑洞"点亮？在全球市场上，肺部气体磁共振成像系统市场关注度较高，相关研发企业不断增加，包括美国 Polarean Imaging 公司、英国 Polarean 公司、飞利浦医疗、GE 等。我国是肺癌高发国，肺部气体磁共振成像系统市场需求空间大，但长期以来，肺部气体磁共振关键技术由美国、英国、加拿大垄断，我国市场处于空白。中国科学院精密测量科学与技术创新研究院（由中国科学院武汉物理与数学研究所、中国科学院测量与地球物理研究所融合组建）超灵敏磁共振团队历经十余年攻关，研发的人体肺部气体多核磁共振成像系统解决了上述难题。

**研究过程**：中国科学院武汉物理与数学研究所是世界上最早从事气体增强磁共振的研究机构之一，有近 30 年的研究积累与研发经验。该所超灵敏磁共振研究团队是目前国内唯一开展超极化气体肺部 MRI 成像的研究组，其研究目的正是为了"点亮肺部"，不仅获得肺部的结构信息，还对肺部气体交换功能进行可视化研究，从而开展人体肺部重大疾病的诊断前研究。研究团队创新性选择惰性气体——氙气作为造影剂（129Xe）。氙气是一种惰性气体，良好的脂溶性和化学位移敏感性使其在肺部气血交换功能探测上具有独特的优势。然而，普通的氙气并不足以"点亮"肺部，关键是要将其"超极化"，即增强气体的信号强度。在国家重大科研仪器设备研制专项"用于肺部重大疾病研究的磁共振成像系统研制"的资助下，2015 年时，科研人员使用级联激光光泵的核心技术，成功研制出了气体产率高、控制自动化、可移动式的 129Xe 气体极化装置，能够将原子核自旋的极化度增强倍数提高到 44000 倍以上。团队所研制的新型人体"马夹式"高灵敏肺部成像探头，提高了肺部气体磁共振信号的激发均匀性和接收效率；提出的化学位移交换翻转转移（CEIT）等序列，能够高效并定量获得肺部 $O_2$-$CO_2$ 交换、$O_2$-血液交换的动力学和影像学信息；获得了我国首幅活体超极化 129Xe 动物及人体磁共振影像。同时团队还利用该项技术对肺部的气血交换时间、气血交换膜厚度、肺泡表面体积比等参数进行了定量研究，并成功区分了健康及疾病模型。

进一步研究发现，当超极化气体连续不断地进入人体肺部时，将产生对图像质量具有较大影响的气体流入效应。这是肺部通气动态过程难以精准刻画的一个重要因素。为了发展快速高分辨人体肺部气体磁共振成像技术，2018 年研究人员设计了一种基于变角激发的策略，同时结合低秩、稀疏等动态图像特性，大幅提高信号采集速度和质量。与之前的肺部动态成像方法相比，该技术达到人体肺部气体磁共振成像的时间分辨率、空间分辨率均有效提高，为肺部重大疾病的早期诊断提供了自由呼吸状态下的快速、动态肺部功能成像。最终，经过十多年攻关，研究团队在极化气体产生装置、肺部气体信号检测、常规 MRI 系统兼容等仪器核心技术创新方面取得了多项原创成果：MRI 信号增强大于 57 000 倍，有效解决了因肺部气体 MRI 信号强度低造成的无法成像的难题；动态成像采样速率达到 202ms/帧，这是目前世界上最快的高分辨率人体肺部气体 MRI 成像采样速率，提升了肺部气体吸入过程的动态评估技术；兼容医院常规 MRI 系统、创新性研发的可穿戴式肺部成像探头和外挂式变频成像系统，使目前商业 MRI 仪器可扩展具备肺部成像功能。

新冠疫情期间，肺部气体多核磁共振成像系统对 3000 余人次的新冠肺炎患者肺部微结构和功能进行了全面评估，为新冠肺炎患者肺功能损伤定量检测提供了全新的数据支撑。在科技部诊疗装备与生物医用材料专项支持下，该系统已在北京解放军总医院、海军军医大学第二附属医院（上海长征医院）、武汉市金银潭医院、华中科技大学同济医学院附属同济医院、武汉大学中南医院、湖北省肿瘤医院等 10 余家三甲医院及科研单位开展临床应用研究。

**成果特征：** 该产品由磁体、检查床、谱仪、梯度功率放大器、射频功率放大器、氙射频功率放大器、配电系统、生理信号门控单元等组成，拥有自主知识产权。该产品在常规磁共振成像系统基础上增加氙核成像功能，可使气体无侵入、无辐射地在肺部分布，为我国首款可用于肺部气体成像的磁共振成像系统。在肺部结构成像方面，该仪器能探测到临床 CT 不能发现的肺部通气早期病灶，无损、定量、可视化地检测肺内气体扩散能力的变化，很好地反映慢阻肺患者肺内微结构的变化，对慢阻肺患者的分级也与临床肺功能分级金标准一致。此外，该仪器还可无损地获得一系列重要的肺部结构和功能生理参数，如肺部气—血屏障的厚度、肺部气—血交换时间、肺泡的增大和损坏程度等。总之，该技术不仅能无损、无辐射探测人体，还能定量、可视化探测肺部气血交换及气气交换等一系列功能信息，使肺部空腔影像诊断由"不可看"到"看得清"，是一种全新的肺部影像探测手段，为肺部疾病如慢阻肺、哮喘、肺癌等的早期筛查和治疗评估提供了新仪器和新方法。

**研究意义：** 这是当前全球首台获批的可用于肺部气体成像的临床多核磁共振成像系统，有效解决了肺部检测中气体密度低导致磁共振成像信号极弱的难题，实现了临床单核向多核磁共振成像系统的拓展，也实现了肺部结构和功能的无侵入、无辐射检测、定量可视化评价，解决了临床无创无辐射精准检测肺部疾病的科学难题，具有重大临床意义。同时，标志着我国在肺部气体磁共振技术领域已经走上国际水平，是我国高端医疗设备领域的又一重要进展。

### 成果 7：腹腔内窥镜单孔手术系统获批

由北京术锐机器人股份有限公司生产的腹腔内窥镜单孔手术系统，于 2023 年 6 月 20 日获国家药品监督管理局批复上市（国械注准 20233010833）[8]。

**研究背景**：随着手术方式的变革，从开放式手术到腔镜手术，再到机器人的多孔手术，最后到机器人的单孔手术，这些手术方式的改变对病人的创伤越来越小，但对医生提出的操作要求越来越高。随着微创观念在外科手术中的不断深入，医生和患者都期待创伤更小，甚至是无瘢痕手术的实现。机器人单孔腹腔镜（robotic laparoendoscopic single-site，R-LESS）手术无疑是最接近此目标的方法之一，机器人单孔腹腔镜手术已经在国内外泌尿外科领域成功开展。在全球范围内，达芬奇 Da Vinci SP®系统的开发与应用，使得单孔腹腔镜技术在泌尿外科领域的应用踏上一个新的台阶，广泛应用于泌尿外科的各类手术，如前列腺癌根治性切除术、根治性膀胱切除术、肾脏及肾上腺病变等，其中应用最广泛的是前列腺癌根治性切除术。然而，由于 Da Vinci SP®系统的技术先进性，尚未面向中国市场，真正的纯单孔机器人技术在中国长期处于空白。

**研究过程**：上海交通大学转化医学研究院生物医学制造技术中心研究团队历经 20 余年打磨，潜心研发单孔手术机器人关键核心技术，依托获评优青的"连续体机构"理论体系和"对偶连续体机构"这一革新性设计，推出搭载镍钛合金蛇形手术器械的单孔腔镜手术机器人，一举打破国外多年技术垄断。2020 年 12 月，经国家药品监督管理局医疗器械审评中心批准，该产品成为中国首台通过创新医疗器械特别审查程序的单孔手术机器人。该单孔手术机器人具有手术切口更微创、操作更灵活、术中更稳定、视野更广阔等优势，可应用于泌尿外科、妇科、普外科等多个临床领域。

2021 年 3 月，借助术锐单孔腔镜手术机器人，浙江嘉兴市第一医院完成了中国首例纯单孔前列腺癌根治术。之后不到一年时间，术锐完成了 167 例泌尿外科临床实验，其中 99 例使用单孔手术机器人操作，其余为普通腹腔镜对照组试验。结果表明，单孔机器人实验数据全面优于"金标准"，术中出血少，手术时间短。自 2021 年起，该单孔手术机器人分别在上海长海医院、北京协和医院、上海交通大学医学院附属瑞金医院等多家医院开展临床合作。先后成功完成亚洲首例纯单孔前列腺癌根治术和肾癌肾部分切除术、世界首例单孔机器人腹膜外肾上腺肿瘤切除术和肾癌肾部分切除术、国内首例多臂纯单孔妇科注册临床手术、国产单孔机器人首例乙状结肠癌根治术和直肠癌根治术；国内首例单孔机器人经脐胃间质瘤切除术等多种复杂手术；并已完成全球首项单孔手术机器人泌尿外科随机对照多中心注册临床试验和全球首项单孔蛇形臂手术机器人妇科注册临床试验。截至目前，单孔手术机器人已经在临床上应用到了泌尿外科、妇科、胸外科等大量相对较为复杂的手术中。

**成果特征**：该产品由医生控制台、患者手术平台、三维电子腹腔内窥镜、手术器械及附件组成，用于泌尿外科腹腔镜手术操作，为国内首个内窥镜单孔手术系统，有效填补了国内空白。该产品中的手术器械采用国际首创、拥有自主知识产权的创新技术，具有运动范围广、负载能力强和可靠性高等技术优势。该产品以单孔方式实施手术，减少患者腹部开孔数量。内窥镜及手术器械有多个主动自由度，仅通过手术器械在患者腹腔内的运动即可完成手术操作。体外定位臂在遥操作过程中保持静止，避免了术中相互碰撞的风险。医生利用该产品特有操控系统进行控制，可提高操作精细化水平，减少手术创伤。临床试验显示，以术锐单孔机器人辅助开展的泌尿外科手术操作更精准。一方面，术锐手术机器人特有的蛇形臂设计灵活度很高，有利于深部缝合打结；另一方面，蛇形臂形成的"手术操作三角"可以解决传统单孔手术的筷子效应，同时可以实现较大范围的手术区域覆盖。此外，术锐手术机器人机械臂的负载力可达 10N，能保证牵拉组织和加持器械操作的稳定性。

**研究意义**：该单孔手术机器人的获准上市是腔镜手术机器人领域的一次重要突破。该单孔机器人为泌尿外科手术提供了更微创的解决方案，成为全球除达芬奇 Da Vinci SP®系统以外唯一获批商业化的单孔腔镜手术机器人，同时也是全球首个开启商业化进程、准许上市的蛇形臂单孔腔镜手术机器人，打破了达芬奇 Da Vinci SP®系统的技术垄断，有效填补国内空白，让先进的技术可以被国内乃至全球的医患共享。

## 参 考 文 献

[1] Ji D, Zhang Y, Sun J, et al. An engineered influenza virus to deliver antigens for lung cancer vaccination. Nature Biotechnology. 2024, 42: 518-528.

[2] Si LL, Xu H, Zhou XY, et al. Generation of influenza A viruses as live but replication-incompetent virus vaccines. Science. 2016, 354(6316): 1170-1173.

[3] Wang L, Wan F, Xu Y, et al. Hierarchical helical carbon nanotube fibre as a bone-integrating anterior cruciate ligament replacement. Nature Nanotechnology. 2023, 18(9): 1085-1093.

[4] Zh Y, Liu Y, Yang J, et al. Multi-omics data integration using ratio-based quantitative profiling with Quartet reference materials. Nature Biotechnology. 2024, 42(7): 1133-1149.

[5] Luo Z, Lu Y, Shi Y, et al. Neutrophil hitchhiking for drug delivery to the bone marrow. Nature Nanotechnology. 2023, 18: 647-656.

[6] 国家药品监督管理局. 单光子发射及 X 射线计算机断层成像系统获批上市（2023-11-08）. [2024-10-08]. https://www.nmpa.gov.cn/zhuanti/cxylqx/cxylqxlm/20231108152129196.html.

[7] 国家药品监督管理局. 磁共振成像系统获批上市.（2023-08-16）[2024-10-16]. https://www.nmpa.gov.cn/ yaowen/ypjgyw/ylqxyw/20230816170218120.html.

[8] 国家药品监督管理局. 腹腔内窥镜单孔手术系统获批上市.（2023-06-20）[2024-10-20]. https://www.nmpa.gov.cn/yaowen/ypjgyw/ylqxyw/20230620152651119.html.